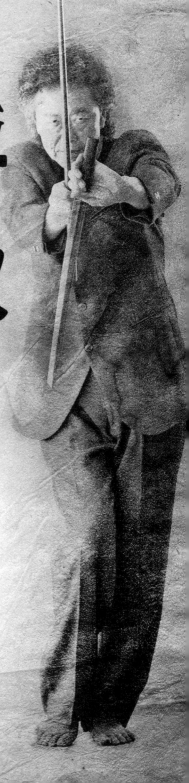

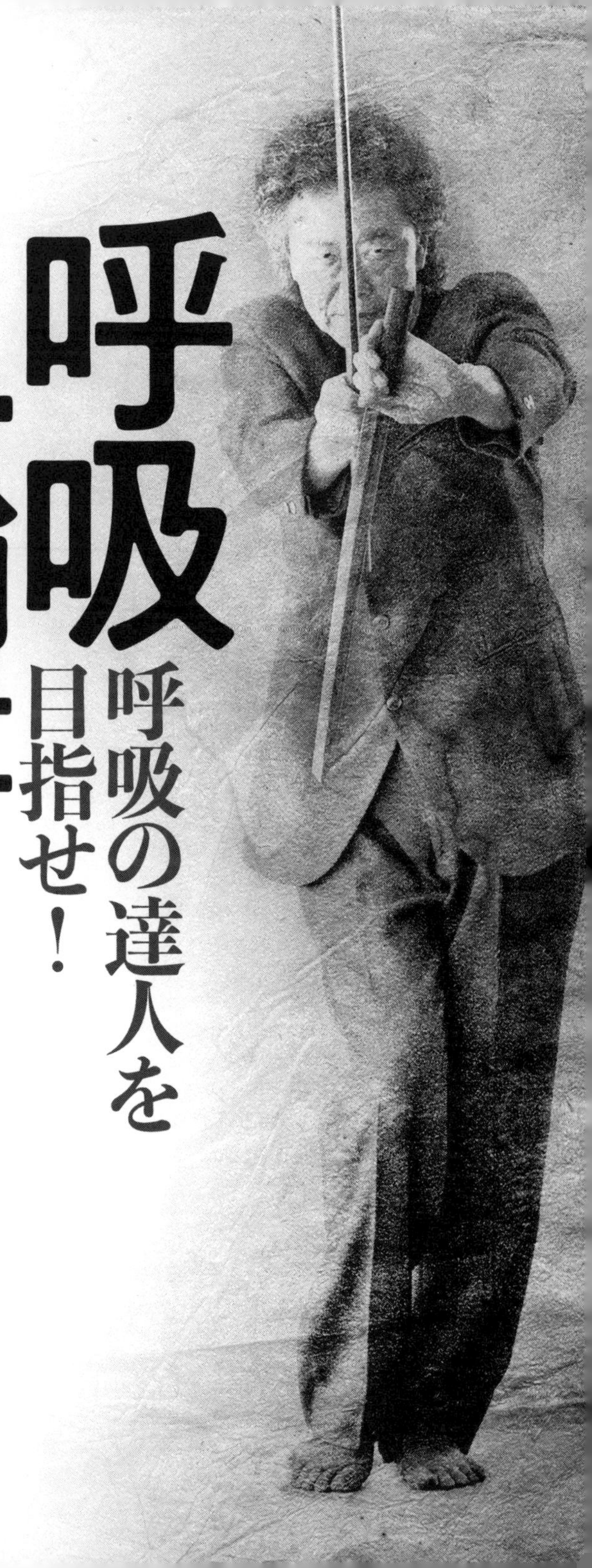

呼吸五輪書

呼吸の達人を目指せ!

高岡英夫の「総合呼吸法」

BAB JAPAN

はじめに 壮大なる呼吸法体系への道程

どうして〝総合〟呼吸法という発想になったのか？

呼吸法には、その長い歴史の過程でじつに多くの領域、流派に相当するものが存在し、その方法も千差万別、多岐にわたると考えられてきました。にもかかわらず、その実態についてはそれほど本質的な意味で多彩ではないというのが現実だと思います。

これまでも各所で語ってきたとおり、私の父親は〝呼吸法の博物館〟とも言える人物で、じつにいろいろな流儀の呼吸法に取り組んでおりました。しかし、そうした父の呼吸法の鍛錬を見ていても、その根幹、根底から千差万別といえるほどの違いは見当たらなかったのです。

たとえば、日本の神道・禅を含む各種の呼吸法とヨガ・密教系の呼吸法を比べてみても、姿勢の取り方とか、胸式・腹式の使い方とか、鼻と口の使い方とか、そのときに手腕や足脚をどう使うか、体内外にどう息を通すか、意識やリズムをどう使うかといった類の違いは当然見られますが、それ以上本質的、根底的な異なりを見せる呼吸法というのは、そうあるわけではありません。

自分自身のことを振り返ってみても、そこにはそうした二つの現実があったように思います。つまり「呼吸法というのはじつに多種多様なんだな」というのを見せつけられて、それらを学びながら育った一方で、中学生になる頃には「でも驚くほどではないな」と思うようになっていたということです。

ではなぜ、私が「呼吸法というのは意外にもそれほど多彩ではない」と思うようになったかというと、実際の人間の呼吸現象、あるいは動物達の呼吸現象というものを先入観にとらわれることなく、広く深く詳細に観察し続けた結果、既存の呼吸法よりもはるかに豊かで深く多彩な世界が存在する事実を発見したからです。

そう考えたとき、呼吸法というのは、文字通り人間が呼吸現象の裏側にある、ある〝法＝法則〟のいくつかに気がついて、それをメソッドとして確立したものに過ぎないので、その背景にある呼吸現象全体というものの方がはるかに幅が広く、奥深く豊かだという関係が見えてきたのです。

このようにして、赤ちゃんのときから、父親のやっていたさまざまな呼吸法に接して育った私の心の中で、膨大な事実としての呼吸現象との関わりが記憶として蓄積されていくにつれ、「呼吸法というのはこんなにも数多くの種類があるのに、どうしてこんなに本質的な意味での研究、開発が足りないのか、そして豊かではないのか」という疑問が「呼吸法の世界は未成熟で膨大な未開発の領野が広がっている」という確信に変わっていったのです。

そうした疑問から確信への変化を通して、「呼吸法というのは、人間の身体や意識の可能性を最大限に高めるために行うはずなのに、なぜ呼吸法をとおして、最重要な身体意識であるセンター（軸・正中線）を徹底して確立できるようになっていないのだろう」と強く考えるようになったわけです。

同時に、「やはり徹底したゆる、緩解（ルースニング）というものを呼吸法と組み合わせないと、センターの確立と真に深い身体遣いができないにもかかわらず、なぜ本格的に緩解法というものを駆使して、呼吸法体系を構築していかないのだろう」とも思うようになったわけです。

そして「体幹内を主たるフィールドとした運動であるのに、体幹内のバイオメカニズムからの研究、開発そのものが不足している」、さらに根底的に「そもそも精神と身体の境界領域である身体意識についての定立、そしてその研究、開発が全く不足している」とも考えるようになったのです。

そうした観点から既存の呼吸法というものを見なおしてみると、ほとんどの呼吸法というのは、けっきょく実体と意識というものをきちんと科学的に対象化しない段階のまま、たとえば背骨についても無意図的に単なる支えとして使ってしまっているということに気がついたのです。

でも、それではセンターというものを正しく形成することはできないのです。したがって、もともとセンターという身体意識が強く備わっている稀な人物か、センターを育てる力を持っている人物、つまり天才か準天才的な人たちなら、背骨を支えとしてしまうような呼吸法でも、そのメソッドに負けずに呼吸法というものを優れたものとして体現することができるわけですが、そうでない人にとっては、決して優れて有効なメソッドにはならないのです。

ですから、各呼吸法の創始者や旗頭《はたがしら》となっている人々は、優れた人物であったとしても、それについていった多くの一般的な人たちは、熱心にメソッドに取り組んでも、思ったような効果が得られないという事態が、各所で頻繁に見られるわけです。

筆者の場合、そうしたまさに呼吸法というものの根底にある問題に、幼少の頃からの呼吸法との付き合いや呼吸現象の観察によって、かなり若いときから気がつき始めたのです。それで、センターや緩解、そして体幹内バイオメカニズムや身体意識というものを根幹的、根底的な論理として位置付けた、従来にはない科学的、体系的な呼吸法の開発・確立を目指すようになったのです。

その成果のひとつが、私の開発した総合呼吸法、第1講座「ベース」で紹介している全方向均等軸呼吸《ぜんほうこうきんとうじくこきゅう》という考え方です（56ページを参照）。この全方向均等軸呼吸を発見、定立するためには、信じ難いほどの深い緩解（ルースニング）理論とそれを根拠とする無柱中心軸理論《むちゅうちゅうしんじくりろん》が不可欠になってきます。

無柱中心軸理論

無柱中心軸理論というのは、文字通り中心になる柱はいらないという考え方です。由緒あるお寺に行くと、五重塔というのがあると思いますが、あの五重塔には、当然通し柱（心柱《しんばしら》）があるとお思いでしょう。でもなかには通し柱がない五重塔というのもあるのです。つまり心柱不要という技術があるということです。それは実態としての柱はなくても、同じような五重塔は建てられるということです。それは非常に高度な建て方ですが、けっして建物として脆弱なわけではなく、長年にわたり台風や地震に耐えられる構造をしているのです。

また建築コストの点から考えれば、巨大な心柱が不要になるということは、非常にコストパフォーマンスが高くなります。

こうした無柱中心軸構造というものが、五重塔のような建物だけでなく、人間の身体についても存在するということを、均等呼吸と軸の理論と方法を統合化する研究を経て、私は発見、確立したのです。それが「全方向均等軸呼吸」です。

つまり背骨は中心ではないということです。

ではその背骨の代わりに中心となるのはどこかというと、まさに私が第3軸と呼んでいるセンターの通る基本ポジションなのです。この第3軸は、背骨の前端部からやや前方で、実体として中心になりそうなものは何もない空間です。そこにセンターという身体意識が通って、それが中心軸となるので、無柱中心軸と呼ぶのです。これはまさに五重塔と同じ無柱中心軸の論理、メカニズムが人間にも存在しうるということで、逆にいえば方法として存在させなければならないという結論に到達したわけです。

この発見によって、「ベース」で紹介するように、胸や腹だけでなく、背中や腰でも自由自在に深い呼吸をするということが、必然的にメカニズムとして確立され、そのことによってより多くの人が真に優れた呼吸というものを体現することで、人類の全分野に共通する真に優れた本質的能力（本質力）を習得できるようになったのです。

呼吸意識で身体運動の質が変わる

もうひとつだけ具体例を挙げておきましょう。私の総合呼吸法の第4講座に「モーション」という講座があります。これは動作というものの質が、息を吸って吐くという、呼吸現象に重なって成立する意識＝呼吸意識のモビリティ（動き）と方向性の組み合わせによって、身体運動の質というものが劇的に変わるという論理・

法則を元に作り上げたメソッドです。

この「モーション」も私自身の人間観察、身体運動の観察、あるいは自分自身の身体の観察から発見したものです。もちろん、数ある呼吸法のなかには、おぼろげながらそうしたものを推測させるとか、一面的にそうしたものを含んでいる呼吸法というものもありました。しかし、そうしたことを知るにつけ、私は不満に思うわけです。

つまり「何故もっと日常化している現象についてまで、呼吸法化しないのか」ということです。私はこうした良い不満から出発して、独創的な研究と方法を確立したのです。

ちなみに、この「モーション」についてはさらなる広がりが隠されていて、呼吸意識のモビリティと方向性の組み合わせというものが、人間関係と極めて密接に関わりあっているということがわかっています。

極端な話、従来の人間関係を１８０度正反対に変えてしまうような法則的背景になっているということが、研究によって明らかになったのです。そのことによって、これまではほかの原因、ほかの層の現象だろうとして説明解釈されてきた人間関係論の不備欠陥が、明らかになり、同時にそうした研究の中にある種々の考え方というものが、呼吸法（モーション）という新たな層から説明しなおすことができるようになったのです。

これについてはすでに学術界からも関心をいただいていて、体育学会の機関紙である「体育の科学」の依頼を受け寄稿したところ、好評価をいただきました。

その好評の中身というのは、こうした法則性が存在したということへの驚きであったり、それが方法化しうるということに対する評価であったり、さらにはそれが非常に身につけやすいにもかかわらず、結果として起きてくる、人間関係を改善していく作用が劇的なほど高いというもので、そうした声を何人もの方々からいただいております。ちなみに教育・ビジネス・演劇・医療・介護の世界でも、あの文章を読んで実際に取り入れているという人たちが出てきているということです。

このようにして人類史上の呼吸法というものを、徹底的に見なおして、人類に有益かつ可能な呼吸法にはどんなものがありえるのだろうと、細大もらさず原理原則から研究しなおし、次々にメソッドを作り出しては試行実験を繰り返し体系化していった結果、その分野は１００を超える数になってしまったのです。その１００余の分野を整理に整理を重ね10教程60講座に編成し直した体系が、「総合呼吸法」です。本書「水の巻」「火の巻」「風の巻」でご紹介させていただいているのは第一・二・三教程18講座ですので、その一部でしかありませんが、身体のバイオメカニズムに則った科学的な論理性を備えた12の講座を柱に、18講座のほぼ全てにおいて論理的、体系的な上達方法論に則ったトレーニング方法の明示性と、トレーニング効果の明晰性を備えた、実理かつ実利を重視した選りすぐりの講座構成になっています。

実理かつ実利、すなわち事実性に則った論理と実際に役立つ巧利とは、武蔵がかの『五輪書』を通して解示せんとした彼の経験した〝事実〟と〝兵法〟の各々を貫く最大の価値です。筆者が、本書において実理かつ実利を根幹的価値として体現する第一・二・三教程18講座を「水の巻」「火の巻」「風の巻」に配置し、その概要と特徴を「地の巻」で描き起こしたのも、こうした『五輪書』の在り方に敬意を払ってのことです。

武蔵は最終巻「空の巻」において実理を超えた論理化未然の真理の存在を示しました。「総合呼吸法」においては、実理かつ実利を超えた「空」の世界もしくは宇宙こそが最大の領域を占めており、それが第四教程以降に位置づけられています。第一・二・三教程18講座の全ての方法を完全マスターし確固不抜の自己を確立した人だけが、安全に取り組むことのできる、まさに空前絶後の理論と方法が大半を占める世界もしくは宇宙が、そこにはあります。

本書「空の巻」では、第四教程以降の講座から上達過程としてきれいに連関しながら頂上的呼吸法に向ってせり上がる４つの方法を選びお届けしています。

２０２１年11月

高岡英夫

第4章 風の巻

総合呼吸法 第三教程 ── 205

◉特別座談会 Part2 ── 285

序にかえて

今、呼吸法の意義を改めて問う

〝呼吸法から武術
そして呼吸法開眼へ〟

著者インタビュー

1 呼吸鍛錬の意義

――武術における呼吸法の意義、そして武術の修行を通して呼吸法に開眼し「総合呼吸法」という体系を開発するに到った経緯について、伺います。

高岡　武術と呼吸法の関係というのは何段階もあると考えます。まず生理学的な面で、自律神経の状態とその人の精神〜身体の運動能力の関係というのが挙げられるでしょう。ご存知の通り、自律神経というのは互いに拮抗して作用する交感神経と副交感神経の二神経系のバランスで成り立っているので、人間が最高の能力を発揮するときの、その状況において交感神経と副交感神経のバランスというのは、決まっているわけです。それが呼吸によってコントロールされるという関係がわかっています。だから、「微妙に力みすぎてしまった」とか「身体と心のバランスがうまく取れなかった」というようなレベルでも、呼吸法を取り入れることで自律神経をコントロールして心身のバランスとコンセントレーション、リラクセーションのバランスの両方を改善できるわけです。そういう意味で、武術修行者の場合、呼吸法というのは、まず自律神経のコントロール法だという位置付けで取り組む必要があります。これが呼吸法の第一の段階です。

――それが第一段階ですか。では次の段階というのは？

高岡　次の段階は、他ならぬ身体意識の養成法として積極的に呼吸法を使っていくという段階です。センターや上丹田、中丹田、下丹田といったものは、そうした身体意識の代表的なものですが、一般的には下丹田だけが突出して認識されているために、呼吸法＝下丹田↓丹田呼吸法となってしまうようです。

しかし下丹田というのは、どんなに重要でもあくまで数多くある身体意識のひとつにしか過ぎません。だから呼吸法によって身体意識を強化していくといった場合、下丹田がそのすべてというわけではありません。

下丹田は呼吸法と身体意識のクオリティの代表である「重」の統合産物ですし、中丹田は呼吸法とやはり身体意識のクオリティの代表である「熱」の統合産物です。どちらも昔日の武術では格別に重要視されていたもので、これらが武術と呼吸法の第二段階ということになります。もちろん下丹田・中丹田ともに他のいくつかの身体意識と協働して存在形成されてきたことは、忘れてはなりません。

――中・下丹田だけではなく、上丹田やセンターなども呼吸法で鍛錬できるのですか？

高岡　その通りです。ただその方法は、私の研究・開発したメソッドが本格的なものとしては史上最初のものだと思います。

——特にセンターは中でも重要なものと思われますが、「総合呼吸法」の体系ではどのように位置付けられ、学ぶことができるのですか。

高岡　まず第一教程の第1講座「基礎呼吸法・ベース」の中で、まさにいの壱番として全ての術技の根幹技法として学ぶように位置付けられています。そして、その後のほぼ全教程全講座で、繰り返しひたすら鍛錬すべく位置付けられています。それほど徹底して鍛錬しないと、本物にはならないからです。

そしてセンターだけに特化した画期的、圧巻ともいえる鍛錬法が第三教程第13講座「刺通緩解呼吸法《しつうかんかいこきゅうほう》・ピアース」そして第15講座「垂腰体呼吸法《すいようたいこきゅうほう》・ドループ」として、ゆる体操の「坐骨モゾ」の強力な支持を受けつつ学べるよう用意されています。どちらもとてつもなく難しく、とてつもなく面白く、とてつもなく役に立つ鍛錬法です。私もいまだにわずかも妥協なく、毎日さらなる上達進化を求めて取り組んでいます。

センターは人類の身体意識の装置の中で圧倒的最重要のものですから、まあこの「ピアース」「ドループ」で、センターが単なる視覚的意識から完全に離脱し、本物の体性感覚的意識すなわち本物の身体意識に決定的に進化するよう、計らうわけです。

——やはりセンターはそれほどに重要だということですね。ではセンターの鍛錬は武術と呼吸法の関係において第何段階ということになりますか。

高岡　第0段階です。センターと緩解（ルースニング）つまり「ゆる」は人間存在にとっての根本中の根本、基盤中の基盤ですから、これらは紛れもなく第0段階ということになります。

そして一方、呼吸法による身体と動きの鍛錬は「錬息《れんそく》・錬体《れんたい》・錬動《れんどう》」に相当する概念で武術の歴史において重要な位置付けを受けてきたものですが、これらが第三段階ということになります。

——「ゆる」といえば、日本での太極拳やヨガ、中国の気功、ヨーロッパでの武術の世界でも、さまざまに改変や工夫を加え基本トレーニングとして利用している人が増えてきているそうですね。「ゆる」をやっている自覚もなく、身体や呼吸を緩める習慣が広がっていっているというのは、緩解

（ルースニング）ということが基盤中の基盤、つまりは第0段階ということの証左なわけですね。

高岡　その通りです。料理あるいは食における〝水〟と〝塩〟に当たるものが、緩解（ルースニング）ですから。で一方、一見不思議な感じがするでしょうが、センターもやはり根幹中の根幹として第0段階に位置付けられるのです。何といっても地球という重心と重力線を持った重量体上に存在する全ての生物にとって、重力線を身体意識化したセンターとは、普遍的根幹中の根幹以外の何物でもないわけですから。

――ということは、センターは第0段階にも第二・三段階にも、クロスオーバーして存在し、位置付けられるということになりますね。

高岡　おっしゃる通りです。

2　亜呼吸空間

高岡　こうしたことは多少拡大解釈して言うと、全てが身体意識と呼吸の関係の問題に還元されるわけで、ある意味では皆さんが構造として描いている身体意識の構造をさらに超えるような呼吸・身体意識現象というものもあるわけです。それを私は亜呼吸空間《あこきゅうくうかん》と呼んでいます。

――その亜呼吸空間というのはどのような空間のことなのでしょう。

高岡　まず現実の呼吸の空間があって、その呼吸の外側に通常考えられる身体意識と呼吸の関係する空間があって、さらに外側にもっと広い呼吸と意識が関係していく空間があって、それを亜呼吸空間というわけです。それは最大で宇宙空間まで広がるものなのですが、一般的な武術の間合いでいえば、数十間つまり数十メートルぐらいの空間まで広がるのです。その結果、その空間が全体として自分の呼吸している空間になってくるという現象があるわけです。

――どうして自分の呼吸をその空間まで広げることができるのでしょうか。

高岡　それは呼吸というものが、広がったり閉じたりという特有な運動因子を含むからです。そしてそうした運動を絶えず繰り返しているので、意識の流れというのに非常に結びつきやすいのです。

身体意識というのはストラクチャ（構造）、モビリティ（運動＝時間とともに変化する）、クオリティ（質）の三つの要素が絡み合って存在しているわけですが、呼吸というものが非常に運動的なので、この身体意識のモビリティの成分と非常に結びつきやすいのです。

そういう意味で、能力が高くなっていくというのは、この呼吸運動と身体意識を過不足なく結び付けていくことができる過程といえるわけです。

――ということは、呼吸というのはメンタル面を通して身体運動に影響を与えるだけでなく、もっとダイレクトに身体と外部空間に結びついているのですね。

高岡　そうです。呼吸というのはバイオメカニックな意味での身体運動に直接結びつくと同時に、身体意識をはさんで間接的に内～外の全空間と、密接に影響しあっているという意味で重要なのです。

――その身体意識のモビリティと呼吸、そして空間の関係についてもう少し具体的に教えていただきたいのですが。

高岡　たとえば、相手が斬りかかってきたり突きかかってきたときに、どう対応しているかという構造の話をしましょう。達人と呼ばれるような優れた人というのは、身体意識を自分の身体の外側の空間にまでさまざまな形態で張り巡らせているわけです。その中に相手の身体というのが捕らえられていて、相手の粗野な段階の身体意識というものを自分の身体意識で絡め取っているのです。そして、その相手の粗野な呼吸と粗野な身体意識というものは、粗野なカタチで関連づいているわけです。それは過不足なくできあがっている達人サイドからしてみると、その網の目の中にすべて相手のそうした関係性を捕らえることができるのです。

だから相手が身体のレベルではもちろん、意識のレベルで発動しようとすると、それはすべて呼吸に現れるので、その呼吸と身体意識が一体となってすべて伝わってきてしまうのです。そのため、実際に剣や身体の動きがまだ起きていなくても、呼吸と身体意識が連動して発動し、達人側にダイレクトに伝わってしまうのです。

しかも達人は、優れた呼吸と身体意識の連動する反応システムができあがっているので、自分自身の顕在意識を素通りして、わざわざ考えなくても身体が勝手に動いて、相手を斬り倒すというようなことが起きるのです。

――それがいわゆる「呼吸を読む」とか「呼吸を合わせる」ということの、深いレベルでの本義なのですか。

高岡　そういうことです。

3　高岡英夫の呼吸法開眼

――ところで、高岡先生ご自身はどのようにして呼吸法に目覚められたのでしょうか。

高岡　私の場合、まず自分の父親がさまざまな分野の呼吸法に取り組んでいたので、赤ん坊の頃からそれを見て感じて育ったという下地がありました。それに加え、少年時代の幾度となく繰り返した動物との戦いというのがやっぱり大きかったと思います。

現代ではなかなか考えられないことでしょうが、いまから60〜70年ぐらい前の私が育った地域では、子供にとって〝戦い〟といえるほどの動物とのやり取りの世界が存在していたのです。たとえば野犬は群れをなしていましたし、野良猫は小鳥や金魚・鯉を襲って食べ、台所から食材を盗み取っていました。そしてイタチには飼っていた鶏や鳩がよく襲われました。だから私とそうした動物たちとの戦いは、単なる遊び以上のものだったのです。逆にいえば、人間同士ではそこまできわまった呼吸を必要とする状況というのは生まれなかったと思うのです。そういう意味で私は非常に恵まれていたのかもしれません。

——ではそういう動物退治をしているうちに呼吸が磨かれていったということですか。

高岡　そうです。先ほど亜呼吸空間の話をしましたが、動物達も呼吸をしているので、私の亜呼吸空間にその動物達が侵入してくると、その動物の呼吸が身体意識を通して響き合うわけです。

そうした中でとくにいい経験だったのが、イタチを狩るという経験です。イタチの用心深さ、すばやさはあの当時の敏捷な野良猫よりも数倍早く、本当に普通の人には目にもとまらぬ早さで動くのです。生け垣だけで仕切られた家と家が数メートル間隔でビッシリ連なり、庭には木立、灌木《かんぼく》、草花が生い茂る中を、縁の下から縁の下へと駆け抜けるイタチの姿は、一度も見たことがなく大人になるのが当たり前の環境だったのです。こうした環境の中で気配もなく神出鬼没に現れるイタチの存在が、私の呼吸系の身体意識すなわち呼吸意識を刺激してくれたのです。

つまり目で追うことのできないイタチの動きを捉えるためには、呼吸意識を使うしかないわけですから。先に「呼吸を読む」という話が出ましたが、その言い方でいえば、イタチの呼吸の読みにくさは、いまの家猫の30倍は読みにくかった当時の野良猫よりもさらに30倍は読みにくかったことを覚えています。

この「呼吸を読む」というのは、フィルターに例えるとわかりやすいと思います。猫の呼吸を粒子だとすれば、イタチの呼吸は通常のフィルターには引っかからない超微粒子のようなものです。だから猫は私の亜呼吸空間で、簡単に捉えることができたのですが、イタチはなかなか捉えられません。だけどある日、「イタチが現れる」という呼吸がわかるようになったのです。わかるようになると、イタチの呼吸は細かいだけで決して弱いものではなかったので、鉄だけで作った自作の極細の槍「鉄槍《てっそう》」で退治できるようになったのです。

そのためには、ゆるゆるにゆるんで亜呼吸空間の中をさまようようにして待つわけです。ちょっとでも自分の意識が粗いと、逆にイタチの呼吸に私が引っかかってしまうからです。呼吸には深く脱力したときに、吐いてもいなければ吸ってもいないニュートラルラインという基準線があって、その状態が低ければ低いほど、呼吸の粒子が微細になります。

——それは息を止めるというのではなく、吐息と吸息の境目がなくなるということですか。

高岡　ええ。ニュートラルラインというのは、吐くのでもなければ吸うのでもなく止めているのでもない状況です。そのラインが下がってこないとダメなのです。というのも、呼吸というのはそのニュートラルラインを挟んだ波動運動ですので、その基準線を越えている瞬間にイタチの気配を察した場合は、腰の高さに自分で持っている槍にぶら下がるように身体が崩れ落ちていきます。そうした動きができて初めて槍が走って、イタチを仕留めることができるのです。

そしてそのときの呼吸はというと吐息なのです。身体の崩れに合わせて息が自然に出ていきます。またニュートラルラインよりも呼吸の波が低い状態のときは、逆に身体が崩れながら息が自然に入ってきます。

しかし、いずれにせよその瞬間の息全体の呼吸意識としては、見事に吸っているのです。いささか矛盾するようですが、ターゲットとなるイタチをいとおしく自分の身体の60兆の細胞全体に吸い込むように、呼吸意識としては吸い込むわけです。別の言葉で言うのなら「溶け合う」ということになるのでしょうが、それを呼吸意識でいえばやはり「吸う」ということになるのです。

——それができて、イタチを完全に捕らえられたとき、高岡先生は呼吸法に開眼されたということですか。

高岡　人生最初の、まさに第一段階目の開眼という意味では、そう言えると思います。ただ正確には、自分の父親がやっていたような方法体系としての呼吸法との出会いがまずあって、その後実戦的武術レベルでの呼吸現象、さらに人助け、そして最も普遍的、一律に人間能力を試される受験など、言葉で語り尽くせないほど多くの呼吸経験を通じて、幾度《いくたび》もの開眼をくり返して呼吸法の壮大な可能性に目覚めていけたというのが正しいところなのですが、そういう生き方ができたということ自体が、やはり方法体系としての呼吸現象との深い出会いがあったからだと思います。

——やはり呼吸法開眼は、いく段階もの過程を経ずには成し得ないほどの難事だったということですね。

高岡　たしかにあの時代、あの環境という条件下で小学生の私がイタチを鉄槍一発で仕留めるというのは、とてつもない難しいことでしたが、その程度の体験一つで、総合呼吸法に到る視座が生まれ、道が拓かれたということではありません。あくまでも初回の、第一段階の開眼に過ぎない、ということです。

やはり重要だったのは、その呼吸経験が生きとし生ける人々の真《ま》っ只中《ただなか》で起きた、しかも次々と起き続けたことでした。

——それが人助けとか入試とか、ですね。

高岡　駅のホーム階から改札階へ下る大階段にまさに差し掛かりこれから下りようとしていたところに、ちょうど階段の真ん中あたり、私から20数段下のあたりを下っている老婆の後ろ姿が見えたんですが、その後ろ姿が一瞬固くなりかけた瞬間私は20数段を滑り下り、老婆の右腕を私の左腕で支えつつ彼女の右足を次の段に着かせてあげるやそのままの勢いでさらに20数段を滑り下り、改札口へと抜けていってしまったのです。彼女の頭の中では、階段で蹴つまづきそうになった記憶とその時〝風〟が吹いて自分は何となく次の段に足を運び置くことができ、そのまま安全に改札階まで下りることができた記憶しか、残らなかったはずです。

——日常の何気ない時間と場面でも、亜呼吸空間の中でそのお婆さんが捉えられていた、ということですね。

高岡　そうです。そしてさらに自分の質量とそれに加わる重力の関係を使い切る「重垂吸引落《じゅうすいきゅういんらく》」という呼吸技術が同時並行して起こっていた。重力中心としての地芯《ちしん》（地球の中心に形成される身体意識）を質量としての自己身体が「吸引《きゅういん》」することで、物理学でいうところの重力落下速度を超える運動が生起するんですが、それが無意図的に起きてしまった。これが、第二の開眼ということになるでしょうか。

——それが「駆け下りる」ではなく「滑り下りる」という表現になっているんですね。

高岡　そうですが、正確にはこの表現でも不足しています。蹴つまづいて転げ落ちる速度は老若にかかわらず同じですから、フォローする足継ぎのできない年寄りの転倒は本当に一瞬、パタッです。物理学的には老婆と私に生起する重力落下速度は全く等しいわけですから、彼女がそのまま前倒しになって数段下の石段に顔面から叩きつけられるまでに私の重心が下ることのできる段数も、彼女の重心が同じ時間内に下る段数と同じでしかないのです。

――物理学的には全く間に合わない、ということですよね。

高岡　そうなりますね。10代後半から20代後半は一日24時間、ずっと直径100メートルの範囲で亜呼吸空間を張っていました。だから、車にひかれる子供を救ったり、暴漢から女性を救ったり、海で親からはぐれて溺れた子供を救ったり、大学構内の内ゲバで殺されそうになった学生を救ったり、いくらでもフィルターにかかる時間が続きました。

――そんな時間の真っ只中に、大学入試もあったわけですね。

高岡　そうです。無類の勉強嫌いなくせに難関校には入りたいわけですから、呼吸法で合格しようと考えたのです。全く受験勉強をしないで、毎日6時間以上も呼吸法をやり続けたんです。そうしたらその後科学的に「全方向均等《ぜんほうこうきんとう》軸呼吸《じくこきゅう》」として完成をみる呼吸法が生まれてきて、背骨の直前の細いセンターだけでなく、それを囲む背骨くらいの太さ、股関節全てをスッポリ覆う太さ、全身体がスッポリ収まる太さ、さらに家屋敷を覆うほどの柱が「地芯」を貫いて星空の中まで通貫するように立ち上がるのです。

こうして今日でいう「三層軸《さんそうじく》」を代表とする「多層軸《たそうじく》」に開眼したわけです。

――それが第三の開眼ということですね。それで勉強はできるようになったのですか。

高岡　ざっくり言って、頭の回転も記憶力も論理力も10倍になりました。特に集中力、洞察力、俯瞰力《ふかんりょく》、持久力は素晴らしく、それ以上になったんだと思います。

――それで受験はどうなったのですか。

高岡　受かりました。せっかくですから呼吸法でいたずらをした試験の話をしましょう。その試験時間は3時間だったのですが、1時間半近く駅のベンチで呼吸法をやり込んで遅れて会場に入ったのです。試験官の3人の先生の方が慌てて私のカバン持ち手を引くように「大丈夫慌てないで」「落ち着いて」と声をかけてくれ、席に着かせて試験用紙への名前の記入まで指示してくれるような有り様で、残す時間85分で試験が始まりました。

でも始めの40分で終えてしまい、残りは呼吸法をやって遊んでいました。おそらく一箇所も分からないところはなかったので、満点に近かったと思います。

——まさにズバリ実社会で呼吸法が通用する、典型的な経験をしたのですね。その当時されていた呼吸法というのは、どのようなものだったのですか。

高岡　一言でいうと、とてつもなく緩んだ下丹田呼吸に近いものでした。で、軸が通るように深く念じながらやり込んだものですから、先に話したように気持ちいいほどのセンターが次々に通り、さらに「精神力強化呼吸法（ストレングス）」のような壮大な感覚が生まれ、極相論《きょくそうろん》的に微細な意識と巨大な意識が共存しながら壮烈な勢いで深まり広がっていく状態は、驚くというより納得という感じでした。体幹内もバイオメカニックにガンガングングン働きが深まっていくのが手に取るように感じられ、その後の「股関節強化呼吸法（ヒンジ）」や「呼吸筋鍛錬呼吸法（マッスル）」、さらに「三元締上《さんげんていじょう》呼吸法《こきゅうほう》（トライアングル）」などの〝走り〟が起こっていたのだと思います。横隔膜筋と大腰筋《だいようきん》が背骨で重なり合う「垂要部《すいようぶ》」もビンビン感じていました。

——で最も強く感じられていたことというのが、巨大な「多層軸」ということなのですね。

高岡　あの時も、試験会場と大学キャンパスがスッポリ収まるほどの、二重の巨大柱が地芯から宇宙空間を通貫して立っていたことを、ハッキリ覚えています。

入試に受かったこと自体は、普通に受験勉強をやって受かる人がいくらでもいるのですから、さほどのことではありません。大きかったのはこの呼吸経験から、現代日本という環境の中で、実社会を生きる柱となる行動様式と能力につながる〝自信と習慣〟を得ることができたことです。もちろん一方では、武術を中心とした多様な身体運動の修行から得られる、脳と身体の演ずる高度な、また究極的な現象を自らの内部の〝事実〟として蓄積し続けることができたことも、必須不可欠な経験となったのです。

その後の身体意識の発見と解明、ゆる体操と総合呼吸法の開発普及、運動科学の創始と理論・方法の研究開発と指導普及、そして１００冊を超す運動科学関係の著作活動は、父親の毎朝の冷水摩擦に始まる呼吸法と武術の修行に源を発する、たゆとう大河の流れと感じています。

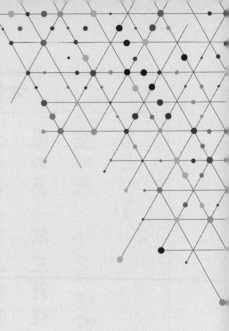

第1章

地の巻

総合呼吸法　概論

本書の構成

呼吸というものは、改めて語るまでもなく、人間が存在する上で決定的に重要な因子です。つまり、呼吸が停止してしまえば、数分の間に脳が酸欠状態になり、脳細胞の死がはじまるわけですから、そういう意味で呼吸の重要さは誰にでもよくわかる事実です。

一方、生死に直接関わるという意味でいえば、心臓の拍動という現象も呼吸に負けないだけの決定的な要因であることも確かです。しかし、呼吸に関しては心臓とはまた違う、人間にとって極めて多様で広く重要な因子を持っていることも事実であり、直感的にどなたでもある部分に関しては理解されていることでしょう。

例えば、喋る、語る、会話する。これらは呼吸という現象のひとつの表れです。また、息苦しい、息が詰まる、ひと息するというような言葉で語られる現象もあります。例えば、精神的な状態、難しい事態に出会って、自分が解決できないかもしれないという状況に陥ったとき、「息が詰まる」というような言い方をします。息は呼吸のことですから、呼吸がさまざまな精神現象に関わっているということも明らかなわけです。

私が今回この書籍を執筆する機会をいただいて、その本編を水の巻、火の巻、風の巻に分け、それぞれ体系的な呼吸法

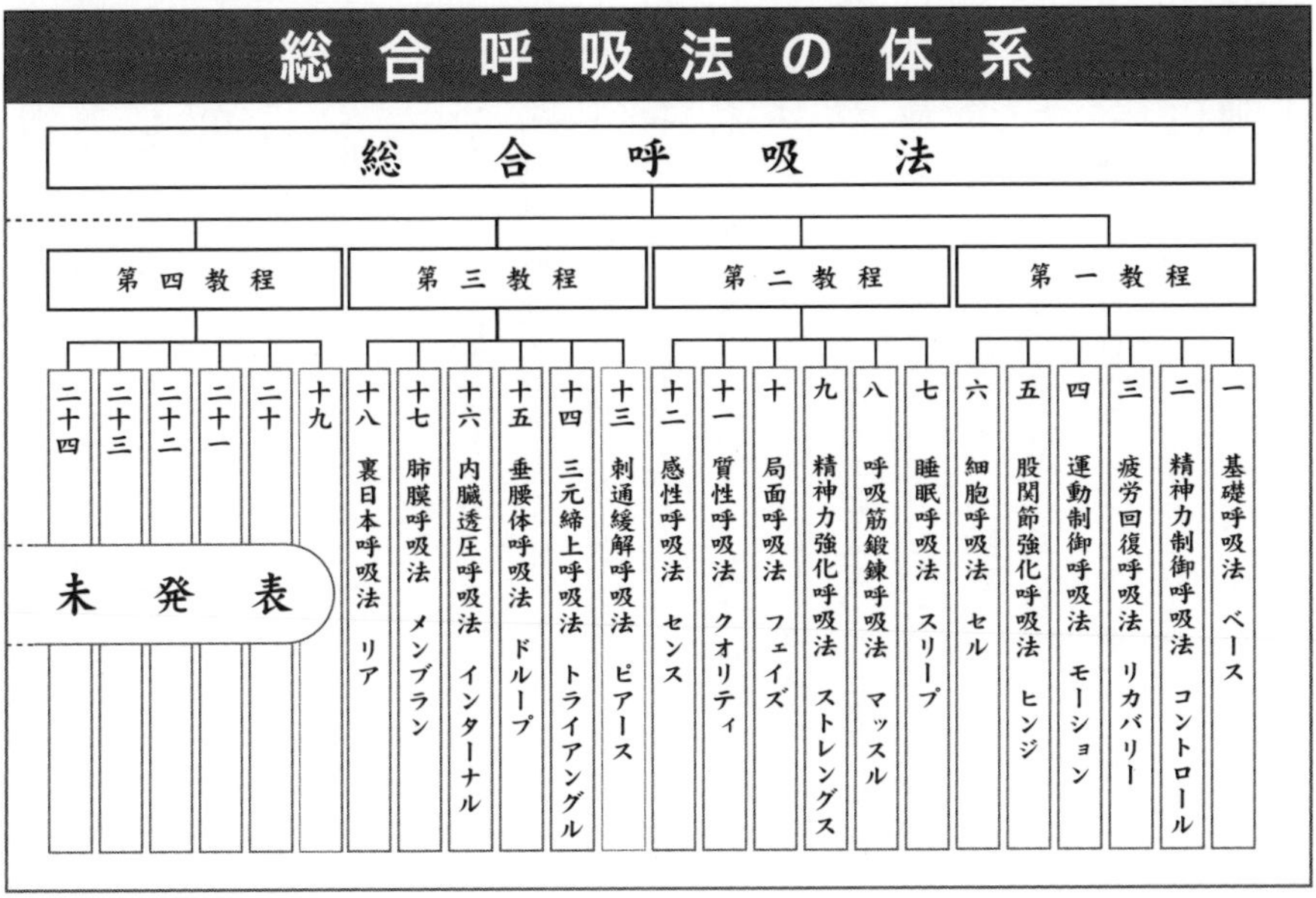
総合呼吸法の体系
総合呼吸法
第一教程
第二教程
第三教程
第四教程
一 基礎呼吸法 ベース
二 精神力制御呼吸法 コントロール
三 疲労回復呼吸法 リカバリー
四 運動制御呼吸法 モーション
五 股関節強化呼吸法 ヒンジ
六 細胞呼吸法 セル
七 睡眠呼吸法 スリープ
八 呼吸筋鍛錬呼吸法 マッスル
九 精神力強化呼吸法 ストレングス
十 局面呼吸法 フェイズ
十一 質性呼吸法 クオリティ
十二 感性呼吸法 センス
十三 刺通緩解呼吸法 ピアース
十四 三元締上呼吸法 トライアングル
十五 垂腰体呼吸法 ドループ
十六 内臓透圧呼吸法 インターナル
十七 肺膜呼吸法 メンブラン
十八 裏日本呼吸法 リア
十九
二十
二十一
二十二
二十三
二十四
未発表
©2017 Hideo Takaoka 運動科学総合研究所

を六講座ずつ掲載することにいたしました。

本書を読み進んでいただければお分かりになるとおり、例えば水の巻の六つの呼吸法を見たとき、一番の「基礎呼吸法・ベース」についてだけを取り上げても、その中がさらに四つの呼吸法を有しています。さらにいえば、この基礎呼吸法はその先に、十数個の呼吸法が存在し、そのような形ですべての呼吸法について、その中に含まれている、下位に分類されている呼吸法を載せていくと、とてもこの三百頁余の本には収まらなくなってしまいます。おそらくこの書籍のボリュームだと、七〜八巻は必要になると思われます。

というわけで、本書では水の巻から火の巻、風の巻まで、合わせて十八の体系的な呼吸法の基本となる内容をまず紹介しています。そしてそれぞれ数点の下位の呼吸法を、より重要なもの、より基本的なものを取り上げて掲載しています。

さらに最終巻にあたる空の巻では、厳密科学的、客観的合理性では解き切れないし、説き切ることも難しい、しかし呼吸法の頂上的世界ともいえる領域に通じる四つの呼吸法を取り上げています。

つまり本書では、体系的な呼吸法を合わせて二十二体系掲載していることになります。

「呼吸法って、そんなに種類があるの？」というのが、おそらく呼吸法を経験されている読者にとっても、あるいは呼吸法に興味はあってもこれまでやってみた経験がない方にとっても素直な感想で、ひとつの驚きだったのではないでしょうか。

そこで、まずここに本書で取り上げる呼吸法の名称を掲載します（前ページ参照）。

ご覧いただいていかがでしょう。

「精神力制御呼吸法・コントロール」、これは精神力をコントロールする呼吸法です。皆さん、とても興味がある呼吸法で、「それができるなら、素晴らしいじゃないか」という話です。

「疲労回復呼吸法・リカバリー」。疲労は人間なら誰にとっても避けることのできない、まさに日常茶飯事、それと付き合いながらなんとかそれを乗り越えて、日々暮らしているという、極めて普遍的な要因です。しかも疲労には身体の筋肉系の疲労以外にも、骨格疲労、内臓疲労、循環系疲労、さらに根本ともいえる脳神経系の疲労まで多岐にわたる疲労があります。「そうした多様な疲労をとるために呼吸法は役立つのか？」と驚かれる方もいるかもしれませんが、まさに答えはその通りということです。そしてさらに疲労回復ということにおいて、人間が普遍的に、絶対にこれだけは避けることができない、あるいは避ける人は誰もいない方法があります。それはなんでしょうか？

答えは睡眠です。

睡眠については、火の巻の最初に「睡眠呼吸法・スリープ」が出てきます。ここでは、睡眠にも呼吸法が役立つということです。つまり、睡眠とはどういう現象であるかということを、呼吸法の観点から分析・解明し、優れた内容の「熟睡呼吸法」というものを紹介しています。

「これは疲労回復にも直結するではないか」という話になってくるわけです。

一方、優れた、極めて質の高い熟睡ができるということから裏返して考えてみると、いい眠りがとれない、不眠に悩まされているということは、精神力、メンタルにもとても大きな影響があると同時に、メンタルに問題が生じているために睡眠にそういう事態が起きているともいえるわけです。

そういう意味で、睡眠と精神力は非常に関係性が深いのです。

だとすれば、極めて質の高い熟睡を可能にする呼吸法は、より根源的なところから精神力の養成・制御法にもなっていることを意味しています。

軸＝センター・側軸・転子

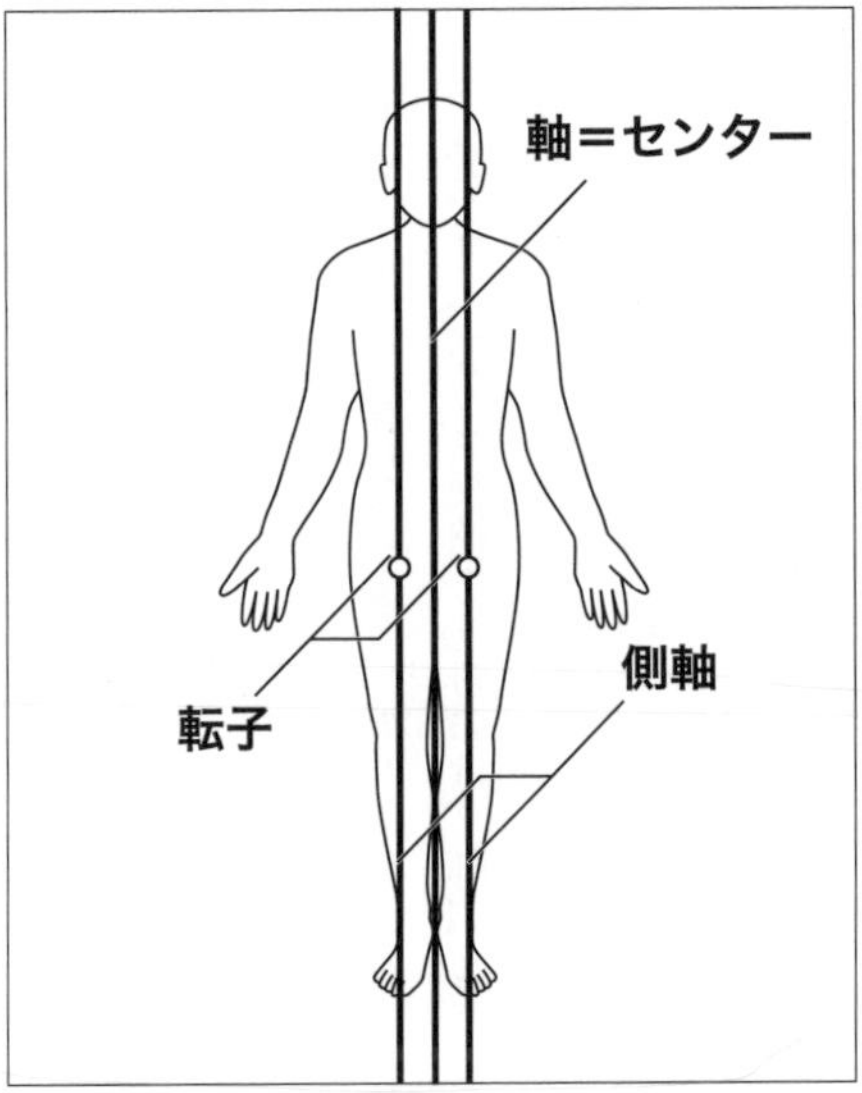

©2021 Hideo Takaoka 運動科学総合研究所

水の巻に戻ってさらに見ていくと、「股関節強化呼吸法・ヒンジ」が出てきます。

股関節がスポーツや武術・武道・舞踊にとって極めて重要であって、そうした身体運動種目のパフォーマンスを上げていくのに、股関節の開発をキチッと位置づけないと、本当のトップアスリート、第一人者になっていくことはできない時代になりつつあります。

そして実は、股関節の重要度はそうした身体運動種目に止まらないのです。股関節は軸＝センターの形成に決定的に関わっており、特に身体の左右に通る側軸の形成、そしてその効果の発揮には股関節の中心に格別の身体意識である「転《てん》子《し》」が形成されることが必須不可欠になってきます。芸術、ビジネス、医療、研究、農工業、政治に到るまで、どの分野でも真に優れた仕事をなすには、軸＝センター、側軸、そして優れた股関節が必要になるのです。

その股関節は、「股関節を中心にした両脚、大腿骨あるいは膝から下の脛骨などを動かすことによって、股関節を大きく回転させ、いい意味での刺激を与えることによって開発する」と考えている人がほとんどでしょうから、「呼吸法で股関節の開発ができるのか」と不思議に思うのも自然なことです。

しかし実際は、呼吸法で股関節が開発できるどころか、大変重要で中心的なトレーニング法になるような方法が、呼吸法でできるのです。

続いて「細胞呼吸法・セル」です。

人の全身には60兆の細胞があるので、「細胞とは何のこと?」と、一瞬めまいがする方がいるかもしれません。

でもじつは、細胞も呼吸をしているのです。

これを「内的呼吸」といいます。

呼吸というものを狭く考えたときに、酸素と二酸化炭素のガス交換であることは知られています。人間が呼吸という運動によって、肺を使ってガス交換をするのは、肺胞とそれを取り巻く毛細血管との間でガス交換を行うことだとされています。このガス交換で体内の二酸化炭素が放出され、酸素が血液のなかに取り込まれます。その酸素がどこに運ばれ、何に使われるかは皆さんもよくご存じの通りで、全身の細胞に巡っていって、細胞との間でガス交換が行われるわけです。つまり細胞に酸素が取り入れられて、二酸化炭素が排出される、これが内的呼吸であり、この内的呼吸によって酸素が使われているのです。

細胞呼吸法というのは、その狭い意味でいったときの細胞におけるガス交換に関わる、主体者としての自分と同じように扱う呼吸法なのです。

わざわざ「主体者としての」という概念を打ち立てたのは、ここでいう「細胞」とは、他人の細胞や単細胞生物の細胞ではなく、自分自身の五体を構成している細胞、その数は諸説ありますが、これまで60兆あるといわれてきた細胞のことだからです。その60兆の細胞をまさに生きとし生けるものとして、主体者である自分と同じように扱うのが、「細胞呼吸法」なのです。

だからこそ、「主体者」という概念が必要になるのです。哲学や政治思想といった学問の世界では、「主体者」という言葉を使うことがありますが、その他の分野で「主体者」というフレーズが出てくることは滅多にありません。しかし、この「細胞呼吸法」では、それが登場する必要性があるのです。

なぜなら主体者としての呼吸、そして全身60兆の細胞の呼吸というものを等価に置いて、そこでまさにコミュニケーションをするように、互換関係、互いに関係し合う呼吸法が存在しうるからです。

次に意外な呼吸法は「局面呼吸法・フェイズ」です。

人は時間軸に沿って、時々刻々さまざまな局面を描きながら、あるいはさまざまな局面に乗って、さまざまな局面に乗らされて、乗らざるを得なくて、生きているわけです。

わかりやすい例で考えてみましょう。たとえばこれから大事な発表・プレゼンがあるとします。非常に緊張しながら控え室で待っていて、本番が近づき、立ち上がろうとする。このとき、座っていたときと、立ち上がろうとしたときでは、まったく違う局面です。

そして立ち上がって、歩き始める。そんなに変わらないようにも見えますが、立ち上がりきった、膝が伸びきった、そして動き出す。場合によっては立ち上がったところで資料を持つ、そしてドアの方向に向かって歩き出す。ここでも局面が変わる場合があります。

そこでもって、息を「んっ」と吸って、下腹に力を入れるということを自然にやっている人も多いのではないでしょうか。そのことで局面が変わる、あるいは変えるためにそうしたことをやるわけです。

そうしてドアを開けて出て行き、局面が変わり、舞台の袖に到着したときにも局面が変わり、司会者に名前を呼ばれた瞬間に局面が変わり、いよいよ大勢の聴き手が待っている会場に登壇するときにまた局面が変わる。このようにいくらでも局面が変わるわけです。

スポーツなどは、そうしたフェイズで出来上がっているといってもいいでしょう。野球のピッチング、バッティングを考えてもそうですし、ゴルフを考えてもそうです。

ゴルフでは、そのポジションに入るところがひとつ大きな局面になります。左足、右足を置く。これがひとつの大きな局面で、足をモゾモゾさせて足下をちょっと確認して固めるようなことをするのも局面です。そのあとの、モゾモゾと身体を動かしたり、グリップをちょっと確認するような動作も、すべて局面になります。そして本動作、いわゆるゴルフのスイングがはじまる前にもいくつかの局面があります。テイクバック、そしてダウンスイングに移るところ。これらは間違いなく局面です。

これが対人のスポーツだと、さらに複雑になってきます。こうしたことはスポーツにとどまらず、人生というのはすべて局面で構成されているのです。

そして「フェイズ」とは、その局面の一つひとつをより精度高くパフォームし、いくつもの連続する局面をより高度に乗りこなし、さらには局面そのもの、局面の連続を自分を利する味方につける呼吸法のことなのです。

では、この「局面呼吸法」をやると、その局面、例えばオリンピックでメダルを取りに行くような能力が高まるのかといえば、その通りです。

先ほど、「息を『んっ』と吸って、下腹に力を入れる」という例の話をしましたが、あれもひとつの呼吸法です。

あの呼吸法こそ、じつは精神力制御呼吸法の中に含まれているのです。

このように、局面というのは呼吸法のさまざまな種類の連続でできています。おそらく皆さんにとって、はじめて見聞きする話だったことでしょう。

さまざまな局面を乗り切っていくことについては、二つのポイントがあります。

さまざまな局面で、いろいろな呼吸法が使われていて、その呼吸法に長けている人、いろいろな局面で必要とされる多種類の呼吸法をすべて使える人というのは、基本的に天然、自然に普通の人をはるかに越えた人物です。本人は一つひとつの呼吸法を対象化して考えたことはないはずです。こうした人は、「局面呼吸法・フェイズ」において抜群の天才といえるのです。

当然のことながら、各分野で能力を発揮して一目置かれる存在になるはずです。

一方、さまざまな呼吸があり得るので、ある種のフェイズが得意化していくこともあるわけです。その結果、自分が得意なフェイズであれば、その局面は得意となり、そのフェイズがよく使われるような種目や仕事、またその仕事の中での状況というものを選んでやれていると、人は能力を発揮して上手くやっていくことができるわけです。

その反面、自分にとって苦手な呼吸法が必要なフェイズによく立たされる、そういう仕事にばかり携わっていると、ストレスばかりたまって、いつもなんだかちぐはぐで上手くいかないということになります。

「そんなフェイズを扱う呼吸法があるんだ」と驚いてください。

そして「風の巻」に入ると、ある意味さらに驚きが増すかもしれません。

「刺通緩解呼吸法《しつうかんかいこきゅうほう》・ピアース」になると、「そんなこと絶対にないだろう」といいたくなるような話が出てくるからです。

それはまず、一見スクワットに似ています。立った状態で、椅子を後ろに置いておいて、その椅子にゆっくり座っていきます。そして椅子に座れば一回終わり。ただし、少なくとも座るまでに1～2分はかかります。丁寧にやると、1回座るのに5分ぐらいかかる場合もあります。

それだけ時間をかけて何をやるのか。立位から椅子に座るまでには、間違いなく膝関節や股関節が屈曲していき、体幹の中心を臍《へそ》だとすると、その臍の高さが1メートル20センチぐらいの位置からず〜と下がって、70センチぐらいのところまで降りてきます。その移動量だけ考えると、いわゆるスクワット運動より少し小さい程度じゃないかと思うかもしれませんが、その裏の秘密がちゃんとあるのです。

背骨には少なく数えて26個の椎骨があります。直立位から少しずつ少しずつ、少なくとも1〜2分かけてしゃがんでいくので、1センチ動くのにも何秒もの時間がかかります。そのとき、椎骨と椎骨の間にあるクッション材として知られる椎間板、これが開いていくように身体を操作するのです。

椎間板はコンニャクのように柔らかい組織で、腰椎付近で潰れると、腰痛のなかでももっとも辛い椎間板ヘルニアになることで知られていますが、体幹が少しずつ下に向かって降りていくときに、その椎間板が次々に、下の方から開いていくように操作するのです。仙骨と腰椎の五番の間の椎間板から次々に、順番に開いていくようにです。

この椎間板が開くことでどうなるのか。開いた分だけその他の下の椎骨が下がるのです。例えば仙骨と腰椎の五番の間の椎間板が開いたときは、仙骨が下がるのです。

そこで、椎間板が開いた分だけしか、下がってはいけないというような発想で、呼吸法を行っていくわけです。

実際には、椎間板が開いた分以上に、膝関節や股関節の屈曲は多くなるので、椎間板が1ミリ前後開いたら、およそその数10倍という形で、下半身からだんだんと沈んでいきます。

下半身からどんどん次々に沈んでいくと、より上の椎間板が開いていって、どんどん開いていって全部の椎間板が開いたときに、ちょうど椅子に座れるように行っていきます。

その結果、胸椎の1番と2番の間から、さらには7つの頸椎の全部の間が開いていって、環椎と軸椎まで開いて椅子に座ることになります。

その結果、間違いなく背が高くなります。上手にやると、その場で2センチほども背が高くなってしまうのです。

これは真面目に考えれば考えるほど「あり得ない」話です。整形外科で行う牽引《けんいん》、つまりアゴから後頭部の下側を器具で固定し、天井から吊るような装置がありますが、それを使って天井から固定し、身体を吊り下げるようにして立ったとして、そこから膝関節と股関節をゆっくり・ゆっくり曲げていったら、もしかすると背骨の椎骨と椎骨の間の椎間板が開いていく可能性があります。この発想から生まれて昔流行ったのが「ぶら下がり健康法」です。

あの「ぶら下がり健康法」には、非常に重要なコツがあって、そのコツこそが脱力です。背骨まわり、しかも体幹の背中側からみたときの中心である背骨まわりの筋肉、非常に複雑な深層筋、たくさんあるインナーマッスルを、とにかく解きほぐして脱力していったときに、「ぶら下がり健康法」ははじめて成功するのです。背骨まわりの脱力ができたときだけ、ズルズル・ズルズルといった感じで椎間板が開いていくのです。

椎間板は、つねに重力によって圧迫され続けている存在で、それが酷《ひど》くなるとさまざまな腰痛を起こし、それが最悪になると椎間板ヘルニアを起こし苦しむことになるわけです。そうなると、手術までしなければならないこともあり得ます……。

哺乳類は、そもそも四足動物で、背骨に対して平行する形で重力がかかることがなかったはずです。

それが人類に進化したとき、90度変換して直立してしまったために、背骨に平行して重力がかかるようになってしまったという事情があります。さらに背骨の前に内臓が集まっているために、重力で体幹が前に倒れそうになるのを後ろから支えるために、背中側の筋肉がいつも働いています。脊柱《せきちゅう》起立筋《きりつきん》が大変強い力で働いているので、体重の何倍もの力で、背骨には上下方向に圧力がかかっているのです。

したがって、椎間板を潰そうとする力も体重の数倍かかっているということです。

この状況がさまざまな根深い疲労や、それに伴うさまざまなストレスを引き起こし、さらには身体運動もそのために不調になることがありますし、前述の通り、そのことによる障害なども起きてくる恐れもあるわけです。

まさにさらに重要なこととして、軸＝センターの形成に背骨のインナーマッスルが緩解し椎間板が緩み厚くなることが、決定的に関わっていることがあります。つまりは、この刺通緩解法によって全脊椎の椎間板が開くと、とんでもなく軸＝センターが精確かつ強力に立ち上がり、貫き、抜け通り、人間の諸能力に多大なプラスをもたらしてくれるのです。

こうしたことを踏まえた上で、「ピアース」で身長が2センチぐらい即座に伸びるという話はどうでしょう？　おかしいですよね。牽引の装具のようなものを使って、身体を上から吊ったわけでもないのに、そんなことがあり得るでしょうか？

物理学や工学的な知識をお持ちの方も、そうでない方も、人間の身体について関心を持っている方も、専門的ではないにせよ大人としての一般的な教養を持っている方も、誰が考えても「あり得ない」という結論にたどり着くことでしょう。

しかし、これはあり得ることなのです。

「刺通緩解呼吸法・ピアース」こそがそれなのです。

これを「風の巻」のトップに掲載しています。水・火・風とかなり教程が進んできて、それぞれ体系的ですので、たくさんの呼吸法のトレーニングを重ねた末に、この「ピアース」に辿りついたわけです。ゆえに大変難しい呼吸法といえます。何しろ、重力に逆らって、椎間板が広がるトレーニングなのですから。

顎から後頭部を吊ってあれば、それを支点にして、膝関節と股関節を曲げていくことで、下半身の方から落下していくことになります。すると吊ってある顎から、後頭部からの距離が開かざるを得なくなるので、伸ばす・開かせる力がそこに生まれて、それに筋肉が上手く馴染んで脱力できれば、椎間板が開いてくることは原理的にはあり得ます。

それに対し、「ピアース」では、顎や後頭部を吊っていないのですから、膝関節と股関節を曲げていけば、頭や上半身も一緒になって下がってくるのが当然です。したがって椎間板が開くなんてことは絶対に、永久にあり得ません……。

人体の力学や整形外科系の専門家なら、このように断言するはずです。

でもじつは、あり得るどころか、それができるようになるための呼吸法が、「刺通緩解呼吸法・ピアース」なのです。

それができなければ、この呼吸法は存在する意義すらないほどです。

呼吸法もその全容からいって、この辺に「ピアース」を位置づけておくのがいいのです。そうでないと、さらに本格的な呼吸法へと上達、進化していくのが難しくなってしまうからです。

続いて「内臓《ないぞう》透圧《とうあつ》呼吸法《こきゅうほう》・インターナル」です。

この呼吸法は、銃で照準を合わせて撃つように、個々の内臓を狙って呼吸法を行い、その内蔵の疲労を解消し、その機能を活性化、高度化していくものです。そして内臓のさまざまな病気を予防することも目的にした方法です。

最後は「裏日本呼吸法・リア」です。まず名称がとてもユニークです。「裏」とは英語の「リア」（rear）のことです。

呼吸法というものは、人類全体を通して、歴史上じつに多くの民族あるいは国家や人種において、またさまざまな領域、分野において、開発・研究されて、多くの人々が、多くの時間をかけてそれを追求し、進化開発させてきたものです。

つまり、呼吸法の歴史的所産というのは、「人類の歴史×規模」の巨大な立体形ともいえるわけです。

そのなかで、身体の裏側で呼吸する、しかもその呼吸が体系的な方法をもって行われるということは、ゼロではないにせよ極めて稀な取り組みでした。

いわば人類の呼吸法史のまさに盲点、手薄だったところです。

ここまでくると、皆さんも、これまで想像もしなかったようなこれらの多彩な呼吸法は、どこで誰が開発し、どのようにして継承されてきたのか、ということが気になってきたのではないでしょうか。

本書で紹介するこれらの呼吸法は、伝承されてきたものではなく、じつは私が幼少期から呼吸法に深い関心を持って、少年期から高校、大学時代にかけて、さらには研究者としても呼吸法に本格的に関心を持って取り組み、その結果出来上がったオリジナルの呼吸法なのです。

もちろん、世界各地のさまざまな地域、民族に伝わる呼吸法も研究しましたし、いろいろな領域の呼吸法を学んで、整理もしました。

なぜ私がここまで呼吸法に深い興味関心を持ったのか。

第一に、私の父親が、呼吸法の百科全書のような大家でその影響を受けたからです。少なくとも私が一、二歳の頃から、父は毎朝呼吸法をやっていました。布団から起き上がると、父親はそこで冷水摩擦を行ない、それから呼吸法を始めていたものです。呼吸法は短いときで20分、長いときは平気で1時間以上取り組んでいました。

それこそ、さまざまな種類、座禅系から神道系、ヨガ系、武術系、とまさに多種多彩な呼吸法を毎日毎日、目の当たりにして育ったわけです。

だから私は、呼吸法のオンパレードを間近で見ながら生まれ育ったことになります。

そういう環境で育ったわけですから、「呼吸法に興味を持つのも無理はないな」と皆さんにはご理解いただけたことと思います。おかげでまさに無理なく呼吸法に興味を持って育ちました。

また父親は武術家でもあったので、父親から武術も教わって、武術と呼吸法の関係も非常に深く多彩なものであることを学びました。武術と並行して私自身も、呼吸法をさまざまに実践・修行し、そして興味を持って研究を深めていったわけです。

その時点で、方法としてすでに存在している呼吸法が本当にバリエーションが豊富で、その一つひとつにも興味を持っていったわけですが、そのプロセスのなかで、私は他の人と少し違ったところがありました。私は呼吸現象そのものに興味を持っていったのです。

とくに興味があったのが人間の呼吸ですが、それ以外にも動物の呼吸など、人間と生物の呼吸現象に広く興味を持ったのです。

だから本書で紹介したような、「セル」「スリープ」や「ピアース」、そして「リア」といった呼吸法を作り出すことになったのです。

本書で採り上げた呼吸法の元となる、私が作り上げた「総合呼吸法」の体系は第十教程まであり、それぞれに六講座で構成されています。つまりトータルで六十の体系的内容を有しています。

おそらく歴史上はじめて作り上げられた呼吸法の総合的な体系です。

これまで人類の歴史のなかに存在した、私が父親を通して学んだもの、さらにその後、さまざまな分野、領域、あるいは歴史的な書籍を紐解いたりして勉強した呼吸法というものを、できるだけ、可能な限り、使わないで組み立てたものが、この「総合呼吸法」です。

その理由は至ってシンプルで、すでに存在する呼吸法については、何も私が改めて方法として体系に組み込む必要がないと考えたからです。

なぜならそれらを避けて、取り入れずに体系を作っても、これほどまでの凄まじい質量の体系になるほど人間の呼吸法、あるいは人間の呼吸現象は奥深く、豊穣な世界であって、それを方法として開発するとこれほどまでのことになるからです。

それゆえこの『呼吸五輪書』で取り上げている「総合呼吸法」は、全体のなかの3分の1に満たないボリュームに過ぎません。

「総合呼吸法」は、そのような基本的立場、考え方に立って作られたものだということをご理解ください。

したがって、これまで呼吸法というものを経験してきた方、また私の父親のように座禅系、神道系、ヨガ系、武術系、音楽・舞踊系等々、さらにさまざまな宗教系の呼吸法などを勉強された方にとっても、「こんな呼吸法があったのか」というものが、非常に多く並んでいるはずです。

その理由は、前述の通りです。

すでにあるものについては、それについての専門の指導者、研究家、あるいは書籍というものが存在しているはずですから、それらで勉強していただければいいわけです。

さてここで、非常に面白く興味深い呼吸法を紹介しましょう。

それは「水の巻」の第四に登場する、「運動制御呼吸法・モーション」です。

これは人間の動き、手足の動きはもちろん、全身の動き、全身の移動運動も、じつは呼吸現象と非常に密接に関わっているという発見、そして研究により作り上げられた体系です。

それがあのウサイン・ボルトとか、コロナ禍で行なわれた東京オリンピック2020でいえば、水泳の大橋悠依、彼女は競泳界で、勝者は「キングオブスイマー」と称される個人メドレーで、日本人女子としてははじめて2つの金メダル（200m・400m個人メドレー）を獲得した選手です。

彼女は身長174センチ。日本人女性としては背が高い方ですが、海外の選手と比べると決して大きいとはいえません。

一言でいうと「タラ〜ン、スラ〜ン」としたまさにスレンダーな身体で、「こんな身体でバタフライまで含めた4種目の個人メドレーのトップ選手？」といった印象の体つきの選手です。

そして泳ぎを見ると、しなやかで力の抜けた、大きな泳ぎをしています。東京オリンピック2020での200m個人メドレーの終盤、彼女はトップから遅れていましたが、最後の10メートルを切ってからトップに追いつき、ラスト5メートルで見事に抜き去り優勝しました。

あの見事な逆転劇は、まさにこの呼吸法「モーション」によって可能になったパフォーマンスです。

あのとき、何が起きていたのか。

実体としての呼吸は、泳ぎによって違います。クロールであれば横向きになって息継ぎ（呼吸）をする。バタフライや平泳ぎでは前向きで息継ぎ（呼吸）し、背泳ぎだったら仰向きで呼吸をします。

でもじつは、実体としての呼吸以外に意識としての呼吸現象というものが存在するのです。その意識としての呼吸現象を、実体としての呼吸現象と絡めながら、研究解明し、開発したのが、このモーションなのです。

大橋選手のモーションはどのようなものだったのでしょう

大橋選手のモーション

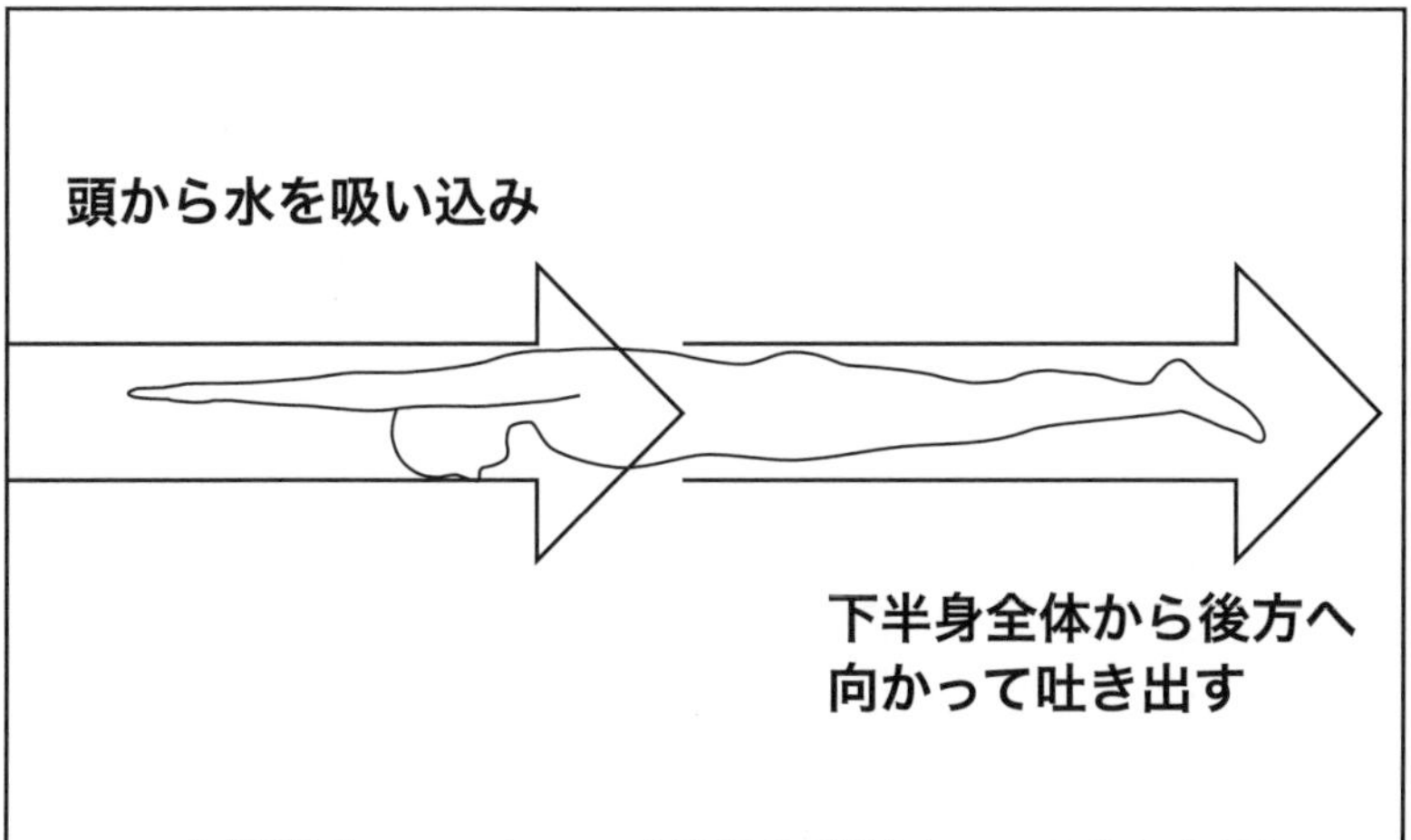
頭から水を吸い込み
下半身全体から後方へ
向かって吐き出す

※大橋選手のモーション（吸引呼吸法）をモデル化した図。

か？　競泳ではどんな泳ぎでも、水中姿勢の時には頭部が進行方向を向いています。その頭部、両肩、特に頭頂部から息を吸い込んで、つまり進行方向に向かって、進行方向に存在する空気、水中であれば水を吸い込んで前に進む呼吸意識、これこそが大橋選手のモーションです。

進行方向にある物体を吸い込むことで前に進むわけですが、吸い込むことによって何が起きるのか。前方にある物体を勢いよく吸い込めば、前に出ようとしなくても、その吸い込もうとした物体、あるいは吸い込み続ける物体は、前に進むことになります。いわゆる吸引《きゅういん》をすることで、そこで陰圧が生じるので、前に引っ張られるように進むわけです。

それは手で水をかいて前に進むとか、バタ足で前に進むとか、ウサイン・ボルトのように陸上で走る場合なら地面を蹴って進むとか、そういうこととは別の力によって前に引っ張られる状態です。

この呼吸法を、モーションの世界では「吸引呼吸法」といいます。大橋選手は、この「吸引呼吸法」がダントツに上手い選手だったのです。

さらに、その吸引した息はどうするのかというと、例えば意識上の呼吸でも吸った息は身体の中にたまります。そして、それを吐く、つまり呼息します。

彼女はその呼息を、股とは限りませんが、下半身全体から後方へ向かって、ちょうどジョットエンジンが後方に高圧ガスを噴出するかのように、推進力として使っていたのです。

これは呼吸意識ですから、本人の意識次第でなんとでもなるわけです。

実体の呼吸は、クロールでいえば横方向に、平泳ぎとバタフライは前から、そして背泳ぎでは上から吸息して、背泳ぎ以外は主に水の中で呼息します。

「でも意識上の呼吸なんでしょ？　ウサイン・ボルトの話が出たけど、下半身で地面を蹴る以外の力で前に進むといっても、実際に胸にジェットエンジンがついているわけではないので、実体として呼吸で推進力がプラスになることはあり得ないでは？」と疑問に思うかもしれません。

その通りです。そのこと自体の力学としては、たしかに推進力は存在していません。

しかし、「呼吸意識」としては存在しているのです。なんといっても意識ですから。

このことについて、二つ話があります。

この吸い込む、あるいは吐き出すといったことは、人間の動きにとって非常に影響があり、いかにも使われる、と考えられます。

ウサイン・ボルトであれば、「さあ走りだそう」というときに、もっと早く走りたい、誰よりも早く走りたい、自分の持っている世界記録をさらに更新するぞ、となったときに、非常に大きな抵抗を受けます。実際には空気の抵抗がありますし、水泳でいえば水の抵抗があります。それ以外に、精神〜身体にわたる内的な抵抗もあります。

世界記録をさらに破ろうとする、それももう10年以上も破られていない世界記録を更新しようとなれば、プレッシャーも大変なものになります。そのプレッシャーは、いろいろな方向からかかるわけですが、一番わかりやすいプレッシャーは、陸上１００ｍでいえば前に突き進もうとするときに、それを妨げるようなプレッシャーです。水泳でいえば、前に進もうとするときに水から受けるような抵抗感といったものです。

だからこそ水泳で世界記録を更新したような選手は、「水がすごく優しかった」「水のなじみがよかった」「水が味方をしてくれるような感じでよかった」といったコメントを発するわけです。

反対にそうでないときは、水が重くて抵抗をすごく感じているのです……。これらはまさに意識の問題です。

ウサイン・ボルトのトカゲ走り

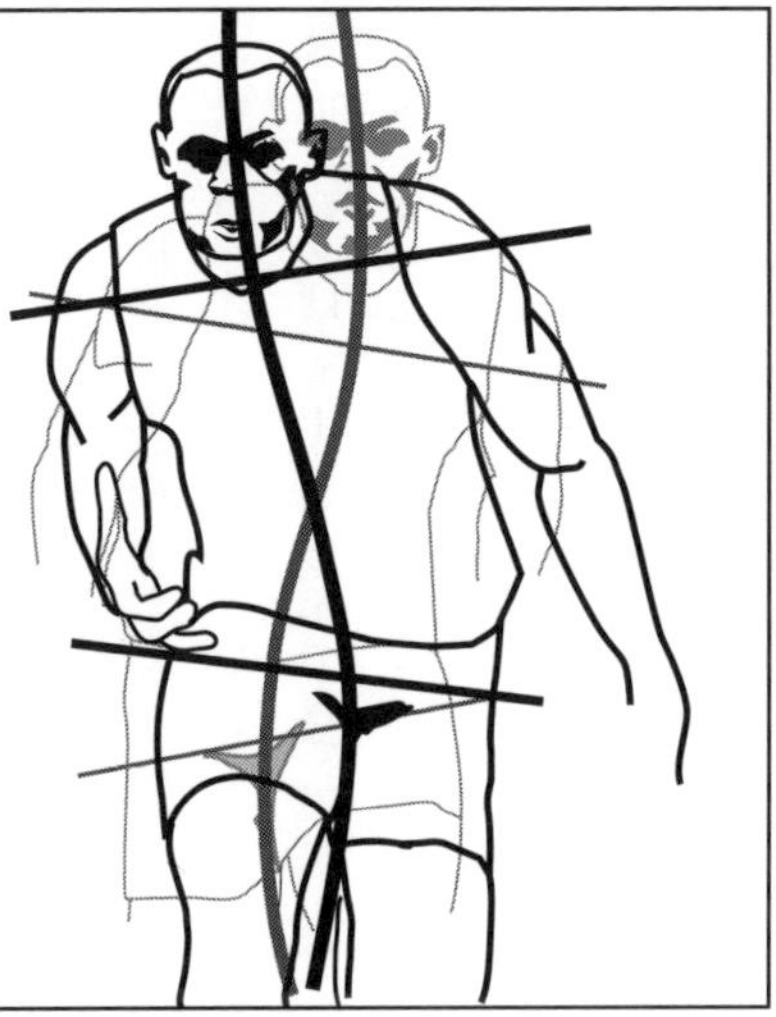

「トカゲ走り」とは、著者が世界に先駆けて発見した走法で、体軸を波のように左右にうねらせて、体幹から推進力を発揮させる走りのこと。ボルトはモーションの「吸引」と「呼射」も巧みに利用していた。

つまり先ほどの「吸引」、そして後方に吐き出す「呼射《こしゃ》」が使えると、まず身体運動、身体の使い方を根本から支える奥深いメンタリティ、身体の動きの質感、脱力だとか、水の捉え方・乗り方だとか、水の抵抗を見事にかわしていく柔らかい身体の使い方などいろいろなことをひっくるめて、ウサイン・ボルトであればあの〝トカゲ走り〟と名付けられた体幹の波動運動が起きてしまうような運動の深い部分に大きく影響してきます。

抵抗感がなくなると、実体としての出力資源、ウサイン・ボルトや大橋悠依が持っている出力資源を、最大限有効利用できるような身体遣いができてしまうのです。

これが「吸引」「呼射」という呼吸法、モーションの呼吸法の原理です。

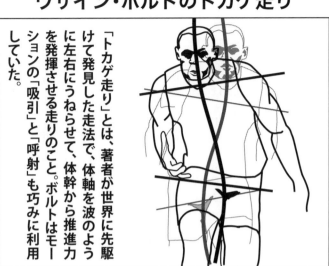

大橋悠依もウサイン・ボルトも、このモーションを誰にも教わらずに体現できたという意味で、比類ない天才といえるでしょう。

とくに大橋悠依に関しては、オリンピックでメダル獲得を狙うようなアスリートとしては「メンタルが弱い」といわれてきました。事実、ネガティブな発言も目立ち、本当にメンタルが弱い一面もある選手です。

しかし、モーション呼吸法が支えるメンタルは、そういうメンタルではありません。もっともっと奥深い、もっと身体性、身体そのものに近いところのメンタルで、アスリートにとって一番深いところのメンタルで、そこが彼女は天才なのです。

大橋悠依を高校生のときに見出し、まさに彼女を育てきったといえる平井伯昌コーチは、「柔らかい」「まさに水に乗って水を捉えて、そしてしなやかで、大きなゆっくりとした動きができる希有な選手」と素晴らしい可能性を感じたそうです。

まさに慧眼、選手の可能性を見抜く力は超一流のコーチです。平井コーチは大橋悠依が高校生のときに勧誘に出向いたのですが、当然そのときから彼女は、このモーションができていました。逆にいえば、モーションができていたからこそ、平井コーチが絶賛するような可能性のある泳ぎができていたということです。

このモーション、走ったり泳いだりするスポーツの世界でしか役立たないのか。

いいえ。人と人との関係のなかで、モーションの「吸引呼吸法」は、圧倒的に役に立ちます。それもつねに有効です。人に語りかける、人に共感を得たい、人に自分の考えをわかってもらって協力してもらう、一緒に持てる力を最大化する、力を合わせより効率化していく、いずれも大変重要なことばかりです。

それが一対一ではなく一対多であればなおさらです。例えば会社でひとつの部署、「課」をリードする課長であれば、一対十といった対応が必要になります。あるいはミュージシャンでライブなどを行なうときは、一対五百、一対千、一対数万ということもあるし、さらにはネットなどの媒体を通して世界中につながるようなときでもまったく同じです。「吸引」という呼吸法を使いながら、実際に喋ったり歌ったりするときは、水泳選手が実体の呼吸を行いながら、まるで別の呼吸意識を使っているのとまったく同じように使えるのです。

必要なことを喋りながら、歌いながら、あの「吸引」を使うのです。

そうすると、言葉の選び方、そして発音、発声、笑顔といったものが、じつに素晴らしくなって人の共感を得ていくのです。協力関係でいえば、相手の力も最大化させることもできてきます。

そうなれば二人のチームも、五人、十人のチームも、何倍も、ときに何十倍も桁違いの能力を発揮し出すわけです。

というわけで、ぜひ楽しみに「水の巻」からトレーニングを進めていってください。

その進め方は、順序よく一つひとつやっていくのが理想です。「水の巻」の1〜6が終わったら、「火の巻」に入って7、8、9と進んでいくのがベストです。

とはいえ、「理想通りにはいかない」というのが人生ですから、多少順序が前後してしまうこともあるでしょう。

しかし、「水の巻」の「基礎呼吸法・ベース」だけは、絶対に欠くことができません。これは十分にやり込むことが必要です。そしてやり込んだ結果、さらに続け切ることが肝心です。五年、十年、二十年と時間をかけて、「ベース」そのものを上達させていくことが重要なのです。

そして「股関節強化呼吸法・ヒンジ」「細胞呼吸法・セル」「呼吸筋鍛錬呼吸法・マッスル」「質性呼吸法・クオリティ」「感性呼吸法・センス」「刺通緩解呼吸法・ピアース」「三元締上呼吸法《さんげんていじょうこきゅうほう》・トライアングル」「垂腰体呼吸法《すいようたいこきゅうほう》・ドループ」「肺膜呼吸法《はいまくこきゅうほう》・メンブラン」や「裏日本呼吸法・リア」などをやることによって、この「ベース」がいや増しに深まり、進化していくようにできています。

だから「ベース」は本当の意味でベースであって、つねにこれをやり続けながら他の呼吸法をやっていくということになります。

そういう意味で、「ベース」をとにかく重視し、丁寧かつ正確に続け切っていただければ、他のどのトレーニングをやっても大きな問題なく取り組めるといえるでしょう。

そして皆さん、覚えておいてください。

私がこのように整理した「水の巻」から「風の巻」までの呼吸法は、「実利」というものに重きを置いて作り上げたものです。「実利」という観点から整理し、並べたものなのです。

したがって極めて実利性が高いという特徴があります。

その実利性とは、「実利」だけではなく論理の「理」、合理の「理」、天理の「理」を使った「実理」の両方をかけた意味をも持たせています。

つまりは「実利」かつ「実理」という観点から研究開発、制作してあり、さらに整理、体系化してあるのです。

それゆえ、「ベース」をしっかりやって、マスターしている方であれば、どの呼吸法をトレーニングしても、「あ、こういうことなんだな」という「実理」の「理」が、比較的短時間のうちにわかってくるはずです。

そしてさらに興味を持って、本書の呼吸法にハマって取り組んでいただくことができれば、まさに「実利」の「利」が「理」を伴って得られてきます。

「呼吸法に取り組んだら、こんなことが分かってきて、自分がこんな風に変わってきた」「こんないいことが起きてきたよ」となってくるわけです。

まさに、どういうメカニズム、論理でできていて、そこから何に発展していくのかということが、論理として、メカニズムとしてわかりやすくできている、という特長があります。

またその概念、さらには章立てをお借りする形になった宮本武蔵の五輪書に倣って、最後が「空の巻」になっています。「空」といえば、「万理一空」と宮本武蔵は五輪書に記しています。「理」つまりは論理です。

すべて概念が揃って説明しているかどうかは別として、ほぼ概念を持って、言葉の論理として、そして認識を伴った運動と行動の論理として、説明できる、理解できるというものが、武蔵のいう「万理」にあたるわけです。

そして「一空」。つまり、「わかる」「理がある」というものを越えて、とても重要だが「わからないもの」がある。「理」としては説明しきれない、認識しきれないものもあると。「理」が進めば進むほどわからないけど存在する重要なものが見えてくるということを、武蔵は五輪書の最後の「空の巻」で、わずかな字数しか使っていませんが、明確に述べています。

「理」にあたることは、「風の巻」までに書いてありますし、書けたわけです。言葉を持って論理的に説明することができたのです。

でも、わかればわかるほど残るもの、見えてくるものがあって、しかしそれは説明できない。それが「空」だと武蔵はいっているわけです。

だからこそこの「空の巻」は、今日の書籍、文庫本でいえばたったの2頁しかないのです。

「なるほど」と合点がいくではありませんか。

この「空」は、「空理」「空想」「空論」にも使われる字です。そして一方、「天空」とも使われます。この「天空」は何を表しているのでしょう?

宇宙、大宇宙を表しています。

また既述の「空理」「空想」「空論」、「そんなもの空想に過ぎない」「ちゃんとした科学的な背景がないのでは」「ちゃんとしたメカニズムが説明できないのでは」……。

「空理」の「理」は、実利の「利」とも重なると語ったとおり、「実利が空っぽなのでは」「実際それで何か得られるものがないのでは」「けっきょく空論だよ、それは」といわれるようなもの……。

天空に広がり、あるいはその逆に超微細な世界、まさに細胞の中にまで、分子、原子、さらには素粒子まで広がっていくような空間性。

呼吸法というのは現実であり、まさに呼吸運動を必ず繰り返しながら行っていくことです。モーションのような実体的とは違う呼吸意識までもが、実体の呼吸に支えられながら存在し、トレーニングのプロセスとしては、実体と即した、「体意呼吸《たいいこきゅう》」として学んでトレーニングしていきます。

こういうことに対して、天空、太陽系宇宙、天の川銀河からさらには宇宙全体にわたるような呼吸法、更にさらに大宇宙を超えた呼吸法までも存在するわけです。

一方、素粒子まで、本当に極小極微化の世界に入っていく、そういう呼吸法もあるのです。身体意識の世界では、こうした極大性と極小性が常に同時存在するという性質があり、これを「極相性《きょくそうせい》」といい、こうした理論を「極相論《きょくそうろん》」といいます。こうしたものはどうみても、「空理」「空想」「空論」になってしまいます。

でも覚えておいてください。

呼吸法の世界というものは、必ずこういう領域、次元を含むのです。

そして私はまず「実利」と「実理」、巧利や利益の「利」であり、合理の「理」がきちんと揃ったものをとことん研究開発して、そして皆様にどなたでもキチッとした体系として提示できるように、努力し仕事をしてきました。

それを三教程分、「水の巻」「火の巻」「風の巻」で掲載させていただいたわけです。

それらを土台として踏まえた上で、「空理」「空想」「空論」の入門的段階の方法を、最後に掲載し紹介させていただくこととします。こうしたレベル以上のものこそ人類の呼吸法の歴史の中で、呼吸法の頂上的世界を形成し、多くの人々が、多くの分野で、成功不成功は別として取り組み育ててきたものでもあるわけです。

繰り返しになりますが、ここでもできるだけこれまで存在したものを避けて、できるだけ新たに創出したものをご紹介しています。

もちろん、その部分になる構造、ファクターまでがすべて人類の歴史上存在していた呼吸法と一切関わらないのは無理でもあるし、そういう意味でまったく別のものばかりとは言い切れません。

「空理」ではあっても、「無理」ではいけません。

そうした次第で、私が「空理」「空想」「空論」といった、まさに天空、大宇宙に雄飛していく、そして極微の世界へ入っていく「極相論」的な呼吸法を紹介するのは、一部「火の巻」に紹介しつつも、なんといっても「空の巻」です。

じつにそういう意味で、肩に力を入れることなく、また「空理」「空想」「空論」といってまなじりを決して批判をすることもなく、淡々とあるいは楽しみながら受け止め、取り組んでいただければいいと思います。


ここでお願いがあります。

「空の巻」をやるには、とことん呼吸法「ベース」を元に体幹内運動開発、緩解鍛錬、センター=軸形成をやり込んで、しかもさらに妥協することなくやり込み上達し続けてください。そして「リカバリー」「モーション」「セル」「スリープ」「精神力強化呼吸法・ストレングス」「クオリティ」「センス」「ドループ」「インターナル」「メンブラン」「ピアース」を、必ずマスターしたと言えるところまでやり込んでから、「空の巻」にあたってください。

「空の巻」をやることについてだけは、そのような私の助言をご理解し、従っていただきたいと思います。

そうでないと、簡単にいえば危険でもあり、またさっぱり分からんということにもなるからです。順序に従ってきちんとトレーニングを積み、鍛錬を重ねてきた人にとっては、まったく危険がない、素晴らしいワークなのですが、必要な鍛錬を積んでいかないと取り組んではならない世界もある、ということを理解してください。

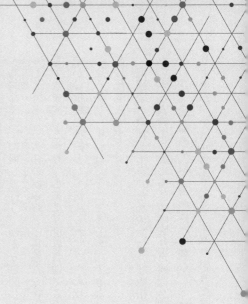

第2章

水の巻

総合呼吸法 第一教程

1　基礎呼吸法・ベース
2　精神力制御呼吸法・コントロール
3　疲労回復呼吸法・リカバリー
4　運動制御呼吸法・モーション
5　股関節強化呼吸法・ヒンジ
6　細胞呼吸法・セル

1 総合呼吸法　第一教程　第1講座

基礎呼吸法・ベース

1 呼吸〝法〟の意義

「総合呼吸法」の理論と方法を紹介していくにあたり、あらためて呼吸〝法〟の意義、そして「総合呼吸法」とは何なのか、ということについてお話しします。

本来呼吸は無意識に行われている行為です。その呼吸を人為的な〝法〟に則して行う、つまり意図してコントロールしようという人類の試みは、不自然なことだという見方もできます。しかし、古来より世界各地にさまざまな呼吸法が最重要の技術として伝えられてきたのは、なぜなのでしょうか？　それは、そこに多くの、大きなメリットが存在したからです。

武術家・鍛錬家であった私の父は「呼吸法の博物館」ともいえる人物で、実に多くの呼吸法を研究し、実践していました。「門前の小僧、習わぬ経を読む」という言葉がありますが、父の呼吸法に対する取り組みを見て育った私は、それこそ物心もつかぬうちから、呼吸というものに意識を向けてきました。そして、私自身も長年ありとあらゆる呼吸法を研究してきて、人類史上の呼吸法に対して、次第に二つの学術的な大きな問題もしくは欠落を感じるようになったのです。

第一は、呼吸法がそもそも成立する舞台である身体のバイオメカニズム、そして意識の構造機能の研究が不十分であるために、呼吸法そのもの、そして呼吸法全体の理論構築と体系化がなされていないことです。

第二は、呼吸法を人が学び上達し、本質的能力と全人格性を進化、深化していく過程全体の研究がなされてこなかったために、学習過程としての呼吸法全体の理論化、体系化がまったく行われていないことです。

2 「総合呼吸法」とは

呼吸〝法〟ではなく、科学者らしい立場と視点から呼吸という「現象そのもの」に対して目を向けていくと、そこから未知の領域が驚くほど見つかってきました。つまり呼吸現象には、これまでの呼吸法では方法として取り上げられていなかった部分が、まだ厖大に数多く残されていたという事実が判明したわけです。

「総合呼吸法」は、多様な呼吸現象のメカニズムを解明し、呼吸法の原理原則と具体的方法論を徹底的に見直し、確固たる論理構造を組み立てた上に成り立っています。そしてその理論をもとに、人類にとって有意義な呼吸法として、目的別に最も効率よく体系化したものなのです。

このように体系化した結果、分野は１００を超える数になりましたが、現在公開指導しているのは18講座、全体の数割ほどの部分です。これほどまでの多彩さ、豊かさ、奥行きの深さを持った呼吸法であることから「総合呼吸法」と名付けることにしたのです。

3　「ベース」を支えるもの

それでは実際のトレーニングに入っていきます。

「基礎呼吸法・ベース」は私が開発した１００以上の分野にわたる呼吸法の体系すべての基礎メソッドとして位置づけられる方法です。まずは、この「ベース」を支えている原則について説明します。これらを正しく押さえておくことで、「ベース」はもちろんのこと、その他の呼吸法でも高い効果が実感できるようになります。そのつもりでしっかりと取り組んでください。

●「坐骨で立つ・坐骨モゾ」

まずは「坐骨で立つ」です。「ベース」は基本的に椅子に座って行いますが、その座り方にもコツがあります。浅く、座面の先端にあたかも坐骨で「立つ」かのように座るのです。座る、という意識のまま姿勢を正そうとすると、どうしても上半身の余分な力みが抜け切らないのですが、椅子に坐骨で「立つ」ようにすると、重心が高くなり、自然に背筋もスーッと伸びます。そしてあたかも背骨の前にスーッとした一線が気持ちよく立ち上がるような感覚が得られます。それが最重要の身体意識である「センター」です。

この状態で、座位によるセンターの鍛錬法として最高の効率を誇るメソッド「坐骨モゾ」を行います。

椅子に浅く座った状態で、「モゾモゾ」と言いながら、お尻を左右に動かし、坐骨を探します。坐骨が見つかったら、

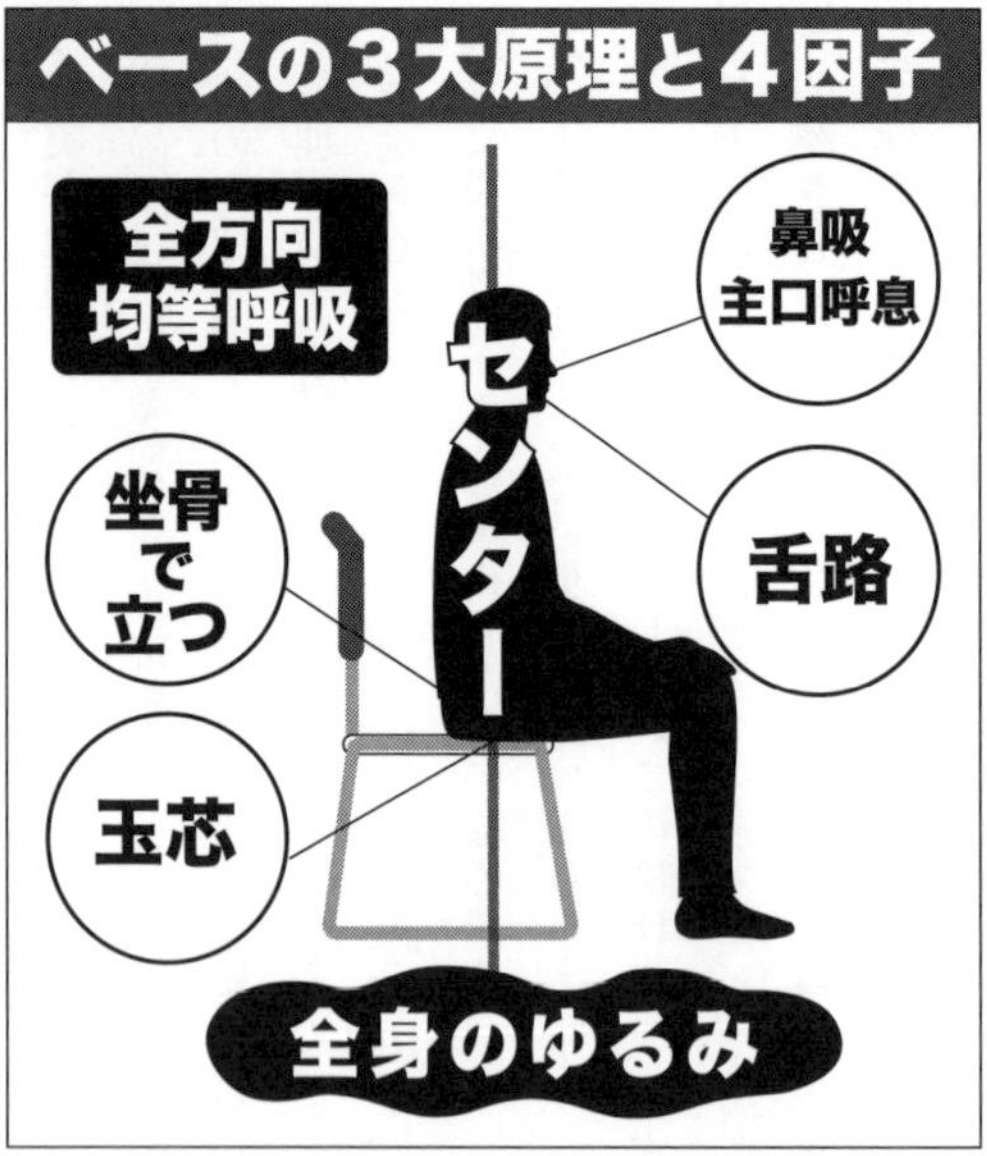
ベースの３大原理と４因子
全方向
均等呼吸
センター
鼻吸
主口呼息
舌路
坐骨
で
立つ
玉芯
全身のゆるみ

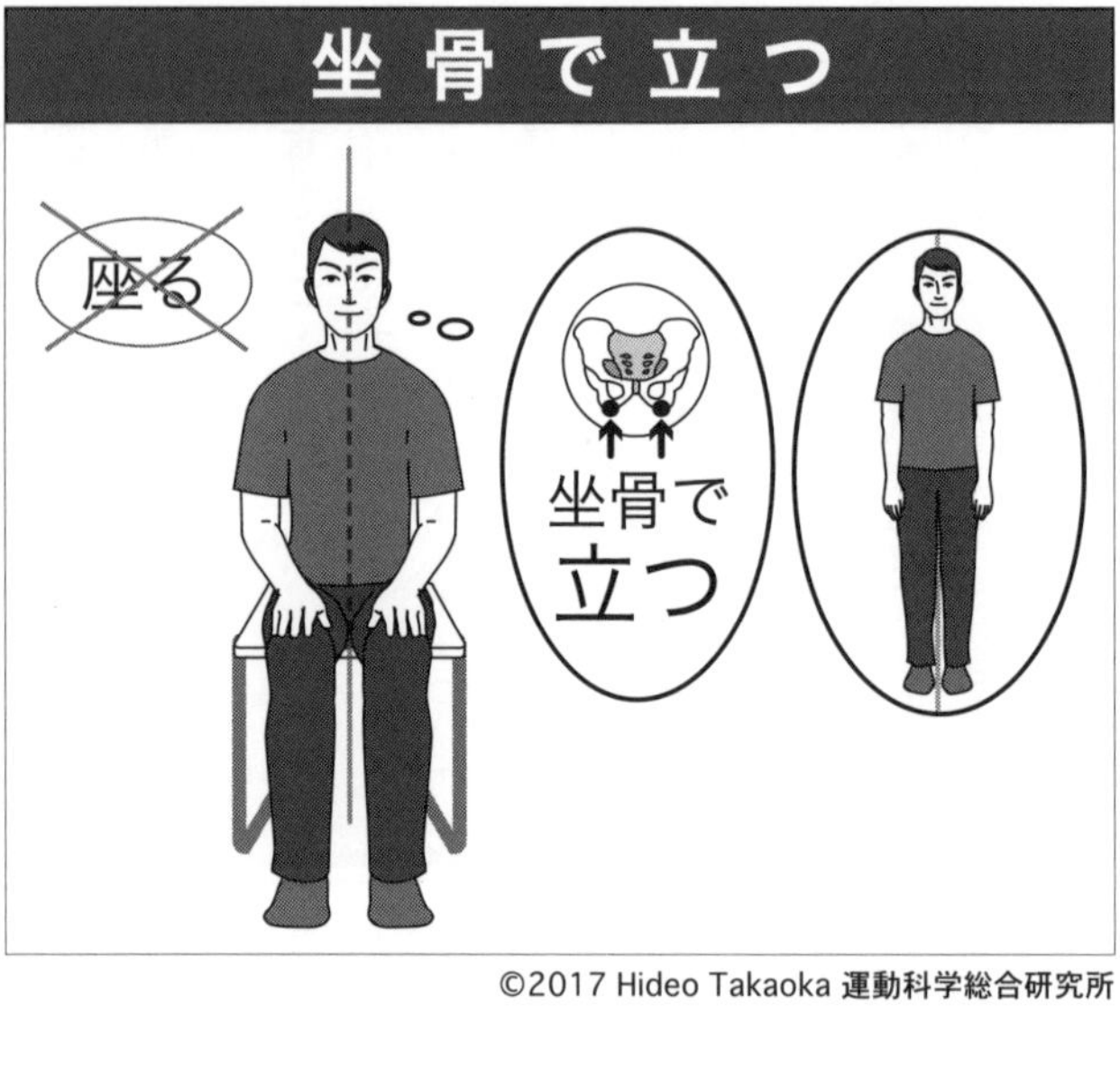
坐骨で立つ
座る
坐骨で
立つ

今度は前後に動かして、坐骨の感覚を、よりハッキリクッキリさせていきます。2点の坐骨が3～5センチくらいの2本のレールの上を行ったり来たりするような感じで、坐骨を前後に動かします。

坐骨の感覚がさらにハッキリクッキリとしてきたら、今度は左右の坐骨をステップを踏むように上下に動かしながら、そのステップ動作を使って背骨を一つずつ下から積み上げていくようにします。腰の高さから胸の高さ、そして首を通って頭の中まで積み上げた背骨がだんだん高くなっていくようにします。そして、積み上げた背骨が頭を突き抜ける高さまできたら、動きを止め、静かに自分の感覚を観察してください。

座高と目線が高くなり、体幹がゆるんでしかもスッキリとまっすぐに立ち、楽に良い姿勢で座れていることが実感できるはずです。また、息が自然にスーッと身体に気持ちよく入ってくる感じがすると思います。ぜひ普段の呼吸と比べてみてください。

さらに、背骨のやや前よりに、上下にスーッと一本のラインが通る感じがしませんか？　これがセンターです。つまり「坐骨モゾ」を正しく丁寧に行うことで、比較的容易にセンターを立ち上げることができるのです。

●「舌路《ぜつろ》」

次に、舌の先を上顎、前歯の裏側の歯茎につけて「舌路」を作ります。これはいわゆる気功の世界でいう小周天、経絡の督脈～任脈が口で途切れてしまうのを防ぐためです。舌を力で上顎につけるのではなく、全身をゆるめ脱力が進んだ結果、自然に舌が立ち上がってくるようにすることが肝要です。

●「玉芯《ぎょくしん》」

今度は股の会陰《えいん》の部分に「玉芯」を作ります。ここも小周天が途切れやすい部分です。会陰を指でよくほぐし、会陰をゆるめ広げ引き上げ肛門は軽く締め玉芯の半分の高さ引き上げます。この作業だけは立って行います。かなり難しいので何度も継続的に努力するようにしてください。ちなみに「坐骨モゾ」は、骨盤底筋《こつばんていきん》をほぐし活性化させる効果があるので、この「玉芯」作りにも非常に役に立ちます。

●「鼻吸主口呼息《びきゅうしゅこうこそく》」

呼吸は基本的に「鼻吸主口呼息」で行います。これは鼻

舌路

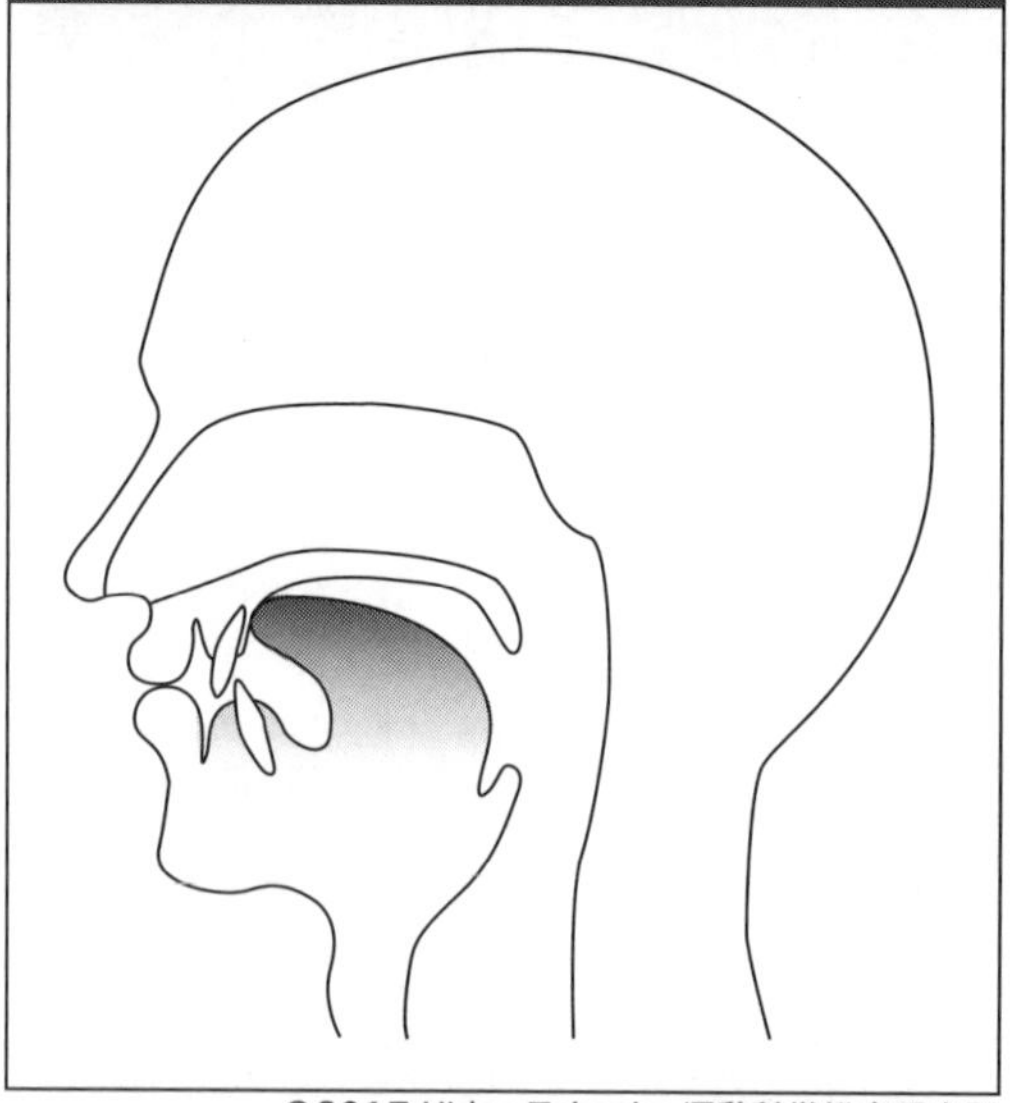

©2017 Hideo Takaoka 運動科学総合研究所

玉芯

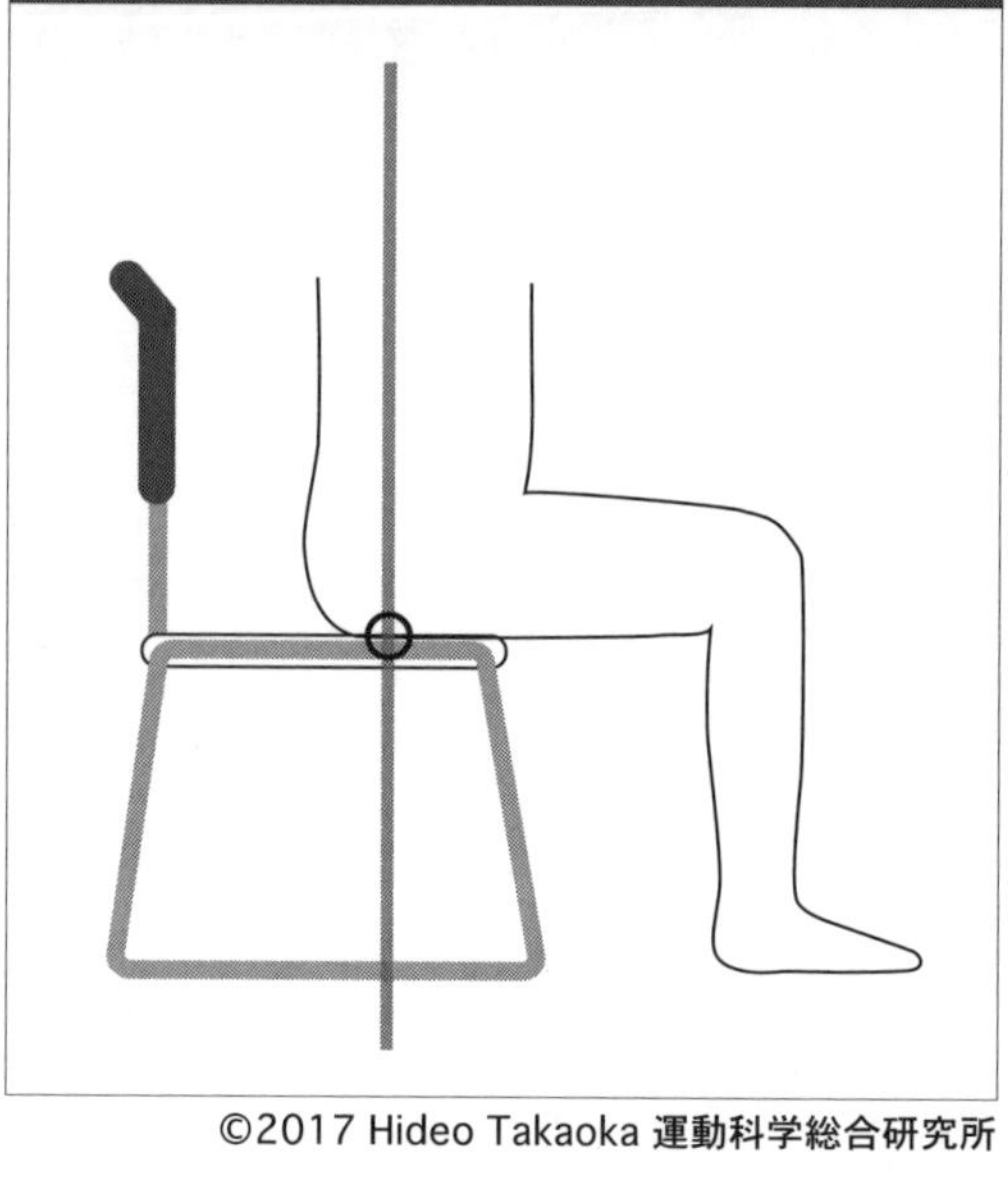

©2017 Hideo Takaoka 運動科学総合研究所

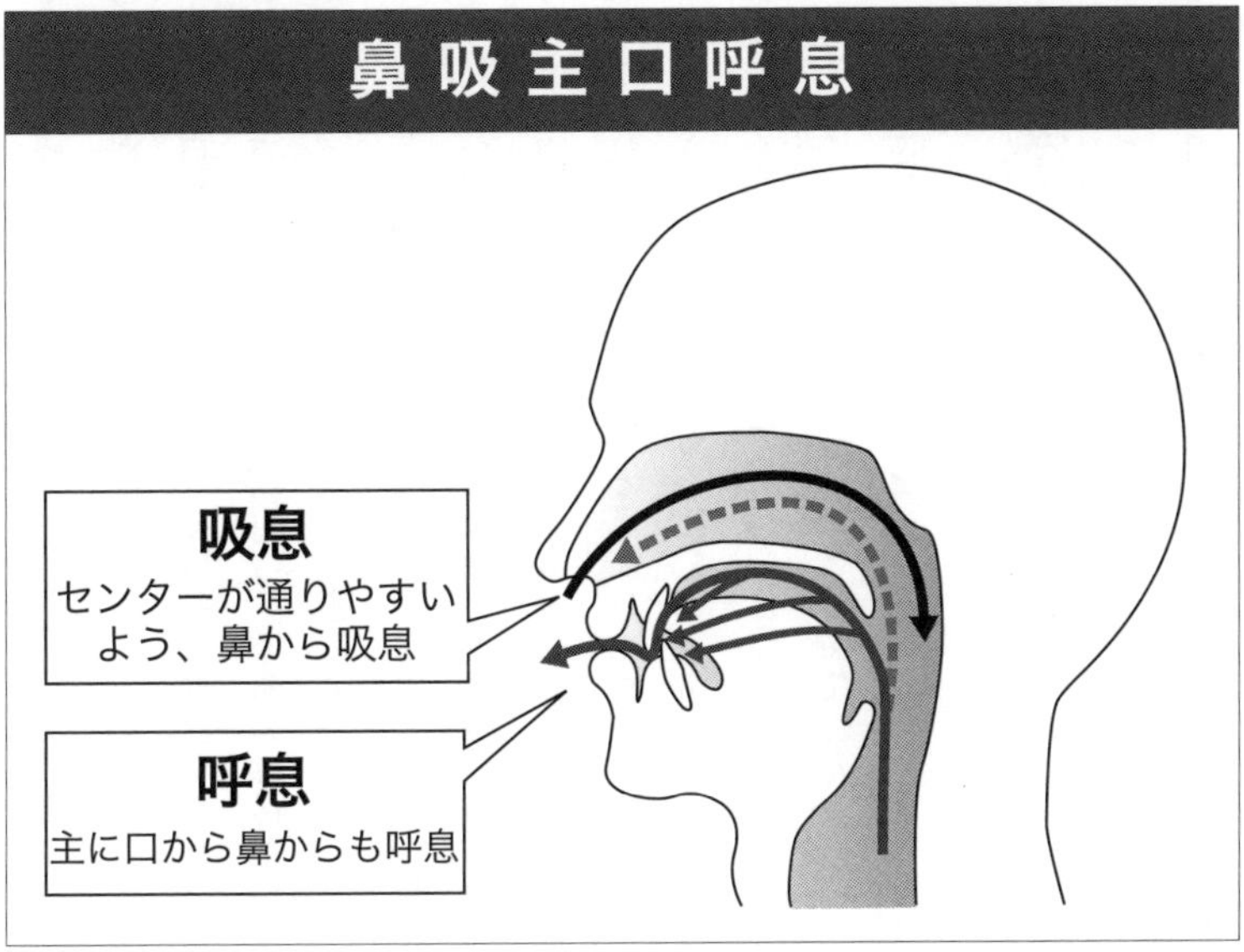

鼻吸主口呼息
吸息
センターが通りやすいよう、鼻から吸息
呼息
主に口から鼻からも呼息

で息を吸って、鼻も使いつつ主に口で吐くという息法で、あらゆる呼吸法に共通する方法です。なぜなら鼻から吸息することが、センターの形成を促進するからです。

丁寧に「坐骨モゾ」を行ってから、ゆったりと鼻から息を吸い込むと、その鼻から入った息がセンターに沿って、まっすぐ身体に入ってくるのが実感できるでしょう。試しに口から息を吸ってみてください。鼻から吸った時と比べると、センターに沿って身体にスムーズに息が入ってくる感覚がかなり薄れ、センターも散漫になってしまいます。

鼻と口の高さの差はわずか数センチですが、より高い位置にある鼻の奥から息が下りてくることで、上から下へとセンターが通りやすくなるのです。また、鼻から吸った息は糸のように細く長く、センターに沿って下りてくる意識ができるのに対して、鼻より低い位置にある口から吸った太い息では、それができません。それだけセンターの形成作用が弱くなってしまうのです。

さらに鼻から息を吸うと、鼻腔《びくう》を通ることで加湿され、体内により湿度の高い空気が入ってきます。ところが口から吸うと、湿度の低い、乾いた空気しか入ってきません。気管や肺にとって、乾いた空気は大敵です。ですから、気管や肺の保護という観点からしても、息は鼻から吸う方がずっと望ましいのです。

次に息の吐き方ですが、口を主に、鼻も適度なバランスで鼻も使って息を吐きます。「主に口で吐いているけれども必要なだけ鼻からも息が出ている」ということです。

人間が自然な状態で呼吸しているときは、さりげなく鼻と口の両方を使っていたり、口だけ、あるいは鼻だけを使っています。その比率は、呼吸の状態によって変わってきます。より落ちついた穏やかな呼吸では鼻の比率が高く、さらに静謐《せいひつ》な呼吸では鼻のみになり、より激しい呼吸は口から吐く比率が高くなります。また舌路を利用する呼息は、生理学的に口内環境を整えることにも役立ちます。

息の長さは、吸うときも、吐くときも、自分の身体がくまなく深くゆったりと楽に気持ちよく感じられるように行います。これは大変重要な鉄則と心得てください。

さあ、これで「ベース」を行う前提が整いました。

4 呼吸法の基本である「ベース」

●ベース1「呼吸体操」

呼吸法の基本である「ベース」、さらにその中でも基本となるのがベース１「呼吸体操」です。まず「坐骨モゾ」を行い、坐骨で立ち、センターが背骨の前を楽に気持ちよく立ち上がるのを感じ、玉芯、舌路を丁寧に意識します。そして鼻吸主口呼息の要領で、鼻から息を吸い、主に口から吐く呼吸を2〜3回繰り返します。それから息をいっぱい吸い込んだ状態にします。これを「残気《ざんき》10」と言います。この「残気10」は、無理に大きく吸い込むのではなく、あくまで無理なく鼻から息を吸った結果、身体に満たされたときの最大量です。

息を吸うときは、胸・脇・背中・腹・腰全体に均等に息を吸い入れるつもりで、ゆったりと行います。吸い込んだ息が身体中に均等に満たされる感じをよく味わってください。

そこから息を7割吐き出し、残り3割のところで息を止めます。これを「残気3」と言います。

身体に残っている息が、身体のどのあたりにあると感じているかを確認します。胸と下腹部の中間の横隔膜あたりに「残気3」を感じていると思います。その「残気3」を胸・脇・背中に均等に引き上げます。次に腹・腰に均等に下ろします。息を引き上げたときに腹・腰がへこみ絞られ、息を下ろした時に腹・腰がふくらみ広がります。

身体の中で「残気3」を上げ下げする感覚がつかみにく

ベース1　呼吸体操

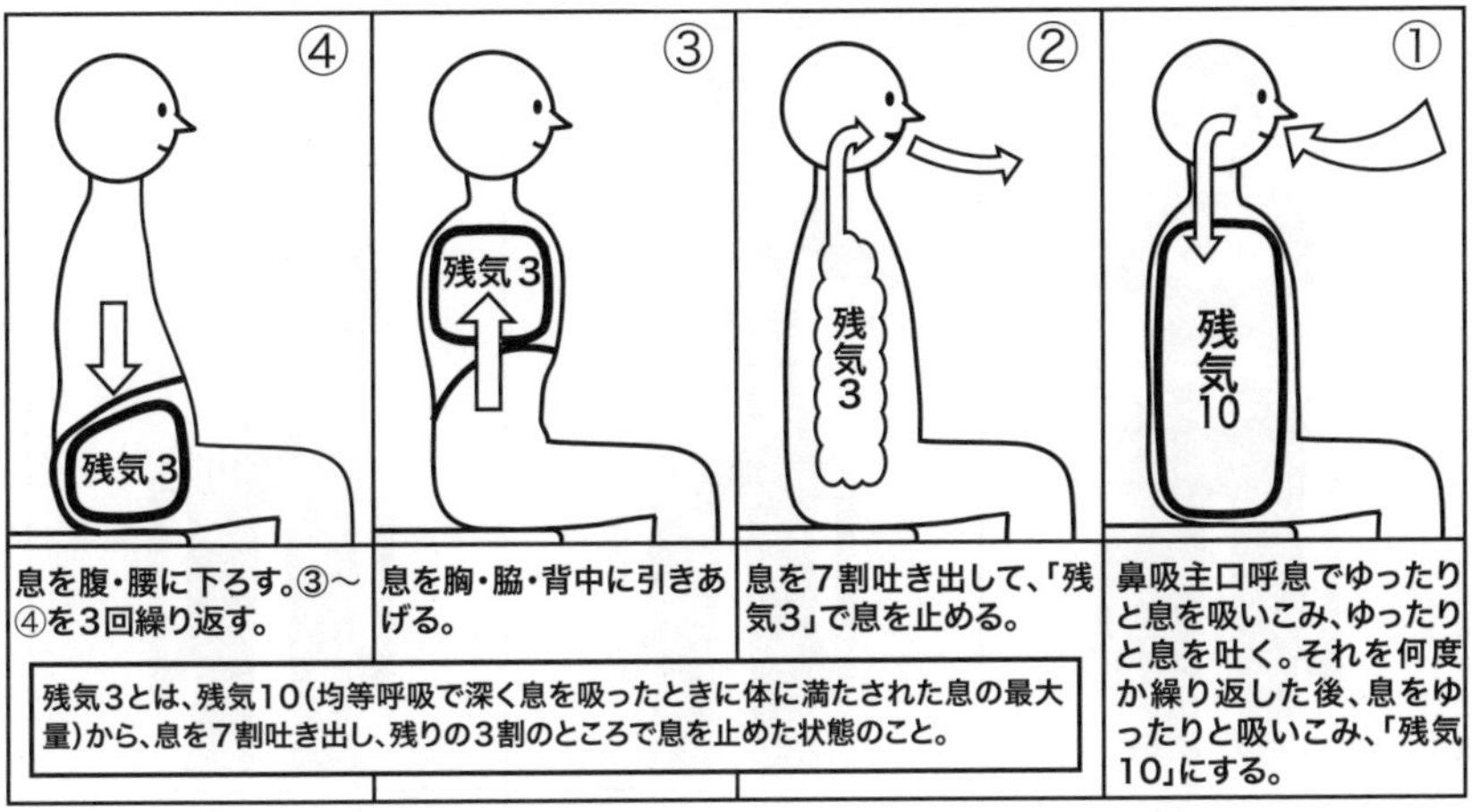
①
残気10
鼻吸主口呼息でゆったりと息を吸いこみ、ゆったりと息を吐く。それを何度か繰り返した後、息をゆったりと吸いこみ、「残気10」にする。
②
残気3
息を7割吐き出して、「残気3」で息を止める。
③
残気3
息を胸・脇・背中に引きあげる。
④
残気3
息を腹・腰に下ろす。③～④を3回繰り返す。
残気3とは、残気10（均等呼吸で深く息を吸ったときに体に満たされた息の最大量）から、息を7割吐き出し、残りの3割のところで息を止めた状態のこと。

い場合は、手の動きを添えるとうまくいきます。

息を7割吐き出し、「残気3」を感じたら、手のひらを上に向け、小指側を身体の方へ向けて「残気3」を感じるあたりに両手を添えます。その両手を下から持ち上げる感じで「残気3」を胸・脇・背中に引き上げます。今度は手首をクルッと返して手のひらを下に向け、親指側を身体の方へ向け、「残気3」を上から押すようにしながら息を腹・腰に下ろします。いずれもゆるんでゆったりと行うことが大切です。

この上げ下げを3回行ったら終了です。普段の呼吸に戻り、息を整えます。

ちなみに息を上に引き上げることを「昇息《しょうそく》」、下ろすことを「降息《こうそく》」、息を整えることを「整息《せいそく》」といいます。整息しながら、この呼吸体操を実行した後の身体の変化を観察します。

もし身体が張っている感じがしたら、慣れない呼吸のコントロールを行ったために、余計な筋肉を使い、力んでしまったからです。息を引き上げたり下げたりするときに、本来は呼吸と関係のない肩や首、背骨周りや腰の筋肉まで、無駄に緊張させてしまったのです。

特にはじめのうちは「坐骨モゾ」を呼吸法の合間に多め

昇息・降息・整息

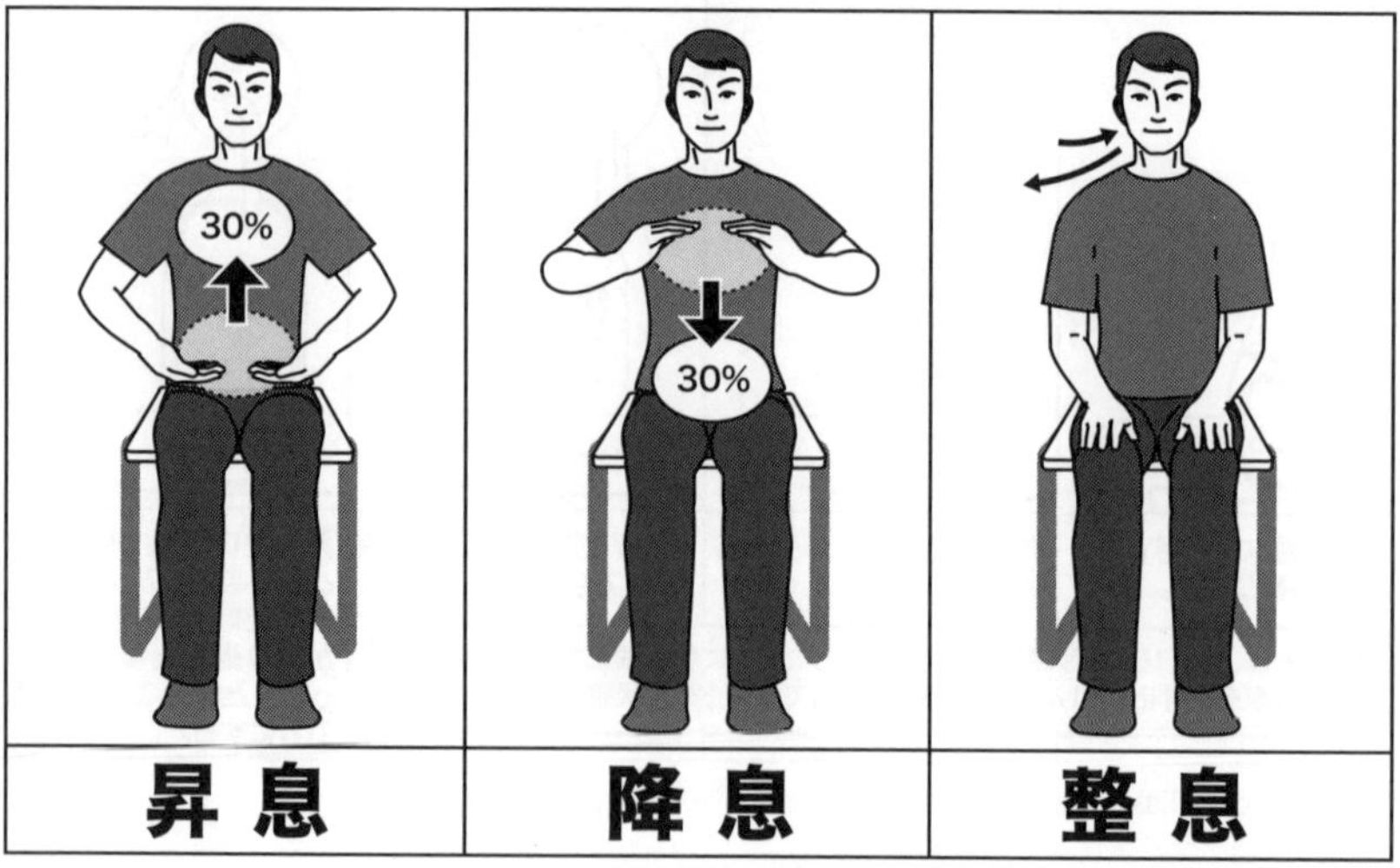

坐骨モゾ

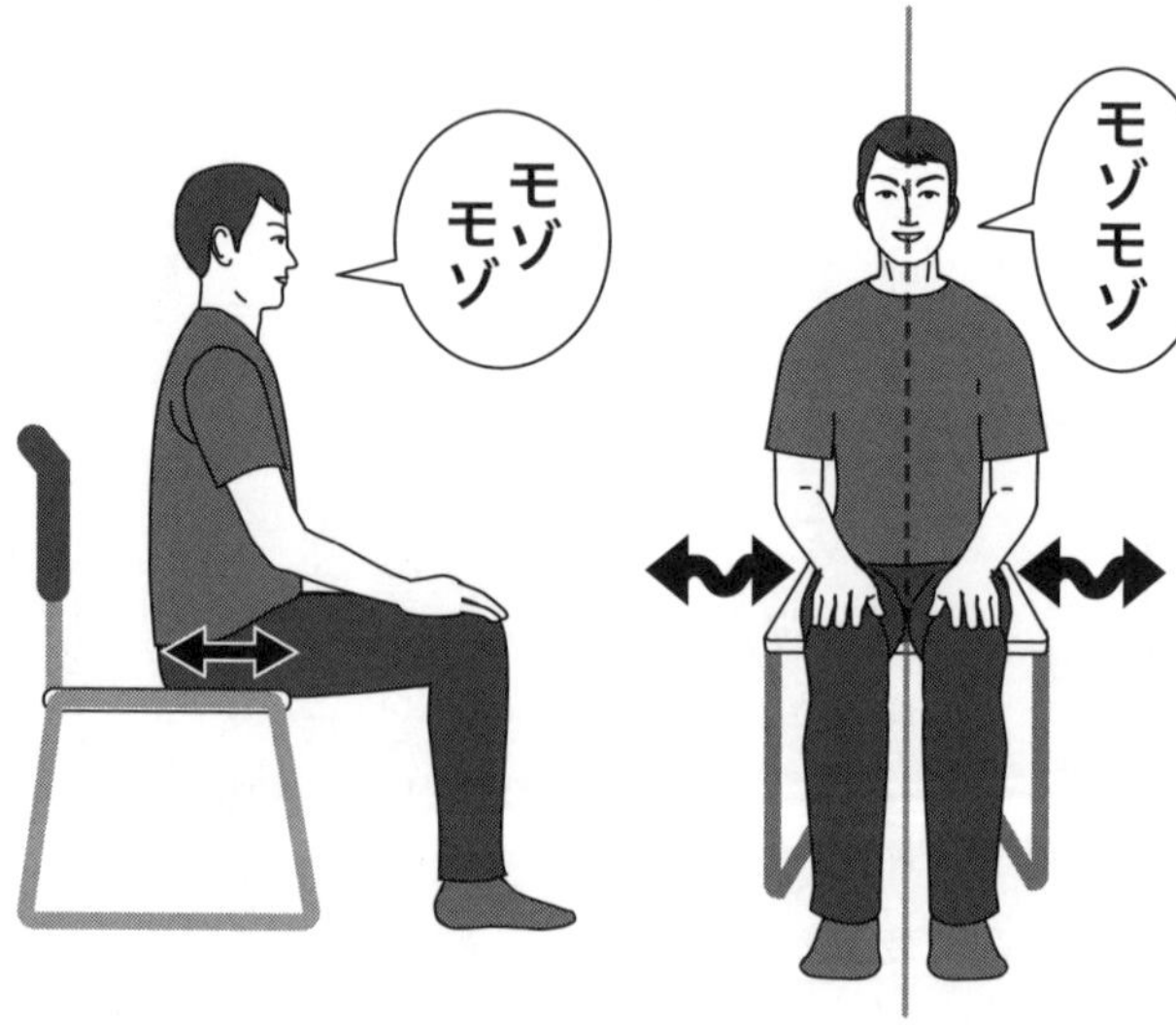

ベース2　胸腹呼吸法

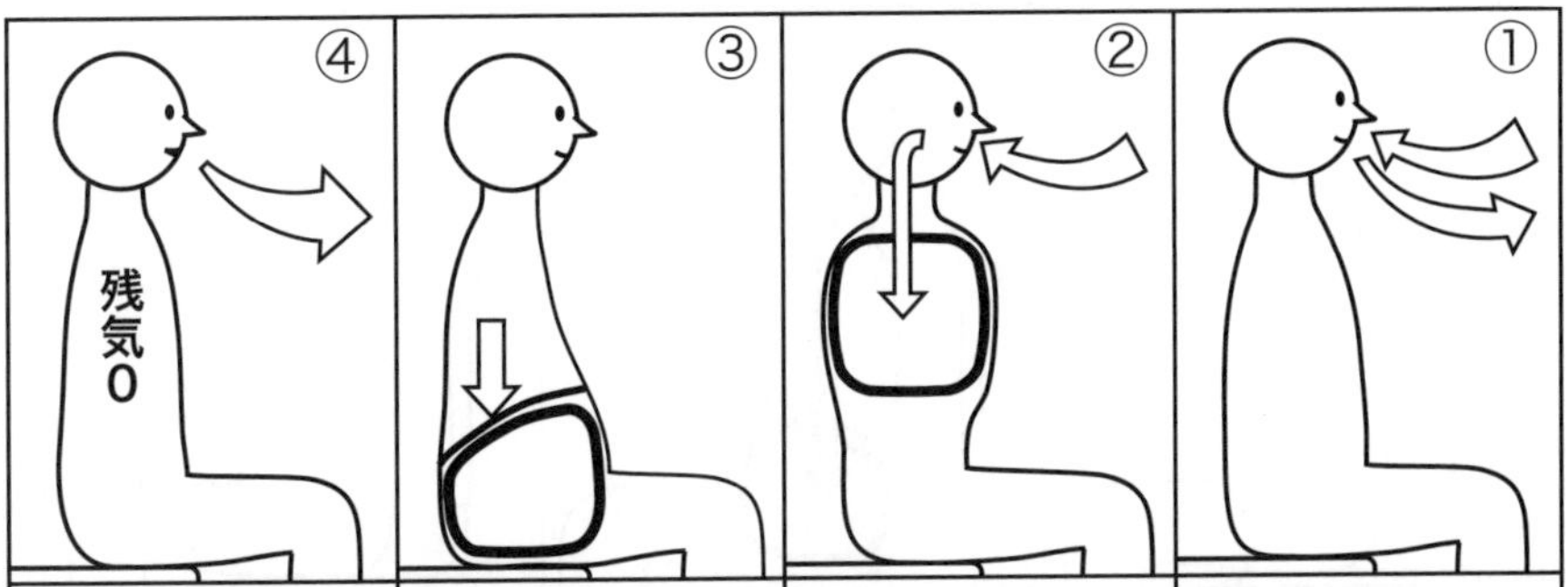

④	③	②	①
ゆったりと息を吐き切って「残気0」にする。③〜④を3回繰り返す。	いったん息を止めてから、息を腹・腰に下ろす。	胸・脇・背中だけに息を吸いこむ。	鼻吸主口呼息でゆったりと息を吸いこみ、ゆったりと息を吐く。それを何度か繰り返す。

に行い、常に身体をゆるめときほぐすことを心がけてください。

●ベース2「胸腹呼吸法《きょうふくこきゅうほう》」

次に上半身にだけ空気を満たす、胸腹呼吸法に入ります。まず「坐骨モゾ」を丁寧によくゆるむように行い、坐骨で立ち、センターが背骨の前を楽に気持ちよく立ち上がるのを感じ、玉芯、舌路を丁寧に意識して、ベース1と同様、鼻吸主口呼息で胸・脇・背中・腹・腰にゆったりと息を吸い込み、ゆったりと息を吐きます。

それを数回繰り返したら、胸・脇・背中だけに息を吸い込みます。ベース2は胴体の上部だけに空気を満たす感じです。胸・脇・背中はふくらみ広がり、腹・腰はへこんで絞られています。しばらく息を止めてから、胸・脇・背中にある息を腹・腰に下ろします。胸・脇・背中がへこみ絞られ、腹・腰がふくらみ広がります。息を下ろしたら、ゆったりと吐き切り、「残気0」にします。

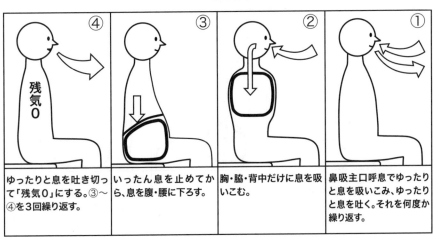

これも慣れるまでは手を添えて行うとよいでしょう。胸・脇・背中にある息を上から押すようにして、腹・腰に下ろします。

胸・脇・背中に息を吸い入れ、腹・腰に下ろし、吐き切っ

ベース3　腹腰呼吸法

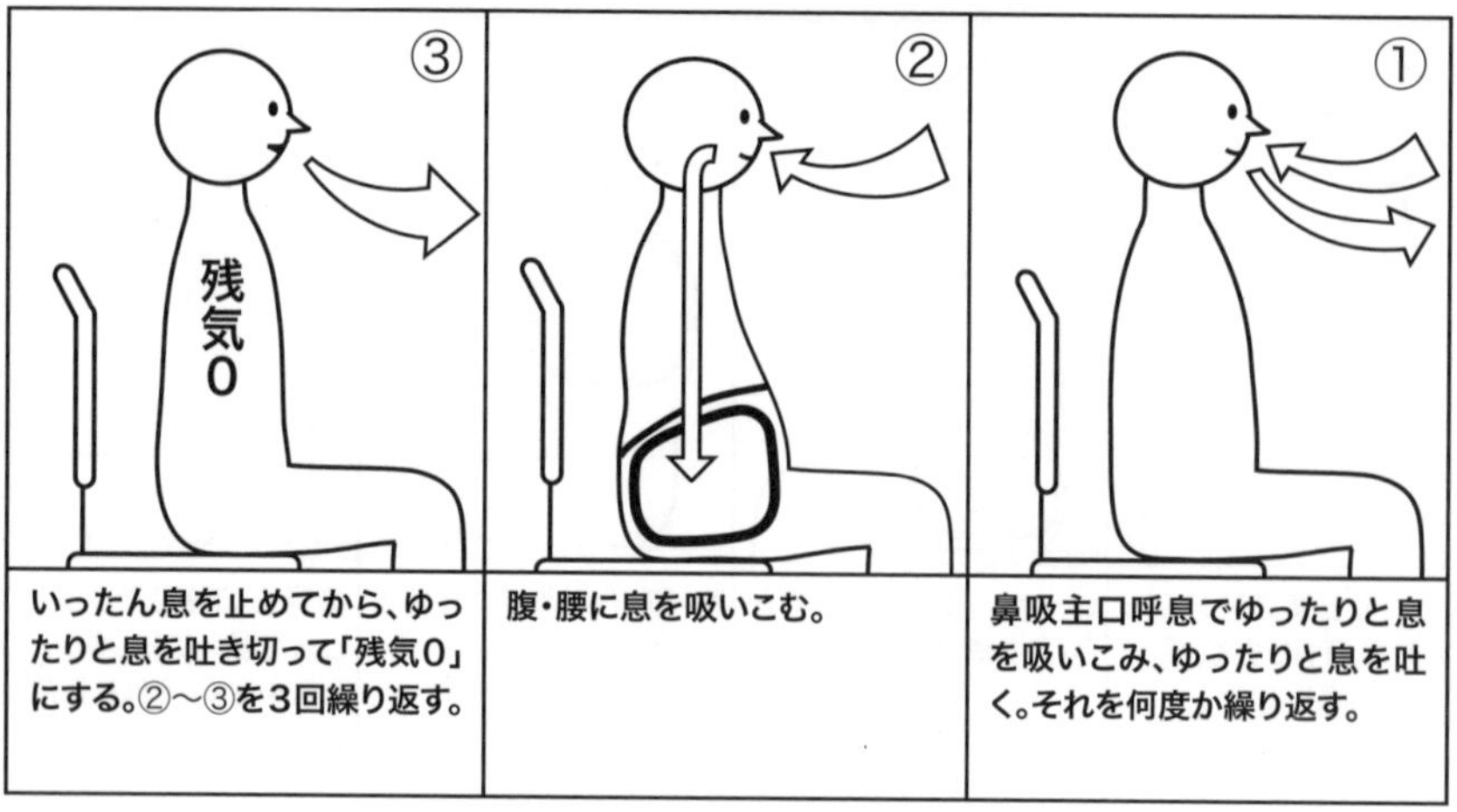
①
鼻吸主口呼息でゆったりと息を吸いこみ、ゆったりと息を吐く。それを何度か繰り返す。
②
腹・腰に息を吸いこむ。
③
残気0
いったん息を止めてから、ゆったりと息を吐き切って「残気0」にする。②〜③を3回繰り返す。

て「残気0」。これを3回繰り返したら終了です。その後は整息してください。

●ベース3「腹腰呼吸法《ふくようこきゅうほう》」

最後は腹腰呼吸法です。ここでも「坐骨モゾ」でセンターが背骨の前を楽に気持ちよく立ち上がるのを感じてから行います。体幹をよくゆるめて、センターがスーッと立ち上がってくるのを感じ、玉芯、舌路を丁寧に意識します。

そして、鼻吸主口呼息で胸・脇・背中・腹・腰に均等に息を吸い込み、ゆったりと吐きます。それを数回繰り返したら、ベース3では、いきなり腹・腰に息を吸い込みます。そしていったん息を止めてから、ゆったりと息を吐き切って「残気0」にします。これを3回繰り返したら終了です。その後は整息してください。

5　全方向均等軸呼吸のメカニズム

「全方向均等軸呼吸《ぜんほうこうきんとうじくこきゅう》」最大の特徴は、胸や腹といった身体の前面だけでなく、センターを中心に脇や背中、腰にも息を入れたり出したり、体幹全体が前後左右全方向に均等に呼吸に参加することです。

全方向均等軸呼吸のメカニズム

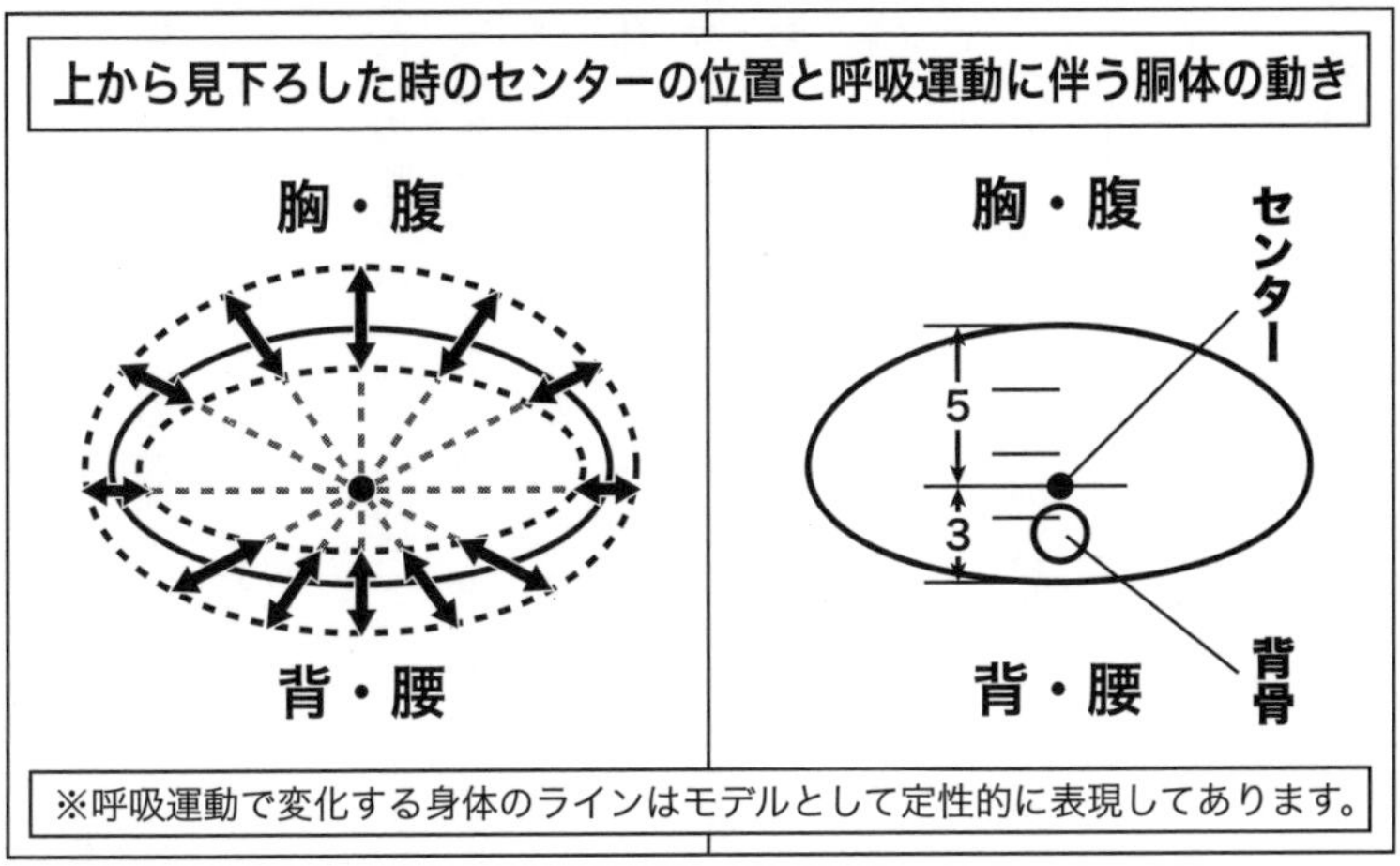
上から見下ろした時のセンターの位置と呼吸運動に伴う胴体の動き
胸・腹
背・腰
胸・腹
センター
5
3
背骨
背・腰
※呼吸運動で変化する身体のラインはモデルとして定性的に表現してあります。

©2017 Hideo Takaoka 運動科学総合研究所

腕を広げて胸や肩を大きく開く深呼吸（肩胸式呼吸《けんきょうしきこきゅう》）では、身体の前面が開く代わりに背中側が狭まり圧迫されて、全体的な肺活量が少なくなってしまうというデメリットがあります。それに対し、「均等呼吸法」のように、胸と腹だけではなく、脇（体側）、背中をはじめとする体幹全体をゆるめて、脇・背中・腰まで息を入れると、肩胸式の深呼吸よりも20〜30パーセントも多く息を吸いこめることが実証されています。

はじめのうちは、背中や腰がふくらみ広がる感じがわかりづらいかもしれませんが、それは全身、特に体幹のゆるみ方が不足していることと、センターが背骨の前に正しく通っていないことが原因です。全身をよくゆるめて、坐骨で立ち、センターが背骨の前に立ち上がるように、くり返し努力して下さい。

「ベース2」「ベース3」に重点的に取り組もうという場合にも、丁寧に「坐骨モゾ」「ベース1」を行い、それから「ベース2」あるいは「ベース3」へ進む、というようにしてください。

6　はじめに理想型、到達点を知っておくことが大事

私は、皆さんが上達を望んでおられることを前提として、必要な情報、理想の呼吸法の論理というものを、あえて最初から明らかにしておくことが、必要不可欠なことだと考えています。

胸と腹だけの呼吸法では、人間にとって一番大事な身体の中心を天地に貫くセンターは通りません。センターが通らなければ、呼吸法だけでなく、あらゆる優れたパフォーマンスを体現することは不可能です。

したがって、すぐにはできないとしても理想型、到達点を知っておく。このことの重要性をよく理解した上でやれることからやっていく、というスタンスで臨んでください。

「ベース」がしっかりできるようになれば、次に紹介する、精神力を三つの次元で捉え各々の次元を自在に鍛える呼吸法「コントロール」にもスムーズに入っていくことができるはずです。

7　各方法のやり方（復習）

●坐骨モゾ

①椅子に座り、「モゾモゾ」といいながら、お尻を左右に動かし坐骨を探す。

②坐骨が見つかったら、短い2本のレールを行ったり来たりする感じで、坐骨を軽く前後に動かす。

③再び「右、左、右、左」と坐骨を左右交互にステップを踏むように動かしながら、背骨を下から一つずつ、頭の上まで積み上げていく。

●ベース1　呼吸体操

①坐骨で立ち、センターが楽に気持ちよく背骨の前を立ち上がるのを感じる。玉芯、舌路を丁寧に意識し、鼻吸主口呼息でゆったりと息を胸・脇・背中・腹・腰に均等に吸い込み、ゆったりと息を吐く。それを何度か繰り返した後、息をゆったりと胸・脇・背中・腹・腰に均等に吸い込み、「残気10」にする。

②息を7割吐き出して、「残気3」で息を止める。

③息を胸・脇・背中に均等に引き上げる（腹・腰がへこみ絞られる）。

④息を腹・腰に均等に下ろす（腹・腰がふくらみ広がる）。

③～④を3回繰り返す。

※手を添えながら行ってもよい。

●ベース2　胸腹呼吸法

①坐骨で立ち、センターが楽に気持ちよく立ち上がるのを感じる。玉芯、舌路を丁寧に意識し、鼻吸主口呼息でゆったりと胸・脇・背中・腹・腰に均等に息を吸い込み、ゆったりと息を吐く。それを何度か繰り返す。

②胸・脇・背中だけに息を均等に吸い込む（胸・脇・背中がふくらみ広がる）。

③いったん息を止めてから、息を腹・腰に均等に下ろす（腹・腰がふくらみ広がる）。

④ゆったりと息を吐き切って「残気0」にする。③〜④を3回繰り返す。

※手を添えながら行ってもよい。

●ベース3　腹腰呼吸法

①坐骨で立ち、センターが背骨の前を楽に気持ちよく立ち上がるのを感じる。玉芯、舌路を丁寧に意識し、鼻吸主口呼息でゆったりと息を胸・脇・背中・腹・腰に均等に吸い込み、ゆったりと息を吐く。それを何度か繰り返す。

②腹・腰に均等に息を吸い込む（腹・腰がふくらみ広がる）。

③いったん息を止めてから、ゆったりと息を吐き切って「残気0」にする。②〜③を3回繰り返す。

2 総合呼吸法　第一教程　第2講座
精神力制御呼吸法・コントロール

1　精神力には構造があった！

精神力とはいったい何なのか？

その重要性を、多くの人が認識しているにもかかわらず、精神力というものは長い間漠然としか語られてきませんでした。実力、つまり頭脳的・肉体的な能力、具体的には学力や筋力などは、論理構造の解明が進んでおり、それに伴って方法論も盛んに研究されています。方法に則って勉強し、筋トレをすれば、ある一定のところまでは高めることができます。計測や数値化が可能なので、目に見える形に置き換えることも可能です。

一方、精神力は曖昧なために、学力や筋力のように数値化して把握しようとする考え方は、まったく存在しなかったのです。論理構造が明らかでないところに、有効な方法が生まれることは稀です。精神力も例外ではないのです。

研究者という立場から、私は精神力を曖昧なままにはしておけず、その論理構造の解明という困難な事業に取り組みました。そしてその発見にもとづいて、誰もが実践できる効果的なメソッドとして開発したのが、ここでご紹介する「精神力制御呼吸法・コントロール」です。

2　精神力の論理構造「精神三力理論」

精神力は静力《せいりょく》、熱力《ねつりょく》、鋭力《えいりょく》という三つの次元で構成されています。この理論を「精神三力理論《せいしんさんりょくりろん》」といいます。

静力は、安定・落ち着き・冷静さを支える精神力の次元。

熱力は、熱情・やる気・闘志を支える精神力の次元。

鋭力は、鋭敏さ・正確さを支える精神力の次元。

精神力構造図をご覧ください。X軸が静力、Y軸が熱力、Z軸が鋭力の高低を表しています。そしてこの三力を総合した座標、図における値が最高値（Ω）になったときが、

精神力構造図

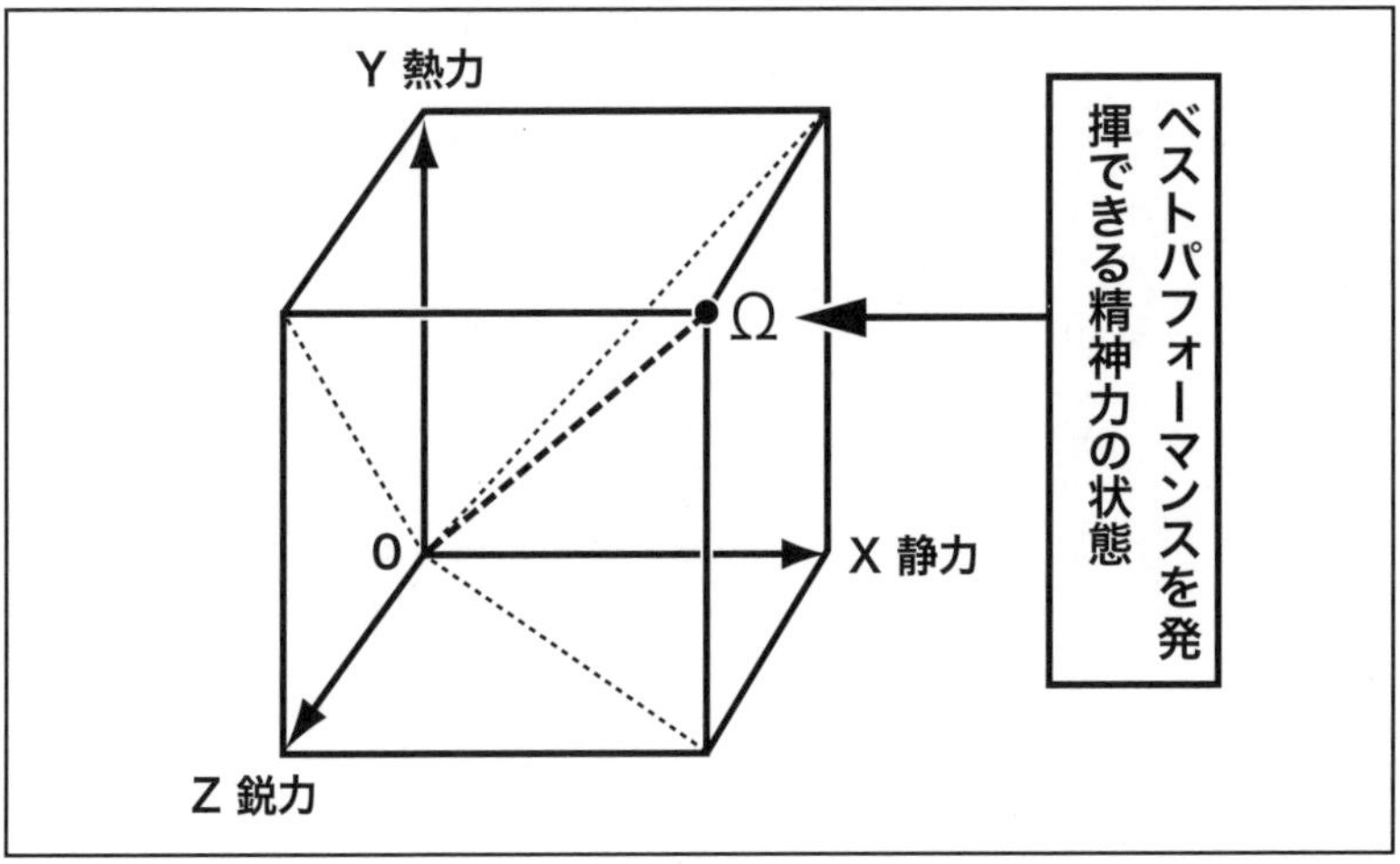

ベストパフォーマンスを発揮できる精神力の状態です。

精神三力のバランスの傾向は、全部で８パターン考えられます。武術やスポーツなどの試合を例に交えながら具体的に見ていきましょう。

1. 三力すべての値が低い：試合どころか、練習すらも実質的に不可能な状態です。

2. 静力だけが高く他の二力が低い：落ち着きすぎてやる気（熱力）がないのでやはり試合は不可能です。人よりも速く、強く動くには、より強い筋収縮が必要ですが、それには大きな熱力が欠かせません。また、鋭力が低いと、相手の動きを鋭敏に察知することが困難になります。

3. 熱力だけが高く他の二力が低い：やる気は人一倍あり、肉体的には強い筋収縮も可能です。しかし落ち着きや合理性を持つことができず、運動・行動が空回りしてしまうパターンです。

4. 鋭力だけが高く他の二力が低い：緊張しやすく本番で固まりやすい人に見受けられます。鋭力が飛び抜けて高いと、物事を細かく見すぎてしまったり、先のことを考えすぎたりしてしまいます。

5. 鋭力が目立って低い：闘志と落ち着きはあっても、正確さと鋭敏さに欠けるため、一見調子が良さそうに見えてミスが目立つパターンです。

6. 静力が目立って低い：燃えるようなやる気とシャープさを持ち合わせているものの、それを適切かつ円滑に発揮させる落ち着きに欠けるため、試合などではペース配分やリズムが掴めないまま、同じようなミスを繰り返します。

7. 熱力が目立って低い：何でもそつなくこなせるように見えますが、環境や相手からのプレッシャーに立ち向かう基本的な闘志（熱力）が弱いので、試合で闘うより試合の解説の方が上手くこなせる、という状態です。

8. 三力すべてが高い：ベストパフォーマンスを発揮できる最高の状態（Ω）です。

3 極意歌に学ぶ

命がけの闘いで勝つ時の精神状態とはどういうものか、若い頃から強い関心を持っていた私は、自らの体験から、

「絶対零度の冷たさ」

「溶鉱炉《ようこうろ》をはるかに超える、太陽や核融合にも匹敵する熱さ」

これらが高いレベルで共存した状態でなければ、真剣勝負には勝てないことを実感していました。今にしてみると、静力・鋭力を合わせた力と、熱力の二種類の力を、二次元構造として捉えていたわけです。

真剣勝負の場において、「熱さ」「冷たさ」という、相反する要素を同時に持つことは、一見矛盾しています。理屈には合わないけれども、実感としては確信をもって正しい。この発見から精神力への関心はますます高まっていきました。しかし、精神力の構造を論理的に説明するには、まだ何かが足りないと感じていたのです。

手がかりは、昔から好きで諳んじていた極意歌にありました。

極意歌とは、古の剣聖や武術の達人が、その極意を歌にして詠み込んだものです。「五・七・五・七・七」という三十一文字の中に、凝縮された形で精神のあり方、精神力が詠われています。

数々の極意歌を調べていくうちに、すぐに意外なことに気がつきました。私が到達していた二つの概念「絶対零度の冷たさ」「溶鉱炉をはるかに超える熱さ」これに相当する内容が、極意歌にはほとんど出てこないのです。

「熱さ」、つまりやる気は、闘いにおいて必須条件ですので、わざわざ詠まれることがないことには納得がいきま

す。しかし「絶対零度の冷たさ」に相当する内容が登場しないのはどういうことなのか？　二つ例をあげましょう。

つれづれに工夫観念つとむれば
まことのときに心うごかじ

「まことのとき」とは本番のことです。常日頃から「工夫観念」に努めていれば、本番で心が乱れたり惑わされたりすることがない、ということです。もう一つの歌も見てみましょう。

立ち合いは心静かに気を配り
富士の姿を縁とはせよ

本番に際しての心の在り方を詠んだものです。「富士の姿を縁とはせよ」とは、「心静かに気を配り」を比喩として言い換えたものであり、読み手が論理として伝えたいのは、「心静かに気を配り」の部分です。「富士の姿」からは単なる比喩に止まらぬ深い意味を読み取ることができます。それが「厳しい冷たさ」と「壮大な安定感」です。

「心静か」に、そして「気を配る」。生死のかかった状態では、何事にも動じない壮大な心の冷厳さと状況分析・判断を的確に行える鋭敏さが必要だということです。

ここに「絶対零度の冷たさ」という表現では二つに分解しきれていなかった精神力の要素が、「静力」と「鋭力」という二つの次元に分かれて説かれていたのです。

これに気づいたとき、私は「なるほど！」とひざを打つ思いがしました。このようにして精神力が三つの次元によって構成されているという結論にいたったのです。

ちなみに、最初の歌の「工夫観念」は、鋭力と静力の大切さを説いたものです。鋭力が必要とされる技術や戦略を、ふだんから徹底工夫しておくことで、どんな状況にも対応する本質的能力であるところの精神力＝鋭力＋静力が養われ、本番で「心うごかじ」、すなわち心が浮ついたり動揺したりすることなく鋭い認識判断が可能になるということなのです。

さて、精神力の論理構造について一応の理解ができたら、次は自分の精神三力を把握できるようになることが課題となります。自分の精神三力の状態がわからなければ、どの次元を高めたらよいかもわかりませんし、どんなに有効な方法も、必要に合致したものでなければ意味を持ちません。そこで、これから精神三力を正しく把握するための方法を徹底的に学んでいきます。

4　精神力の数値化　メンタルポジションチェック

あらためて精神力構造図をご覧ください。

精神力の状態は、三つの座標軸に置いた各因子の数値が交差した点として表されます。この点を「メンタルポジション」と呼びます。

実際に今、本書を読んでいる皆さんのメンタルポジションを考えてみましょう。

静力「どのくらい冷静で安定しているか」。

熱力「どのくらいやる気、情熱に満ちているか」。

鋭力「どのくらい鋭敏で正確性があるか」。

以上の三つをそれぞれ、「まったくない」を0、「最高にある」を10として、10段階で評価します。例えば、今までの人生で最高に冷静で安定していたときを10だとすると、現在の静力の状態はどのくらいか。

同様に、熱力なら、最高に燃え上がったときのこと、鋭力なら最高に認識・感覚が研ぎ澄まされたときのことを10として、気楽に考えてみてください。

考えすぎると、それだけでメンタルポジションは変わってきてしまいますから、主観的な尺度で数値化することが上達の第一歩です。

●本書を読んでいるときのメンタルポジション（K1）

今、自分の部屋でくつろぎながらこの本を読んでいるとすれば、比較的ゆったりとした気分であると考えられます。静力は高いでしょう。ここでは仮に「7」としておきます。

熱力はどうでしょうか。精神力、呼吸法に非常に関心があり、やる気を持って意欲的に読んでいるとすれば、熱力は決して低くはないでしょう。ここでは半分より少し上の「6」としておきます。

そして鋭力です。理解力を総動員してここまで正確に読解してきたとしたら、鋭力はかなり高いはずですので、ここでは仮に「9」とします。

精神三力を数値化したら、それぞれの数値X（静力）、Y（熱力）、Z（鋭力）の順に書き出します。この場合は（7・6・9）となります。

●生涯一度の大喧嘩のメンタルポジション（K2）

静力が高ければ喧嘩は避けられたはずです。完全に冷静さを失っていたといえますので、静力は「1」とします。

生涯一度の大喧嘩

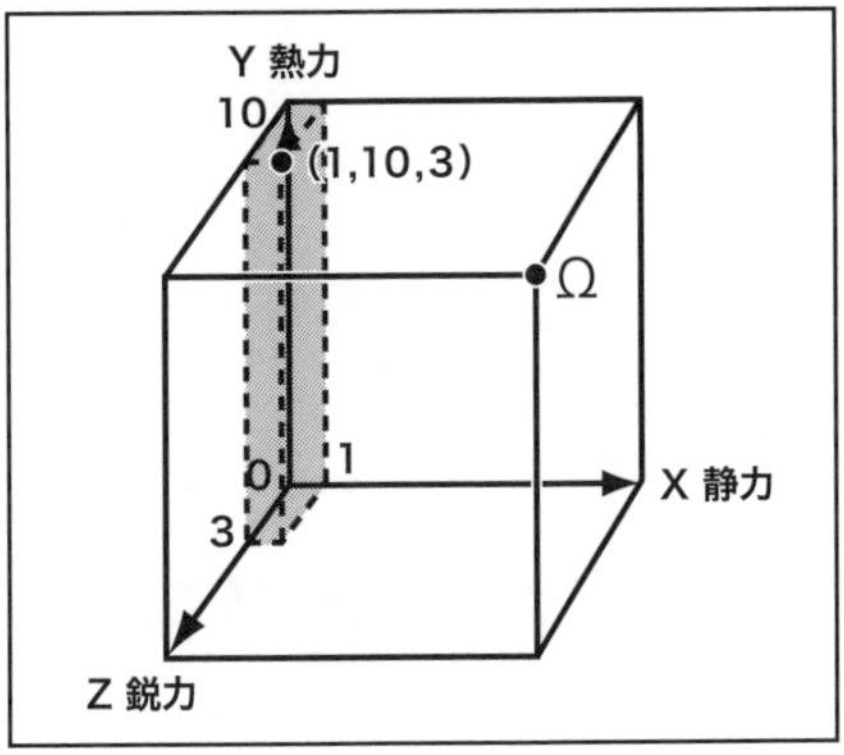

©2017 Hideo Takaoka 運動科学総合研究所

本を読んでいるとき

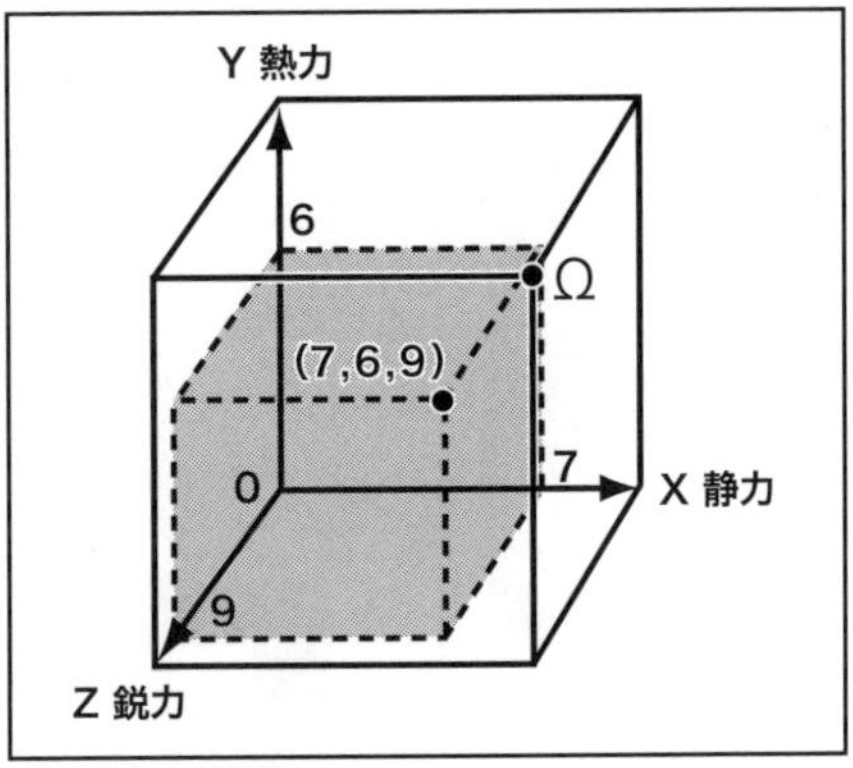

©2017 Hideo Takaoka 運動科学総合研究所

ブチ切れて、殴り合いにまでなったとしたら、熱力は最高値に近いはずです。「10」としましょう。

鋭力はどうでしょう。無我夢中でただ腕を振り回すだけ、パンチはほとんど当たらず勢い余って自分が転んでしまった、さらに人が集まってきたことにも気がつかなかった、というのが実態だとすれば、注意力は散漫で、鋭力も相当に低かったはずです。「3」とします。メンタルポジションK2は、（1・10・3）となります。

このようにして、その時々の自分のメンタルポジションを数値化します。座標空間上の点として表してもよいでしょう。メンタルポジションチェックを習慣づけることで、これまで気づかなかった新しい発見が必ずあるはずです。メンタルポジションチェックに習熟すると、自分や他人の精神力の状態も三力構造として観て取れるようになります。

さて「精神力制御呼吸法・コントロール」に入る前に、時間という観点からあらためて精神力について整理しておきます。

精神力は、「その日、その時、その場」で発揮される短い精神力（運動的精神力）と、「一ヶ月、一年、一生」といったスパンで発揮される長い精神力（行動的精神力）に分け

静力呼吸法

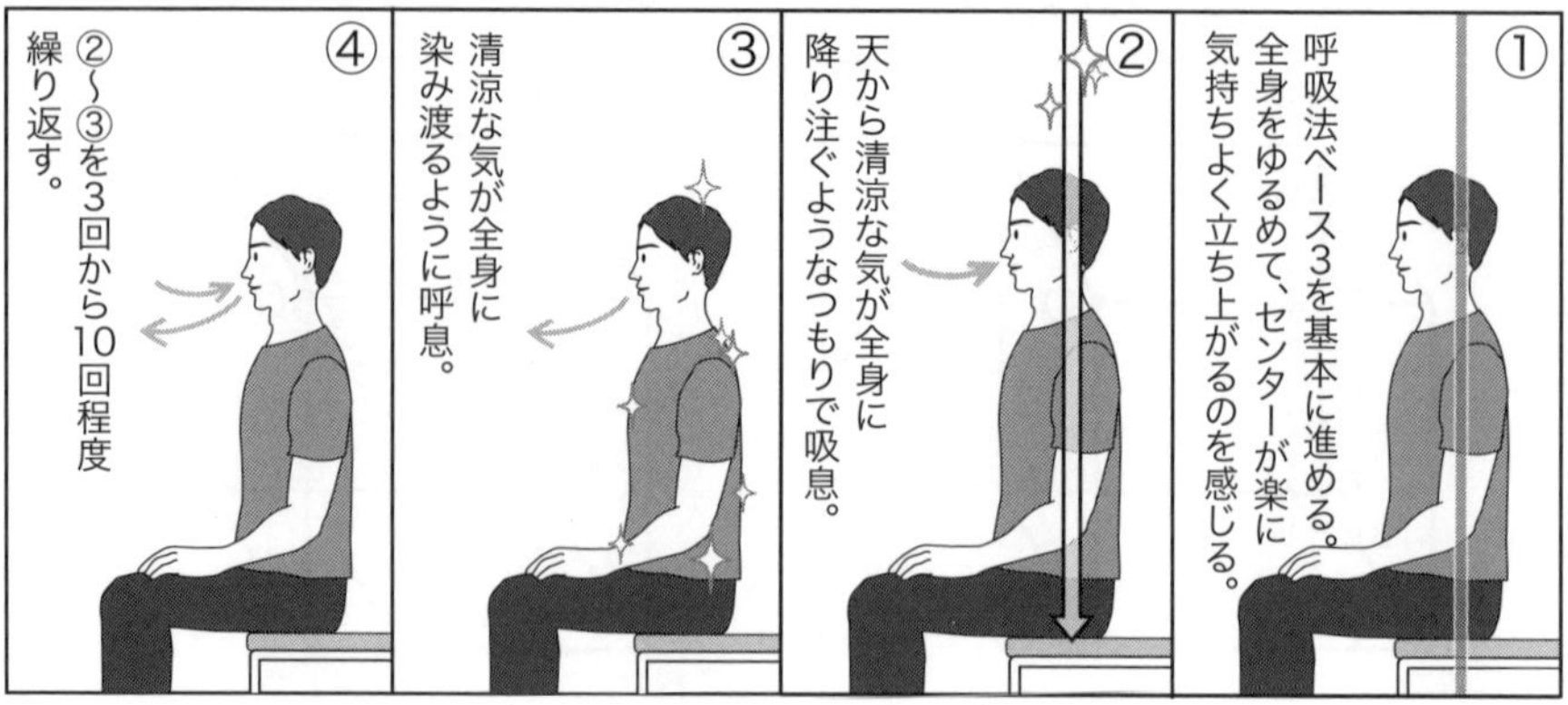
①
呼吸法ベース3を基本に進める。全身をゆるめて、センターが楽に気持ちよく立ち上がるのを感じる。
②
天から清涼な気が全身に降り注ぐようなつもりで吸息。
③
清涼な気が全身に染み渡るように呼息。
④
②~③を3回から10回程度繰り返す。

られます。「精神力制御呼吸法・コントロール」が直接対象とするのは、主に短い精神力（運動的精神力）です。この短い精神力を鍛えることによって、その日、その時、その場で望ましい成果をあげていき、さらにその経験を積み重ねていくことで、行動的精神力も鍛えられていくと理解してください。

まずは、第1講座「基礎呼吸法・ベース」を思い出し、「坐骨モゾ」と「ベース1・2・3」をひと通り行います。以前よりもセンターが感じられ、身体が内側から気持ちよくゆるんだ状態、たとえば体幹部が内側から広がった感じや、首、肩、腰のコリや張りが解消された感じがしたら、それは「基礎呼吸法・ベース」の効果です。自然に気持ちよくセンターが通り、身体が内側からゆるんできたことで、精神三力を鍛える準備が整ったわけです。なお、身体をゆるめる一連の動作を「ゆるをかける」と言います。

●コントロール　静力呼吸法《せいりょくこきゅうほう》

メンタルポジションチェックを行い、静力・熱力・鋭力の数値を記録します。

呼吸法ベース3（腹腰呼吸）を基本に進めます。

椅子に座り、全身にゆるをかけ、坐骨で立ち、玉芯、舌

熱力呼吸法

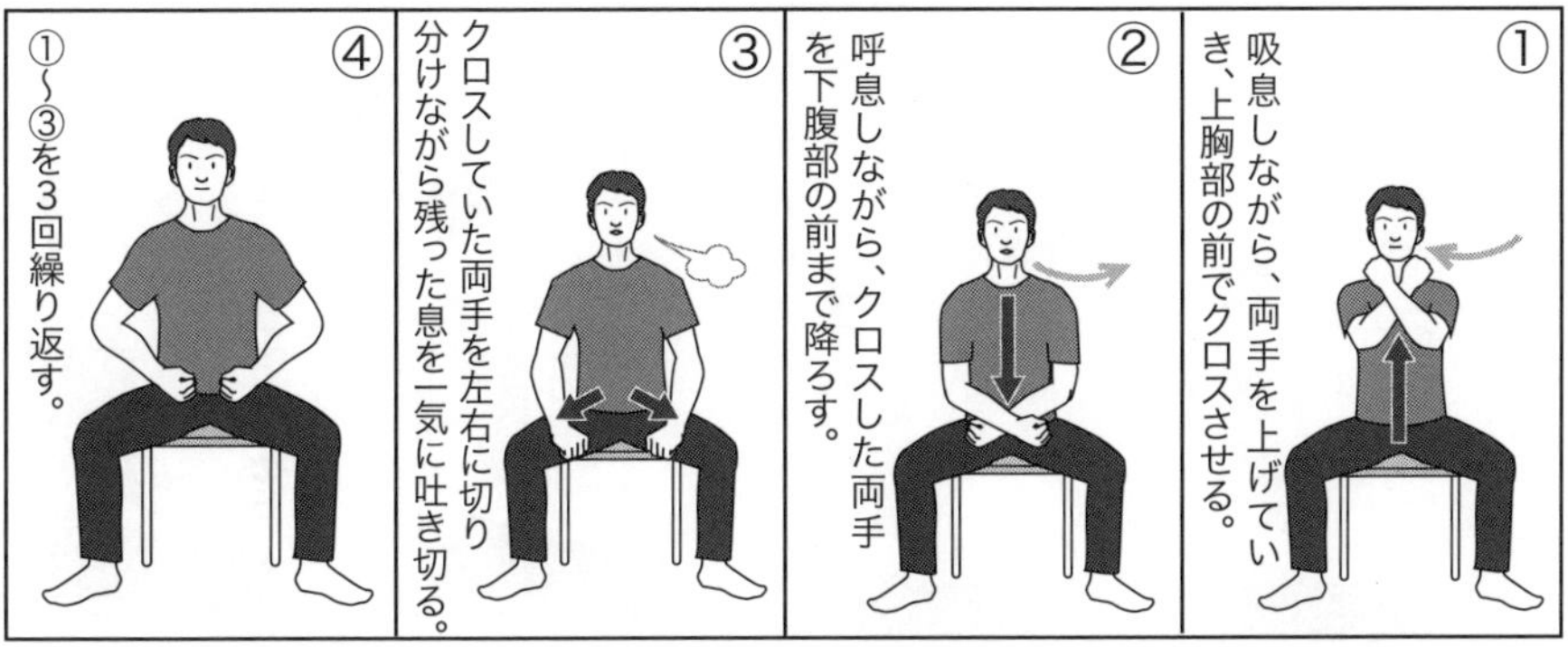
①
吸息しながら、両手を上げてい
き、上胸部の前でクロスさせる。
②
呼息しながら、クロスした両手
を下腹部の前まで降ろす。
③
クロスしていた両手を左右に切り
分けながら残った息を一気に吐き切る。
④
①〜③を3回繰り返す。

※熱力呼吸法のみを単独で過度に行うことは危険なので、必ず静力呼吸法と併せて行うこと。

路を意識し、センターが楽に気持ちよく立ち上がった状態で、鼻吸主口呼息《びきゅうしゅこうこそく》で腹・腰に息を吸って、吐いていきます。息を吸うと、天から清涼な気が全身に降り注ぎ、吸息とともに自分の身体の中に浸み通ってきます。いったん息を止めて、呼息に切り替えます。そして呼息とともに、その清涼な気が静かに深く、全身のすみずみに染み渡っていきます。

このような意識で3回から10回、腹腰呼吸を行います。繰り返すごとに、穏やかで、涼やかで、しみじみとした感じが全身に深く染み渡っていくように行います。

ここで再びメンタルポジションチェックを行います。静力・熱力・鋭力の数値を記録し、メンタルポジションの変化を味わいます。最後に全身に気持ちよくゆるをかけます。

●コントロール　熱力呼吸法《ねつりょくこきゅうほう》

メンタルポジションチェックを行い、静力・熱力・鋭力の数値を記録します。

立位でも可能ですが、ここでは座位で行います。椅子に座り、全身にゆるをかけ、坐骨で立ち、玉芯、舌路を意識し、センターが楽に気持ちよく立ち上がった状態になったら、両足を大きく広げます。手は、親指以外の四指を中に

鋭力呼吸法

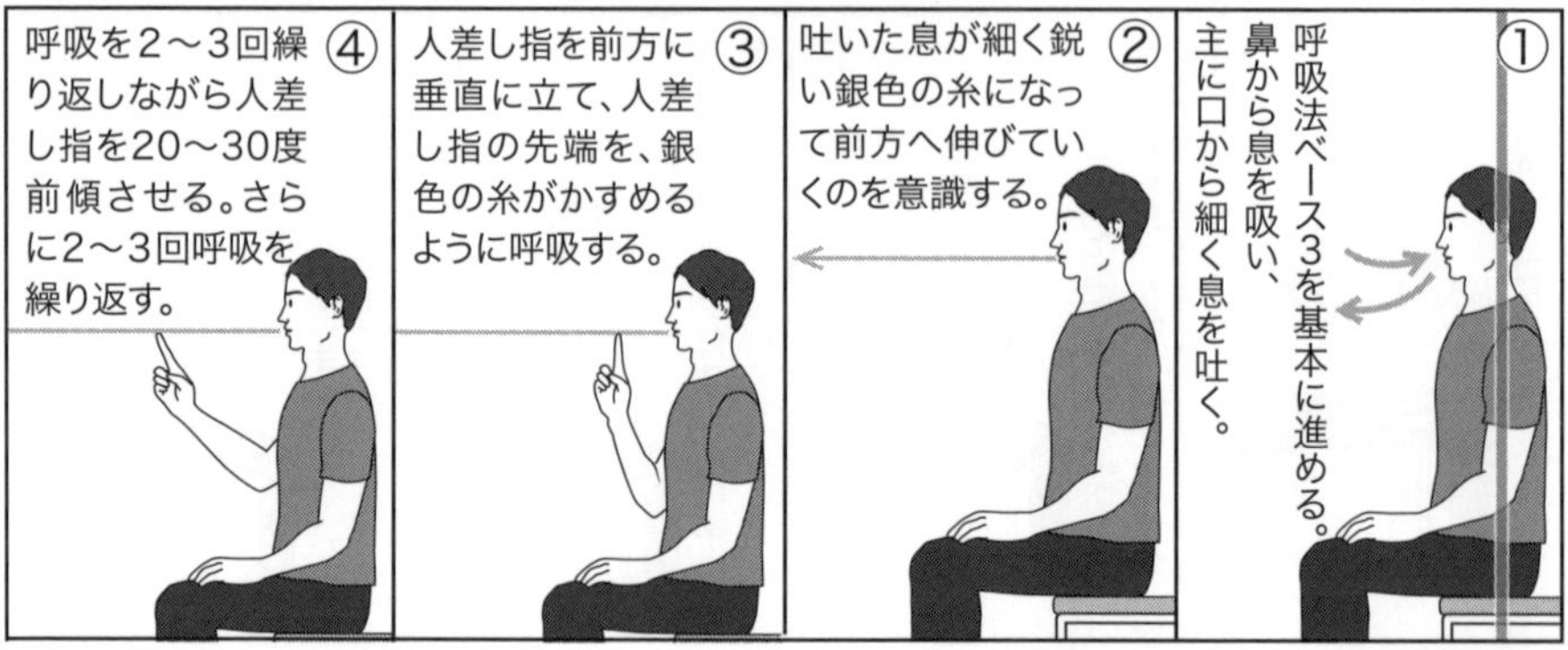
①
呼吸法ベース3を基本に進める。
鼻から息を吸い、
主に口から細く息を吐く。
②
吐いた息が細く鋭い銀色の糸になって前方へ伸びていくのを意識する。
③
人差し指を前方に垂直に立て、人差し指の先端を、銀色の糸がかすめるように呼吸する。
④
呼吸を2〜3回繰り返しながら人差し指を20〜30度前傾させる。さらに2〜3回呼吸を繰り返す。

※鋭力呼吸法のみを単独で過度に行うことは危険なので、必ず静力呼吸法と併せて行うこと。

入れて親指で外側から、拳を軽く握り締めます。

鼻から強く深くゆっくりと息を吸いながら、同時に両手を上げてゆき、上胸部の前でクロスさせます。

次に喉を締めるように、息を絞り出すように主口呼息しながら（締圧《ていあつ》）、両手をクロスしたまま下腹部の前まで降ろします。下腹の前で、クロスしていた両手を左右に切り分けると同時に、残った息を短かく一気に切るように、吐き切ります（切息《せっそく》）。この時、肩周りから体幹の筋肉を力ませないように。以上を3回行います。

再びメンタルポジションチェックを行い、メンタルポジションの変化を味わいます。最後に全身に気持ちよくゆるをかけます。

●コントロール　鋭力呼吸法《えいりょくこきゅうほう》

メンタルポジションチェックを行い、静力・熱力・鋭力の数値を記録します。

静力呼吸法と同じく、呼吸法ベース3（腹腰呼吸）を基本に進めます。

椅子に座り、全身にゆるをかけ、坐骨で立ち、玉芯、舌路を意識し、センターが楽に気持ちよく立ち上がった状態で、鼻吸主口呼息で腹・腰に息を吸って、吐いていきます。

鼻から息を吸って、主に口から細く息を吐いていきます。吐いた息が、細く鋭い銀色の糸のようになってスーッと前方の空間へ伸びてゆくのを意識します。これを繰り返しながら、銀色の糸が次第に遠くの空間へ一線となってスーッと伸びてゆくように腹腰呼吸を行います。

次に、利き手の人差し指をスパーと一直線にし、自分の口の前方10～20センチにスーッと垂直に立てます。その人差し指の先端を、呼息したときの銀色の糸がかすめるように通していきます。

鼻から息を吸って、口から吐いていく息が、銀色の糸のような線になり、指の先端を鋭くかすめて前方の宇宙空間へ通り抜けていくように呼吸を行います。呼吸を2～3回繰り返しながら人差し指を20～30度前傾させます。そしてこの角度でさらに2～3回呼吸を繰り返します。

再びメンタルポジションチェックを行い、メンタルポジションの変化を味わいます。最後に全身に気持ちよくゆるをかけます。

なお、熱力呼吸法、鋭力呼吸法のみを単独で過度に行うことは危険ですので、これらは常に静力呼吸法と併せて行ってください。

ベストパフォーマンス＝実力（肉体的・頭脳的能力）×精神力（Ω）

精神三力が高い状態でバランスを取った状態（Ω）というのは、頭脳的なことにせよ、肉体的なことにせよ、その人がその時に持てる能力がすべて引き出される状態です。とはいえ、精神力の状態が（Ω）でも、ピアノにさわったこともない人が、いきなりピアノを弾けるようになる、ということではありません。実力の部分は実力で、きちんと鍛える必要があるのです。

5　相反性という精神三力の性質

精神力を鍛えるにあたって、注意しなければならないことがあります。精神三力には相反する性質があるということです。つまり、どれか一つが高くなると、他のどれかが低くなりやすいという傾向が、静力、熱力、鋭力それぞれの関係の中に存在します。これは精神力が持って生まれた性質ともいえるもので、これを知らずして、あるいは無視してトレーニングを行っても効果的ではありません。

したがって、相反性に打ち克つ、味方につけることこそがトレーニングといえます。「精神力制御呼吸法・コントロール」には、そのための工夫が随所に織り込まれていますので、じっくりと取り組み、精神三力全体をバランスよく高められるようになってください。身体をゆるめセンターを立てる手法が、ふんだんに取り入れられているのはそのためです。

6 相反性を味方にする

具体的にどのようにして精神力（7・7・7）の状態を（10・10・10）にしていくのかについてお話しします。

ポイントは二つあります。

一つは、「精神力制御呼吸法・コントロール」を正しく身につけることです。それには精神力の論理構造への理解が欠かせません。状況に応じて、どの因子をどのくらい高めるかを見極めていくために、メンタルポジションチェックが重要な役割を果たします。

もう一つのポイントは、精神力の総量を上げていくことです。

仮にAさんの精神力の総量がBさんの半分だとします。あることをするのにBさんは（7・5・5）くらいの精神力で易々とこなします。しかしAさんは（10・10・9）と最高に近い精神力でも足りず精神的にギリギリの状態です。この場合、AさんがBさんのように易々とこなせるようになるには、精神力の総量を増やす必要があります。

一朝一夕には実現不可能ですが、最高またはそれに近いメンタルポジションで何かを成し遂げる経験を積み重ねていけば、人は成長していきます。

毎回、精神力（10・10・9）や（10・10・10）で取り組み続けることで、最初は精一杯だったことも余裕でできるようになり、さらに上が望めるようになります。つまり、同じ（10・10・10）でも、最初の頃と数ヶ月、数年後とでは、その内容はまったく異なるのです。

これが、行動的精神力（長い精神力）を高めていく、すなわち人としての器が大きくなっていく、ということにつながっていくのです。

一方、本番で発揮される短い精神力（運動的精神力）は、どうでしょうか。実はこれもメンタルポジションチェックの習慣づけが非常に重要です。

本番においては、メンタルポジションが最高（Ω）に近い状態で臨むのが理想的です。しかし前日に精神力が（3・

3・3）という状態だったとしたら、翌日に最高値に上げるのは極めて困難です。

しかし本番一週間前の本番練習を（9・9・9）にまで高め、続く中5日を（7・7・7）〜（7・6・6）で過ごし、前日に（9・8・8）へと再び高めれば、本番当日に「精神力制御呼吸法・コントロール」で理想的な状態（10・10・10）に持っていき、本番に臨むことも可能です。これは人生においてあらゆる種類の本番に役立てることができます。

「精神力制御呼吸法・コントロール」は、誰にでも運用でき、通用するメソッドなのだということを忘れないでください。

3 総合呼吸法　第一教程　第3講座

疲労回復呼吸法・リカバリー

1 疲労の回復能力が鍵

疲労は運動科学の観点から見ると、人生最大のマイナス要因といえます。疲労は病気や老化促進の原因になるからですが、その一方で、疲労を回復させることができれば、あらゆるパフォーマンスを向上させる鍵にもなります。

疲労の徹底回復を考慮しないまま、健康や能力開発を目的としたトレーニングを行っていては、その分だけ疲労することになります。したがって、この総合呼吸法をはじめとしたさまざまな高度能力開発法が、脳と身体の疲労の徹底回復という観点に基づいて開発されたのは、論理的必然なのです。

特に「リカバリー」は疲労回復能力そのものに狙いを定めています。それだけ疲労回復は重要なテーマで、いろいろな取り組み方が必要だということです。

2 身体運動としての呼吸

呼吸は、呼吸機能と密接に関わっている筋肉群の運動によって行われます。呼吸に密接に関わる呼吸筋は体幹部にあります。

現代の多くの日本人は体幹部、つまり胴体の中が非常に運動不足になっています。世の中が便利になり、またコロナ禍で身体を使う機会が減っていく中、運動をする習慣のない人はもとより、普段からスポーツや武道に取り組んでいる人や、健康のために身体を意図的に動かしている人でさえも、呼吸筋は運動不足に陥りがちです。呼吸筋が運動不足であれば、呼吸の能力も低下しますから、その影響はさまざまに及んでいきます。

呼吸に密接に関わってくる筋肉の代表としては、肋間筋《ろっかんきん》（外肋間筋・内肋間筋）、横隔膜、腸腰筋《ちょうようきん》（大腰筋《だいようきん》・腸骨筋《ちょうこつきん》）、

疲労回復呼吸法・リカバリーの体系図

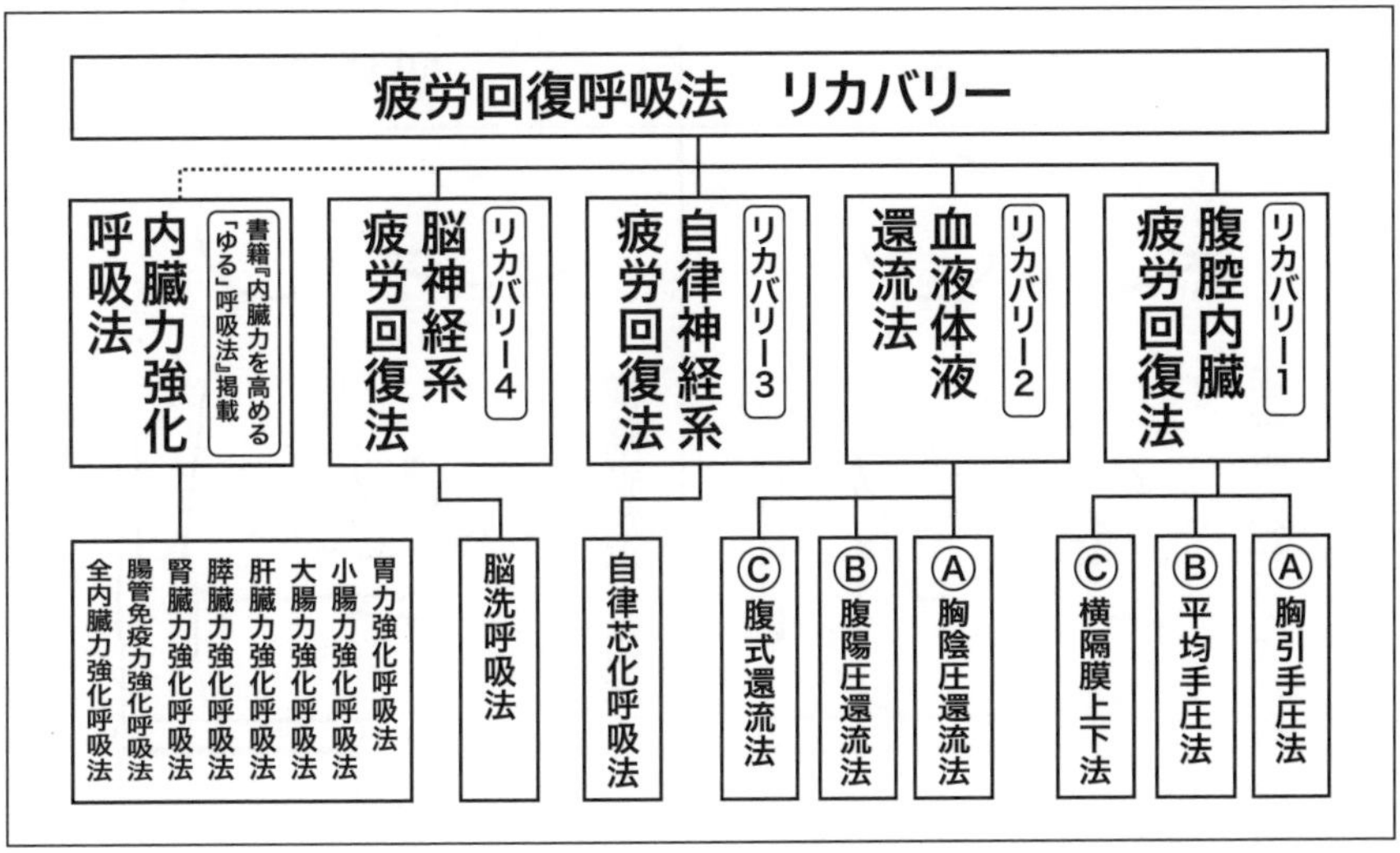
疲労回復呼吸法　リカバリー
リカバリー1
腹腔内臓疲労回復法
Ⓐ胸引手圧法
Ⓑ平均手圧法
Ⓒ横隔膜上下法
リカバリー2
血液体液還流法
Ⓐ胸陰圧還流法
Ⓑ腹陽圧還流法
Ⓒ腹式還流法
リカバリー3
自律神経系疲労回復法
自律芯化呼吸法
リカバリー4
脳神経系疲労回復法
脳洗呼吸法
内臓力強化呼吸法
書籍『内臓力を高める「ゆる」呼吸法』掲載
胃力強化呼吸法
小腸力強化呼吸法
大腸力強化呼吸法
肝臓力強化呼吸法
膵臓力強化呼吸法
腎臓力強化呼吸法
腸管免疫力強化呼吸法
全内臓力強化呼吸法

腹横筋《ふくおうきん》などが挙げられます。

肋間筋は、肋骨自体を動かすことで、胸郭の体積を広げたり小さくしたりする働きをする筋肉です。現代の日本では、すでに中学生ぐらいから肋間筋が硬直し始め、肋骨全体が肩コリのような状態になっています。こうした現象は、加齢とともにさらに進み、60歳を過ぎる頃には、若い頃の半分くらいの肺活量になってしまう人もいます。

横隔膜は、肋間筋よりさらに深層にあり、体幹部を上下に隔てる位置にあります。ドーム状に肋骨の下端を一周するようにつながり、後方で束のように集まって腰椎に垂れ下がるような形状をしている筋肉です。さまざまな修行法や武術で重視されている腹式呼吸を担うのが、この筋肉です。

腸腰筋や腹横筋も呼吸に関わる重要な筋肉ですが、別メソッドで扱います。

3　リカバリー1　腹腔内臓疲労回復法《ふくこうないぞうひろうかいふくほう》

体幹部の運動不足がもっとも端的に表れるのが、内臓機能の低下です。体幹の中に収まっている胃、小腸、大腸、肝臓、膵臓《すいぞう》など、内臓が本来の機能を発揮し切ることなく弱まれば、生命力の基本である消化吸収力や解毒機能、ホ

呼吸に伴う横隔膜の動き

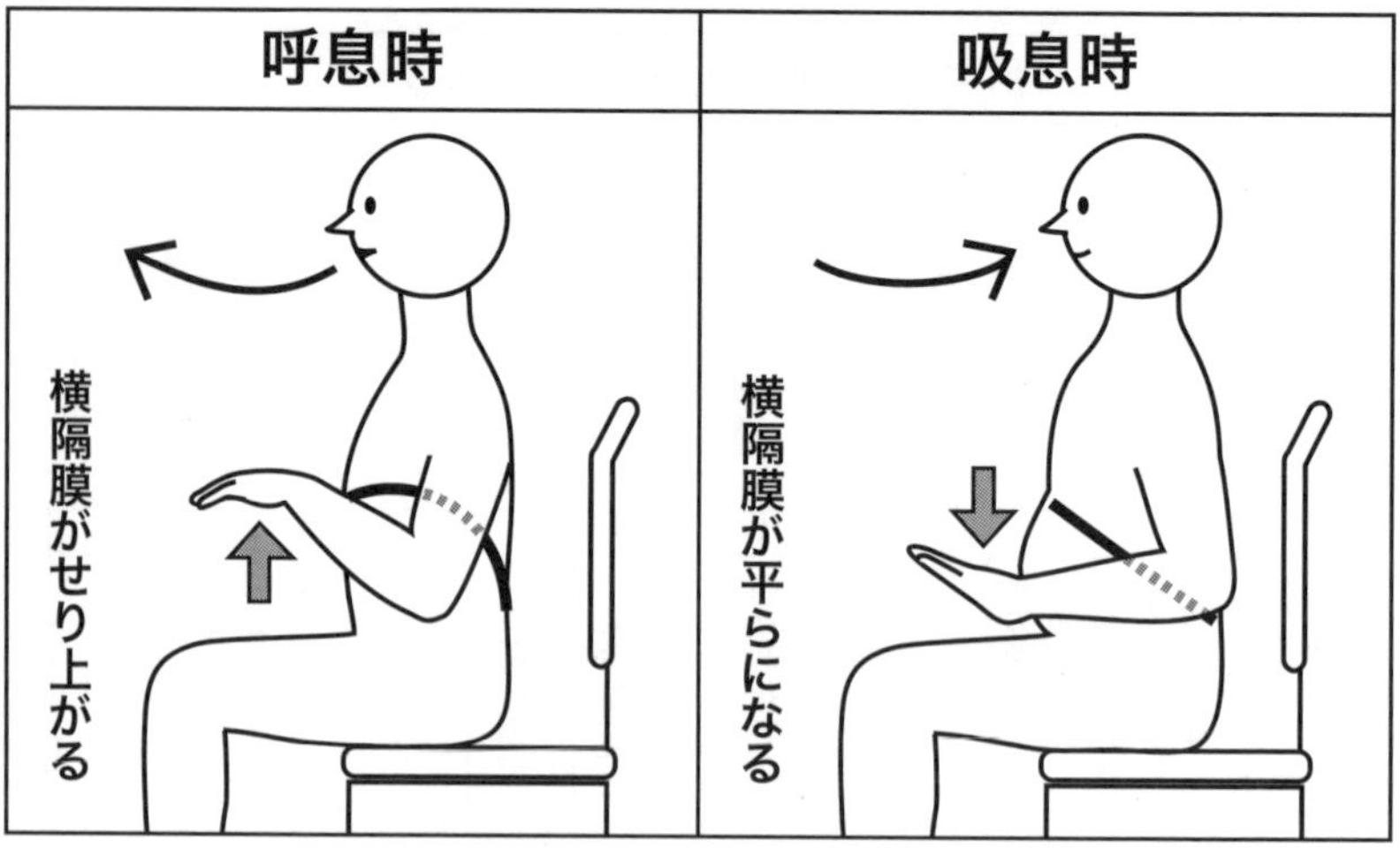
呼息時
吸息時
横隔膜がせり上がる
横隔膜が平らになる

©2017 Hideo Takaoka 運動科学総合研究所

ルモン機能、さらには免疫力や全身の新陳代謝などの低下につながります。

ちなみに、内臓にも心臓、胃、小腸、大腸など、筋肉が備わっているものと、肝臓、膵臓、脾臓《ひぞう》、腎臓など、筋肉が備わっていないものがあります。筋肉が備わっていない内臓は、まわりの筋肉の動きに頼るしかありません。そのため、「リカバリー1」では、「ベース1　呼吸体操」を基本の呼吸動作として体幹部の運動を促すほか、身体の外側から手を補助的に使い、姿勢を工夫しながら行います。

では、手のひらを横隔膜に見立てて、呼吸に合わせて動きを確認してみましょう。まず、手のひらを下に向け、なだらかな山を作った状態で、肋骨の下端にあてます。吸息時に横隔膜とそのまわりの筋肉が収縮し、互いに引っ張り合う状態になって、ドーム状になっていた横隔膜がピシーッと張るので、手の位置を少し下げながら平らにします。すると胸郭の体積が広がるので、その分だけ肺に空気が入ってきます。呼息時には、ピシーッと張っていた横隔膜が弛緩してふたたびドーム状にせり上がり、肺を下から押し上げる格好になるので、手の位置を上げながら、丸みを戻します。そうすると胸郭の体積が小さくなり、肺から空気が押し出されます。

横隔膜がピシーッと張りながら下がると、横隔膜の下にある内臓を押さえつけるように動きます。このときに、体幹部の他の筋肉がゆるんでいれば、小腸や大腸は骨盤底の方へ、あるいは下腹が前に押し出される方へ移動します。内臓にも弾性がありますので、呼息で横隔膜が弛緩すると、位置は元に戻ります。押されたものが、他のものを押し、やわらかい内臓が互いに位置関係を変えながら、もみ合うように動かされます。あたかも、洗濯物が手で柔らかくもみ洗いされているような状態です。横隔膜の良いところは、その柔らかさです。内臓のマッサージは柔らかく、しかも効果的に行わなければなりません。それには横隔膜がまさにうってつけなのです。

◆「ベース１　呼吸体操」（52ページを参照）

〈腹腔内臓疲労回復法の実践〉

「リカバリー１Ａ・Ｂ」は、座位または仰臥位《ぎょうがい》で行います。仰臥位の場合は枕をします。１Ｃはこれに立位が加わります。

●リカバリー１Ａ「胸引手圧法《きょういんしゅあつほう》」

基本動作　ベース１

〈１呼吸目〉両手の人差し指と中指を束ねて四本の指を一本の棒のようにして「双指節《そうしせつ》」を作り、腹に当てます。息を吸って、息を吐いて残気３で止め、息を胸・脇・背中に引き上げ、腹をへこませます。腹をへこませた状態で、双指節で腹を押し、もみほぐしつつ、調整要所を探していきます。腹のあらゆる部分を、くまなく、まんべんなく、探索しつつ、腹が柔らかく、気持ちよくなるように、「グググググ……」と押し、柔らかくもみほぐしていきます。息が続かなくなったら手圧をやめ、整息し、全身にゆるをかけます。

〈２呼吸目〉基本は１呼吸目と同じです。１呼吸目で感じた硬いところ、痛気持ちのよいところなどの調整要所を重点的に、双指節を使って腹を押し、もみほぐします。息が続かなくなったら手圧をやめ、整息し、全身にゆるをかけます。

〈３呼吸目〉腹全体を時計回りに押しつつ、さすりまわします。残気３で、息を胸・脇・背中に引き上げ、腹をへこませます。そのままの状態で、双指節を使って腹を押しほぐしつつ、さすりまわします。右下腹から右上、左上、左下へと気持ちよく３〜４回押しまわします。まわしほぐす

リカバリー1「腹腔内臓疲労回復法」

＊図解は座位ですが、仰臥位でもできます（1Cは立位も可）。

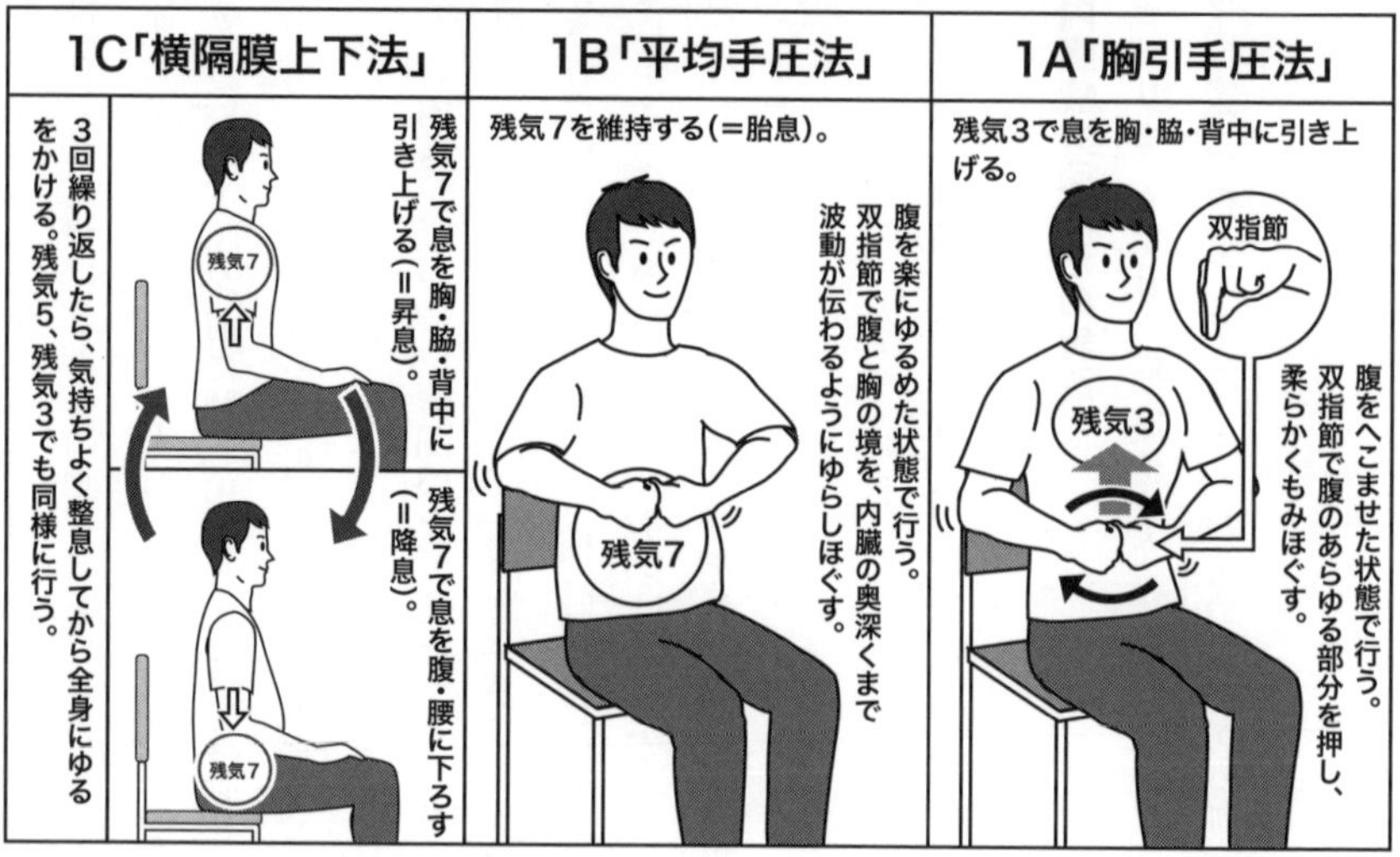
1A「胸引手圧法」
残気3で息を胸・脇・背中に引き上げる。
双指節
腹をへこませた状態で行う。双指節で腹のあらゆる部分を押し、柔らかくもみほぐす。
残気3
1B「平均手圧法」
残気7を維持する（＝胎息）。
腹を楽にゆるめた状態で行う。双指節で腹と胸の境を、内臓の奥深くまで波動が伝わるようにゆらしほぐす。
残気7
1C「横隔膜上下法」
残気7で息を胸・脇・背中に引き上げる（＝昇息）。
残気7
残気7で息を腹・腰に下ろす（＝降息）。
残気7
3回繰り返したら、気持ちよく整息してから全身にゆるをかける。残気5、残気3でも同様に行う。

回数は、息が無理なく続く範囲で行ってください。息が続かなくなったら手圧をやめ、整息し、全身にゆるをかけます。〈4呼吸目・5呼吸目〉1呼吸目・2呼吸目・3呼吸目の中から、自分が好きなものを選んで行います。5呼吸目は、4呼吸目で選んだものと同じでも、別のものでも構いません。最後は十分に整息し、全身にゆったりと気持ちよくゆるをかけます。

自分の手で腹部をマッサージしようと思っても、なかなか狙ったところに手圧を通すことはできませんが、息を胸・脇・背中に引き上げて下腹部の厚みを薄くして双指節を使うと、驚くほど深い部分に手圧が通るようになります。

これを続けていくと、内臓の疲れが溜まっているところが、まさに手に取るようにわかってきます。始めたばかりのころは、かなり強い痛みを感じるところがあるはずです。1日で変化が表れることもありますが、たいていは数週間、数ヶ月といったスパンで変化が表れ、次第に痛みが和らいできます。

また、はじめは何も感じなかったところに痛みや不快感を感じることもあります。それは浅層の疲労がある程度取れてきた結果、より身体の奥にあった疲労が感じられるようになってきた現象だと考えられます。熱心に続けていくうちに、表層・中層の疲労が取れ、生まれてからずっと溜めてきた深層の疲労が出てきます。私が指導した人の例では、1日3セットくらい熱心に取り組み、不快な感覚から抜けきれるまで早い人で3ヶ月、ずいぶん楽になったと感じられるまでに1年かかった人もいます。完全に痛みや不快感がなくなったら、絶好調の若いトップアスリートなみの脱疲労度で、大変に素晴らしいことです。

腹の表面の筋肉が硬くて内臓がよくわからない人は、かなり疲労が溜まっているはずですから、そういう人にこそ「リカバリー」は必要です。表層の筋肉が固い人がこの手圧法をすれば、表面の筋肉、腹筋のマッサージになります。表面の腹筋が柔らかくなれば、「ベース」も上達するのでお互いによい影響をもたらし合います。

●リカバリー1B「平均手圧法」

基本動作　ベース1

息を引き上げて腹をへこませると、肝臓などはさらに胸郭の奥へ押しやられますので、「平均手圧法」では肋骨の内側や、身体の裏側にある内臓に対して双指節で波動を伝え、ゆらしてほぐします。また、残気量を調整して波動を伝えやすくしていきます。

〈1呼吸目〉両手で双指節を作り、腹に当てます。息を吸って、息を吐いて残気7で止めて、そのまま腹を楽にゆるめたまま、双指節で腹と胸の境をゆらしほぐします。腹の縁をゆらしほぐし、胸の内部にまで十分に波動が行き渡ったら手圧をやめ、整息し、全身にゆるをかけます。この残気7のように息をある程度残した状態を維持することを「胎《たい》息《そく》」と呼びます。

〈2呼吸目〉1呼吸目と同じ要領で、息を吸って、息を吐いて残気7で胎息し、腹を楽にゆるめたまま、腹をゆらしほぐします。このときに「ズーン、ズーン」「タプン、タプン」「ドヨン、ドヨン」というイメージで、内臓の奥深くまで波動が伝わっていくのを感じながら行い、くまなく十分に波動が行き渡ったら手圧をやめ、整息し、全身にゆるをかけます。

〈3呼吸目〉調整ポイントを重点的に、ゆらしほぐします。残気7で胎息し、腹を楽にゆるめたまま、「ズーン、ズーン、ズーン」「タプン、タプン、タプン」「ドヨン、ドヨン、ドヨン」というイメージで、調整ポイントの奥深くに波動が十分に伝わるように行います。気持ちよくほぐれたら、手圧をやめ、整息し、全身にゆるをかけます。

●リカバリー1C「横隔膜上下法」

基本動作　ベース1

この呼吸法では「ベース1」よりもさらに横隔膜を強く意識して上下動させます。

〈1呼吸目〉息を吸って、息を吐いて残気7で止めて、大きく内臓をゆすり上げ、ゆすり下ろします。残気7で息を胸・脇・背中に引き上げ（昇息）、息を腹・腰に下ろす（降息）。これを3回繰り返し、最後に気持ちよく整息し、全身にゆるをかけます。

〈2呼吸目〉調整ポイントを意識し、その部分に波動と圧力が集まるように行います。残気5で昇息・降息を3回行います。

〈3呼吸目〉調整ポイントを意識し、その部分にさらに波動と圧力が集まるように行います。残気3で昇息・降息を3回行います。最後に全身にゆったりと気持ちよくゆるをかけます。

4　リカバリー2　血液体液還流法《けつえきたいえきかんりゅうほう》

脳は血液の循環が低下した状態で疲労が進んでいきます。脳の神経細胞に血液が潤沢に流れなければ血管は固くなります。新陳代謝が低いと、脳内に認知症の原因物質の一つと目されるアミロイドβ《ベータ》を含むさまざまな老廃物や疲労物質がたまり、脳の機能は低下します。

そこで「リカバリー2」では、呼吸法によって血液の還流を促します。胸腔内の圧を大気や腹腔内の圧に対して低くする、つまり陰圧にすることで脳内の血液を胸腔内に引き戻すのです。脳だけでなく、腹腔内の内臓の血液・体液もメカニズムは同じで、静脈・リンパ管を通って胸腔へ引き戻すことができます。

脳へ新鮮な血液を送るなら、心臓の拍動を高める方向で血流を促す運動も考えられますが、そうすると交感神経が優位となり、血管が収縮して血圧が高くなります。そうすると、かえって脳に血流が送られにくくなり、疲労が溜まると同時に、心臓や血管にも疲労が生じます。

こうしたマイナス面を減らしプラス効果を最大化するには、脳をあまり使わずに副交感神経優位状態で、脈拍を一分間に120拍前後に維持し続けられる運動を、30分以上連続して行うことが重要です。

さてここで行う基本の呼吸動作は「ベース2　胸腹呼吸法」「ベース3　腹腰呼吸法」です。また、血液・体液が還流しやすいように、仰臥位で行います。椅子で行う「坐

腰モゾ背モゾ

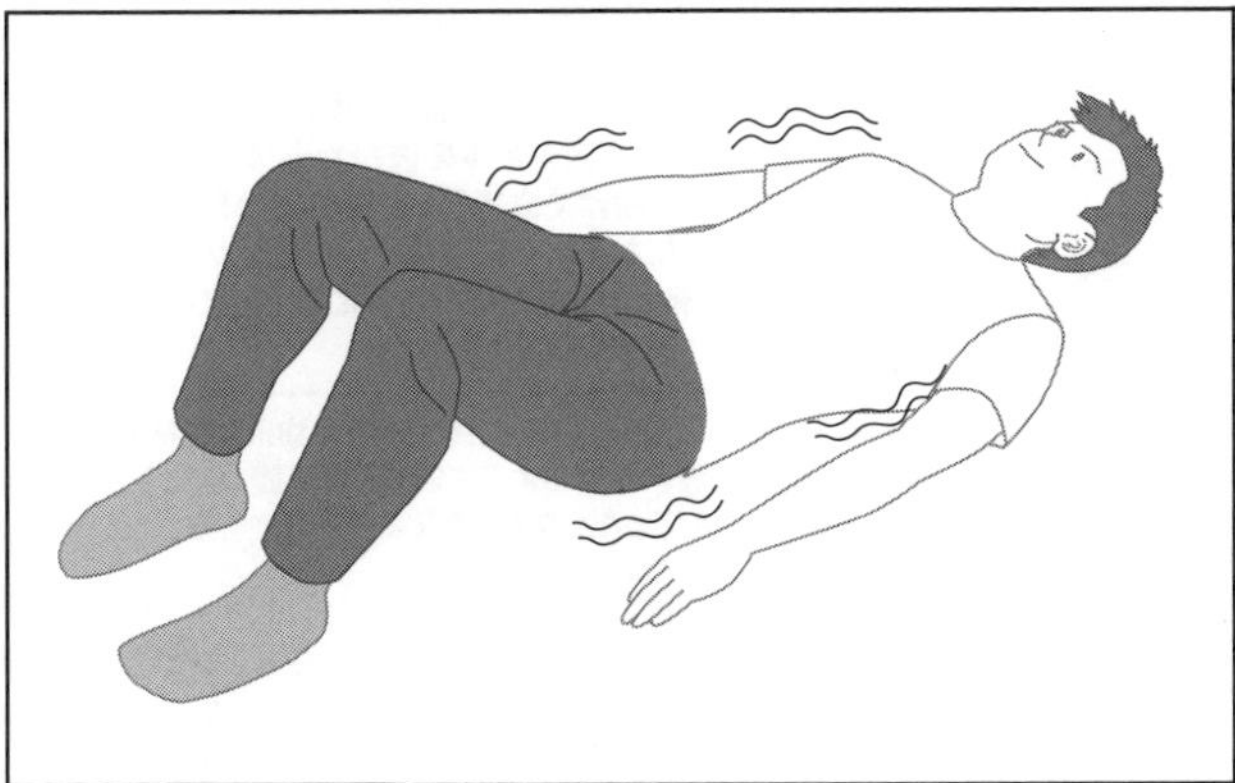

①仰向けで、脚は腰幅程度に軽く開いて膝を立て、両手を脇に置く。
②「モゾモゾ」といいながら腰、背中を軽く床にこすりつけるように左右に動かし、腰や背中を深く丁寧に解きほぐす。

骨モゾ」の代わりに全身をゆるめる方法として、ゆる体操の「腰モゾ」「背モゾ」も簡単に紹介します。

◆**「ベース2　胸腹呼吸法」**（**55ページを参照**）
①仰向けになり、胸・脇・背中だけに息を均等に吸い入れる。
②いったん息を止めてから、息を腹腰に均等に下ろす。
③ゆったりと息を吐き切って残気を0にする。

◆**「ベース3　腹腰呼吸法」**（**56ページを参照**）
①仰向けになり、いきなり腹・腰に息を均等に吸い入れる。
②いったん息を止めてから、ゆったりと息を吐き切って残気を0にする。

◆**「腰モゾ」「背モゾ」**
①　仰向けになり、脚は腰幅程度に軽く開いて膝を立て、両手を脇に置く。
②　「モゾモゾ」といいながら腰、背中を軽く床にこすりつけるように左右に動かし、腰や背中を解きほぐす。

〈血液体液還流法の実践〉
「リカバリー2　血液体液還流法」はすべて仰臥位で行

リカバリー2　「血液体液還流法」

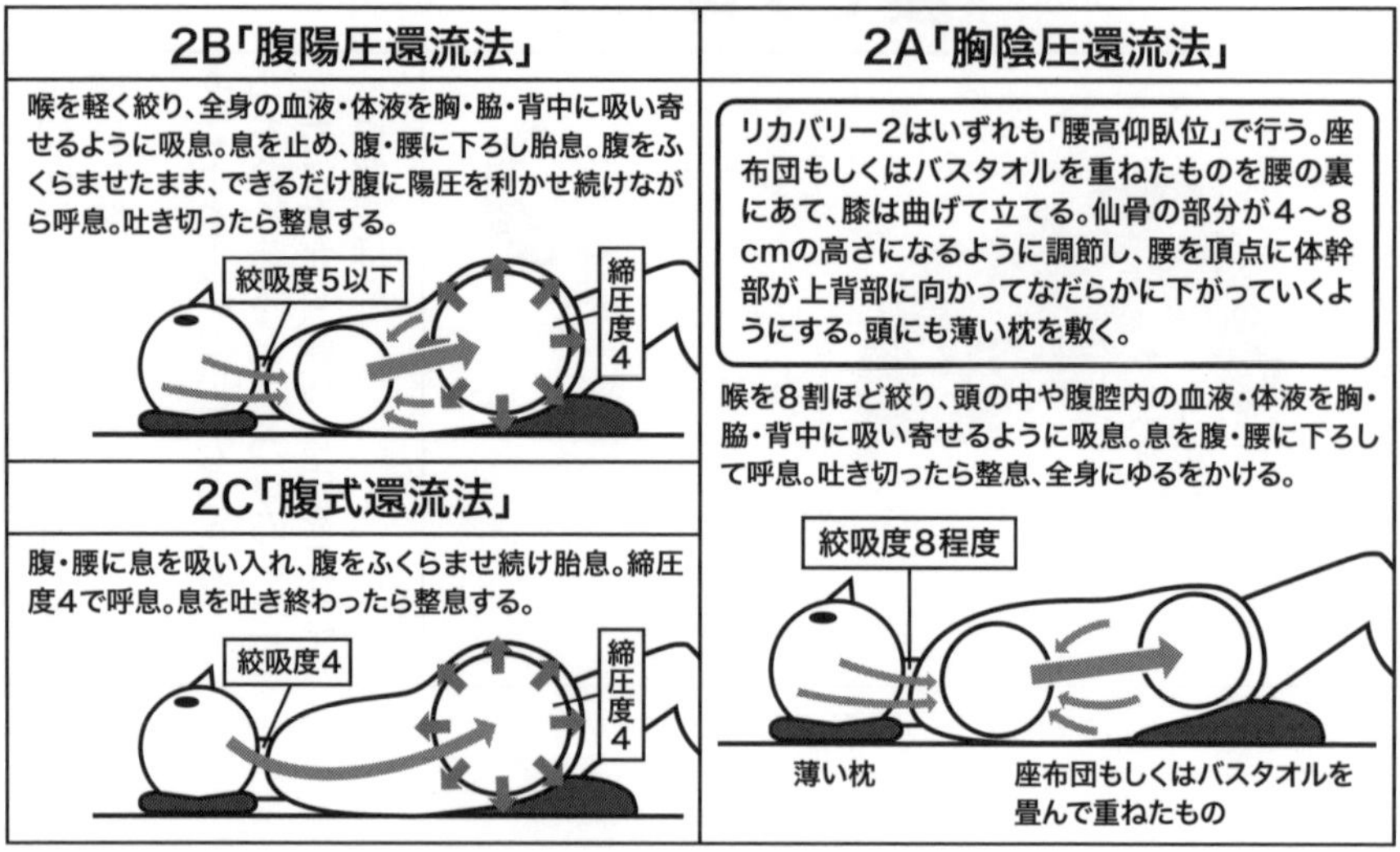
2B「腹陽圧還流法」
喉を軽く絞り、全身の血液・体液を胸・脇・背中に吸い寄せるように吸息。息を止め、腹・腰に下ろし胎息。腹をふくらませたまま、できるだけ腹に陽圧を利かせ続けながら呼息。吐き切ったら整息する。
絞吸度5以下
締圧度4
2C「腹式還流法」
腹・腰に息を吸い入れ、腹をふくらませ続け胎息。締圧度4で呼息。息を吐き終わったら整息する。
絞吸度4
締圧度4
2A「胸陰圧還流法」
リカバリー2はいずれも「腰高仰臥位」で行う。座布団もしくはバスタオルを重ねたものを腰の裏にあて、膝は曲げて立てる。仙骨の部分が4〜8cmの高さになるように調節し、腰を頂点に体幹部が上背部に向かってなだらかに下がっていくようにする。頭にも薄い枕を敷く。
喉を8割ほど絞り、頭の中や腹腔内の血液・体液を胸・脇・背中に吸い寄せるように吸息。息を腹・腰に下ろして呼息。吐き切ったら整息、全身にゆるをかける。
絞吸度8程度
薄い枕
座布団もしくはバスタオルを畳んで重ねたもの

いますが、「腰高仰臥位」という体位を取ります。

座布団もしくはバスタオルを畳んで重ねたものを仙骨〜尾骨の裏にあて、膝は曲げて立てておきます。仙骨の部分は、4〜5センチから、高い場合で7〜8センチの高さになるように調節し、腰を頂点として体幹部が上背部に向かってなだらかに下がっていくようにします。頭には薄い枕をします。背中が一番低く、尻と頭が少し高くなっている状態です。

●リカバリー2A「胸陰圧還流法《きょういんあつかんりゅうほう》」

基本動作　ベース2

喉を8割ほど絞り、脳を主に眼球や腹腔内の血液・体液を胸・脇・背中に吸い寄せるように吸息します。気持ちよく吸い終ったら、息を腹・腰に下ろし、呼息します。息を吐き切ったら整息し、全身にゆったりと気持ちよくゆるをかけます。

この吸息の仕方を「絞吸《こうきゅう》」といいます。絞吸度を高くするほど、還流の効率はよくなりますが、効き目が強くなる分、息苦しさを伴います。したがって、最大でも絞吸度は8割、そして3回を1セットとして通常は1セット以内にしてください。「リカバリー2」の中でも、特にこれは腰高仰臥位が必須です。

●リカバリー2B「腹陽圧還流法《ふくようあつかんりゅうほう》」

基本動作　ベース2

喉を軽く絞り（絞吸度は5以下）、全身の血液・体液を胸・脇・背中に吸い寄せるように吸息します。息を止め、次に腹腔内の血液・体液を押し出すようなつもりで息を腹・腰に下ろし、しっかりと腹をふくらませて胎息します。

そして腹をふくらませたまま呼息します。ここがポイントで、息を吐きながらできるだけ腹に陽圧を利かせ続けます。息を吐き切ったら整息します。これを3回繰り返し、全身にゆったりと気持ちよくゆるをかけます。

腹腔内や胸腔内で陽圧を利かせることを「締圧」といいます。ここでの締圧の強さ、締圧度は4割とします。3回を1セットとして、1〜2セット行います。この方法に慣れてきたら、絞吸度、締圧度を少しずつ強くしていくのもよいでしょう。

●リカバリー2C「腹式還流法《ふくしきかんりゅうほう》」

基本動作　ベース3

「リカバリー2」の中では、これだけが「ベース3」の応用です。

まず、腹・腰に息を吸い入れます。腹腔内の血液・体液を大きく押し出すように腹をふくらませ、胎息します。腹をふくらませ続けたまま、締圧度4で呼息します。腹圧を利かせ続け、血液・体液がぐんぐん戻ってくるのを味わい、息を吐き切ったら整息します。

このステップを3回繰り返し、全身にゆったりと気持ちよくゆるをかけます。これは3回を1セットとして、1〜3セット行います。この方法に慣れてきたら、締圧度を少しずつ強くしていくのもよいでしょう。

5　リカバリー3　自律神経系疲労回復法

潜在意識における第二の中枢といわれる腸を活用した、自律神経とホルモンのバランスを整える呼吸法です。

呼吸そのものは「ベース3」が基本で、意識の持ち方に特徴があります。全身に張り巡らされている自律神経を意識し、一呼吸ごとに、全身のバラバラな自律神経を下腹に束ね集めて、「自律芯《じりっしん》」という身体意識を作っていく、というものです。

立位、座位、仰臥位のどれでも可能ですので、習得すると非常に便利で効果的です。

自律芯の位置

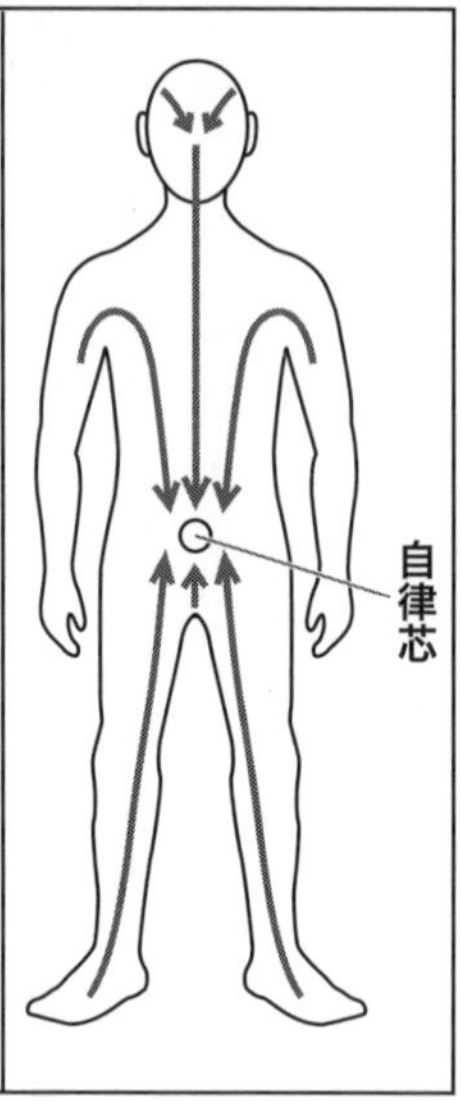
自律芯

一呼吸ごとに、全身のバラバラな自律神経を下腹に束ね集めるようにして「自律芯」を作る

リカバリー3　「自律芯化呼吸法」

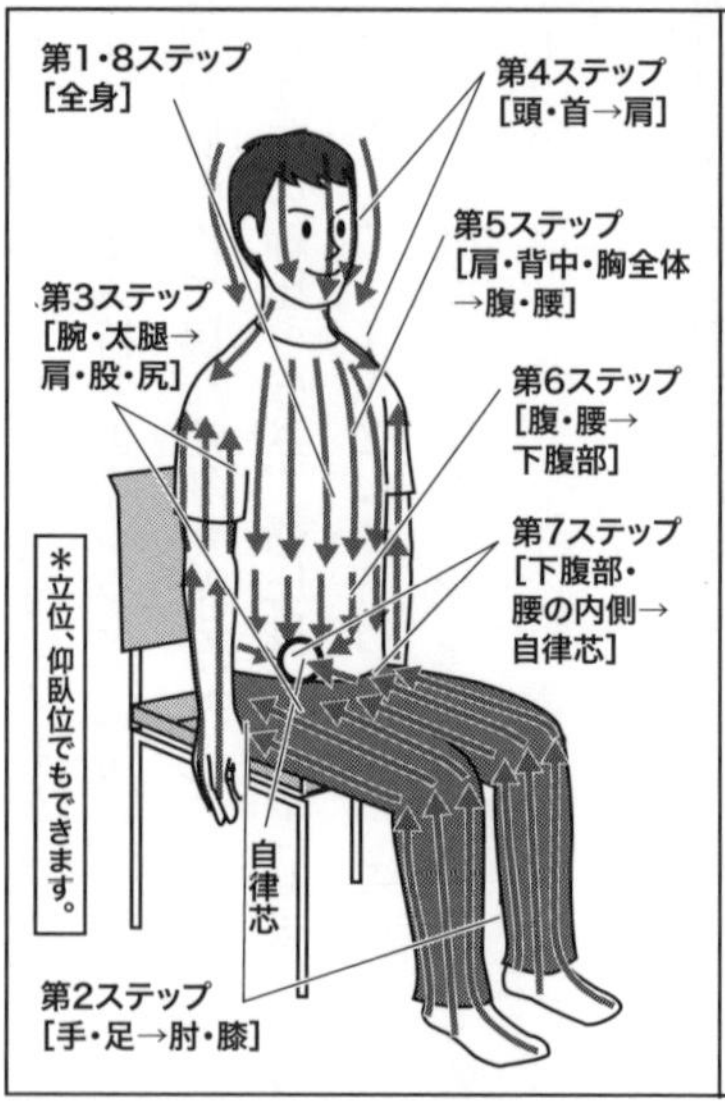
第1・8ステップ
[全身]
第4ステップ
[頭・首→肩]
第5ステップ
[肩・背中・胸全体
→腹・腰]
第3ステップ
[腕・太腿→
肩・股・尻]
第6ステップ
[腹・腰→
下腹部]
第7ステップ
[下腹部・
腰の内側→
自律芯]
＊立位、仰臥位でもできます。
自律芯
第2ステップ
[手・足→肘・膝]

各ステップで意識する対象（全身もしくは身体の各パーツ）を感じながら吸息。息を止め、呼息しながら気持ちよさが染み渡るのを感じ、整息する。

〈自律神経系疲労回復法の実践〉

●リカバリー3「自律芯化呼吸法」

基本動作　ベース3

自律神経系疲労回復の呼吸法は、立位、座位もしくは仰臥位で行います。仰臥位の場合は頭に枕をします。

〈第1ステップ〉両腕を脇に置き、全身を感じながら、ゆったりと気持ちよく息を吸っていきます。息を止めて、息を吐きながら、気持ちよさが全身に深く染みわたっていくのを感じたら整息します。このステップをもう一度繰り返します。

〈第2ステップ〉手と足を感じながら、ゆったりと気持ちよく吸息します。息を止めて、呼息しながら、肘・膝まで気持ちよい感じがゆったりと上がってくるのを感じたら整息します。このステップをもう一度繰り返します。

〈第3ステップ〉腕と太腿を感じながら、ゆったりと気持ちよく吸息します。息を止めて、呼息しながら、肩と股、尻まで気持ちよい感じがゆったりと上がってくるのを感じたら整息します。このステップをもう一度繰り返します。

〈第4ステップ〉頭から首を感じながら、ゆったりと気持ちよく吸息します。息を止めて、呼息しながら、肩胸まで気持ちよさがゆったりと降りてくるのを感じたら整息します。このステップをもう一度繰り返します。

〈第5ステップ〉肩・胸・背中全体を感じながら、ゆったりと気持ちよく吸息します。息を止めて、呼息しながら、腹・腰まで気持ちよさがゆったりと降りてくるのを感じたら整息します。このステップをもう一度繰り返します。

〈第6ステップ〉腹・腰を感じながら、ゆったりと気持ちよく吸息します。息を止めて、呼息しながら両手を下腹部の上で手の中心が直交するように重ね（直交重手印《ちょっこうじゅうしゅいん》）、気持ちよさが下腹部の腸管などの内臓にゆったりと染みわたるように深く集まってくるのを感じたら整息します。整息しながらいったん手を元に戻し、このステップをもう一度繰り返します。終わったら直交重手印はそのままにし、次のステップでも続けます。

〈第7ステップ〉下腹部・腰の内側を感じながら、ゆったりと気持ちよく吸息します。息を止めて、呼息しながら、気持ちよさが下腹部の腸管中央に「自律芯」となって集まってくるのを感じたら整息します。このステップをさらに2回繰り返します。自律芯が全身の自律神経とホルモンのバランスを整えます。整息しながら手を元に戻します。

〈第8ステップ〉全身を感じながらゆったりと気持ちよく息を吸っていきます。息を止めて、息を吐きながら、気持ちよさが全身に染みわたっていくのを感じたら整息します。これをさらに2回繰り返します。最後に、全身に気持ちよくゆるをかけます。

6　リカバリー4　脳神経系疲労回復法

思うように身体がほぐれない場合は、脳が疲労していると考えられます。ここで行う呼吸法は、ゆる体操をご存知の方には大変馴染みのあるものですが、「リカバリー」の一形態として、より本格的な仕立てになっています。

「リカバリー3」と同じく、呼吸動作は「ベース3」が基本です。立位もしくは座位で行います。

〈脳神経系疲労回復法の実践〉

●リカバリー4「脳洗呼吸法《のうせんこきゅうほう》」

基本動作　ベース3

脳神経系疲労回復法　リカバリー4は、立位あるいは座位で行います。

〈第1ステップ〉息を吸いながら頭の疲れを感じます。息を止めて、息を吐きながら、疲れが気持ちよくゆったりと口から流れ出ていくのを感じたら整息します。このス

リカバリー4　「脳洗呼吸法」

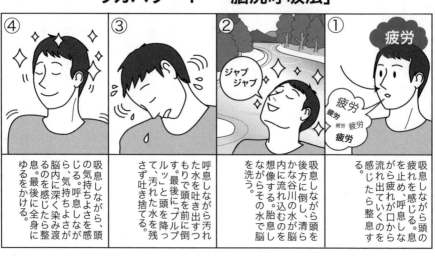

① 吸息しながら頭の疲れを感じる。息を止め、呼息しながら疲れが口から流れ出ていくのを感じたら整息する。

② 吸息しながら頭を後方に倒し、清らかな谷川の水が脳内に流れ込むのを想像する。胎息しながらその水で脳を洗う。

③ 呼息しながら汚れた水を吐き出すつもりで頭を前に倒す。最後に「プルプルッ」と頭を降って、汚れた水を残さず吐き捨てる。

④ 吸息しながら、頭の気持ちよさを感じる。呼息しながら、気持ちよさが脳内に深く染み渡るのを感じたら整息。最後に全身にゆるをかける。

テップをもう一度繰り返します。

〈第2ステップ〉息を吸いながら、頭を後方へ倒していきます。このときに、清らかな谷川の水が脳内に流れ込んでくるのを想像します。胎息状態で、頭をゆすって清らかな谷川の水で脳を洗います。楽に胎息を維持しながら、頭の中では汚れた脳みそを清らかな水で「ジャブジャブ」とつぶやきつつ洗います。息を吐きながら汚れた水を吐き出すつもりで頭を前に倒してゆき、最後に「プルプルッ」と頭を振って、汚れた水を残すことなく吐き捨てます。

このステップを3~5回行います。このステップでは、胎息のときに頭を後傾させているので、口は自然に楽に開いています。また、「ジャブジャブ」と洗っているうちに息が自然にもれることは良いことなので、気にしないで結構です。

〈第3ステップ〉息を吸いながら、頭の気持ちよさを感じます。息を止めて、息を吐きながら、気持ちよさが脳内に深く染みわたるのを感じたら整息します。最後に全身にゆったりと気持ちよくゆるをかけます。

4 総合呼吸法　第一教程　第4講座
運動制御呼吸法・モーション

1 呼吸意識と身体意識

「運動制御呼吸法・モーション」は、呼吸と、身体運動・動作・行動・人間関係を含む人のあらゆる「動き」との関係を研究する中で私が発見した「呼吸意識」がテーマになっています。

呼吸法「モーション」を実践するには「呼吸意識」の理解が不可欠です。「呼吸意識」を理解していただくために、その前提となる「身体意識」について確認しておきます。

人間の意識系として成立するものは、視覚を基盤とする視覚意識、聴覚を基盤とする聴覚意識、そして体性感覚を基盤とする体性感覚的意識の3つがあり、3つ目の体性感覚的意識の学問的略称概念を、私は「身体意識」と命名しました。

「身体意識」の代表は「センター」で、背骨の前に形成される直線状の身体意識です。身体を解剖した時に背骨の前に実体として見つかるわけではありませんが、センターをはじめとした「身体意識」は、構造（ストラクチャー）・質（クオリティ）・運動（モビリティ）を持つ機能的な構造体です。「呼吸意識」は、吸う・吐くという呼吸運動に伴って形成される身体意識のことです。

身体意識と身体の関係と同様に、呼吸意識も実際の呼吸とは異なる次元で存在しています。実際の呼吸に同調することもあれば、異なる存在の仕方、つまり実際の呼吸では息を吐いていながら、呼吸意識では吸っているということもあり得ます。

呼吸運動は、身体運動の中でも「吐く・吐き出す」「吸う・吸い込む」等に二分できる「呼／吸」という特異な性質を持っており（精確には「ためる／抜ける」という性質もあります）、これが呼吸意識の重要な構成要素となります。

呼吸意識は、実際の呼吸が潜在的に繰り返されることで、ストラクチャー・クオリティ・モビリティを備えた機能的構造体として形成されていくことから、たいていは本人もほぼ完全に無自覚のまま形成されます。自覚的に呼吸法に取り組んでいる場合でも、呼吸意識の論理構造を認識していなければ、呼吸意識の形成という点においては無意図的にならざるを得ません。

というのは、私たちが意図的に呼吸法のトレーニングをしている時だけでなく、日常生活、寝ている時の呼吸でさえ、知らず知らずのうちに呼吸意識の形成に影響を及ぼしているからです。

実は、呼吸意識を自覚的に鍛えるための方法こそが、この「モーション」なのです。呼吸意識を鍛えるには、まずその存在を認識し、論理構造をきちんと理解することが重要です。

たとえば、いわゆる押しの強い人は、他人に話しかける時に、実際の呼吸で息を吐くと同時に呼吸意識においても身体の前面で呼息することによって、相手に威圧感を与えています。身体の前面で呼息することが常態になっている人は、テニスなら、ボレーで球の勢いを殺すことが苦手で、ドロップショットを失敗することが多いはずです。

一方、複数の人の中で話をする際に、呼吸意識において全身で吸息している人は、チームスポーツでは仲間と調和し、仲間の能力を引き出し、息の合ったプレイができるはずです。

こういったことはどこでも観察される「呼吸意識現象」ですが、周りの人だけでなく当の本人ですら呼吸意識のメカニズムに気づいていないため、たいていは人柄、癖、センスといった言葉で片づけられてしまいます。

「モーション」は、呼吸意識のメカニズムに則って、呼吸・呼吸意識によって身体の動き、行動、人間関係の改善を図ることを狙いとした呼吸法体系なのです。

2 身体運動の次元における呼吸意識

まず手のひら、あるいはこぶしを自分の前方にゆっくり突き出してください。この時に、手のひら・こぶしから前方に向かって息を吐き出すように突き出します。慣れてきたらいろいろな速さで試してみます。どんな感じがするか、どんな動きになるかを味わってください。

次に手のひら・こぶしを前方の空気を吸い込むように突き出します。はじめはゆっくりと、慣れてきたら速度を変えて、どんな感じ、動きになるかを味わいます。

実験① 手のひらを突き出す

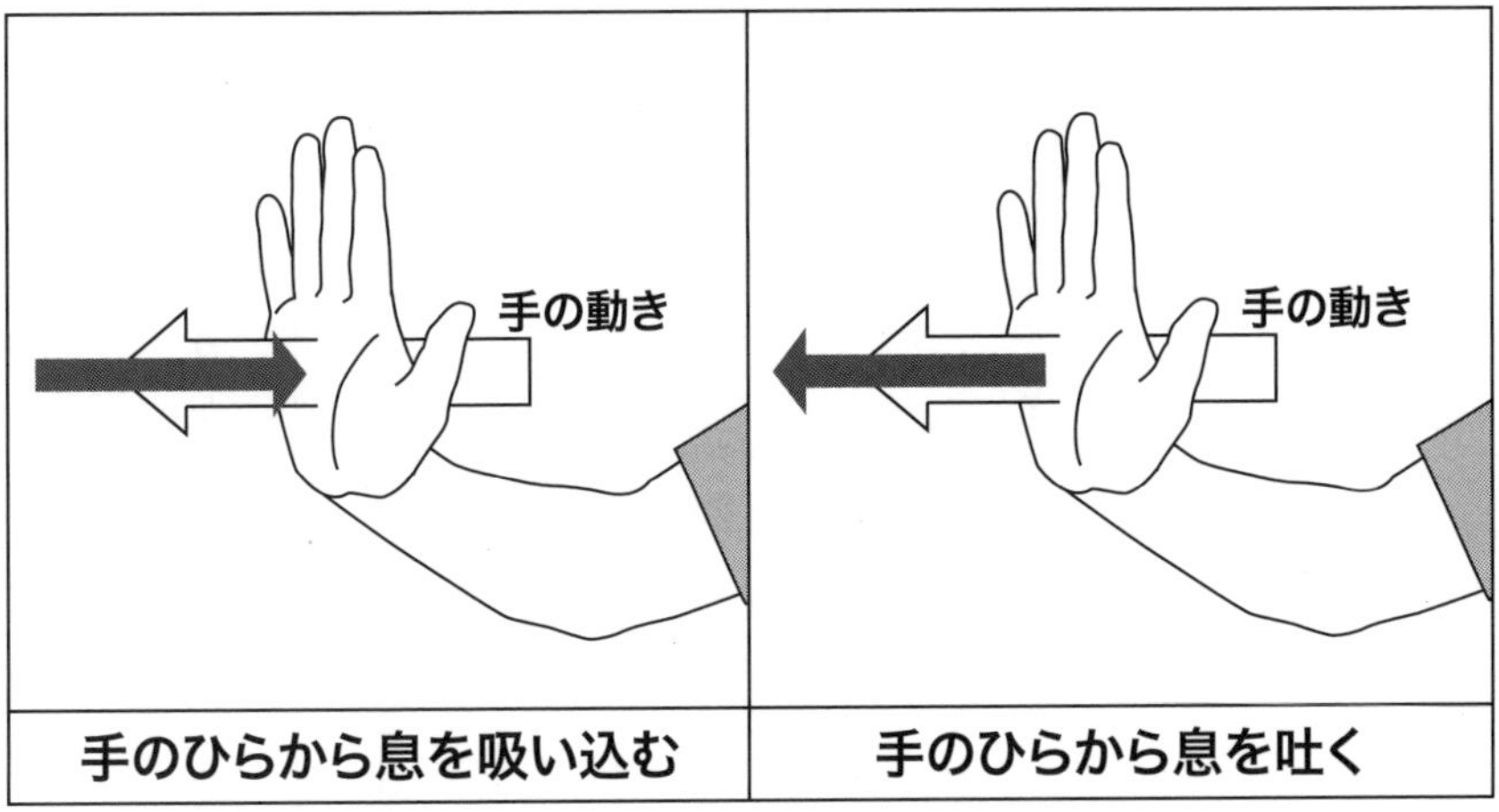
手の動き
手の動き
手のひらから息を吸い込む
手のひらから息を吐く

特徴としては、前者は力強い感じ、抵抗に打ち克ち動いている能動感、ある種の手応え、後者は、何かに引き寄せられる感じ、無抵抗感、受動的な感じ、動作の立ち上がりの滑らかさを感じることなどが挙げられます。

前者を「呼押《こおう》」、後者を「吸引《きゅういん》」といいます。

今度は立った状態からしゃがんで再び立ち上がる、いわゆるスクワット的な上下動で試してみましょう。

まずAでは、頭と両肩から上方に向かって息を吐くようにしゃがみ、頭と両肩で上方の空気を吸うように立ち上がる、これを何度か繰り返してください。

次にBでは、頭と両肩で上方の空気を吸いながらしゃがみ、頭と両肩から上方に向かって息を吐きながら立ち上がる、これを繰り返します。

前者Aの場合、しゃがむ（下降）・立ち上がる（上昇）、どちらの動作もなめらかに勢いよく動けるのに対し、後者Bの場合、下降・上昇のどちらにおいてもある種の抵抗感が生じます。

これが動作主の主観的な実感です。また、客観的に外から動きを観察しても、前者Aはテンポアップし、後者Bはテンポダウンする傾向が見られます。「呼吸意識」の名称は、前者Aの下降が「呼射《こしゃ》」、上昇が「吸引」、後者Bの下降が

「吸率《きゅうそつ》」、上昇が「呼押」です。

実験② 下降上昇運動

＊体幹を垂直にして行うのが難しい方は、体幹を　やや前傾させて行っても構いません。

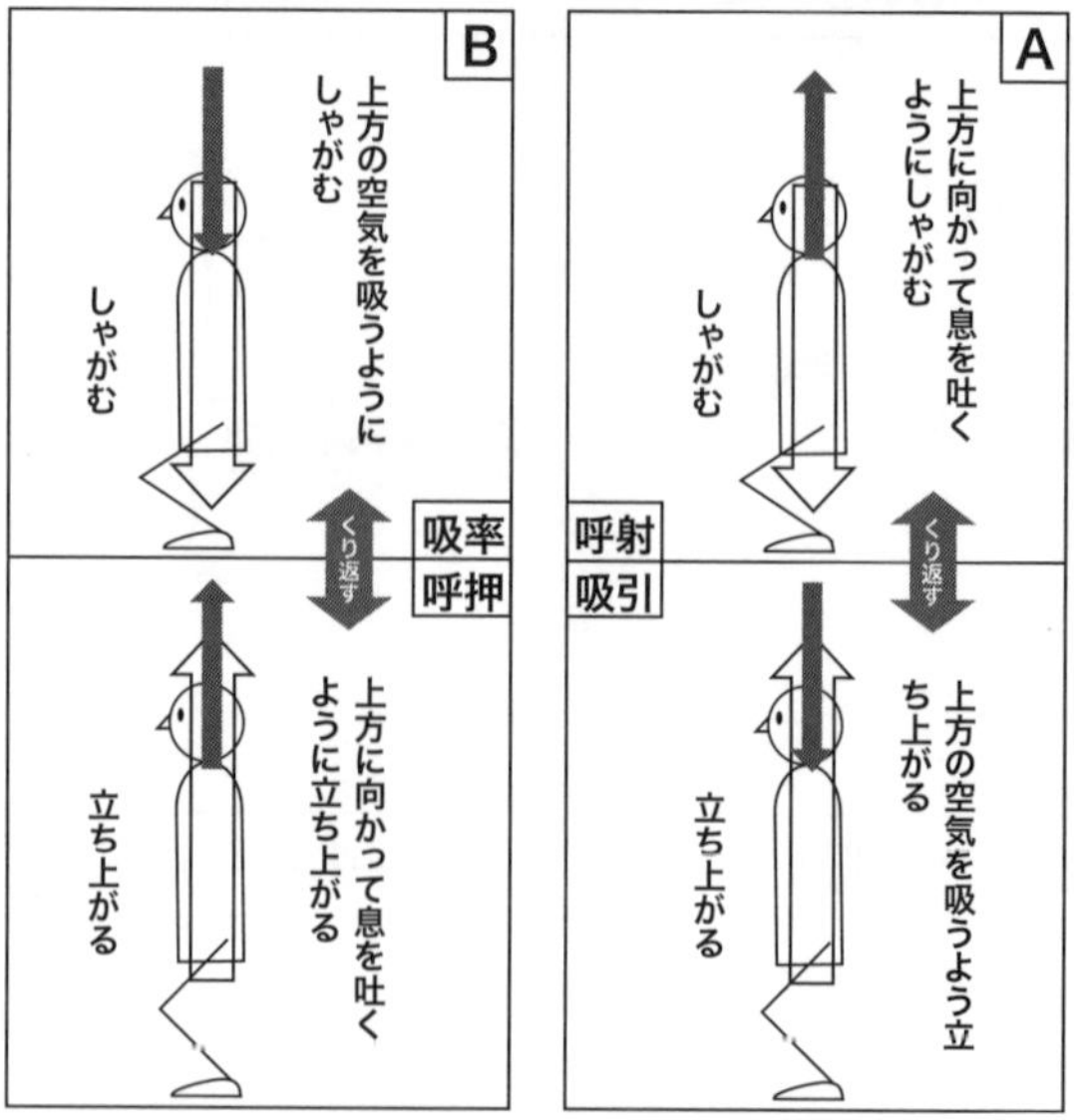
A
上方に向かって息を吐くようにしゃがむ
しゃがむ
呼射
くり返す
吸引
上方の空気を吸うよう立ち上がる
立ち上がる
B
上方の空気を吸うようにしゃがむ
しゃがむ
吸率
くり返す
呼押
上方に向かって息を吐くように立ち上がる
立ち上がる

3 呼吸意識の構造

この分野の「呼吸意識」は、はじめに申し上げた呼吸運動の「吸う・吐く」という2成分に方向性が絡み合った構造をしています。呼吸意識の4パターンを模式化した図を示しておきます。1が「呼押」、2が「吸引」、3が「吸率」、4が「呼射」です。

これを理解した上で、今度は歩きで試しながら確認してみてください。

1. 身体の前面で前方の空間に向って息を吐くように歩く
2. 身体の前面で前方の空間を吸い込むように歩く
3. 身体の後面で後方の空間を吸い込むように歩く
4. 身体の後面で後方の空間に向って息を吐くように歩く

1と3では抵抗感を感じ、2と4ではスーッと前に進みやすく感じませんか。抵抗感を感じるもの同士（1と3）、進みやすく感じるもの同士（2と4）では、クオリティがかなり違うはずです。

運動呼吸意識の4パターン

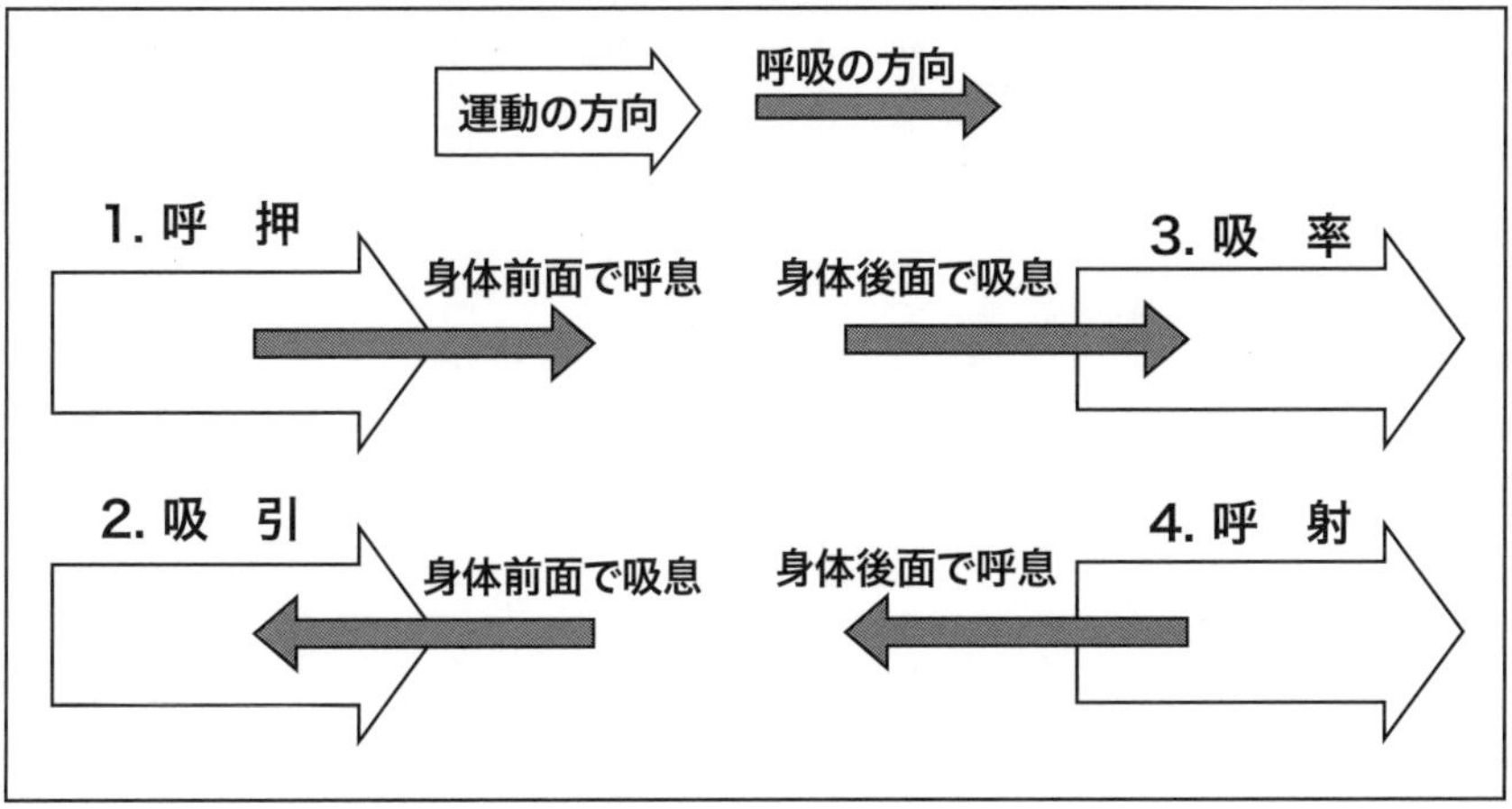

歩きで確認

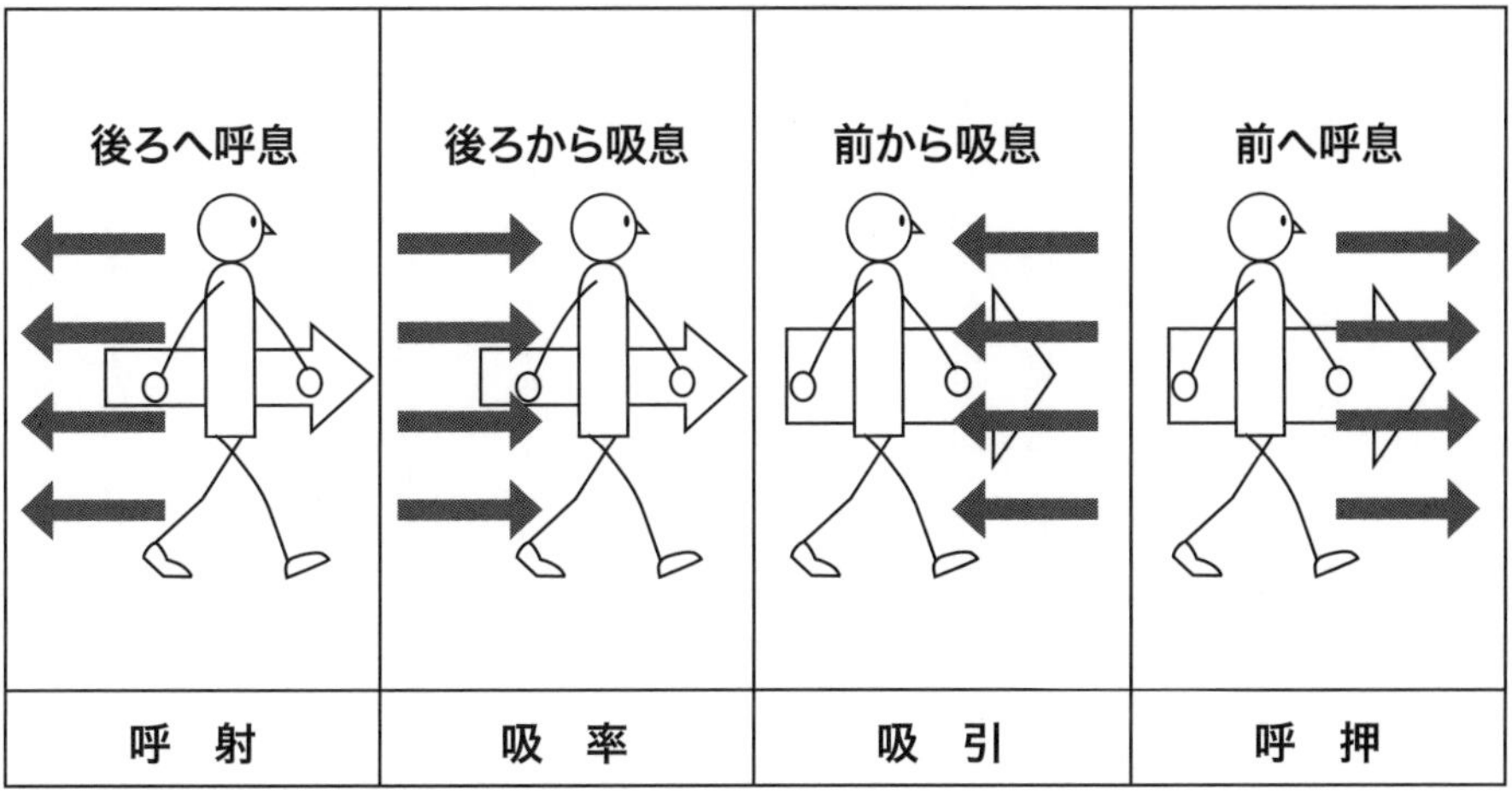

たとえば武術や武道の突き・蹴り等では、力強いけれども相手に動きが悟られやすい技、力強さでは劣るけれども動きが悟られにくい技など、実際の呼吸と呼吸意識との関係がはっきりと見て取れます。

今度は実際の呼吸でも試してみましょう。呼吸意識よりわかりやすいと思います。

まず実際に息を吐きながら手のひら・こぶしを前に突き出します。

次に、実際に息を吸いながら手のひら・こぶしを前に突き出します。

武道・武術の稽古では、気合を入れて息を吐きながら、あるいは声を出しながら突きの稽古をする光景がよく見られます。初心者にとっては非常にわかり易い練習です。息を吐くことで、強い打撃感が持てるからです。しかしそのような突きでは、突く前に相手に動きを読まれてしまいます。静止状態からの動作の立ち上がりで、息を吐いては、いわゆるタメ、予備動作が起きてしまい、その分動きが遅くなります。それではタメのない上級者の突きは、どういう呼吸なのでしょうか？　それは、「呼吸意識」の「吸引」から生まれます。

冒頭でもお話しましたが、実際の呼吸と意識としての呼吸は、動きに与える影響の割合が常に変化しながら同時に存在しています。さまざまな分野の達人といわれる人たちは、自ずと実際の呼吸のみならず、呼吸意識をも自在に使いこなしているのです。

4　行動次元における呼吸意識

「呼吸意識」の構造は普遍的なメカニズムなので、スポーツや武術・武道、舞踊といった身体運動に留まらず、日常生活を含めたあらゆる動き、さらには行動にも作用します。その影響は広く人間関係にも及んでいきますので、呼吸意識がどのように人間関係に作用するのか、握手を例に観察していきます。

今は握手をする相手が目の前にいないという人が大半だと思いますが、ぜひ相手を見つけて握手してみてください。

相手と向かい合い、握手をします。

1. 両者が互いに掌で吸息しつつ握手。　両者「吸引」
2. 両者が互いに掌で呼息しつつ握手。　両者「呼押」
3. 自分が掌で吸息・相手が掌で呼息。　自分「吸引」・相手「呼押」
4. 自分が掌で呼息・相手が掌で吸息。　自分「呼押」・

握手における呼吸意識

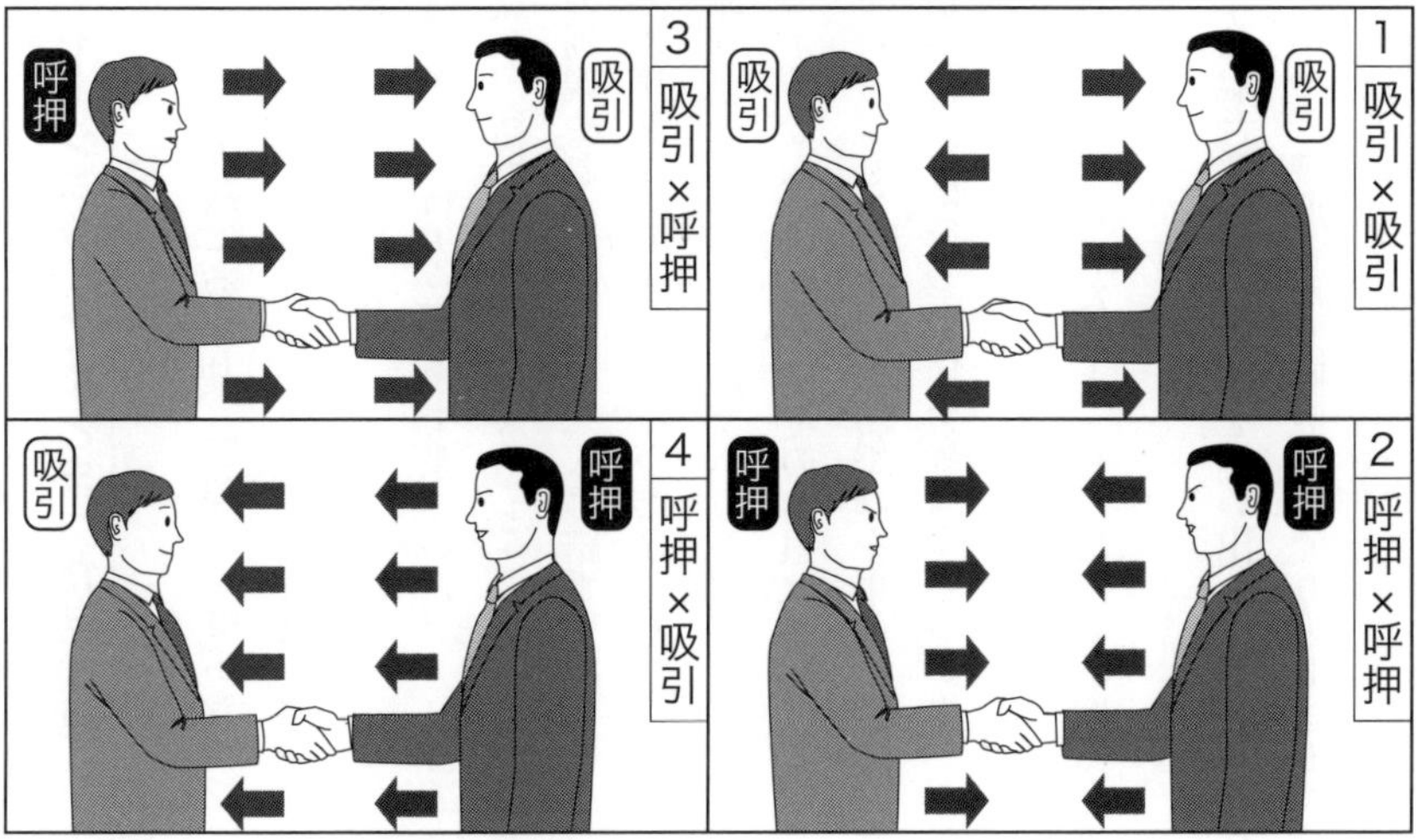
1
吸引×吸引
吸引
吸引
2
呼押×呼押
呼押
呼押
3
吸引×呼押
吸引
呼押
4
呼押×吸引
呼押
吸引

相手「吸引」

それぞれを数回ずつ繰り返します。自分はどんな感じがしたか、自分の受けた相手の印象はどうだったか、相手自身はどう感じたか、相手が受けた自分の印象はどうだったかを、その都度話し合ってください。

おおむね、次のようになります。1の両者「吸引」では、親和的で互いに親近感、信頼感が増し、受容しあう感じが優位になります。2の両者「呼押」では、互いに自己主張が強く、拮抗的な緊張感が増します。3の自分「吸引」・相手「呼押」では、自分の懐が深くなり、相手の主張にぶつかることなく、受容し、飲み込んでしまう感じがある一方、相手は自分の押圧パワーを暖簾《のれん》に腕押しのように吸い込まれてしまう感じがします。4の自分「呼押」・相手「吸引」は、3の反対となります。

さきほどから実際に手を動かしたり、しゃがんだり、立ったり、歩いたりしてみた方は、実際に握手という相手のある行動をしてみることで、同じメカニズムが行動次元、武道・スポーツなどの試合や対人稽古に始まり、挨拶や交渉、話し合い、会議、他愛のない会話や喧嘩などの広範な人間関係にも、普遍的に働くことが容易に理解できるはずです。

5 「モーション」でまとまった結婚話

「握手」の実践にあたり、実際に「モーション」を活用したエピソードをお話しします。これは受講生から聞いた体験談です。

ある青年が、日本に仕事で来ていたアメリカ人女性と恋仲になり、結婚しようということになりました。そして、彼女の両親やお祖父さんに二人の結婚を認めてもらうために、アメリカに行くことになったのです。彼女のお祖父さんは非常に威厳があって恐く、その親族のゴッドファーザーのような人で、彼女はそのお祖父さんに非常に可愛がられて育ちました。二人の結婚話を事前に耳にしたお祖父さんが、「日本に行って仕事をしていると思ったら、結婚だと！　しかも、国も人種も違う日本人と結婚する!?　そいつはいったい何者だ」と、ただならぬ雰囲気を周囲に漂わせたらしいのです。

青年は総合呼吸法のことを思い出し、アメリカへ飛ぶ飛行機の中で、幾度となく呼吸法をくり返しました。お祖父さんや親族のことを思い浮かべては「ゆる」を行い、「ベース」や「コントロール」の練習、さらにお祖父さんの写真を見ながらひたすら「モーション」の中の「吸引」の呼吸法をくり返したのです。

そして、お宅を訪ね、体格の立派なそのお祖父さんを見た瞬間に、実際にお祖父さんの全身を自分の全身で吸い込むように歩いていって（吸引歩法）、ニコッとしながら手掌でお祖父さんの大きな手を吸い込む「吸引手法」で握手をしたのです。そうしたら相手もスーッと引き込まれるようにあっという間に打ち解けてしまいました。お前はなんていいやつだと、自分を孫のように迎え入れてくれたのです。

一方、その青年も、会うまでは恐くて、手強い相手を想定して呼吸法の練習をしていたわけですが、実際にお祖父さんに会った最初の挨拶の瞬間に、自分もこういう人になりたい、尊敬できる人だな、という気持ちになったのです。

お互いにすぐに打ち解けあって、最後には「君は僕の孫だ、ぜひ自分の孫娘を頼むよ。うちの孫もいいやつだから、君とはうまくいくと思う。おめでとう」と祝福を受けて帰ってくることができたのです。

6 呼吸意識の極意、引率

園児の引率にモーションを活かすには

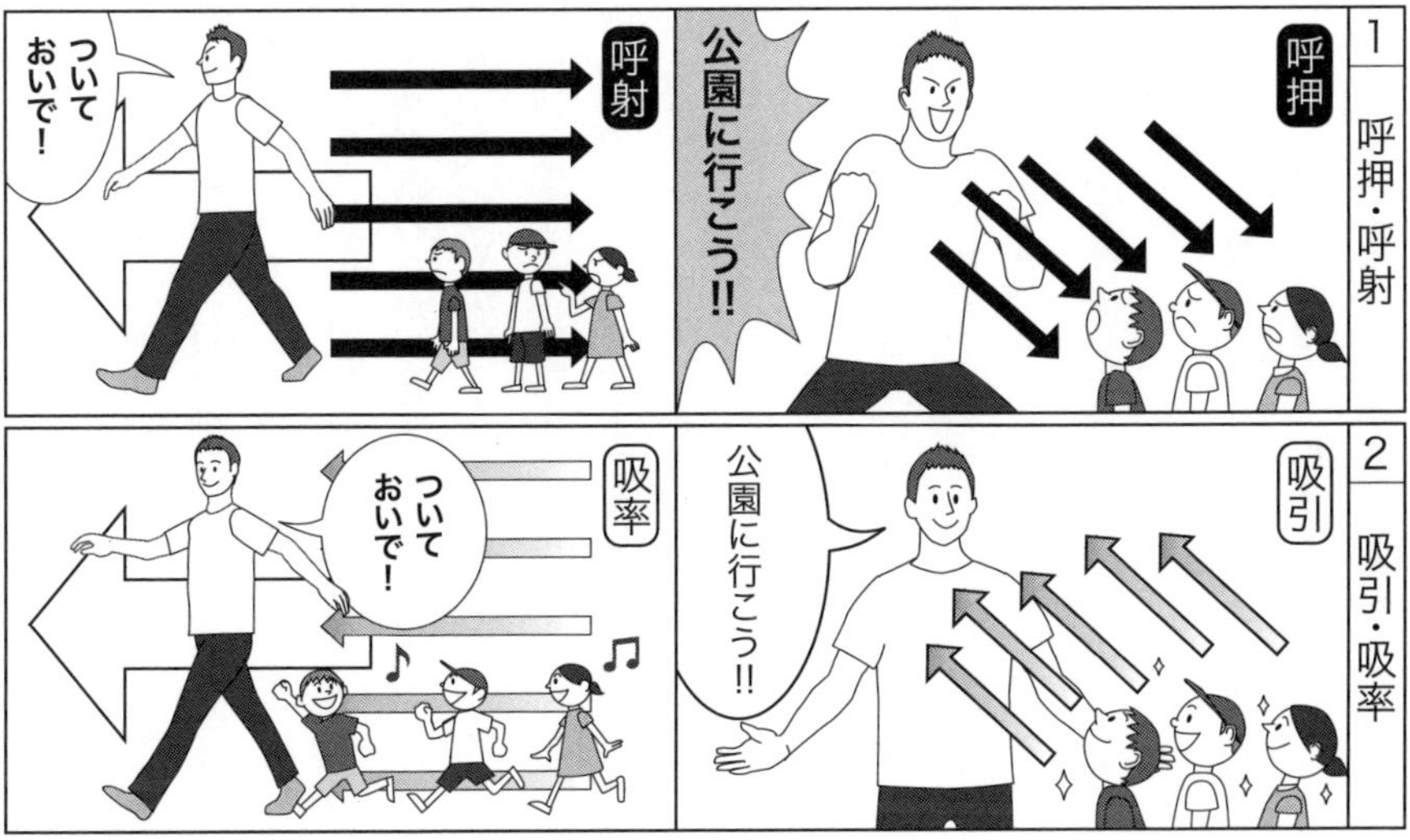
1
呼押・呼射
呼押
公園に行こう!!
呼射
ついておいで!
2
吸引・吸率
吸引
公園に行こう!!
吸率
ついておいで!

これまで「歩き」で身体運動の次元における呼吸意識を動作主体の観点から観察してもらいましたが、これは行動次元でも実践が可能です。

私はかつて、幼児教育の研究のために、週1回の頻度で保育園や幼稚園で指導をしていました。そこで園児たちを公園に連れて行く時に、呼吸法「モーション」を試みたのです。

子どもたちを前にして「公園に行こう」と呼びかける時に、実際には息を吐くわけですが、意識の上でも息を吐くように語りかける場合と、彼らを吸い込むような意識で語りかける場合の違い、そして子どもに背中を向けて「さあ、いくよ、ついておいで」と言う時に、背中から息を吐く意識で声を出す場合と、彼らを背中で吸い込むような意識で声を出す場合の違いを観察しました。順番に、「呼押」「吸引」「呼射」「吸率」です。

息を吐く意識で「公園に行こう」と言った場合（呼押）、子どもたちとの間に親和感が生まれず、言うことを聞いてもらえないので、こちらはつい大声を出してしまいかねない状況になりました。背中を向けていざ出発、背中から息を吐くように「ついておいで」と言うと（呼射）、自分だけがスタスタと歩いていって、子どもたちはトボトボと、なかなかついてきてくれません。

一方、子どもたちに向かって、息を吸う意識で「公園に行こう」と呼びかけると（吸引）、子どもたちとの間が親密になり、子どもの方から目を輝かして寄ってきます。そして背を向けて、背中で彼らを吸う意識「ついておいで」と言って歩きだすと（吸率）、私の背中しか見えてないのに、皆ルンルンと飛び跳ねながら元気よくついてくるのです。何度試してみても、鮮やかにこうした結果になりました。

実は、呼吸法「モーション」を体系化していく中で、4種類の呼吸意識のストラクチャーやモビリティを正確に表す言葉として「吸引」「呼押」「吸率」「呼射」に到達したのですが、とくに「吸率」と「呼射」の命名には苦労しました。

子どもたちを相手に呼吸意識の効果を観察した時には、すでに4種類の名称は決まっていました。名称を考えている最中には思い至らなかったのですが、子どもたちが自然についてきた2種類の呼吸意識は「引率」そのものだったのです。

つまり「吸引」と「吸率」から、共通する「吸」という字を除いた2文字を合わせると「引率」になるのです。

それに気づいた時には、我ながら感動を覚えました。大昔の「引率」という言葉を発案した人物は呼吸意識の優れた人だったのではないか、そして私が学問的に解析した呼吸意識の構造を無意識に直観していたのではないか、と思うに至ったからです。

7　手の下降・上昇を使った練習法

「握手」も「引率」も一見簡単なようですが、実際に「モーション」として使えるようになるには、日頃の「ゆる体操」や「呼吸法」のトレーニングがものを言います。行動や、人間関係といった話になると、とかく精神論に陥りやすいのですが、優れた呼吸意識を持つ人は、実際の呼吸にも長け、その土台にはゆるんだ身体があるのです。ですからこれまで以上によく身体をゆるめて、「ベース」「リカバリー」「コントロール」なども継続してください。

それでは最後にもう一つ、汎用性の高い、大変便利なトレーニング法をご紹介します。「突き」「下降上昇運動」「歩き（または引率）」「握手」に加え、これがあれば鬼に金棒です。

手の上昇・下降を使った方法「手腕上昇下降呼吸法《しゅわんじょうしょうかこうきゅうほう》」です。すべて手の甲が上向き、掌が下を向いた状態を基準

手腕上昇下降呼吸法

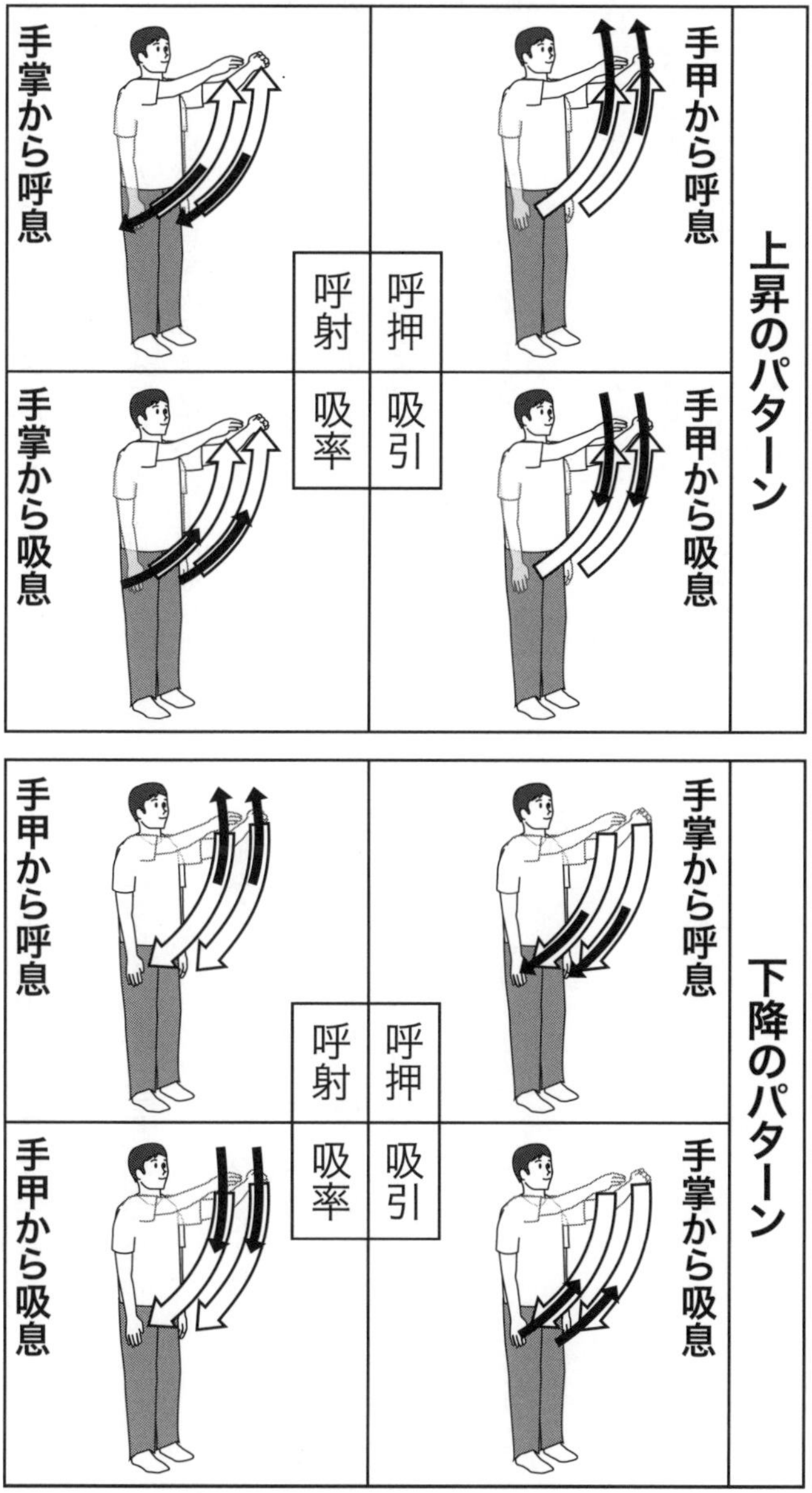
上昇のパターン
手掌から呼息
手甲から呼息
呼射
呼押
吸率
吸引
手掌から吸息
手甲から吸息
下降のパターン
手甲から呼息
手掌から呼息
呼射
呼押
吸率
吸引
手甲から吸息
手掌から吸息

にして説明します。

◆上昇パターン

1. 「呼押」 手甲から息を吐くように手を上げる
2. 「吸引」 手甲から息を吸うように手を上げる
3. 「呼射」 手掌から息を吐くように手を上げる
4. 「吸率」 手掌から息を吸うように手を上げる

◆下降パターン

1. 「呼押」 手掌から息を吐くように手を降ろす
2. 「吸引」 手掌から息を吸うように手を降ろす
3. 「呼射」 手甲から息を吐くようにして手を降ろす
4. 「吸率」 手甲から息を吸うように手を降ろす

まずは、一つずつ何度か繰り返してみて、これまでの例を参考にそれぞれの感触の違いを確かめてください。うまくできるようになってきたら、手の上昇・下降を連続するように組み合わせてみましょう。たとえば次の通りです。

1. 手甲呼押上昇・手掌吸引下降法
2. 手甲吸引上昇・手掌呼押下降法
3. 手掌呼射上昇・手掌吸引下降法
4. 手掌吸率上昇・手掌呼押下降法
5. 手甲呼押上昇・手甲吸率下降法
6. 手甲吸引上昇・手甲呼射下降法
7. 手掌呼射上昇・手甲吸率下降法
8. 手掌吸率上昇・手甲呼射下降法

組み合わせ方はいろいろ考えられます。あせらずに、順を追っててい ねいに練習を重ねてください。楽しみながら、飽きずに取り組む姿勢が大切です。手をよくさすって意識を高めるのも効果的です。ちなみに手は「下降上昇」にだけでなく、掌を垂直にして左右に動かす方法もありますので、ぜひいろいろと工夫してみてください。

5 総合呼吸法　第一教程　第5講座
股関節強化呼吸法・ヒンジ

1 「呼吸の達人」への道

どんなに習熟しても先入観にとらわれず、常に新鮮な気持ちで取り組み続けることは、上達の秘訣の一つといえます。そのためには、一見逆説的なようですが、何度でも飽くことなく基本に立ち返ることです。

「難しい」「これは無理」と判断してしまう前に、基本に戻ってできることをする。すると、できているつもりだったことができていなかったことに気づきます。それも上達です。

私たちにとって呼吸法はなじみ深い文化であるだけに、皆さんの中にもある先入観はすぐに頭をもたげてくるはずです。各呼吸法、ひと呼吸ごとに新たな呼吸法の世界を探究するつもりで取り組むこと、これは具体的な呼吸法の技術の習得以上に大切なことなのです。

2 達人の筋肉とヒンジ

第５講座「股関節強化呼吸法・ヒンジ」は、私がその重要性に注目し「達人の筋肉」と称した腸腰筋《ちょうようきん》と、股関節の高度に統合的な鍛錬法として、呼吸法に位置づけたメソッドです。ヒンジとは、ドアについている蝶番《ちょうつがい》のことをいいます。

股関節は、屈曲／伸展、外転／内転、外旋／内旋と３次元の方向に動く関節ですが、この呼吸法では、特に屈曲／伸展する時の股関節の動きを蝶番に見立てて「ヒンジ」と名づけました。

まずは呼吸法「ヒンジ」の実践にあたって必要な、解剖学的、生体力学的な知識を整理しておきましょう。

達人の筋肉である腸腰筋は、大腰筋《だいようきん》（及び小腰筋）と腸骨筋《ちょうこつきん》で構成される深層筋群で、解剖図を見ない限り、なかなか存在を確認することができません。私自身は若い頃、武道・武術をはじめとするさまざまなトレーニングに取り

腸腰筋と大腿直筋の動き

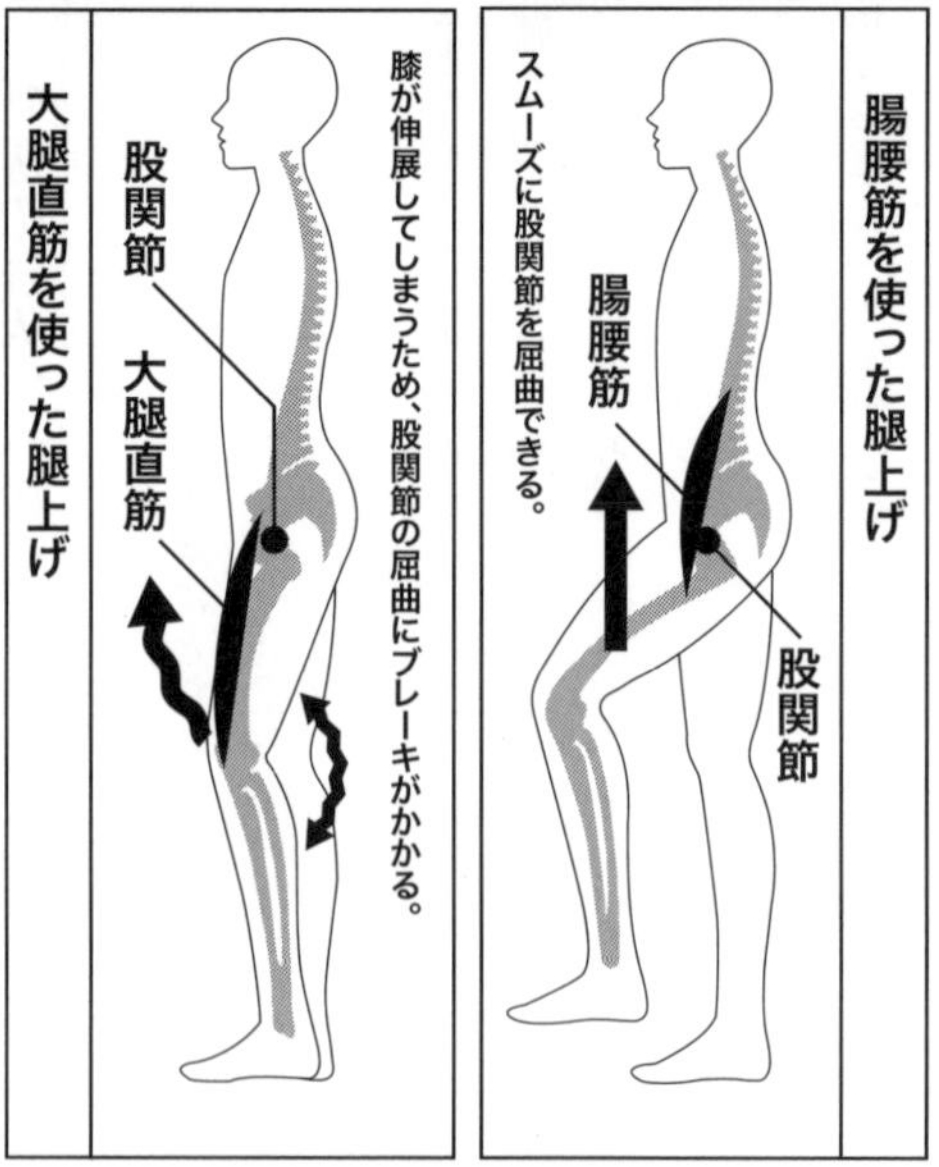
腸腰筋を使った腿上げ
スムーズに股関節を屈曲できる。
腸腰筋
股関節
大腿直筋を使った腿上げ
膝が伸展してしまうため、股関節の屈曲にブレーキがかかる。
股関節
大腿直筋

©2017 Hideo Takaoka 運動科学総合研究所

組む中で、非常にいい動きをしている時にこの腸腰筋がある種の中心的役割を担っていることを自覚しました。それが腸腰筋を「達人の筋肉」と名づけた所以です。

大腰筋は、身体の中心を通る脊椎（胸椎12番および腰椎1〜5番）に始まり、股関節を通り越して大腿骨内側の付け根近くの小転子につながっています。腸骨筋はその名前の通り、腸骨上辺の内側にはじまり、途中から大腰筋と一緒になって大腿骨の小転子についています。呼吸法「ヒンジ」では、大腰筋・腸骨筋を腸腰筋として一緒に鍛えていきます。

坐骨で立つように座れる方は、比較的きれいに股関節が屈曲しているはずです。立った状態では片足を上げる、すなわち歩こうとして足を前に振り出す時に股関節が屈曲します。体幹の前屈いわゆる体前屈も股関節の屈曲です。股関節は3次元に動く自由度の高い関節であることは先に述べましたが、この「ヒンジ」では、まずこの股関節の屈曲に重点を置いてトレーニングするので、体幹部と大腿骨、そして股関節の関係をよく理解しておいてください。

足を上げる、歩く時に足を振り出す場合は、股関節が蝶番として動きの中心となって、ドアにあたる大腿骨が動きます。反対に体前屈の場合は足が地面に固定されています

腸腰筋と大腿直筋（側面）

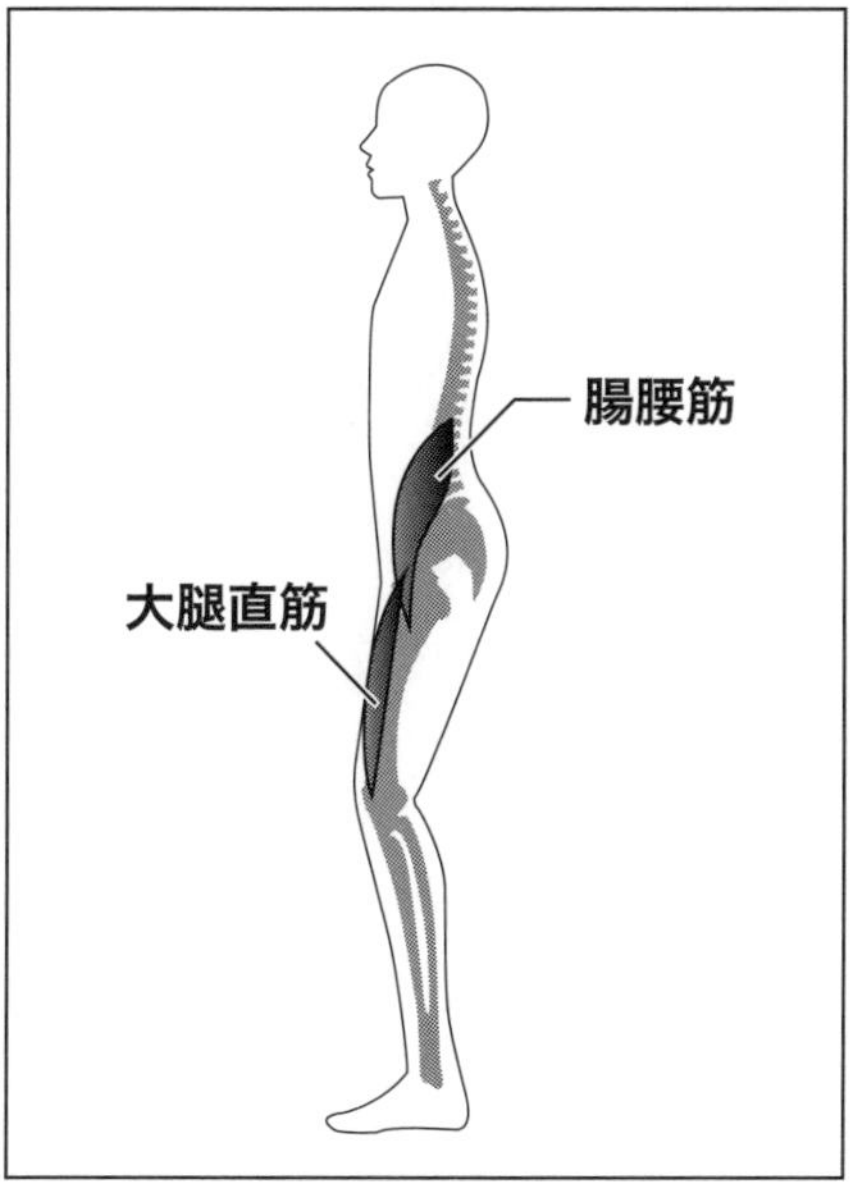

©2017 Hideo Takaoka 運動科学総合研究所

腸腰筋と大腿直筋（正面）

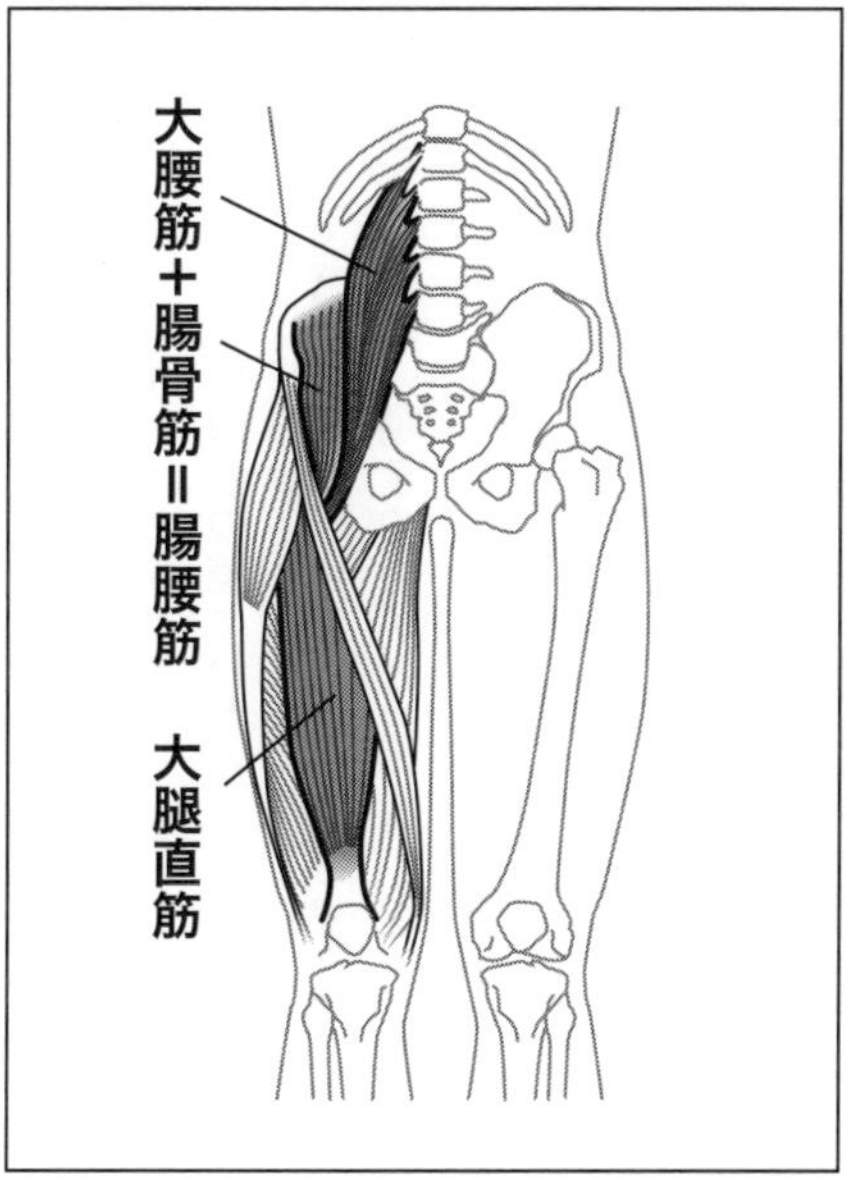

©2017 Hideo Takaoka 運動科学総合研究所

ので、骨盤を含む体幹部がドアとして動きます。

股関節の屈曲は、腸腰筋の収縮によって起きるのですが、前腿の筋肉である大腿直筋《だいたいちょっきん》を使っても見かけ上は同じように屈曲が起こります。

大腿直筋は外側広筋《がいそくこうきん》、内側広筋《ないそくこうきん》、中間広筋《ちゅうかんこうきん》と一緒に大腿《だいたい》四頭筋《しとうきん》を構成する筋肉で、腸骨（下前腸骨棘《かぜんちょうこつきょく》）にはじまり、膝蓋骨《しつがいこつ》を経て脛骨までつながっている長い筋肉です。

大腿四頭筋は主に膝関節を伸展させる働きを持っており、その中で大腿直筋だけが腸骨につながっているため、股関節の屈曲にも関与します。したがって大腿直筋でも股関節の屈曲は起きますが、同時に膝を伸展させる作用があるため、ブレーキがかかる、武術でいうなら居着く状態になります。そうした理由で、私は大腿直筋を含む大腿四頭筋を「ブレーキ筋」と名付けたのです。

多くの人にとって、主に頼る動力が大腿直筋であり、あたりまえのようにそれを使ってドアを動かしているといえます。呼吸法「ヒンジ」では、本来使われるべき腸腰筋を意識化し、合理的なドアの開閉、つまり股関節の使い方ができるようにします。

3 達人の筋肉とブレーキ筋

もう一点、「達人の筋肉」と「ブレーキ筋」の位置関係を別の角度から見ておきます。身体の正面から見ると、腸腰筋はより中央に、大腿直筋はより外側に位置しています。横から、つまり身体の前後の厚みという点から見ると、腸腰筋は身体の内側、ほぼ中心付近にあり、大腿直筋は身体の前面、表面に位置しています。大腿直筋を使った動き、つまり身体の表面を使った動きは相手に読まれやすく、効率も悪いので、非常に不利な身体の使い方です。身体の奥行の差としては、体格にもよりますが、せいぜい10センチから15センチほどでしょう。しかしこの差が、パフォーマンスにおいては天と地ほどの差につながります。

たとえば武術や格闘技では、相手が動こうとしたり、力を出そうとする時に、動きや力がどこから生まれているのかをお互いに察知し合います。揉合系など、相手と直接触れ合う場合、身体の表面にある腹直筋や大腿直筋で動きをコントロールしていると、すぐに相手に力の変化を読まれてしまい、きれいに返し技を決められてしまいます。力のコントロールが身体の奥にあると、実際に力が発生して、その威力によって相手の体勢が崩されるまで、相手はこちらの力を感じることができません。

見かけ上は腹直筋や大腿直筋でも似た動きをすることは可能なので、器用な人ならばスポーツ・武道・武術の技を表面的に真似ることはできます。しかしその本質は、トップアスリートや奥義を極めた達人とはまったく違うものです。

このような違いは日舞や能、バレエなどにも現れます。舞踊が要求する深い表現力は、大腿直筋や腹直筋系のコントロールでは生まれません。そもそも動きを作り出す筋肉が身体の表面で動けば、衣装を通して粗野で生硬《せいこう》な印象として伝わってしまいます。

今やハイパフォーマンスを実現しようとする人、トップアスリートたらんとする人は、腸腰筋の重要性を認識し、真剣に取り組んでいるのがこの世界での常識です。しかし、腸腰筋が身体の奥にあり、視覚的に捉えられない上に非常に意識しづらいため、的確に鍛えるのは困難です。そこで、腸腰筋や股関節をシャープに鍛えるために生み出した画期的な方法が呼吸法「ヒンジ」です。

4 腸腰筋と呼吸

もう少し腸腰筋と呼吸の関係を見ておきましょう。

先にも申しあげた通り、腸腰筋は 身体の中心を通る脊椎（胸椎・腰椎）から始まっています。さらに腰椎につながっている代表的な呼吸筋として、横隔膜があります。「リカバリー」でも解説した通り、横隔膜は肋骨の下縁にドーム状に広がっていて、その後端は落ち込みながら腰椎につながっています。つまり横隔膜と腸腰筋は腰椎部分で重なり合っているのです。腰椎の部分で重なりながら、横隔膜は腰椎と上体、もう一方の腸腰筋は腰椎と下体とを結んでいます。この関係をよく頭に入れておいてください。

そのためにも「リカバリー」の「横隔膜上下法」で、横隔膜の位置や吸息・呼息に伴って横隔膜が実際にどう動くのかを復習されることをお勧めします。

5 腸腰筋の達人化を目指して

これから行う呼吸法は、ヘルニア・気胸《ききょう》・脱肛などを悪化させたり引き起こす危険がありますので、心配な方は決して行わないで下さい。また心配ないという方も、十分に注意深く行ってください。

トレーニングを行う前に「坐骨モゾ」、呼吸法「ベース1・2・3」を行ってください。これから行うヒンジでは、すべて肛門を軽く締め引き上げて行うことが必要です。また腰を中心に全身が力みやすいので、ゆるんで脱力状態でセンターをキープし続けることに努めてください。

●ワーク1　横隔膜の意識化　第一段

坐骨で立ち、センターが楽に気持ちよく立ち上がるのを感じ、玉芯・舌路を意識します。

鼻吸主口呼息《びきゅうしゅこうこそく》で、胸・脇・背中・腹・腰全体に息を吸い入れて、目一杯吸い込んだ状態「残気10」にします。

そこから息を5割吐き出し、残り5割のところで息を止め、「残気5」にします。「残気5」の周辺で短く速いリズムで息を吸ったり吐いたり、くり返すことを、息が続かなくなる手前まで行います。こうした呼吸法を「中間息微小呼吸法《ちゅうかんそくびしょうこきゅうほう》」といいます。

肋骨の下縁に意識を置いて吸息・呼息を繰り返していくと、肋骨の下縁あたりでパタパタと上下する感じがしてきます。それが横隔膜です。

ワーク1　横隔膜の意識化　第一段

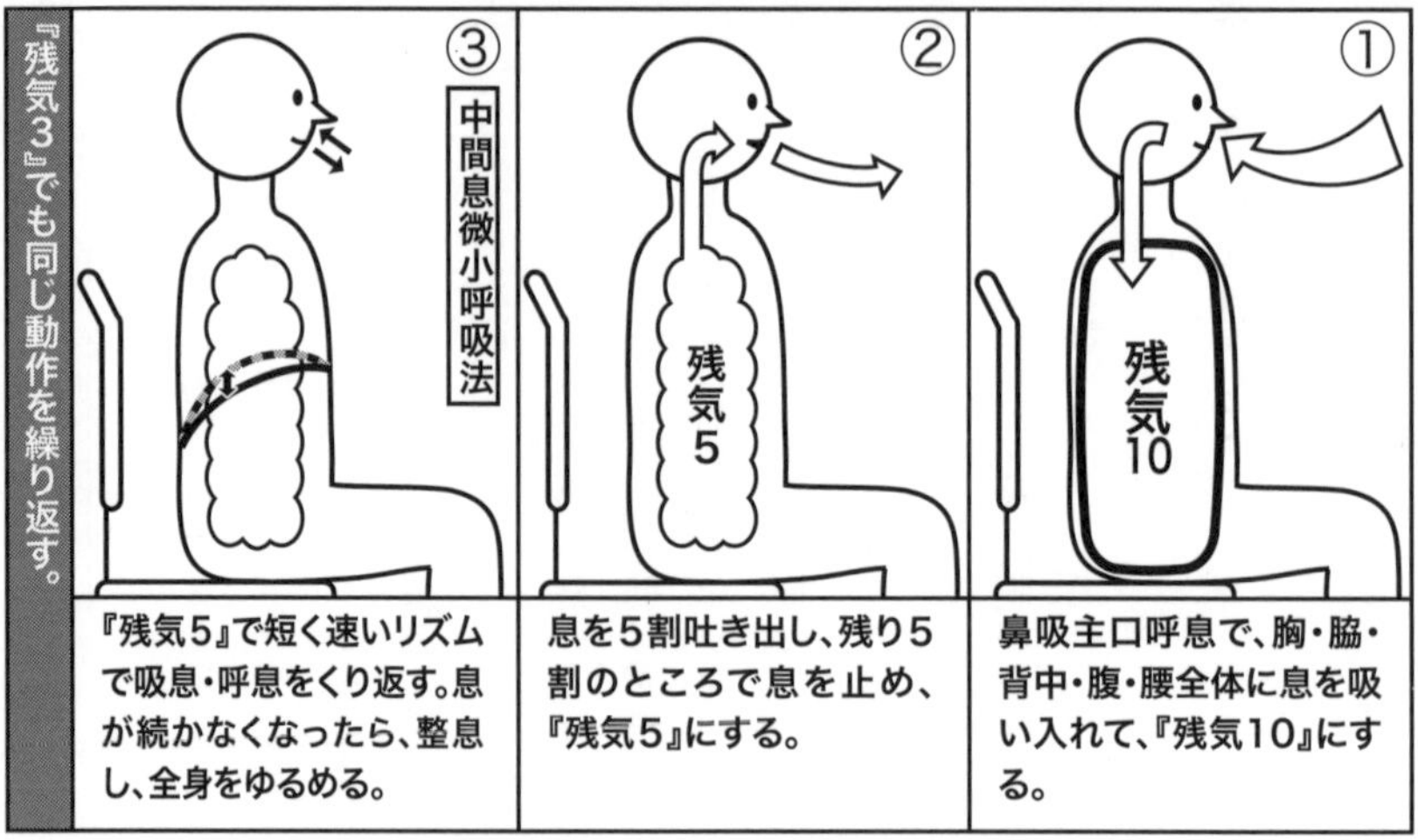

①
残気10
鼻吸主口呼息で、胸・脇・背中・腹・腰全体に息を吸い入れて、『残気10』にする。
②
残気5
息を5割吐き出し、残り5割のところで息を止め、『残気5』にする。
③
中間息微小呼吸法
『残気5』で短く速いリズムで吸息・呼息をくり返す。息が続かなくなったら、整息し、全身をゆるめる。
『残気3』でも同じ動作を繰り返す。

息が続かなくなったらやめて、整息し、全身にゆるをかけます。

今度は「残気3」で行います。

軽く「坐骨モゾ」を行って、姿勢を整えてください。

坐骨で立ち、センターが楽に気持ちよく立ち上がるのを感じ、玉芯・舌路を意識します。

鼻吸主口呼息で、胸・脇・背中・腹・腰全体に息を吸い入れて「残気10」にします。そこから息を7割吐き出し、残り3割のところで息を止め、「残気3」にします。「残気5」のときと同じく「中間息微小呼吸法」を使って「残気3」の周辺で息を吸ったり吐いたりします。

横隔膜に意識を置いて、吸息・呼息を繰り返します。肋骨の下縁あたりで横隔膜が「パタパタ」と上下する感じを味わいます。

息が続かなくなったらやめて、整息し、全身にゆるをかけます。

「ヒンジ」では、横隔膜の特に後端が意識できることが大事なので、後ろ側が意識できるように努めてください。

●ワーク2　横隔膜の意識化　第二段

坐骨で立ち、センターが楽に気持ちよく立ち上がるのを

ワーク2　横隔膜の意識化　第二段

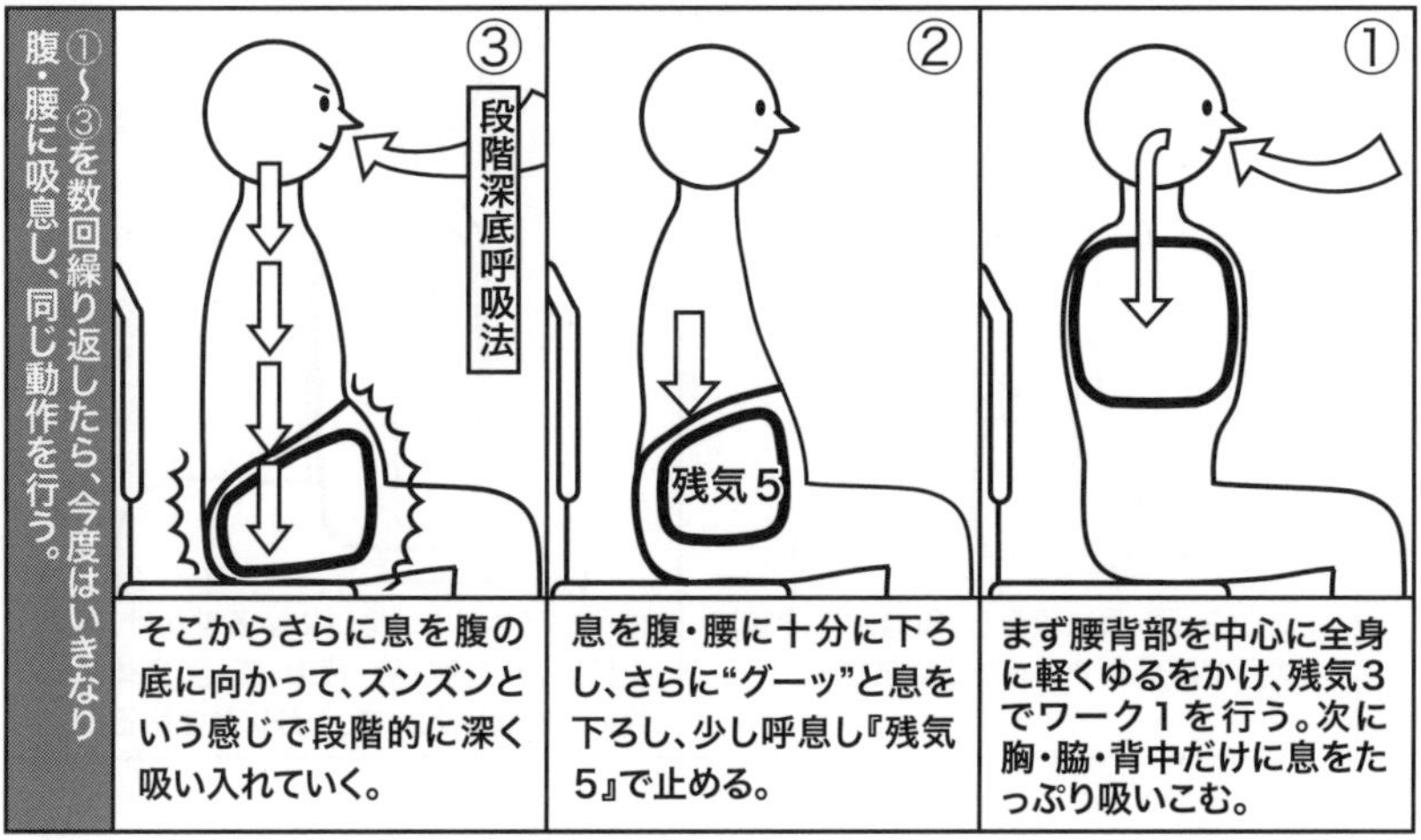
①
まず腰背部を中心に全身に軽くゆるをかけ、残気3でワーク1を行う。次に胸・脇・背中だけに息をたっぷり吸いこむ。
②
残気5
息を腹・腰に十分に下ろし、さらに"グーッ"と息を下ろし、少し呼息し『残気5』で止める。
③
段階深底呼吸法
そこからさらに息を腹の底に向かって、ズンズンという感じで段階的に深く吸い入れていく。
①～③を数回繰り返したら、今度はいきなり腹・腰に吸息し、同じ動作を行う。

感じ、玉芯・舌路を意識します。軽く全身にゆるをかけます。特に腰背部をていねいに十分にゆるめておきます。

横隔膜の後ろ側を意識しながら、ワーク１の後半を行います。「残気３」の周辺で「中間息微小呼吸法」を繰り返します。

はじめはパタパタと上下するのが「この辺まではわかる」「このあたりで曖昧になるな」という感じで結構です。徐々に後ろ側を意識できるようにしてください。

あらためて、鼻吸主口呼息で、胸・脇・背中・腹・腰全体にゆったりと息を吸い込み、ゆったりと息を吐きます。そして胸・脇・背中だけに息をたっぷり吸い込みます（胸・脇・背中はふくらみ、腹・腰はへこむ）。

次にその息を腹・腰に十分に下ろします（胸・脇・背中がへこみ、腹・腰がふくらむ）。さらにグーッと息を下ろし、少し息を吐いて「残気５」で止めます。

そこからさらに息をズンズンという感じで段階的に吸い入れます。下の方へ、腹の底に向かってズンズンと深く深く息を吸い入れていきます。こうした呼吸法を「段階深底呼吸法《だんかいしんていこきゅうほう》」といいます。

最後に息を吐いて、整息します。

横隔膜は、後端では落ち込みながら腰椎につながってい

ワーク3　吸息MAX

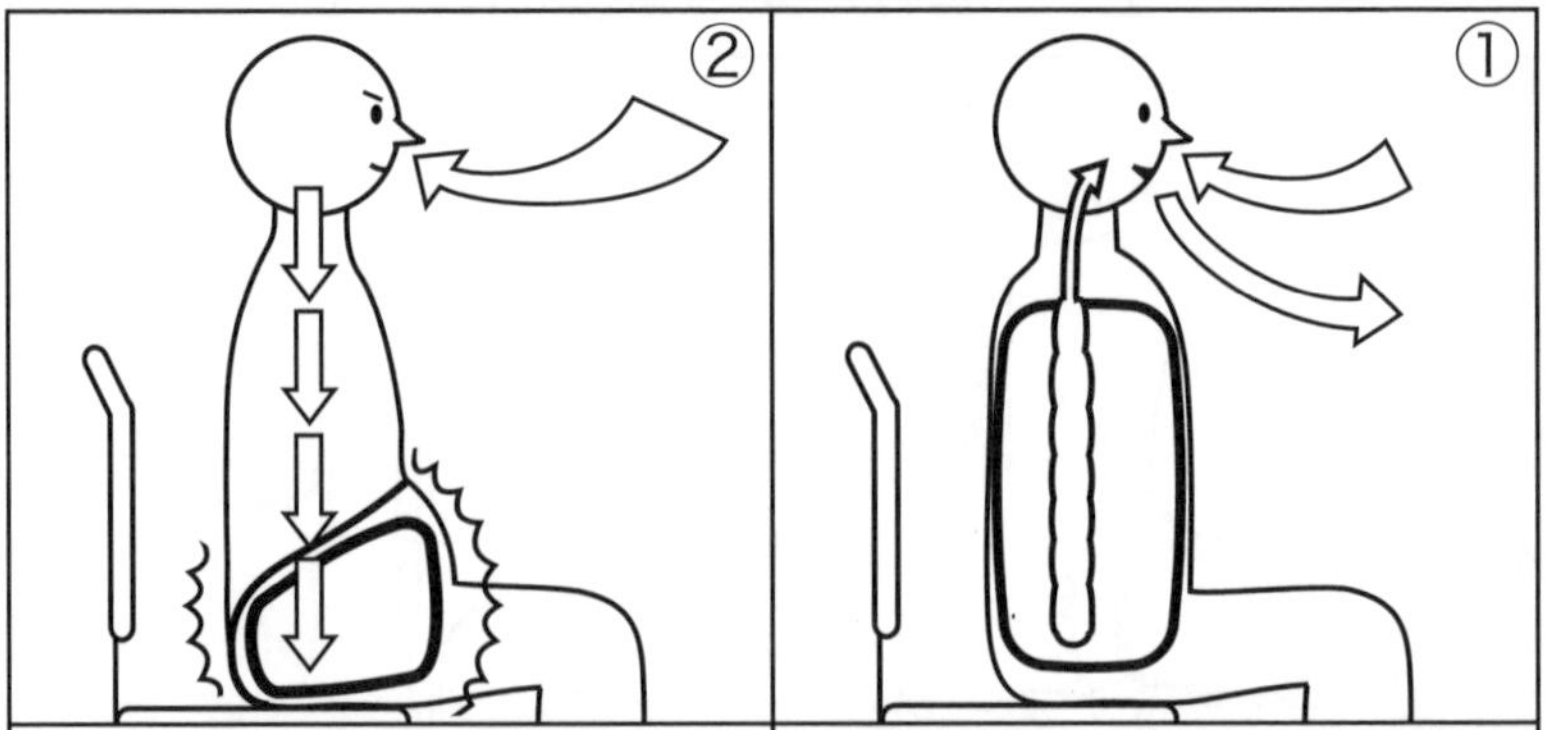

②そこから、腹・腰に吸息し、段階深底呼吸法を使って限界まで吸ったら整息する。

①腰背部を中心に、全身にゆるをかけ、鼻吸主口呼息で、胸・脇・背中・腹・腰全体に十分に息を吸い入れて、十分に吐き切る。

ます。グッグッとした感じがそのあたりから来ているかどうかをよく観察してください。

もう一度やってみましょう。坐骨で立ち、センターが楽に気持ちよく立ち上がるのを感じ、玉芯・舌路を意識します。軽く全身にゆるをかけます。

腰背部をていねいに「中間息微小呼吸法」を残気5で一回行います。十分にゆるめておきます。

次に鼻吸主口呼息で胸・脇・背中・腹・腰に息を吸い込み、ゆったりと吐きます。それを数回繰り返したら、今度はいきなり腹・腰に息を吸い入れ「残気5」で止めます。「段階的深底呼吸法」を行い、腰裏の内側中央寄りが縦方向にキューッとするのを感じたら、そこでわずかに吸息・呼息を繰り返します。腰裏内部で縦にグッグッ、あるいはキューッと感じられるもの、これが横隔膜の後端にあたる部分の筋収縮です。

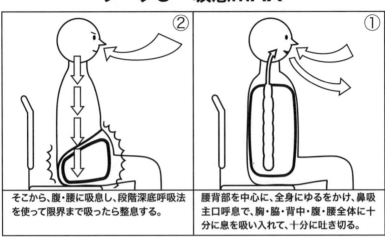

●ワーク3　「吸息《きゅうそく》MAX《マックス》」

ここからが「ヒンジ」の山場です。「吸息MAX」では、横隔膜を最大限に使って最大限に吸息を行います。

坐骨で立ち、センターが楽に気持ちよく立ち上がるのを感じ、玉芯・舌路を意識します。腰背部を中心に、全身にゆるをかけます。

鼻吸主口呼息で、胸・脇・背中・腹・腰全体に十分に息を吸い入れて、十分に吐き切ります。そこから、腹・腰に息を吸っていきます。吸って吸って、吸って吸って、もっと吸って吸って……。「段階深底呼吸法」を使って限界まで吸ったら整息します。

「吸息ＭＡＸ」では、横隔膜を最大限に押し下げることによって、腸腰筋を活性化させていくのですが、押し下げ方が足りないと、腸腰筋に刺激が伝わりません。下方に何かに引っ張られるような感じがするのは、腰椎で横隔膜と重なり、股関節の先の大腿骨までつながっている腸腰筋が利きはじめているからです。下腹部が十分に出るくらい横隔膜を下げることが必要です。

もう一度行います。

坐骨で立ち、センターが楽に気持ちよく立ち上がるのを感じ、玉芯・舌路を意識します。腰背部を中心に、全身にゆるをかけます。

鼻吸主口呼息で、胸・脇・背中・腹・腰全体に十分に息を吸い入れて、十分に吐き切ります。そこから、腹・腰に息を吸っていきます。吸って吸って、吸って吸って、もっと吸って吸って、下腹部が出るように。「段階深底呼吸法」を使って限界まで吸ったら整息します。

下腹部が出るというのは、吸息で横隔膜が下がって、内臓が押し出された結果であって、ただ下腹部を出そうとすると、腰が反ってしまうので注意してください。下腹部を出すだけでは横隔膜は下がりませんし、腰が反ってしまっては、達人になるどころか腰痛になってしまいます。あくまで全身をゆるめ脱力し、センターを正しく通した状態をキープし続けることが必要です。

●ワーク４　「呼息《こそく》ＭＡＸ《マックス》」

吸息の次は呼息です。横隔膜を最大限に使って最大限に呼息を行います。

坐骨で立ち、センターが楽に気持ちよく立ち上がるのを感じ、玉芯・舌路を意識します。腰の中や腰背部を中心に、全身にゆるをかけます。

鼻吸主口呼息で、胸・脇・背中・腹・腰全体に十分に息を吸い入れて、息を吐き切ります。そこからさらにもっと吐きます。吐いて、吐いて、下腹と腰がペターッと引っついてくるように、内臓まで吐き出すくらい、吐いてください。そこからさらに吐いて吐いて、吐き切ります。こうした呼吸法を「全内息吐切呼吸法《ぜんないそくとせつこきゅうほう》」といいます。ここでは、

ワーク4　呼息MAX

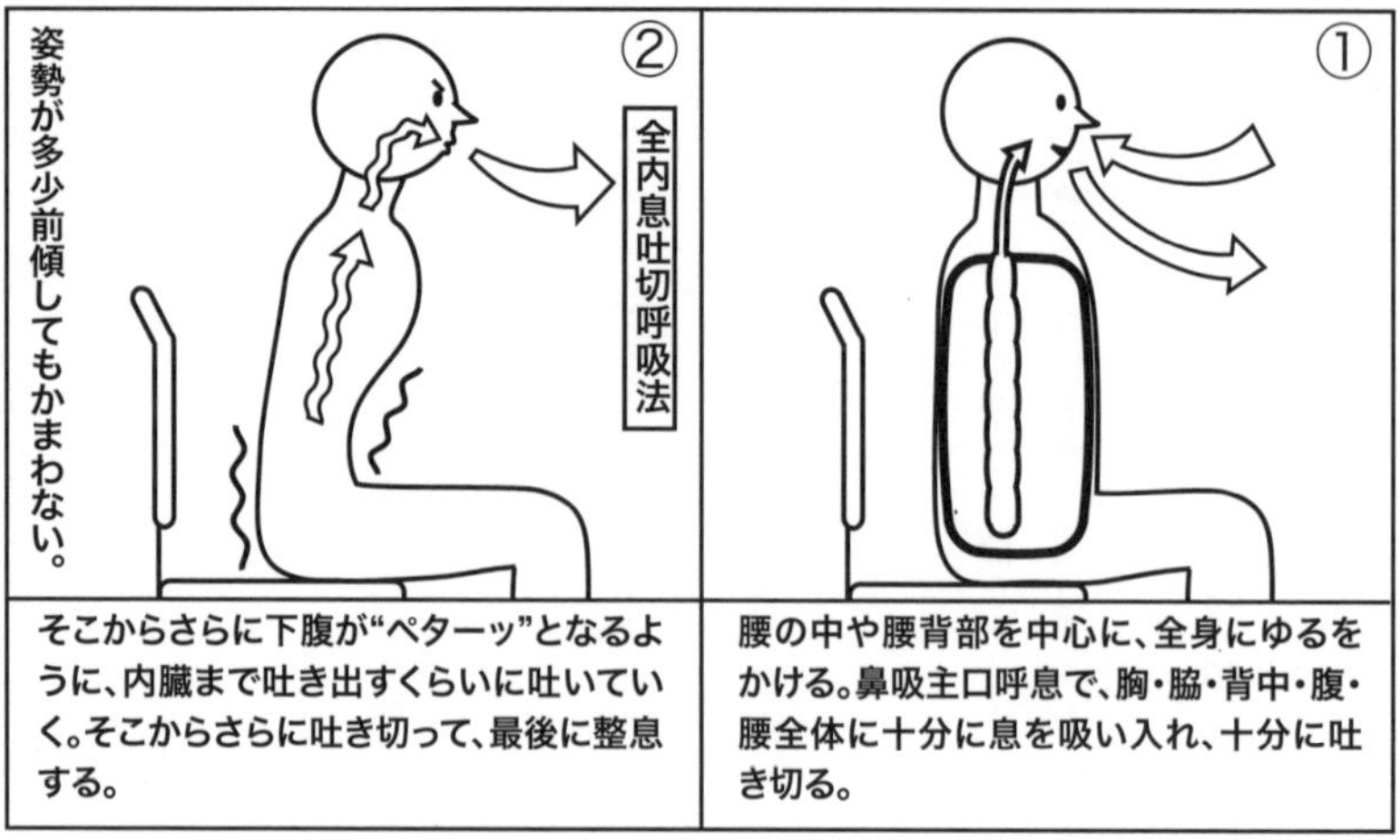
①
腰の中や腰背部を中心に、全身にゆるをかける。鼻吸主口呼息で、胸・脇・背中・腹・腰全体に十分に息を吸い入れ、十分に吐き切る。
②
全内息吐切呼吸法
姿勢が多少前傾してもかまわない。
そこからさらに下腹が“ペターッ”となるように、内臓まで吐き出すくらいに吐いていく。そこからさらに吐き切って、最後に整息する。

初学者は姿勢が多少前傾してもかまいません。吐き切って、吐き切って、吐き切ったら整息します。

腰の中でキュッキュッキュッとするのが腸腰筋です。下腹は「吸息MAX」とは対照的に、中のものが出し尽くされて、ペターッとなる感じです。

もう一度行います。

坐骨で立ち、センターが楽に気持ちよく立ち上がるのを感じ、玉芯・舌路を意識します。今使ったところ、使いたいところを中心に、全身にゆるをかけます。

鼻吸主口呼息で、胸・脇・背中・腹・腰全体に十分に息を吸い入れて、十分に吐き切ります。そこからさらに「全内息吐切呼吸法」を使って吐いて吐いて、吐き切ります。目一杯吐いて、腹が「ペターッ」となるように、もっと吐いて内臓を全部吐き出すように吐き切ります。吐き切ったら、最後に整息します。

無理矢理お腹をへこませようとして背中が丸まり、それが前傾姿勢だと勘違いしやすいので注意が必要です。背中を丸めても、下腹はそんなにはへこみません。腸腰筋が利いてくると身体は自然に前傾ぎみになります。

●ワーク5　達人の筋肉とブレーキ筋

ワーク５　達人の筋肉とブレーキ筋

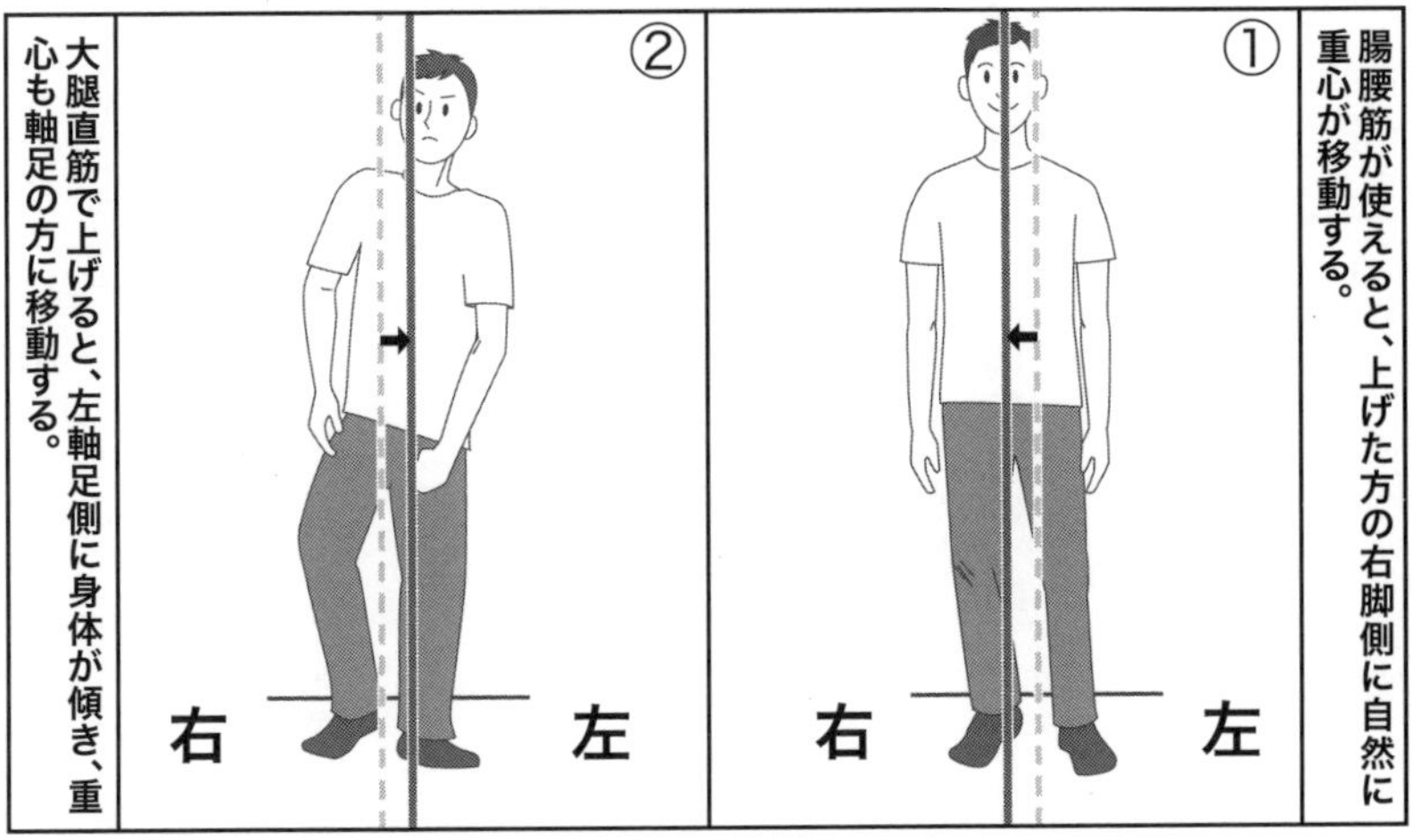
腸腰筋が使えると、上げた方の右脚側に自然に重心が移動する。
①
右
左
②
右
左
大腿直筋で上げると、左軸足側に身体が傾き、重心も軸足の方に移動する。

最後に、どれだけ達人の筋肉・腸腰筋が活性化したかを確認します。

軽く足を開いて立ち、まず右足を上げてみてください。この時に足をあまり高く上げすぎないこと、足裏が僅かに1～2センチ地面から離れる程度が最適です。足を上げた時に、重心はどちら側に移動しますか？

僅かですが、右足を上げたときには右に重心が移動します。左足を上げると左に移動します。足を少し開いて立っていますから、常に軸足より上げた足の方に重心が移動する感じです。これが腸腰筋が使えるようになった結果です。普通は軸足側に寄りかかりたくなるものです。大腿直筋は身体の中央より外側についているので、大腿直筋で上げようとすれば、軸足側に身体が傾き、重心も軸足の方に移動します。腸腰筋が使えなければ、その分大腿直筋に頼る比重が大きくなりますから、足上げの際の重心の変化で、腸腰筋がどれくらい使えているかがわかります。

「吸息ＭＡＸ」・「呼息ＭＡＸ」の後、足上げ・その場歩きをするところまでを呼吸法「ヒンジ」の一連のトレーニングとします。つまり、腸腰筋の意識が高まっている状態で基本的な足上げの動作を行うことで、腸腰筋が使われている時の身体遣いを脳が覚えていくようにするのです。

重心がぶれないのは、あくまで腸腰筋が使えるようになって、より中心から身体の動きを操作できるようになる結果として起きることです。ここで大事なことは、「吸息MAX」「呼息MAX」によって、いつもより腸腰筋の活動性が高まった状態で身体を動かしてみること、そしてどれだけ腸腰筋が使えるようになったかを客観的正確に観察することです。

6　他の筋肉の司令塔として

もう一つ、横隔膜や腸腰筋といった脊椎内側系の筋肉の特徴についてお話しします。

一般的に筋肉というと、どれだけのエネルギーを生み出すかで動きの良さが決まると思われがちですが、横隔膜や腸腰筋などの脊椎系の筋肉には、主〝動〟ではなく、主〝導〟という重要な働きがあります。そこに着目し、あえて私は「主導制御筋《しゅどうせいぎょきん》」と呼んでいます。

横隔膜や腸腰筋に主導制御筋として機能させることがいかに難しいかは、今回のトレーニングを通じて皆さんも実感されたと思います。普通は横隔膜や腸腰筋のリードがないまま、大腿直筋などを使ってしまうわけです。したがって、スポーツにおいて外面的なフォームから動きを覚えるような練習を繰り返していては、脊椎系の筋肉が主導制御筋としての役割に目覚めることは困難です。

まずこれら脊椎系の筋肉が動き、その動きを増幅させるように他の四肢系の筋肉、より外面的な筋肉が動き出すのが「主導制御系」のメカニズムです。脊椎系の筋肉だけで重いものを持ち上げたり、スピードを出したりするわけではありませんし、股関節の屈曲に大腿直筋をまったく使わないわけではないのです。お気づきのように腸腰筋、中心から生まれる動きには統一感があります。身体の中心から、右足も左足も関係なく、スッスッと足が動く感じ、武術でいう「手足体一致」です。大腿直筋に任せてしまうと、一動作ごとに意識があっちへ行ったりこっちへ行ったり、実感としてもバラバラになります。

優れた身体の使い方ができる武術家、スポーツ選手、舞踊家が、ただ立っているだけ、歩いているだけでも「見事に美しい」と感じられるのは、腸腰筋が使えているからなのです。

6 総合呼吸法　第一教程　第6講座
細胞呼吸法・セル

1 組織のメカニズム

総合呼吸法第一教程の最後、第6講座のテーマは細胞です。人間の身体は細胞で構成されています。数十兆の細胞で構成される人間は、社会的な動物であり、さまざまな集団・組織を形成し、パフォーマンスを発揮します。会社ならば業績を上げ、社会に貢献する、スポーツのチームならば試合に勝つ、といったことです。

組織が異なればパフォーマンスも異なりますが、最高のパフォーマンスを発揮するためには、必須の条件があります。それは、組織の構成員一人ひとりが、これ以上ないほどやる気になることです。

では、それには何が必要かというと、リーダーにあたる社長やチームの監督が、社員あるいは選手といった構成員一人ひとりのことを真に理解することです。一人ひとりの構成員は育った環境が違えば能力も価値観も違う、それぞれが個性を持った一人の人間であることを深く受けとめることです。こういうリーダーなら、構成員一人ひとりが存分に持てる力を発揮し、業績を上げられることは想像に難くないでしょう。

実は社会の組織におけるリーダーと構成員の関係のように、私たち一人の人間にも、まったく同じメカニズムが存在するのです。

自分が「わたし」だと思っているもの、社長や監督に相当するものを「主体意識」といいます。一方、社員や選手を細胞とすれば、主体意識と細胞が、社長と社員、監督と選手のような関係を結ぶとしたら、細胞の意識を無視することはできません。

実際にそのような関係を結ぶことは可能であるという仮説を立て、どのようにしたら主体意識が数十兆の細胞と信頼関係を築き、リーダーとして采配を振るえるようになるかを、呼吸法の観点から研究した成果が、総合呼吸法における「セル」です。

主体意識が細胞と信頼関係を築くには

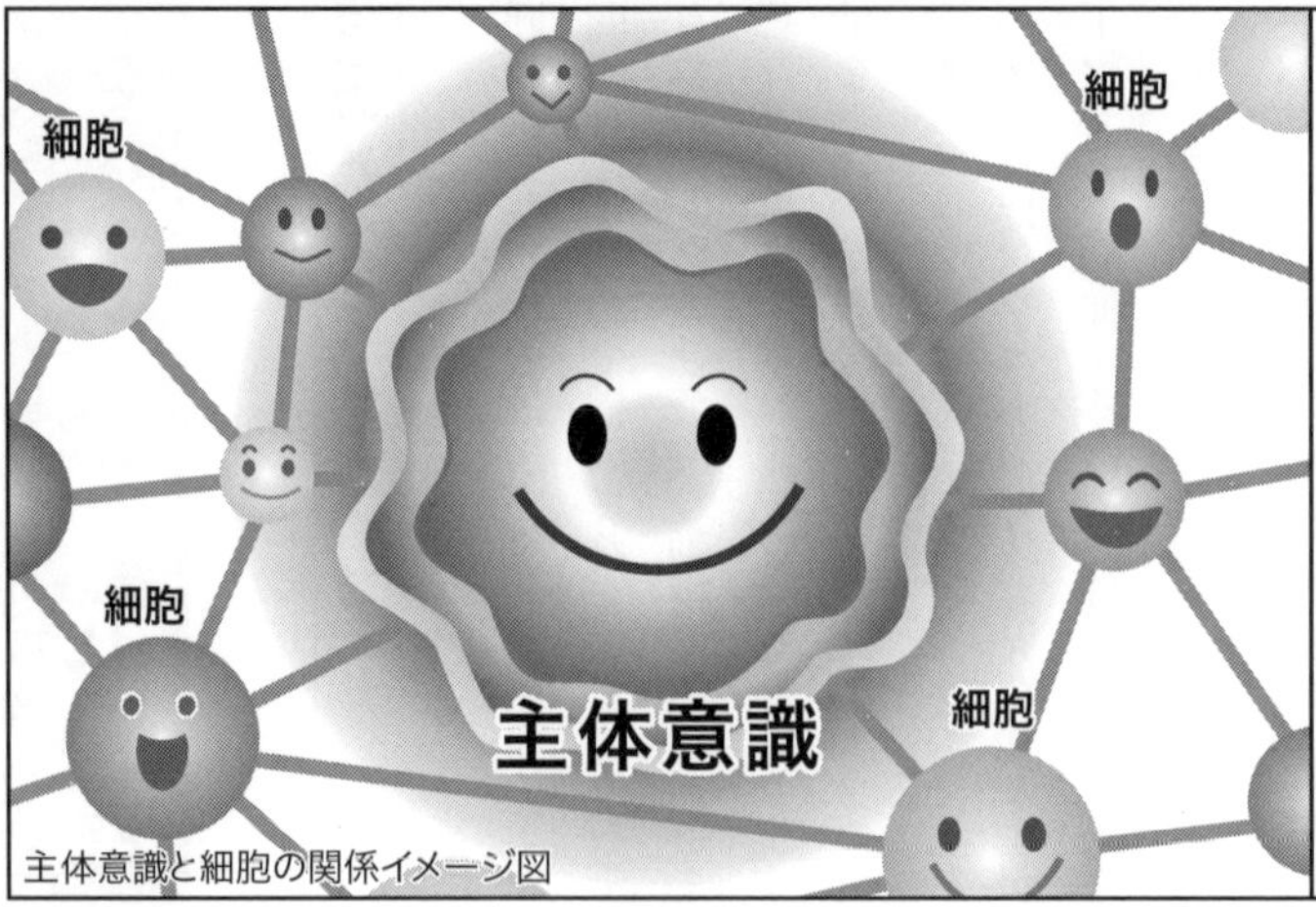

主体意識が数十兆の細胞と信頼関係を築き、優れたリーダーになるためには、細胞を意識ある存在として受けとめることが重要。

2 マイケル・ジョーダンが「神」と呼ばれた理由

マイケル・ジョーダンの名は、ファンならずともご存知でしょう。彼が活躍していた1990年代のNBAは、現代の人類で最も優れた身体運動能力を持つアスリートたちが結集していました。ジョーダンだけでなく、他の選手たちも稀に見る身体運動能力の持ち主が多く、バスケット以外のどんなスポーツに取り組んでも世界のトップになれただろう逸材が揃っていた時代です。

私は「自分が活躍できたのは監督を中心として、チームが信頼関係を持てたからだ」というジョーダンの発言に注目しました。特にジョーダンとフィル・ジャクソン監督との信頼関係は非常に深いものでした。

ジャクソン監督は東洋の思想にも造詣が深く、選手一人ひとりを本人以上に深いところまで観て、理解し、育てることに努めていました。ジョーダンは幼いころ、将来あれほどの大選手になることを予感させる少年ではなかったといいます。それでも彼は、当時人類で最も優れた身体能力を持つ集団の中を抜きん出て、「神」といわれるほどの存在にまでなったのです。

選手の進化が、リーダーがどこまで深く選手を理解できるかにかかっていることを示す好例といえるでしょう。

3　大人の信頼感が子どもに光を与える

家庭や学校における大人と子どもの関係を見てみましょう。大人が、子どもに一般的な価値観では測れない可能性があることを理解し、子どもの全存在を受けとめられた時、子どもは確実に深い信頼感を持って自分自身を大事にするようになります。

私は中学二年の終わり頃まで、本当に勉強ができなくて作文も全く書けない子どもでした。運動は万能、ケンカは強いが、いたずらばかりして勉強をしようともせず、本当に親の手を焼かせました。

その中で、私を本当に認めてくれる大人にも恵まれました。その中の一人が小学校1、2年の時の担任の先生です。私が成人した後も親子のようなつき合いが続きました。

子どもは、自分をまるごと受け入れてもらえれば、他には何もいりません。それだけで生きていくことができ、自分を好きになることができるのです。

4　自分と細胞との関係に気づく

現代の生物学では、多細胞生物の細胞は、アメーバやゾウリムシといった単細胞生物に近い、独立性の高い存在であることがわかっています。リーダーと構成員の関係、大人と子どもの関係と同じようなことは、人間の身体についてもいえるのです。

アメーバにも「快・不快」という「心」が存在すると私は考えています。実際に不快なこと、危険な物質や刺激が近くにあるとアメーバは逃げていきます。単細胞生物に「快・不快」の感覚があるとするならば、人の身体の細胞にもあるはずです。

ところが、人間の細胞は、不快を感じても逃げることができません。たとえば、長時間同じ姿勢で座っているとお尻が痛くなります。この時、坐骨や腰背部周辺の細胞は不快な状態にありますが、せいぜい「不快だ」というメッセージを発するのが精一杯です。

もし主たる自分が細胞をただのモノとしてしか考えていなかったらどうでしょうか。また、怪我や病気で思うに任せない時、自分の身体に向かって、思わず罵《ののし》るようなことを言ってしまったり、声に出さないまでも責めたり、苦々しい思いを抱いたりしたことはありませんか。

これを社会の組織に当てはめるならば、怪我をした選手や成績の振るわない選手、あるいは業績のよくない社員、言うことをきかない子どもに言葉の暴力を振るうようなものです。このリーダーの元で、細胞にやる気は起きるでしょうか。こういったメンバーが数十兆集まった組織のパフォーマンスたるや、どれほどのものでしょうか。

これは非常に根深く、あらゆる病気に通じる現象だと私は考えます。つまり生命力の低下、生きる力そのものの低下です。

細胞意識を無視した、あるいは敵対的な主体意識の思いや発言、行動は、細胞の反発を招き、主体意識へ協力しようとする気を失わせます。私たちが自分を代表していると信じて疑わない主体意識は、決して全身の細胞意識を代表してはいないのです。

細胞との良好な関係を築き、細胞の協力を得て最強の組織となるためには、まず細胞を意識のある存在として受け入れることです。長時間座りっぱなしだったら、お尻や腰周辺の細胞のことを考えて「坐骨モゾ」をすれば、それだけでも圧迫されていた周辺の細胞の新陳代謝は回復します。

呼吸法「セル」は、これまでの皆さんの努力が、主体意識と細胞意識が良好な関係を育み、細胞の持つ根源的な能力を引き出す形で行われてきたかどうかを見直すよい機会となるはずです。

5　細胞と宇宙　主体細胞一致から極相論へ

単細胞生物は、細胞=自分自身ですから、細胞と主体が一致した状態、「主体細胞一致《しゅたいさいぼういっち》」です。一方、私たち人間、特に現代人は、自分という主体と細胞が分離状態にあります。主体細胞一致から遠く離れてしまった私たちがその状態を取り戻すのは、相当に難しいことだと思われるでしょう。それは細胞があまりにも小さく、微細な存在であり過ぎるために、主体意識である「わたし」には感じることができないからです。

誰もが主体細胞一致の状態を取り戻せるように考え、開発したのが、呼吸法「セル」です。

身体意識には、より深く、小さいものへ意識が到達するほど大きな広がりを持つという性質があり、それを「極相論《きょくそうろん》」と呼んでいます。自分は数十兆の細胞でできて

主体細胞一致の状態を取り戻すには

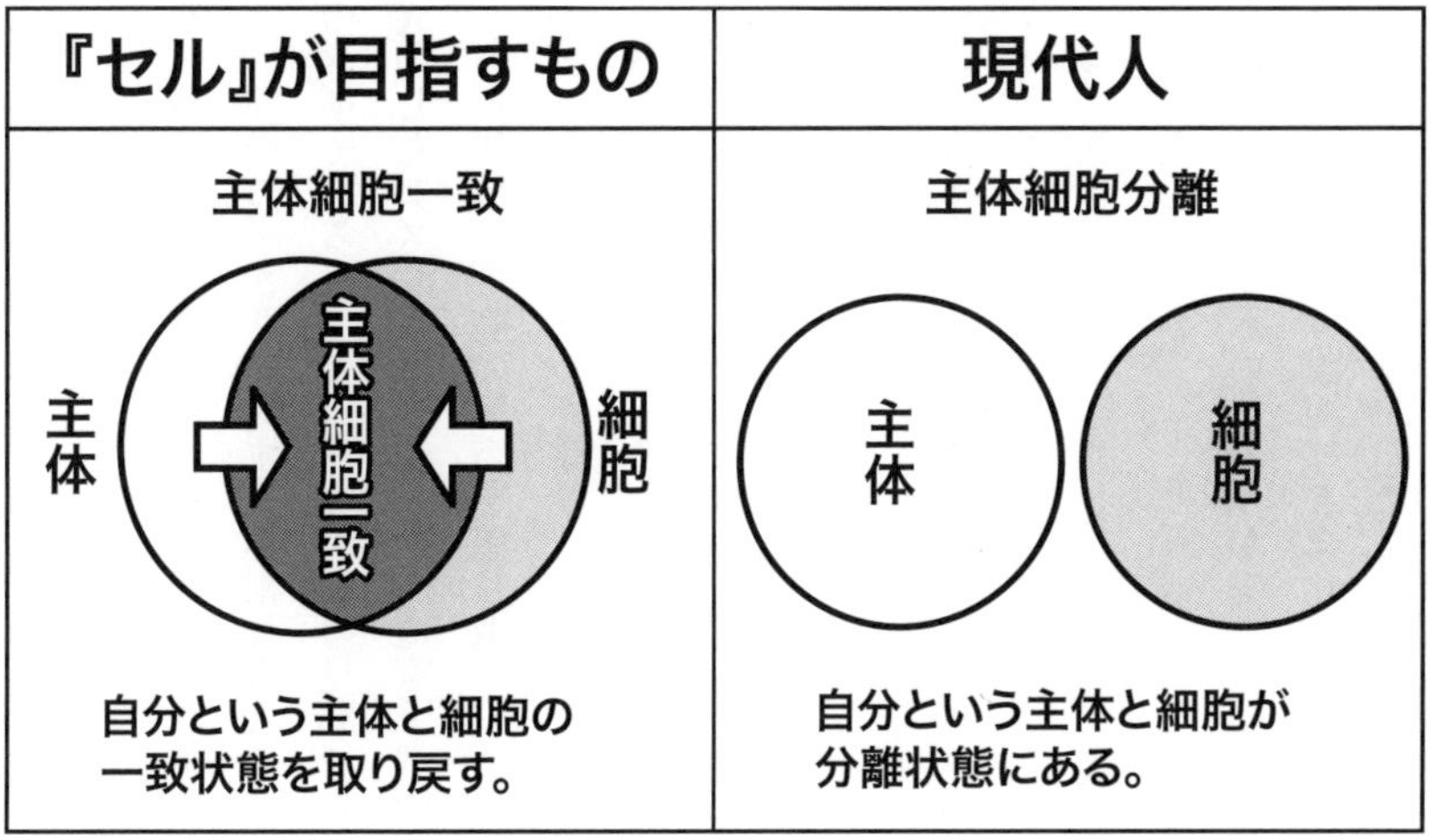
『セル』が目指すもの
現代人
主体細胞一致
主体
細胞
主体細胞一致
自分という主体と細胞の
一致状態を取り戻す。
主体細胞分離
主体
細胞
自分という主体と細胞が
分離状態にある。

極相論とは？

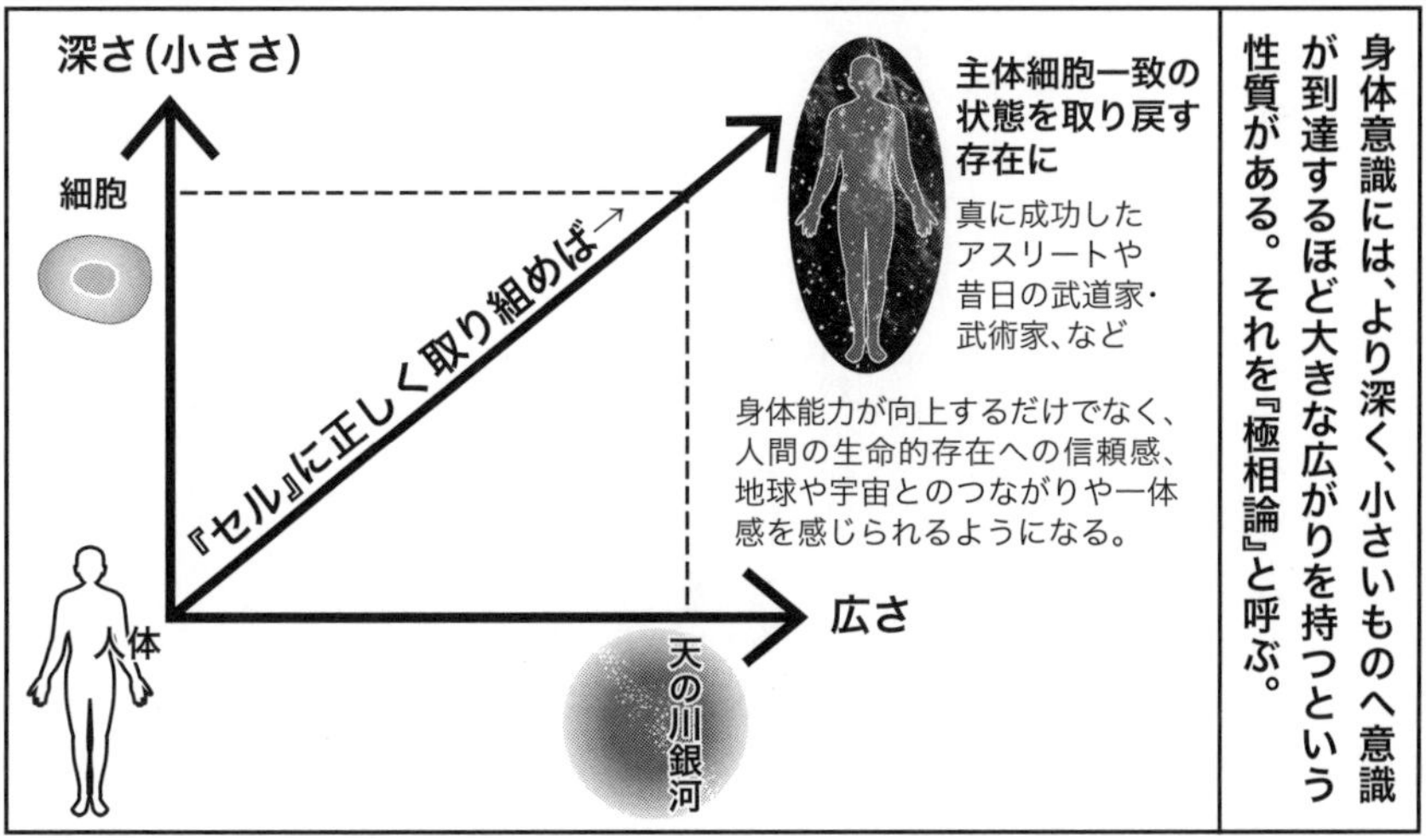
深さ（小ささ）
細胞
主体細胞一致の
状態を取り戻す
存在に
真に成功した
アスリートや
昔日の武道家・
武術家、など
『セル』に正しく取り組めば→
身体能力が向上するだけでなく、
人間の生命的存在への信頼感、
地球や宇宙とのつながりや一体
感を感じられるようになる。
人体
広さ
天の川銀河
身体意識には、より深く、小さいものへ意識が到達するほど大きな広がりを持つという性質がある。それを『極相論』と呼ぶ。

いるという実感を潜在意識のレベルで持てて、さらに主体細胞一致の状態を取り戻せると、身体能力が向上するだけでなく、人間の生命的存在への信頼感、地球や宇宙とのつながりや一体感なども感じられるようになります。具体的にいうと、細胞の小ささに対する極相論の大きさは、天の川銀河の水準であろう、というのが私の見解です。

真に成功したアスリートや昔日の武道家・武術家は、自分を形づくる無数の細胞の意識を感じ取り、共に生きる喜びを知っていた人たちといえます。彼らは、数十兆ものはるかに小さな存在に心を許せる、途方もないおおらかさと繊細さを持ち合わせていたのです。

6 身にしみる

「身にしみる」という表現があります。このような表現を私は「身言葉《みことば》」と名付けました。「身にしみる」とは、どういう意味でしょうか。

実は「身にしみる」という表現が生きて使われていた時の意味は、他の言葉では説明できません。なぜならば「身にしみる」とは、細胞の深さまで立ち戻って物事を受けとめることだからです。

「しみる」は漢字で書くと、染みる・沁みる・浸みる・滲みるなど、どれも水に関する部首がつきます。ひと塊に見える物体が数えきれないほど細かなパーツに分かれて、そのパーツとパーツの間を液体が通り、そのパーツに浸透していく時が「しみる」なのです。身体でそのパーツにあたるものは細胞です。胃や心臓、肺、骨など器官の単位ではパーツが大き過ぎます。

私が子どもの頃の1950年代くらいまでは「身にしみる」という表現が日常的に使われていました。現代社会では、人間の身体が細胞でできていることは知っていても、その細胞を潜在意識下で感じられなくなっています。実際に身にしみないのですから、「身にしみる」という言葉が死語になってしまうのは当然の帰結です。

江戸時代以前の武術を現代人が容易に体現できないのは、身体の使い方だけでなく、身体的な認知能力が違い過ぎるからです。江戸時代以前の人々の身体的認知能力は、私たちの想像をはるかに超える、非常に深いものだったのです。

宮本武蔵は『五輪書』で、水に学べと書いています。

第二、水の巻。水を本として、心を水になる也。水は方

身言葉とは何か？

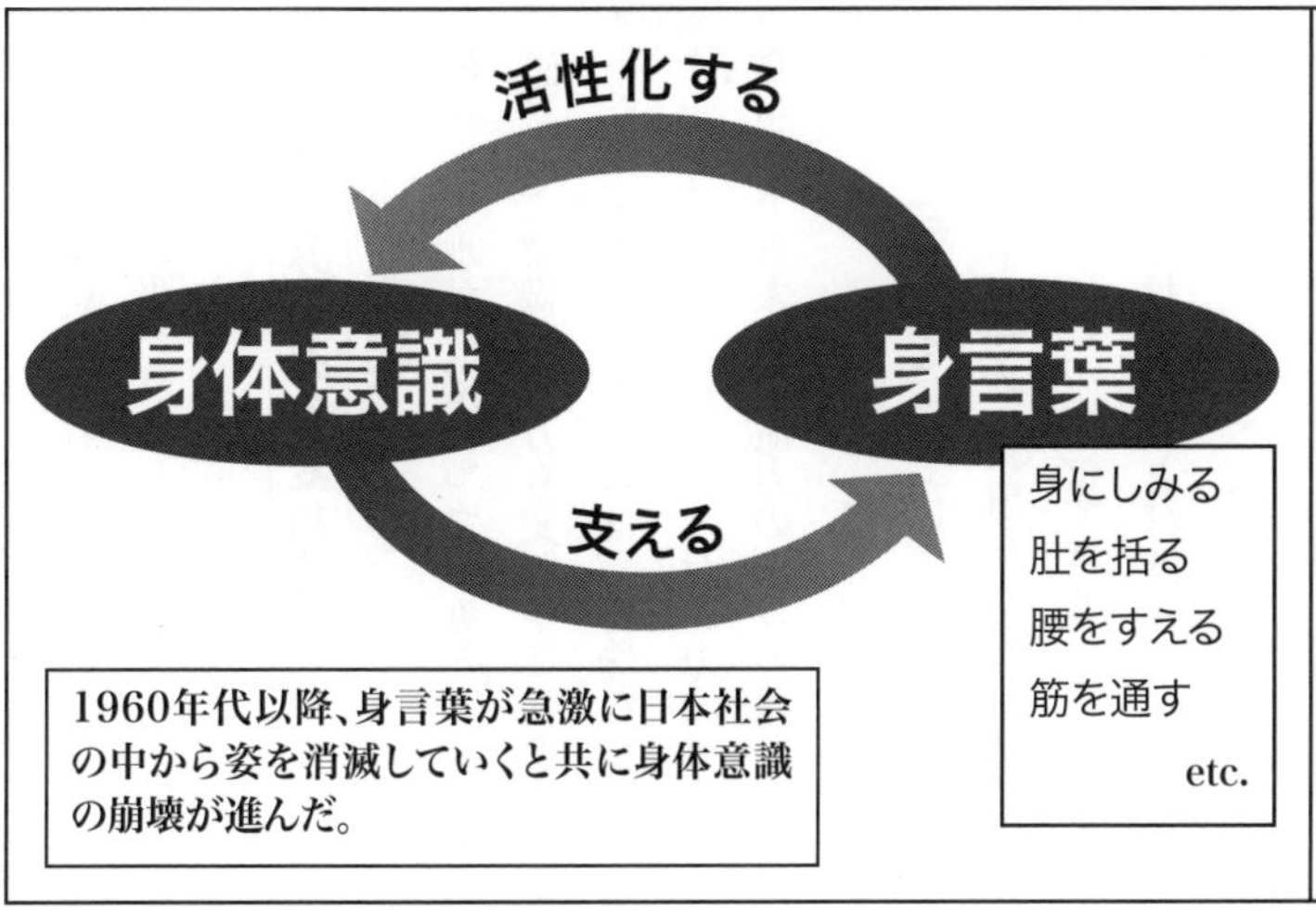
活性化する
身体意識
身言葉
支える
身にしみる
肚を括る
腰をすえる
筋を通す
etc.
1960年代以降、身言葉が急激に日本社会の中から姿を消滅していくと共に身体意識の崩壊が進んだ。

＊身言葉とは、身体意識によって強く支えられて存在すると同時に、逆に身体意識を格別に活性化する機能を持つ言葉のこと。

©2018 Hideo Takaoka 運動科学総合研究所

円のうつわものに随ひ、一てきとなり、さうかいとなる。水に碧潭《へきたん》の色あり、きよき所をもちひて、一流のことを此巻に書顕《あきあら》はす也。

武蔵のような兵法者は、その時代における身体運動のプロです。その武蔵が「心」と書くのですから、それは心身相関した「心」のことであり、身体から分離した精神論ではありません。「心を水になる也」は、「身体が水になり切らないとだめだ」と実感して書いているのです。

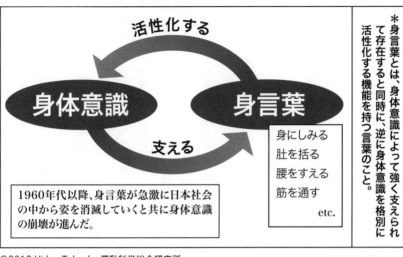

武蔵が言いたいのは、「その立てないはずの水になり切らないと、本当に深い自由自在にはならない」ということです。なぜそのように理解できるかというと、私自身が「身体が水のようになる」という身体の在り方を経験しているからです。

この身体の在り方に対し私は「液立《えきりつ》」という概念を与えました。読んで字のごとく「液体が立った状態」です。私が武術やスキーをする時は「液立」、完全に自分の体が水になったという実感が生まれるまでゆるみ切ります。そうすると、天才的なスキーヤーでも「恐怖であそこまで身体を倒していけない」というギリギリのところまで、身体を斜面の下方に倒しながら急斜面を滑ることが可能となるのです。真剣勝負も同じですが、極限状態においては細胞との協力関係ができていなければ、身体のどこかに不必要な力が入り、液体性が失われてしまうのです。

7 日常生活もみるみる変わる

身体が細胞レベルから変わってくると、身体の動きはもちろん、感じ方、認識の仕方も変わってきます。また呼吸法「セル」が効果を発揮するのは、特殊な状況に追い込まれるスポーツ、武術・武道だけではありません。一見平凡極まる日常生活でも人間の能力の深さと豊かさを得ることが可能です。

正しいトレーニングを積んだ場合、「物事の判断が圧倒的に早くなる」「仕事や勉強、家事がとてつもなくはかどる」「同時にいくつものことが進行できるようになる」などの変化が現れます。一見、細胞とは関係がないと思われるかもしれませんが、本人にとっては無意識のうちにそうなっているので、「気づいてみれば」という感じです。

実際に数ヶ月、一年、二年と続けていると、細胞の反応力も深まります。通常、判断を伴わない単純な反射速度は約0・2秒です。しかし潜在意識で細胞とつながってくると、判断が伴っている動きでも、これよりはるかに速い反応が起きるようになります。たとえば食事中に落としかけたフォークを空中でキャッチした人がいます。左手指からフッと落ちたフォークを、フォークが1ミリ落ちる前に30センチ離れた所にあった右手はナイフを無音でつかんでいました。真向いで見ていた私には、その動きが脳・脊髄反射系の一切関わらない、腕から指までの細胞反応によることが、如実に見て取れたのです。

また、服の裾がテーブルをかすめてボールペンが落ちた瞬間に、見えない後ろ手でボールペンをつかんでしまうような人もいます。細胞反応の場合には、本人にはつかんだという意識は生まれません。

「セル」は特に呼吸のクオリティと自分の意識の持ち方が重要です。総合呼吸法「ベース」を支える三大原理と四因子が大前提ですが、ぜひ数十兆の細胞たちのリーダーになり切って取り組んでください。

●息ゆる6

座位で行います。

気持ちよく、深々と息を吸います。身体の内側からパンパンになるように息を吸います。

息ゆる6

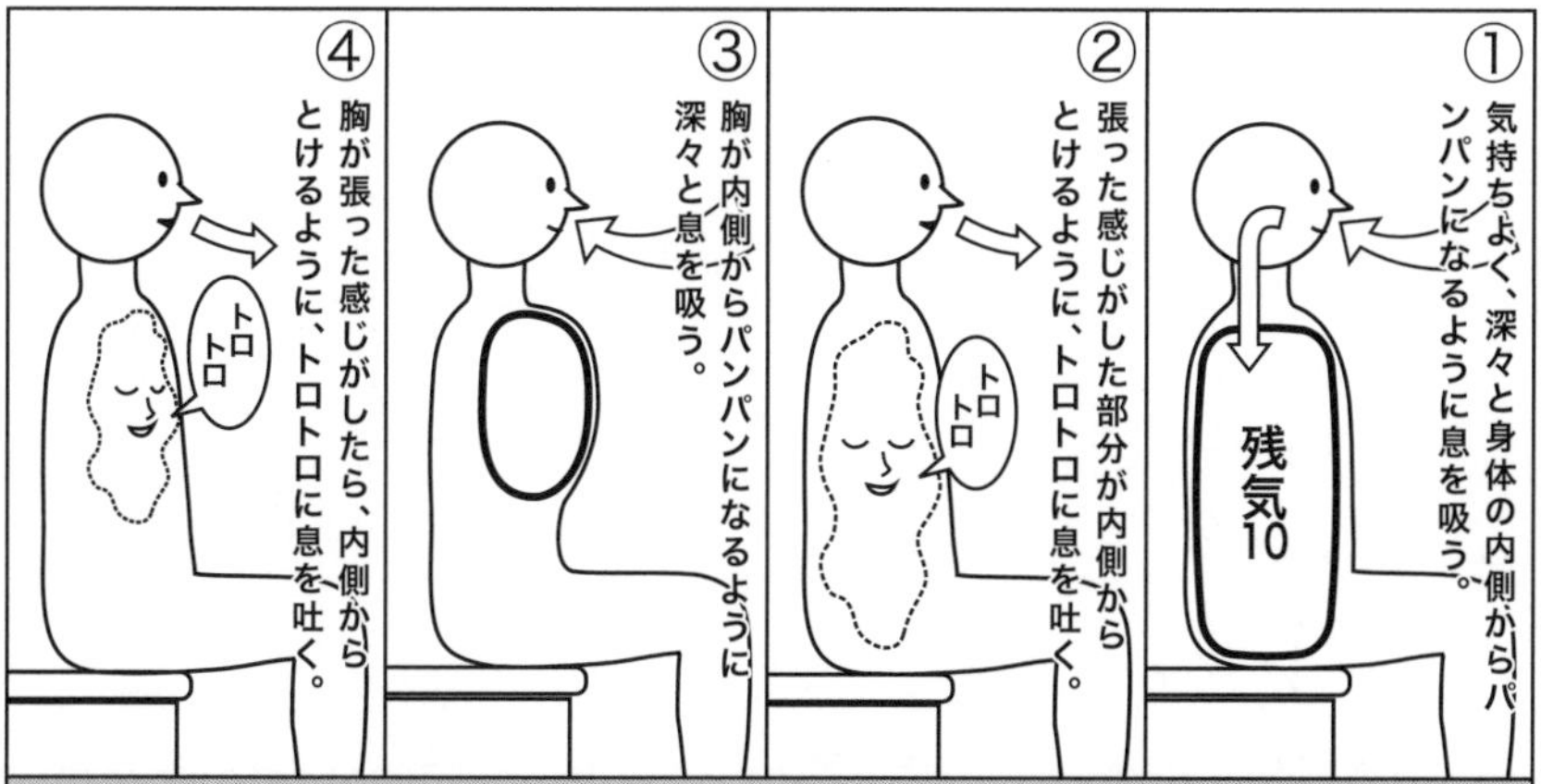

胸同様に下腹、背中、腰、骨盤底もそれぞれ同じ行程を繰り返し、最後に自分がもっとゆるめたいと思う身体の部分にも行なう。

そして張った感じがした部分が内側からとろけるように、トロトロに息を吐きます。

胸に息を深く吸い入れます。

胸が内側からパンパンになるように、深々と息を吸い入れます。

胸が気持ちよく張った感じがしたら、内側からとろけるように、トロトロに息を吐きます。

下腹に息を深く吸い入れます。

下腹が内側からパンパンになるように、深々と息を吸い入れます。

下腹が気持ちよく張った感じがしたら、内側からとろけるように、トロトロに息を吐きます。

背中に深く息を吸い入れます。

背中が内側からパンパンになるように、深々と息を吸い入れます。

背中が気持ちよく張った感じがしたら、内側からとろけるように、トロトロに息を吐きます。

腰に深く息を吸い入れます。

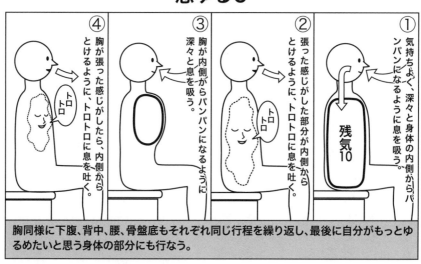

腰が内側からパンパンになるように、深々と息を吸い入れます。

腰が気持ちよく張った感じがしたら、内側からとろけるように、トロトロに息を吐きます。

骨盤底に深く息を吸い入れます。

骨盤底が内側から張ってくるように、深々と息を吸い入れます。

骨盤底が気持ちよく張った感じがしたら、内側からとろけるように、トロトロに息を吐きます。

最後に、自分がもっとトロトロにゆるめたい身体の部分に、深く息を吸い入れます。

その部分が気持ちよく張った感じがしたら、内側からとろけるように、トロトロに息を吐きます。

この呼吸法は「息ゆる」という体系で、ゆる体操にもさりげなく入れていますが、意識の持ち方ひとつで細胞の意識を呼び覚ませる、非常に奥の深い呼吸法です。

●細胞呼吸法　セル

これは細胞呼吸法の中心となるメソッドです。実際の講座では私の生のリード、もしくは録音した音声を聞きながら行うのですが、本書ではご自身で言葉をつぶやきながら行っていただきます。

座位を取り、自分の全身を構成している数十兆の細胞を感じながらゆったりと気持ちよくゆるをかけます。そして胸・脇・背中・腹・腰全体で息をしながら鼻吸主口呼息《びきゅうしゅこうこそく》で次のようにつぶやきます。

自分自身の呼吸が　深く　気持ちよく　くまなく　きめ細やかに　しみわたるのを感じる。

自分自身の呼吸が　深く　気持ちよく　くまなく　きめ細やかに　しみわたる　よい呼吸になってくると、全身細胞の呼吸も　深く　気持ちよく　くまなく　きめ細やかに　しみわたる　よい呼吸になってくる。

全身細胞の呼吸が　深く　気持ちよく　くまなく　きめ細やかに　しみわたる　よい呼吸になってくると、自分自身の呼吸も　さらに深く　気持ちよく　くまなく　きめ細やかに　しみわたる　よい呼吸になってくる。

自分自身の呼吸が　さらに深く　気持ちよく　くまなく　きめ細やかに　しみわたる　よい呼吸になってくると、全身細胞の呼吸も　さらに深く　気持ちよく　くまなく　きめ細やかに　しみわたる　よい呼吸になってくる。

全身細胞の呼吸が　さらに深く　気持ちよく　くまなく　きめ細やかに　しみわたる　よい呼吸になってくると、自分自身の呼吸も　さらにさらに深く　気持ちよく　くま

細胞呼吸法“セル”

自分の全身を構成している数十兆の細胞を感じながらゆったりと気持ちよくゆるをかける。胸・脇・背中・腹・腰全体で息をしながら鼻吸主口呼息で次のようにつぶやく。

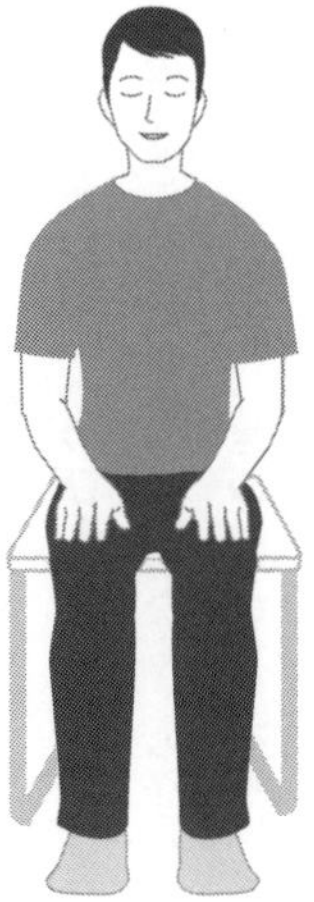

自分自身の呼吸が 深く 気持ちよく くまなく
きめ細やかに しみわたるのを感じる。
自分自身の呼吸が 深く 気持ちよく くまなく
きめ細やかに しみわたる よい呼吸になってくると、
全身細胞の呼吸も 深く 気持ちよく くまなく
きめ細やかに しみわたる よい呼吸になってくる。
全身細胞の呼吸が 深く 気持ちよく くまなく
きめ細やかに しみわたる よい呼吸になってくると、自
分自身の呼吸も さらに深く 気持ちよく くまなくきめ
細やかに しみわたる よい呼吸になってくる。

（続きのメッセージは本文をご覧ください）

最後に再び、全身を構成している数十兆の細胞を感じながら気持ちよくゆるをかける。

なく　きめ細やかに　しみわたる　よい呼吸になってくる。

自分自身の呼吸が　さらにさらに深く　気持ちよく　くまなく　きめ細やかに　しみわたる　よい呼吸になってくると、全身細胞の呼吸も　さらにさらに深く　気持ちよく　くまなく　きめ細やかに　しみわたる　よい呼吸になってくる。

最後に再び、全身を構成している数十兆の細胞を感じながらゆったりと気持ちよくゆるをかけます。

「気持ちよく」「よい呼吸」と、良性のクオリティを表す言葉を重ねています。この呼吸法を行うと、意識が潜在意識よりもずっと深いところ、無意識のレベルまで一時的に落ちていきます。その時に、良性のクオリティをもった意識状態であることが大切です。攻撃的な気持ち、何かを恐れている気持ち、雑念のようなものがあると、よい潜在意識、無意識への落ち方をしません。そのため「よい」という言葉を2回重ねます。また、細胞たちが持っている原始的な「快」の感に、主体である自分自身がシンクロするためにも「気持ちよく」という言葉を入れる必要があります。

「深く」というのは、自分の中の深い層、潜在意識や無

意識だけでなく、自分の身体の細胞レベルという意味合いもあります。「深く」を使うことによって、小さい細胞の意識が目覚めてきます。

次に「くまなく」です。意識というのはどうしても片寄りがちです。数十兆の細胞一つひとつに意識を行き届かせ、片寄りなく扱うという意味で「くまなく」を使います。

そして「きめ細やかに」。きめは「きめが荒い／細かい」などと使いますが、内臓や骨ではきめが荒いわけです。こまやかに「細」という漢字が使われることからも、細胞につながりやすいことがおわかりいただけるでしょう。

最後は「しみわたる」です。「しみる」については説明しました。ここまで説明してきたメッセージ全体が、「身にしみる」という意味を込めて「しみわたる」を使います。

まず言葉をつぶやく練習が必要です。幼い子どもに優しく話しかけるようなテンポと息づかいです。はじめは頻繁に息継ぎが必要かもしれませんが、気にせず楽なところで吸息、呼息を切り替えます。全身全霊で言葉の奥にあるメッセージをつかみ、浸っていくことが大切です。

この呼吸法は、他の呼吸法より落ち着いた静謐な状態でないと効果がありませんので、時間が取れて十分にリラックスできる状況で行ってください。

第3章

火の巻

総合呼吸法 第二教程

1　睡眠呼吸法・スリープ
2　呼吸筋鍛錬呼吸法・マッスル
3　精神力強化呼吸法・ストレングス
4　局面呼吸法・フェイズ
5　質性呼吸法・クオリティ
6　感性呼吸法・センス

総合呼吸法　第二教程　第7講座

1 睡眠呼吸法・スリープ

1 身体運動としての睡眠

第7講座「睡眠呼吸法・スリープ」から第二教程です。睡眠は生理的・本能的な欲求であり、呼吸と同じように生存に不可欠なものです。睡眠不足と病気の関係についての研究が進むにつれて、睡眠の質や量にこだわる人も増えています。

運動科学では、あらゆる身体運動を考察の対象とします。ハイパフォーマンスを実現するスポーツ選手には、そのパフォーマンスを支える特有の身体意識があります。スポーツや武道、武術、ダンスなどと同じように、睡眠も身体運動としてとらえると、パフォーマンスの良し悪しがあり、それを支える身体意識が存在するはずだと考えたのです。睡眠のハイパフォーマンスを実現する身体意識の構造がわかれば、上達のための具体的な方法を導くことができます。

皆さん自身も子どものころを思い返してみると、今よりはるかに気持ちよく寝ていた記憶があるのではないでしょうか。「寝る子は育つ」とは本当によく言ったもので、元気で健康な子どもは睡眠の天才、達人だということは、誰しも直感的に納得できると思います。赤ん坊や子どもは眠り方を誰に習ったわけでもありません。いわば天与の才能ですが、才能、センスとして片づけてしまうと、成長するにしたがって睡眠の質が下がっていくのは仕方がない、という考えにもつながります。

しかし、身体意識はいくらでも鍛えることができます。私たちはこれからもずっと、毎日、一日の多くの時間を睡眠に費やしていくわけですから、自分の睡眠の能力を高めることができれば、人生の生きがいにもつながるはずです。

2 睡眠の身体意識

まず、睡眠において高度なパフォーマンスを発揮する状

不眠

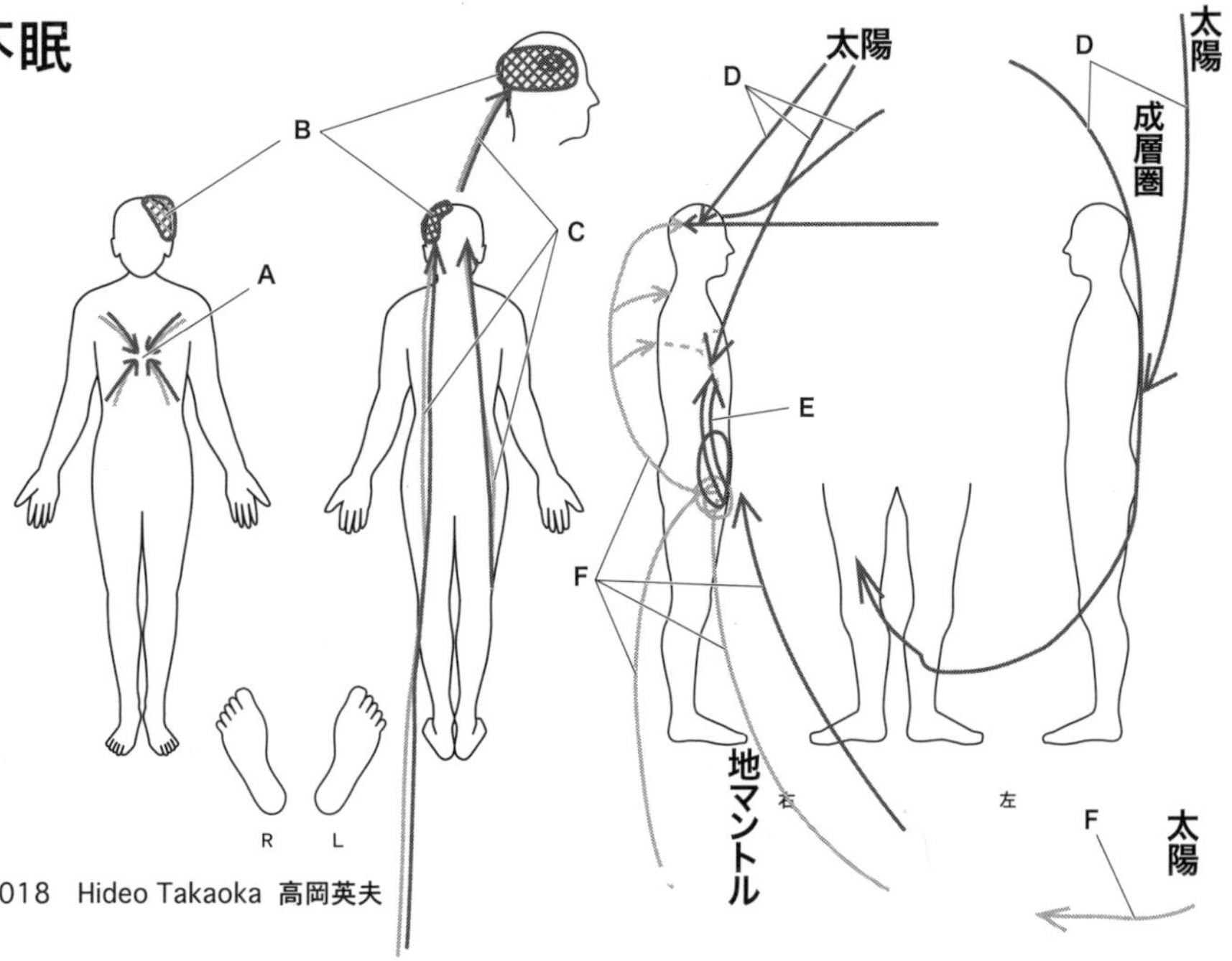
B
A
C
D
太陽
成層圏
E
F
地マントル
右
左
R
L
太陽
©2018　Hideo Takaoka　高岡英夫

態を【熟睡】と定義します。【熟睡】の反対は【不眠】です。これはマイナス方面にパフォーマンスが発揮されてしまう状態です。身体意識は良い方向へも悪い方向へも極まるのですが、とくに人間や社会にとって有意義な方へ極まった身体意識を「極意」と呼んでいます。

まず【不眠】の身体意識の構造を見てください。これは【不眠】の身体意識が極まった状態の典型的な図です。

胸は、本来「中丹田」が形成される場所ですが、【不眠】ではストレス性の刺激の強い、悪性のクオリティをもった意識によって「中丹田」が損傷され、さらにその意識は「中丹田」の形成を妨げる方向に働いています（A）。「中丹田」には熱性のエネルギーを集める性質があり、たぎるような闘志、熱い情熱、人を愛する気持ち、積極性、勇気などの源となり、人を熱狂させる魅力や指導力などを生み出します。しかし、こういう身体意識が形成されてしまうと、実感としては胸騒ぎがする、胸が締めつけられる、息苦しい、イライラする、不満、空虚、寂しい、といった感じが強くなります。

この左脳に形成されている身体意識（B）は、左脳に強い意識が入り込み、言語野を強力に働かせていることを示しています。また、下から頭部に向かう矢印（C）は、地下のマントルからのエネルギーを取り入れる意識が働いていることを示しています。

色は、身体意識のクオリティを表しています。【不眠】の図では、悪性の締め付けるような、刺すようなクオリティを、青色（図では濃いグレー）で示しています。

また、太陽には人間の生命活動を支える良性のエネルギーと、紫外線など有害な影響を及ぼすエネルギーがあります。そして天という場合、通常は自分の頭の上を指しますが、地球の裏側にも天があります。自分を中心として、頭上の天を「上天《じょうてん》」、地球の裏側の天を「下天《げてん》」といいます。

【不眠】の特徴として、実際に太陽が出ている日中にはウトウトと眠れても、太陽の温かさが直接に感じられない夜は眠れない傾向があります。また成層圏を抜けて太陽の悪性のエネルギーを取り入れようとする意識が働くので（D）、太陽が「下天」にあっても心中穏やかではありません。また、太陽が「上天」にある日中でも、潜在意識下では太陽は好ましからざる存在として位置づけられています。

そしてこれ（E）は、人間の性的な中心装置としての身体意識「セクサス」です。ここには地下のマントルや太陽からのエネルギーが入ってきます（F）。地下から入ったエネルギーが「セクサス」で性的な性質を帯びて、本来ならば胸の「中丹田」に入ります。

「セクサス」に地下からエネルギーが入ってくる構造そのものは正常です。若い時分には本来こういう構造が発達してくるもので、「中丹田」に集まったエネルギーが異性への情熱として向けられます。とくに子どもを作る年代には、単に情熱だけではなく、性的なエネルギーも必要です。

ところが、【不眠】では「中丹田」が形成されていないため、胸に向かうはずの熱性のエネルギーが、頭に入ってきてしまっています。頭は言葉が言葉を生む状態になっていますから、そこへ性的なエネルギーが入ってくると、性的な妄想が次々と起きやすくなるのです。

ここまで【不眠】が構造的に出来上がってしまうと、寝室や寝具などの外的な環境を整えるだけで睡眠を改善することは、かなり難しくなります。

そこで、次に【熟睡】の身体意識を見ていきましょう。

3　睡眠の極意【熟睡】

「上丹田」（G）、「中丹田」（H）、「下丹田」（I）と、三丹田が見事に形成され、非常にバランスが取れた構造をしています。さらに「センター」は3軸、4軸ともに通って

熟睡

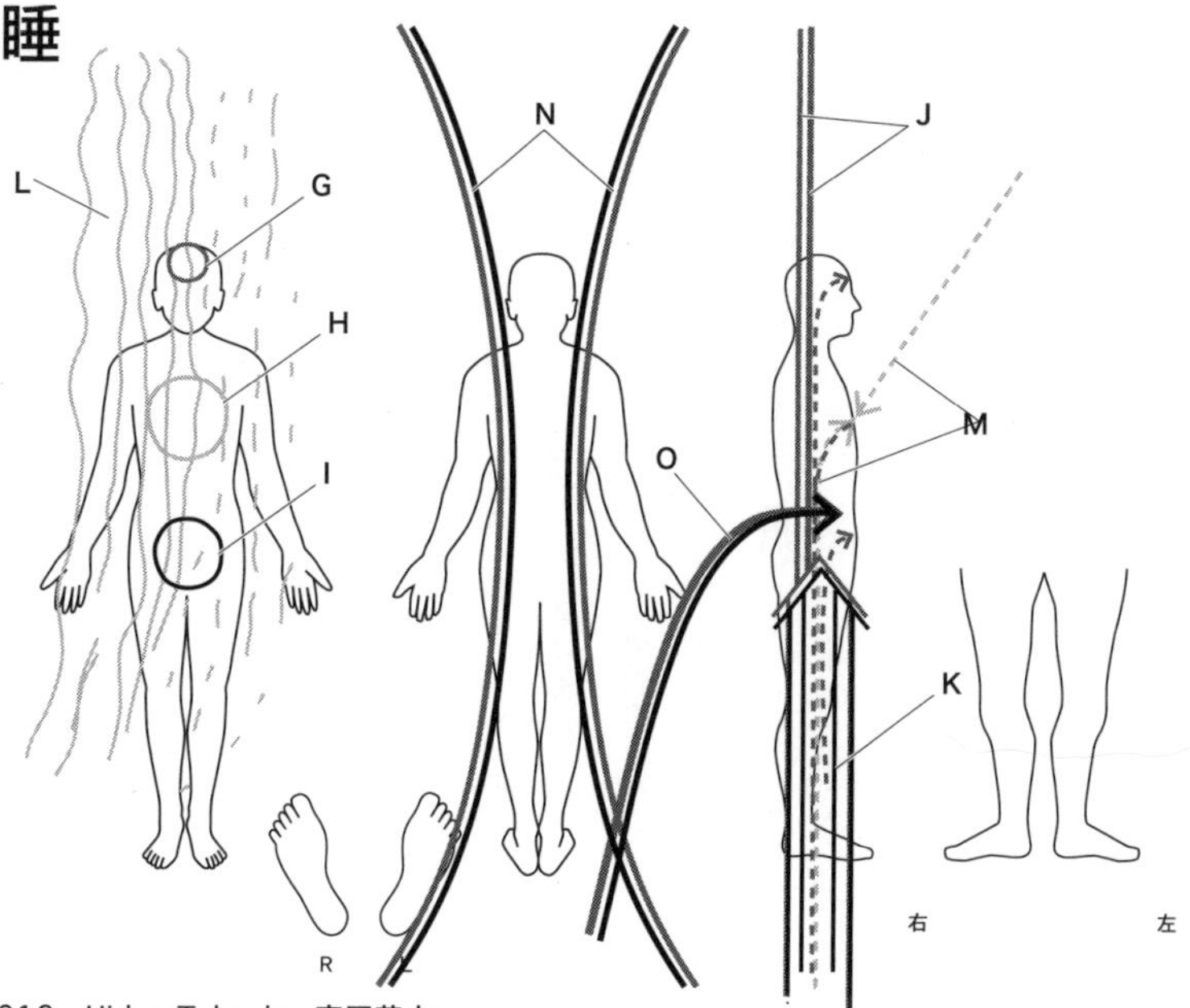

いて（J）、とくに下からの「センター」（K）は柱のようにしっかりとしています。

センターが通り、三丹田がバランスよく整うことは、人間の基本的かつ理想的な状態です。センターと三丹田は【熟睡】の基本なのです。

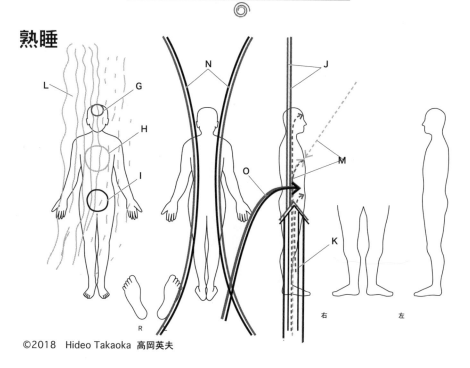

「下丹田」（I）は、いわゆる肚です。確固不抜の不動心、胆力、落ち着きをもたらし、どっしりと安定した、重みのある精神性や姿勢・動きの源となります。また、「下丹田」には熱性のエネルギーが上にあがらないようにする働きもあるので、「下丹田」が形成されると、熱性のエネルギーが自然と「中丹田」に収まるようになります。「上丹田」は、聡明さ、優れた集中力や思考、判断力、洞察力をもたらし、さらに意志力、行動力の支えにもなります。「中丹田」や「下丹田」が適切に働くよう統括する司令塔でもあるのですが、この「上丹田」の形成にも、「下丹田」は一役買っています。「下丹田」がないと熱性のエネルギーが頭にあがりやすく、それが「上丹田」の形成を妨げるからです。

この赤い（図では薄いグレー）もの（L）は、太陽からの温性のシャワー状の身体意識を表しています。凍えそうな寒い冬の日に、太陽が差し込むと、気持ちがなごみますが、この身体意識を持っている人は、太陽の温性の良質な気のエネルギーを取り入れるのが上手いということです。この図では、直接胸にも、地下を通して下天からも太陽のエネルギー（M）が入ってきています。

これ（N）は「ウォール（壁）」です。のびのびと、大の字になって寝るときの気分、それを常時作り出している身体意識です。精神性に大きなプラスの影響があります。また「ウォール」は、大地からのエネルギーを取り入れる装置でもあります。【熟睡】の図での青色（濃いグレー）は、【不眠】の図とは違い、天の清浄なエネルギーを示しています。黒色で示したのは大地からくる安定感で、天からくる清明さを取り入れる構造と重なった二重構造になっています。

また、センター系の身体意識（K）が、「下丹田」を作る大地からのエネルギー（黒）と、地球の裏側、つまり下天から清浄なエネルギー（青　※図では濃いグレー）を取り入れる流れを作っています。

上天からエネルギーを取り入れるセンター系の身体意識（J）は、「上丹田」の形成にも役立っています。下後方からの矢印（O）は、前方力、前進力を生み出す「流舟《りゅうしゅう》」という身体意識です。睡眠の内部に存在する多様な脳活動をはじめとした内的運動に向けられた前進力、ととらえてください。

4　【熟睡】の世界〝瞬眠〟と〝瞬起〟

昔は、遊び疲れて夕ご飯の最中に寝てしまって、まったく起きない子どももよくいました。まるで大地に溶け込んでしまって、もう何をしても起きない。実は、私自身がその体験をよく覚えていて、今でもそのくらい熟睡します。床に入って、頭が枕につくかつかないかのうちに寝てしまいます。遅くても枕に頭が載ってから10秒から30秒ですから、まさに〝瞬眠《しゅんみん》〟です。そして起きるときも〝瞬起《しゅんき》〟です。【熟睡】の身体意識が極まれば、そういうことも可能になります。

「スリープ」というと、寝ることを期待される方もいるかもしれませんが、ここで紹介しているのは、あくまで睡眠に関わる呼吸法です。「スリープ」のメソッドも「ベース」が基本ですので、よく復習してから臨んでください。

◆ベース1　呼吸体操（52ページを参照）
◆ベース2　胸腹呼吸法（55ページを参照）
◆ベース3　腹腰呼吸法（56ページを参照）

※「ベース」を仰臥位で行う場合には、ゆる体操の「腰モゾ」

「背モゾ」を適宜取り入れ、全身のゆるを心がけてください。

◆「腰モゾ」「背モゾ」（79ページを参照）

●熟睡呼吸法

ゆったりと深く、しみわたる呼吸をしながら、【熟睡】の身体意識を十分に体現したメッセージを聞きます。

自分の身体は、大きく柔らかな堂々とした大地の上にあります。

大きく柔らかな堂々とした大地が、自分の下に広がっています。

自分の身体の中には、この大地からの豊かで柔らかく堂々とした落ち着いたエネルギーがこんこんとわき上がるように入ってきています。

太陽からは、自分を温かく優しく包んでくれるエネルギーが降り注いできます。

呼吸をするたびに、太陽から温かいエネルギーが、体中にしみわたるように降り注いできます。

呼吸とともに太陽の温かいエネルギーがこんこんと自分の身体と心に降り注ぎ、胸が温かく、そして温かい気持ちに満たされてきます。

美しく輝ける星空からは、天の清浄なエネルギーが降り注いできます。

呼吸とともに、清らかで清浄なエネルギーが脈々と流れ込んできます。

自分の頭の中は、清浄な透明感とすっきりとした気持ちよさに満たされます。

大きく堂々とした、気持ちの良い、豊かで温かく、清らかで透明な自分にゆったりと浸るように、大地に横たわりながら、しばらくの間大きな眠りを楽しみます。

そして生き返るような、生命力に満たされるような、素晴らしい目覚めがやってきます。

概《おおむ》ねこのようなメッセージで、時間にしておよそ20分くらいです。中には先ほどお話した〝瞬眠〟〝瞬起〟をにわかに味わう人もいます。深い眠りと、気持ちの良い目覚めを体験するには、どうしても【熟睡】を体現したリードが必要なのです。

【熟睡】の身体意識を見てもわかるように、大地、太陽、星空（天）、という3つの要素、エネルギー系があります。その3つのエネルギー系をうまく利用できる人は、ますま

スリープ1　就寝前呼吸法
第一段（ベース1）

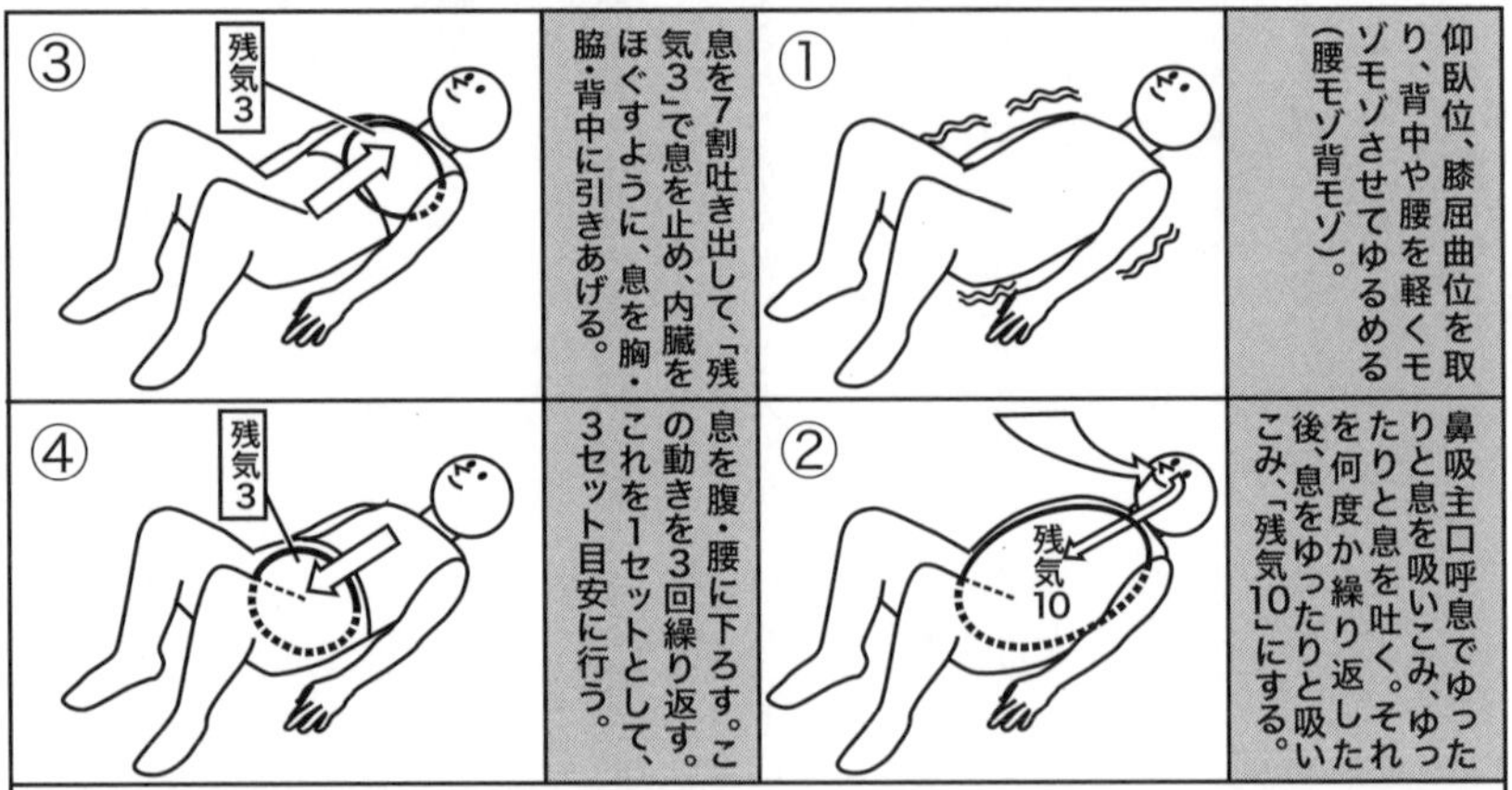

残気3とは、残気10（均等呼吸で深く息を吸ったときに体に満たされた息の最大量）から、息を7割吐き出し、残りの3割のところで息を止めた状態のこと。

すその恩恵が受けられるようになります。

ですから、子どものころのような眠りをするには、より本質的な身体意識そのものを見直すことが近道です。本書では特別に、より実践的なメソッドを通じて、【熟睡】の極意を身につけていただきます。

●スリープ1　就寝前《しゅうしんぜん》呼吸法

15分くらいの余裕を持って行います。途中で眠ってもよいように、床に入って仰臥位で行うのがベストです。

◆第一段　ベース1（2分）

体幹部の筋肉や内臓をほぐすように行います。

仰臥位、膝屈曲位《ひざくっきょくい》を取り、背中や腰を軽くモゾモゾさせてゆるめます（「腰モゾ」「背モゾ」）。

玉芯・舌路を軽く意識し、鼻吸主口呼息《びきゅうしゅこうこそく》でゆったりと息を吸い込み、ゆったりと息を吐きます。

それを何度か繰り返した後、息をゆったりと吸い込み、「残気10」にします。

息を7割吐き出して、「残気3」で息を止めます。

内臓をほぐすように、息を胸・脇・背中に引き上げ、腹・腰に下ろします。

胸・脇・背中に引き上げ、腹・腰に下ろす。

胸・脇・背中、腹・腰。

「腰モゾ」「背モゾ」をしながら息を整えます。

身体の状態にしたがって、冷えやこわばりを感じるときは、しっかりと行ってください。また、熱い、上気している、興奮気味であるといった場合は、温和に静めるように行います。

これを1セットとして、3セットを目安に行います。

◆第二段　ベース2（5〜10分）

第一段に続けて行います。

鼻吸主口呼息でゆったりと息を吸い込み、ゆったりと息を吐きます。

それを何度か繰り返した後、胸・脇・背中だけに息を吸い入れます。

いったん息を止めてから、息を腹・腰に下ろします。

ゆったりと息を吐き切って「残気0」にします。

これを1セットとして、3〜5セットを目安に行います。

第二段でも、身体の状態にしたがって呼吸の強さを変えますが、さらに身体の動きを加えます。身体のこわばりや冷えが強いときは、吸息とともに手を握り、肩・腕を引き上げ、呼息とともに肩・腕を下げます。

通常の「ベース2」とは異なり、呼吸運動に合わせて、あえて身体を動かすのがポイントです。下半身にもこわばりや冷えを感じる場合には、吸息とともに脚を体幹に引き寄せ、呼息とともに伸ばします。身体の動かし方については、冷えやこわばりを感じるときは、身体が温まるようにしっかりと行いますが、反対に興奮気味の場合は静めるようにゆったりと行ってください。

◆第三段　ベース3（2〜4分）

第一段、第二段に続けて行います。鼻吸主口呼息でゆったりと息を吸い込み、ゆったりと息を吐きます。それを何度か繰り返した後、腹・腰に息を吸い入れます。

いったん息を止めてから、ゆったりと息を吐き切って「残気0」にします。

この呼吸法を続けながら全身をさすっていきます。

手、腕、肩、足、脚、腰、背、首の後ろ、頭、顔、首の前、胸、腹へと、体の向きを変えつつ全身を両手、両足を使ってさすります。これも、そのときの身体の状態に応じて、身体が温まるようにしっかりと呼吸をしながらしっかりと、あるいは興奮が静まるようにゆったりと呼吸をしな

スリープ1　就寝前呼吸法
第二段（ベース2）

＊第二段では、呼吸運動に合わせて、あえて身体を動かすのがポイント。特に身体にこわばりや冷えを強く感じる　ときには、下記の動きを合わせて行うことが望ましい。

呼吸運動に合わせた身体の動き		呼吸運動	
下半身	上半身		
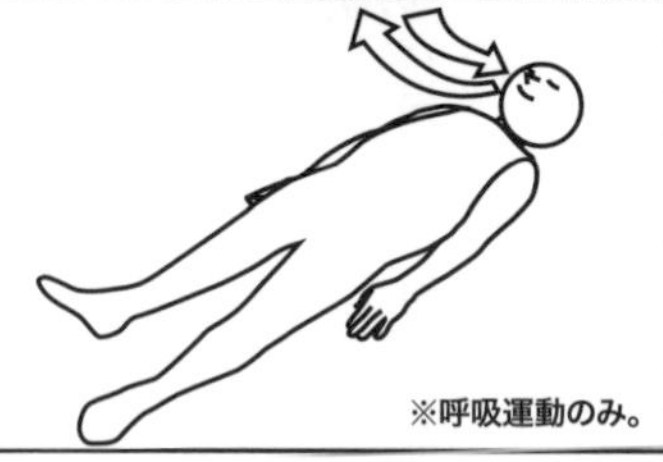 ※呼吸運動のみ。	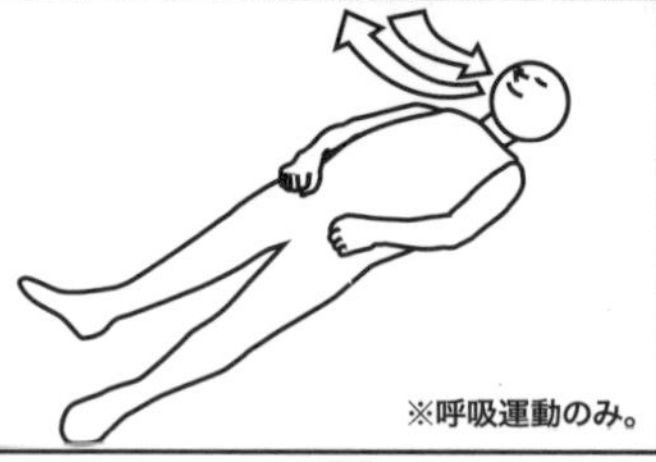 ※呼吸運動のみ。	鼻吸主口呼息でゆったりと息を吸いこみ、ゆったりと息を吐く。それを何度か繰り返す。	①
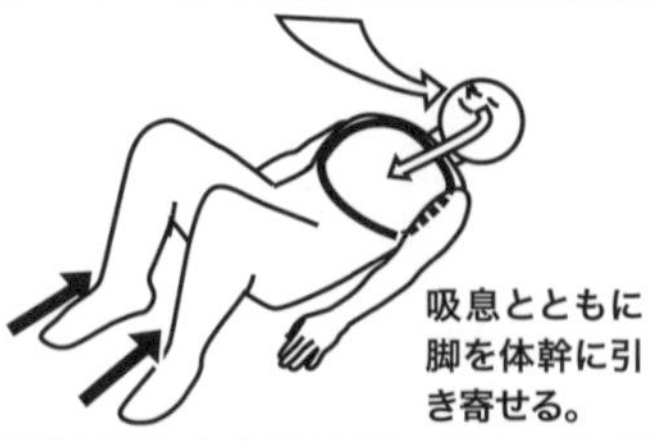 吸息とともに脚を体幹に引き寄せる。	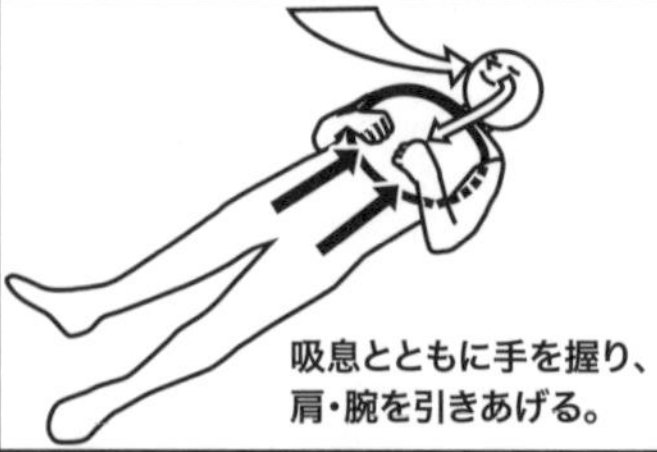 吸息とともに手を握り、肩・腕を引きあげる。	胸・脇・背中だけに息を吸い入れる。	②
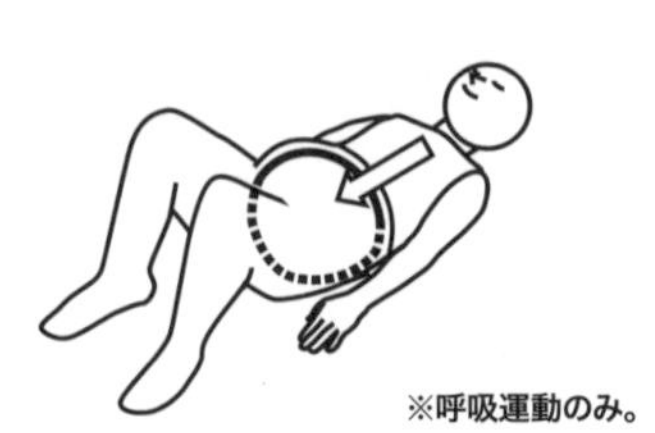 ※呼吸運動のみ。	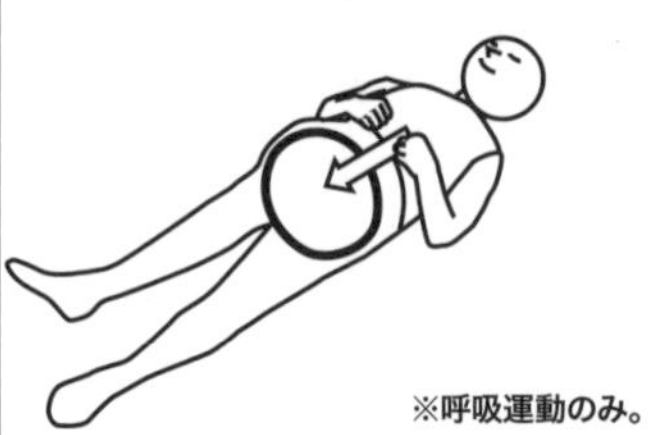 ※呼吸運動のみ。	いったん息を止めてから、息を腹・腰に下ろす。	③
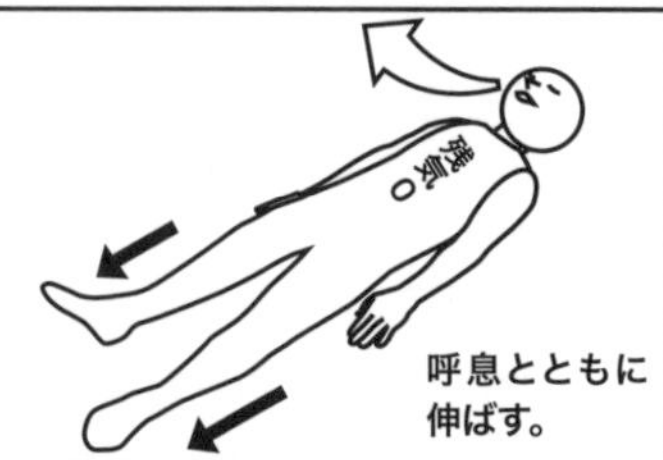 呼息とともに伸ばす。	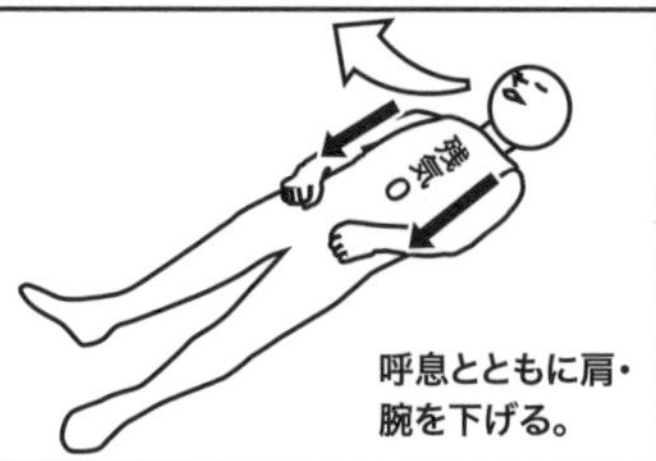 呼息とともに肩・腕を下げる。	ゆったりと息を吐き切って「残気0」にする。これを1セットとして、3～5セットを目安に行う。	④

スリープ１　就寝前呼吸法
第三段（ベース３）

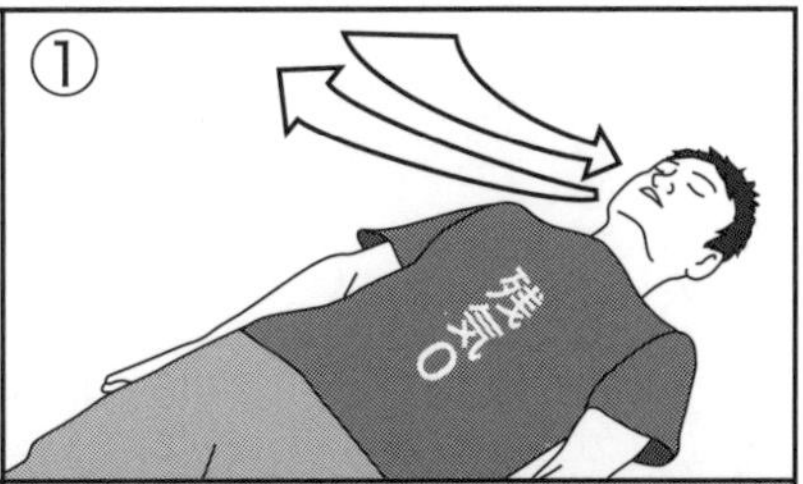

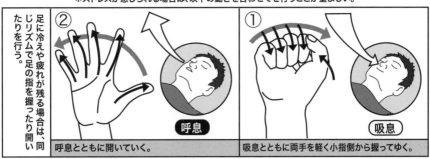

鼻吸主口呼息でゆったりと息を吸いこみ、ゆったりと息を吐く。それを何度か繰り返した後、腹・腰に息を吸い入れる。いったん息を止めてから、ゆったりと息を吐き切って「残気0」にする。

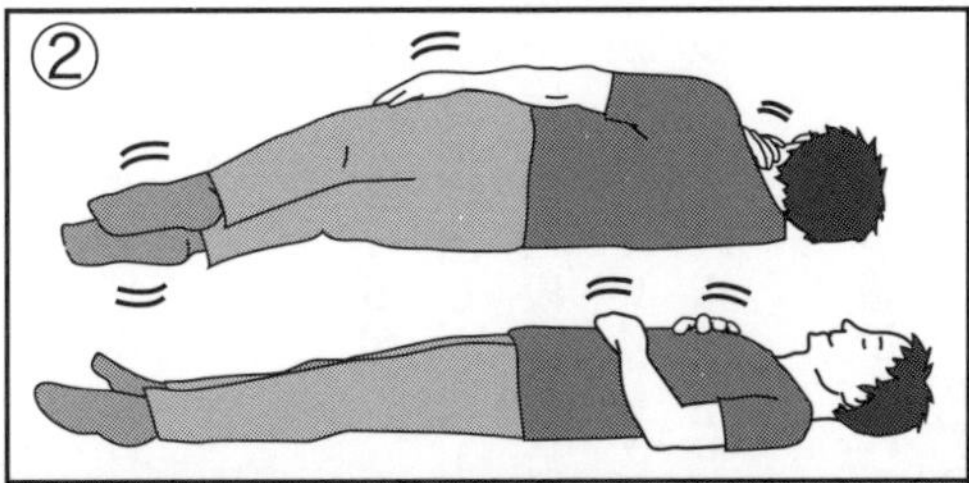

この呼吸法を続けながら全身をさすっていく。手、腕、肩、足、脚、腰、背、首の後ろ、頭、顔、首の前、胸、腹へと、体の向きを変えつつ全身を両手、両足を使ってさする。

スリープ１　就寝前呼吸法
第四段（ベース３）

＊ストレスが感じられる場合は、以下の動きを合わせてを行うことが望ましい。

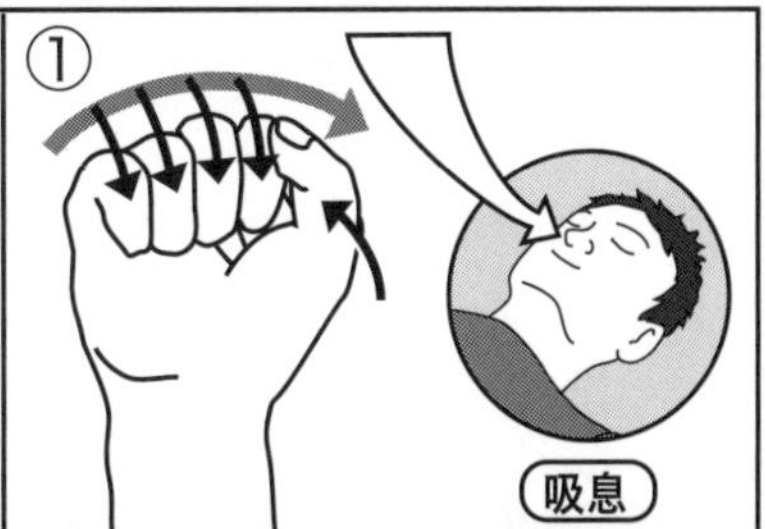

吸息とともに両手を軽く小指側から握ってゆく。

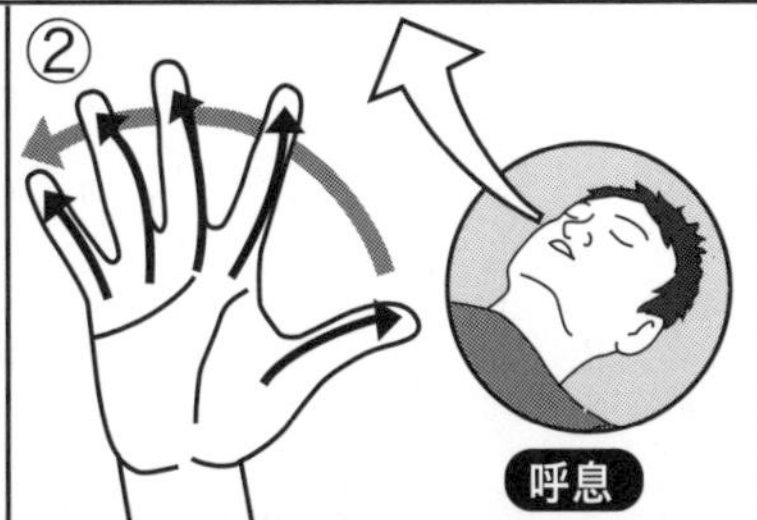

呼息とともに開いていく。

足に冷えや疲れが残る場合は、同じリズムで足の指を握ったり開いたりを行う。

がらゆったりとさすります。
最後に、「腰モゾ」「背モゾ」を行いながら全身をゆったりとゆすってゆるめます。

◆第四段　ベース3（3〜5分）

全身をゆったりと投げ出し、「ベース3」を行います。

これまでの第一段、第二段、第三段によって、身体中にさまざまな反応が起こっているはずです。この反応に気持ちよく身を任せつつ、これらの反応が全身の隅々にいきわたるのを味わいます。

それでもまだストレスが感じられる場合は、吸息とともに両手を軽く小指側から握ってゆき、呼息とともに開いていくという動作を繰り返すのもよいでしょう。足に冷えや疲れが残る場合は、同じリズムで足の指を握ったり開いたりを行います。

就寝前に行いますので、人によっては「疲れているときに呼吸法だなんて」と、努力感を伴う方法ですが、するかしないかで翌朝に大きな違いとなって返ってきます。

四段まですべて合わせて12〜21分、およそ15分前後という見当ですが、あくまで目安です。何よりも自分の身体に聞きながら、時間はもちろん、強さ、テンポなどを工夫してください。

●スリープ3　寝不足呼吸法

急に忙しくなり、十分な睡眠時間が取れなくなってしまうようなときに極めつけのメソッドです。

自然と目が覚めるのではなく、目覚ましや、誰かに起こされて目が覚めることは〝瞬起〟には程遠い目覚めです。しかも、身体の冷えやだるさ、内臓の疲労感、全身の倦怠感《けんたいかん》が残っていて朝食まで続くようであれば、それは身体からの注意信号だと受け止めてください。自分自身がつらいのはもちろんですが、客観的にも日常生活にマイナスの影響が及ぶ状態です。

そこで、プラス15分から30分、何とかして布団の中に留まる努力をします。起床後の支度に使える時間が短くなるのは承知の上で、貴重な時間を呼吸法と再睡眠に充てるのです。時間配分は布団の中にいられる延長時間を1対2に分け、1をゆると呼吸法に、2を再睡眠に使います。

仮に15分としましょう。まず目が覚めます。ダラダラと布団に潜ったままではいけません。とにかく時間の計算をします。15分後にアラームをセットし、家族や同居者がいるならば、安全策として「15分後に起こしてほしい」と頼

スリープ3　寝不足呼吸法

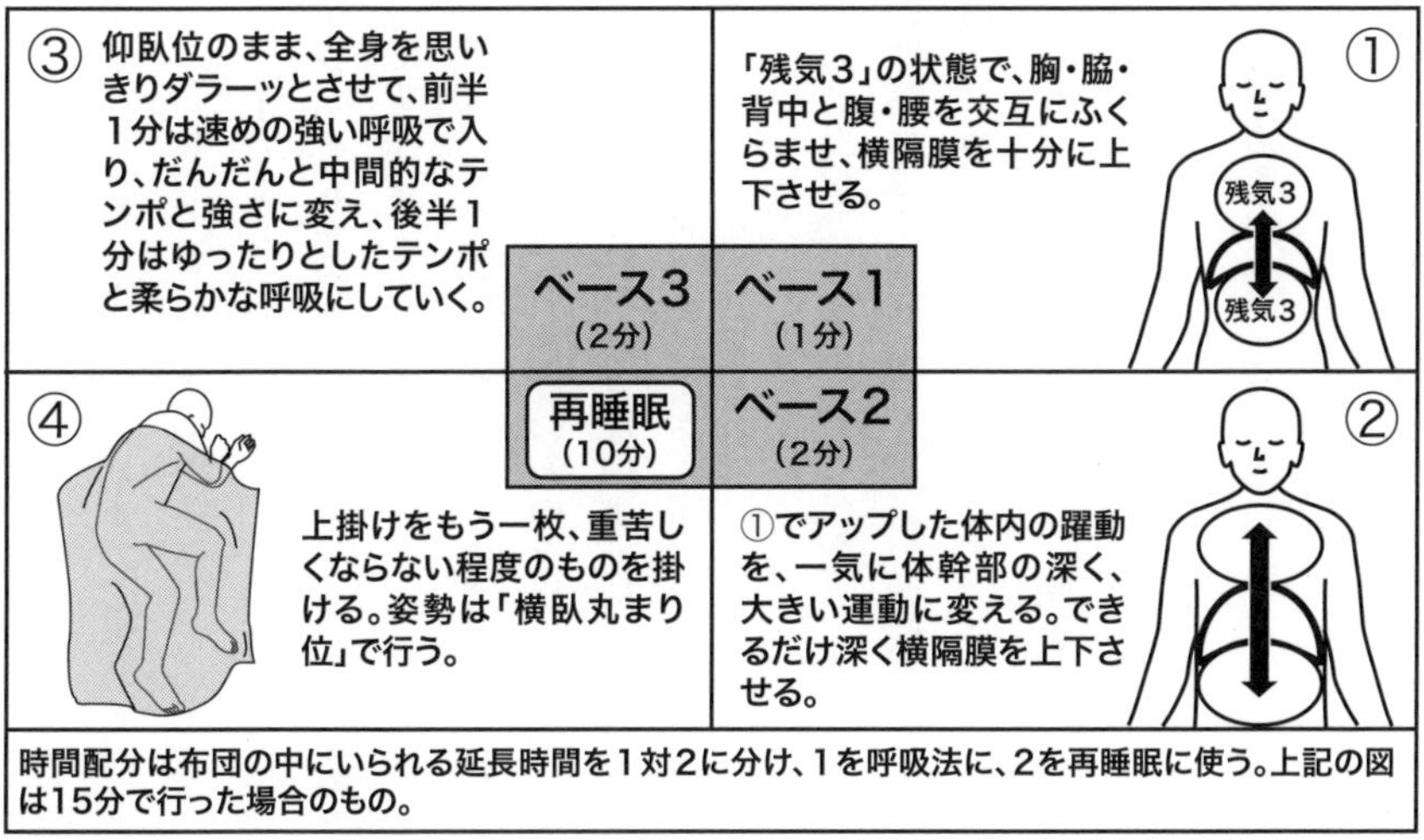
③
仰臥位のまま、全身を思いきりダラーッとさせて、前半1分は速めの強い呼吸で入り、だんだんと中間的なテンポと強さに変え、後半1分はゆったりとしたテンポと柔らかな呼吸にしていく。
①
「残気3」の状態で、胸・脇・背中と腹・腰を交互にふくらませ、横隔膜を十分に上下させる。
残気3
残気3
ベース3
（2分）
ベース1
（1分）
再睡眠
（10分）
ベース2
（2分）
④
上掛けをもう一枚、重苦しくならない程度のものを掛ける。姿勢は「横臥丸まり位」で行う。
②
①でアップした体内の躍動を、一気に体幹部の深く、大きい運動に変える。できるだけ深く横隔膜を上下させる。
時間配分は布団の中にいられる延長時間を1対2に分け、1を呼吸法に、2を再睡眠に使う。上記の図は15分で行った場合のもの。

んでおきます。そして、寝るのではなくて、呼吸法を行います。全てのプロセスで全身をモゾモゾクネクネさせ解きほぐすゆるを適宜織りまぜて行うと、より効果が高まります。

最初の1分は「ベース1」です。「残気3」の状態で、胸・脇・背中と腹・腰を交互にふくらませ、横隔膜を十分に上下させます。ここではあくまでもしっかりと行うことがポイントです。気分が悪くならないという条件つきで、グングン行います。この1分で、一気に内臓をほぐし、血液・体液、そして気の流れをよくします。

次の2分は「ベース2」です。「ベース1」でアップした体内の躍動を、一気に体幹部の深く、大きい運動に変えていきます。これも気分が悪くならない範囲で、できるだけ深く横隔膜を上下動させ、体幹を中心とした全身運動となるように努めてください。「スリープ1」で紹介した手足の開閉や腕脚の引き寄せ伸ばし動作を、呼吸の運動に合わせて行います。

そして最後の2分は「ベース3」です。仰臥位のまま、全身を思いきりダラーッとさせて、前半の1分は速めの強い呼吸で入り、だんだんと中間的なテンポと強さに変えていき、後半の1分はゆったりとしたテンポと柔らかな呼吸にしていきます。

特に後半の1分では、これまで一気呵成に行った呼吸法の反応を感じ、それが全身の隅々にまでしみわたっていくのをゆったりと味わうことが大切です。身も心もポカーンとし、全身にジーンとしみわたっていく反応を味わいつつ、「今度は深くぐっすりと眠りたい」という方向へ意識を持っていくのです。

そして残る10分は再睡眠です。このときに、上掛けをもう一枚、重苦しくならない程度のものを掛けてください。身体の中から発生する熱を逃さないようにするためです。それによって全身の細胞の活性に必要な体温を十分に確保します。

姿勢は「丸まり位」、つまり横向きになって身体を丸めます。これは熱を逃さないためと、気の循環を促すためです。掛け物と姿勢、この2つは必須です。また、背骨まわりの筋肉がとくに疲労している場合は、再睡眠の途中でうつ伏せに寝るのも有効です。

5 睡眠を極める好機

朝の短い時間に、しかも疲れが残って気力もないときにこれだけのことを行うのは「ベース」を相当やり込んでいる人でも大変です。しかし、この再睡眠の10分は、やってみた人にしかわからない、大変に気持ちの良い10分です。上達すれば「熟睡呼吸法」の助けを借りなくても、気持ちの良い眠り、気持ちの良い目覚めが味わえるようになります。できれば呼吸法に10分、再睡眠に20分は欲しいところです。全行程に30分取れれば、下手な睡眠の1回分に匹敵するほどの回復効果があります。

全身に汗がにじむような、温泉に浸かった以上の快適さで再び目覚めることができれば、呼吸法と再睡眠に使った15分の遅れは十分に取り戻すことができるはずです。

2 呼吸筋鍛錬呼吸法・マッスル

総合呼吸法　第二教程　第8講座

1 呼吸法「マッスル」とは

呼吸法「マッスル」は、これまで横隔膜筋そのものを筋力トレーニングの対象とした方法が存在しなかったので、横隔膜筋を非常に有効かつ効果的に鍛えるためのメソッドとして研究・開発したものです。

これまで紹介してきた課目で、横隔膜が課題となるものとしては、第一教程の「リカバリー」「ヒンジ」があります。「リカバリー」の横隔膜上下法では横隔膜を使って内臓をほぐすこと、「ヒンジ」では横隔膜を使って腸腰筋《ちょうようきん》とそれに繋がる股関節を鍛え、股関節の動きを改善することが狙いでしたが、「マッスル」は、横隔膜筋の、横隔膜筋による、横隔膜筋のための呼吸法といえるでしょう。

呼吸法「ベース」の3大原理である「センター」「全方《ぜんほう》向均等呼吸《こうきんとうこきゅう》」「全身のゆるみ」のどれ一つをとっても「マッスル」において要求される水準は、「ベース」の比ではありません。「ベース」では何とかそれらができたとしても、「マッスル」になると姿勢が崩れたり、均等呼吸にならなくなったり、身体が固まったり、というようなことが起きてきます。

一方で、そういった難しさがあるからこそ、センター、均等呼吸、ゆるむことをさらに深める素晴らしい「全方向均等軸呼吸」のトレーニング機会にもなるのです。

2 背骨の前を通るセンター（第3軸）

センターは原理的に何本も存在します。中でも最も重要である標準形が「第3軸」です。私はよく「背骨の前を通る」と指導していますが、正確にはこの第3軸は、身体を真正面から見たときには左右の真ん中を、横から見たときには身体の前後の厚みでいうと真ん中よりも少し後ろ、前

第3軸が通る位置

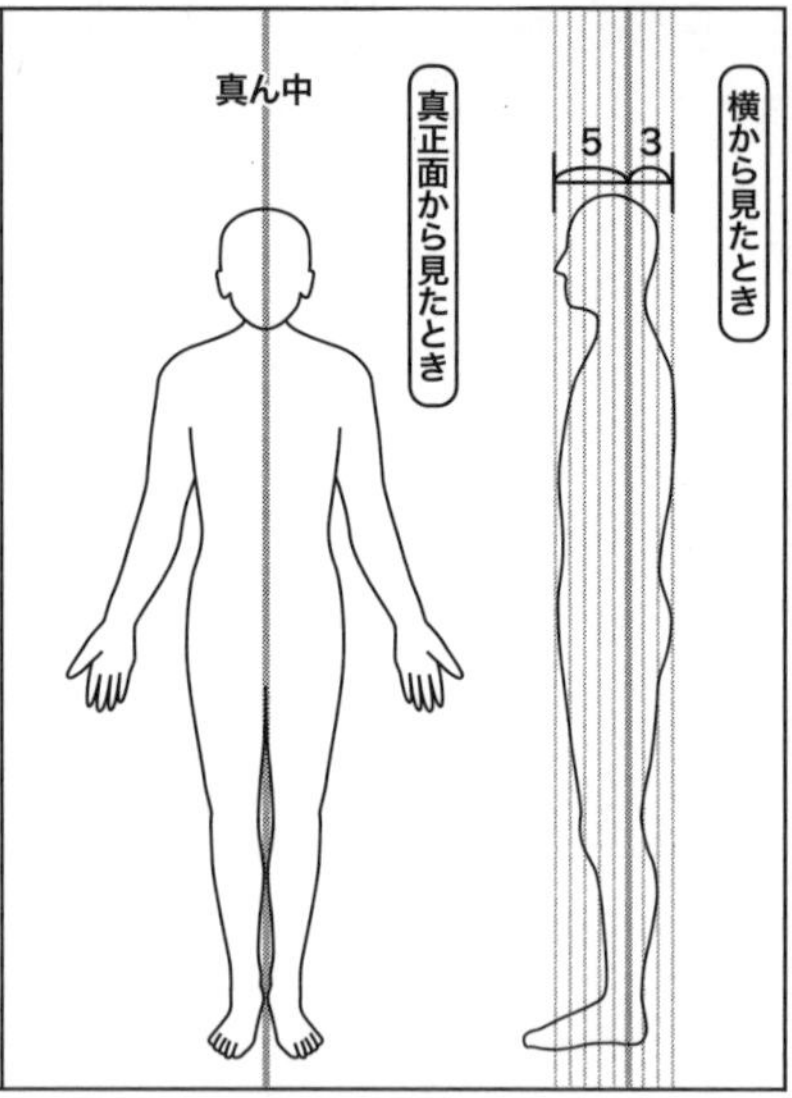

第3軸は、真正面から見た時は左右の真ん中を通り、横から見た時には前から5対3、後ろから3対5の位置を通る。

から5対3、後ろから3対5の位置を通ります。特に断りを入れない限り、呼吸法においてもセンターは「背骨の前を通る」第3軸のことを指します。

　実際の背骨は太さがあり、カーブもしているので、センターは背骨の中を出たり入ったり、交差します。また、一般に「背骨」というと、背中から触れられる棘突起《きょくとっき》側の意識が強いはずです。ですから正確を期して「一部、背骨の中を通ります」と言うと、皆さんたいてい意識が後ろに行き過ぎてしまう傾向があります。まずは「センターは背骨の前を通る」と理解することが大切なのです。

　トレーニングを積んでいくと、ただのイメージや思い込みでなく「あ、ここだ」と背骨の前の感覚がつかめるようになります。そうなると、実体的な柱としての背骨の機能も高まり、コントロールができるようになるのです。

3　本来の能力「全方向均等軸呼吸」を取り戻す

　全方向均等軸呼吸では、背骨ではなく、背骨の前の「センター」を中心に全方向へ均等に呼吸します（56ページ参照）。均等といっても、身体の裏側へ広がる度合いは、前側に比べれば少ないです。

実際の身体、体幹部の上部には肋骨があります。肋骨の胸側も、体側（脇）も、背中側もすべて「センター」を中心に放射状に広がっていきます。当然のことながら背骨も動きます。体幹部の下の方は、下腹は柔らかいのでふくらむのはわかりやすいのですが、腰も、呼吸のたびに仙腸《せんちょう》関節《かんせつ》が開いたり閉じたりして拡縮します。初学者にはにわかに信じ難いかもしれませんが、上達すれば「どちらが腹か腰か」と思うくらいに柔らかく腰が動くようになります。

これもトレーニングが進んでくると、体幹部全体があたかも筒のように感じられてきます。筒（体幹部）の真ん中より少し後ろ寄りにセンターが通っていて、そこから筒が均等に広がったり細くなったりするという感じです。

といっても実体としての身体は常に存在しています。体幹部が茶筒のような形になってしまうわけでも、また軸だけになってしまうわけでもありません。意識として前・横・後ろ、あるいは胸側・背中側などの区別なく、ただ「センター」を中心に気持ちよく、筒がフワーッと広がり、フワーッと集まって細くなってくることが、実感として感じられてくるのです。

ラジオ体操に代表される深呼吸のように肩・胸を主に使った呼吸の仕方だと、呼吸法を行うたびに体幹部が丸まったり反ったりしてしまい、センターは育ちません。腕や肩の動きを利用するのはよいとしても、体幹部に合理性のない姿勢の変化を伴うという点において、この深呼吸が日常生活をはじめ、スポーツや舞踊、武道などの身体運動文化へ与えるマイナスの影響は無視できません。

たとえば登山やマラソンなどでは、フォームなど技術的な側面はもとより、持久力の面で、その支えとなる呼吸能力が重要です。呼吸をするたびに肩が上下したり、体幹部に余計な緊張が入ったりする状態を、厳しい環境の下で何時間も続けることを考えてみてください。筋肉に無駄な仕事を強いることで疲労が増し、疲労が増した筋肉は硬縮して働かなくなります。

全方向均等呼吸は決して特殊なものではなく、四足動物や、人間も赤ん坊の頃は自然に行っていたものです。「マッスル」で気をつけたいのは、均等呼吸を意識するあまり、背中や腰を丸めるような動きが無意識のうちに作られてしまうことです。十分に注意しながら行ってください。

4　タラーンがタリーン!?　ゆるむこと

姿勢の変化について、もう一つ、しばしば見られる傾向

ゆるむ・固まる・締まる・たるむの関係

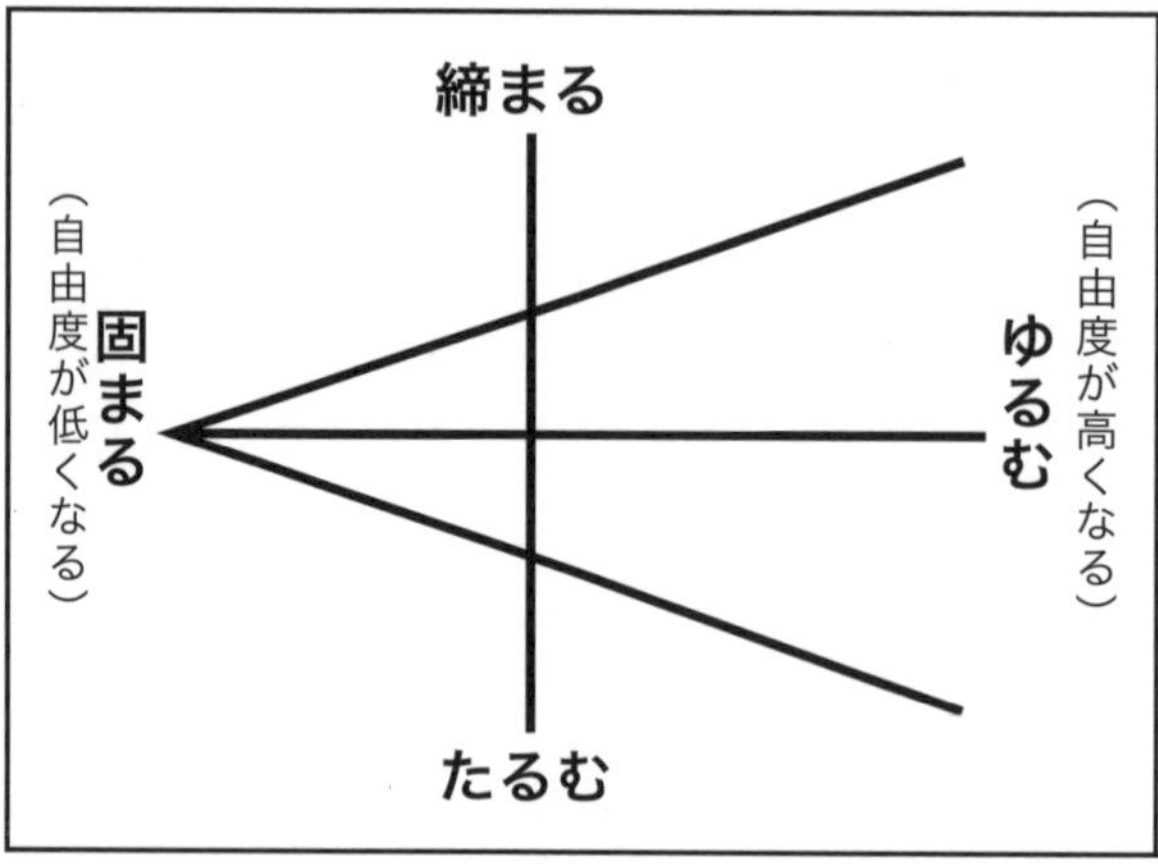
締まる
たるむ
固まる
（自由度が低くなる）
ゆるむ
（自由度が高くなる）

右へ行けば行くほど自由度が高い（締まる／たるむの幅が広い）ことを示す。

©2018 Hideo Takaoka 運動科学総合研究所

があります。

「マッスル」のような、ややハードルの高いトレーニングに入ると、力みやすい傾向のある人は特に、ゆるもうと思った瞬間に、へたり込むように姿勢を崩してしまうことです。脱力はゆるむことの大事な要素ではありますが、同義ではありません。

ここでゆるむことについて整理します。図をご覧ください。これは「ゆるむ」「固まる」「締まる」「たるむ」の関係を表しています。右へ行けば行くほど、自由度が高い（締まる・たるむの幅が広い）ことを示しています。つまり、「ゆるむ」とは、「締まる・たるむ」が自由自在にできる状態のことです。

筋肉において「締まる」とは、脳の指示を受けて筋放電が起きて筋収縮する、力を入れる、力が入る方向で、筋放電が起きずに弛緩する、力を抜く、力が抜ける方向が「たるむ」です。脱力、つまり「たるむ」は、ゆるむことの一つの方向であり、その反対が「締まる」ということです。

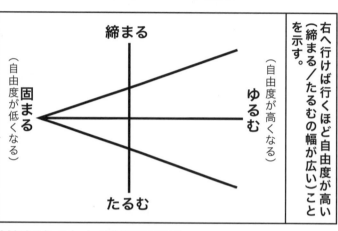

「マッスル」は座位で行いますので、バイオメカニクス的な観点からいえば、少なくとも坐骨で立ち、体幹部を支える筋力が必要です。ただ体幹部が真っ直ぐに立っていても、周りの筋肉でガチガチに固めているのであれば、とて

もゆるんでいるとはいえません。

「締まる・たるむ」という次元については、人間は状況に応じて適切に、自在に変化させられるのが望ましいのです。それが「ゆるんでいる」ということであり、そのゆるみ具合は、高ければ高いほどいいのです。

「ゆるむ」とは、「締まる・たるむ」が自由自在にできる状態と言いましたが、具体的にはゆるんだ筋肉は活動性が高く、代謝も盛んです。大脳の運動野や自律神経に対してもより良く反応します。締まっている状態からたるんでいる状態、あるいはその逆への変化も鮮やかなので、持久力も高くなります。

一方、固まっている筋肉は活動性が低く、代謝が悪いので反応も鈍くなります。「締まる」「たるむ」という運動が狭い範囲に留まるだけでなく、円滑に行われにくいので、持久力も下がります。

オリンピックで金メダルを取るような選手の筋肉は、弛緩しているときはマシュマロ以上に柔らかく、収縮すると瞬時に鋼のように硬くなります。そういった彼らの筋肉はゆるんでいて「締まる・たるむ」が自由自在だから素晴らしい動きができるのです。

人は通常、筋トレをすると固まる方へ向かいます。しかし、世界のトップ・オブ・トップで成功する選手は、筋力トレーニングをしても固まらない工夫を自然に行っています。そのことに気づいているのは、専門の研究者でもまだ少ないのが現状です。

「マッスル」はこの問題を克服できるようにしたものです。呼吸法「マッスル」が、従来の筋トレのあり方、取り組み方を見直す契機になることを願っています。

「マッスル」は「ベース」が基本ですので、動作について新しい知識は不要です。しかし呼吸法でありながら、筋力トレーニングという側面があります。特に横隔膜をはじめとする呼吸筋は、呼吸に関わる大事な筋肉ですので、十分に疲労を取り除き、体調を整えて臨んでください。

5 「腹胸移息胸呼切」「胸腹移息腹呼切」

ここからは「マッスル」のメソッドの解説、取り組み方、全方向均等呼吸を自分のものとするための方法について説明します。

メソッドは二つあります。

一つ目の「腹胸移息胸呼切《ふくきょういそくきょうこせつ》」は、腹から胸に移した息を吐き切る、二つ目の「胸腹移息腹呼切《きょうふくいそくふくこせつ》」は、胸から腹に移

マッスル１『腹胸移息胸呼切』

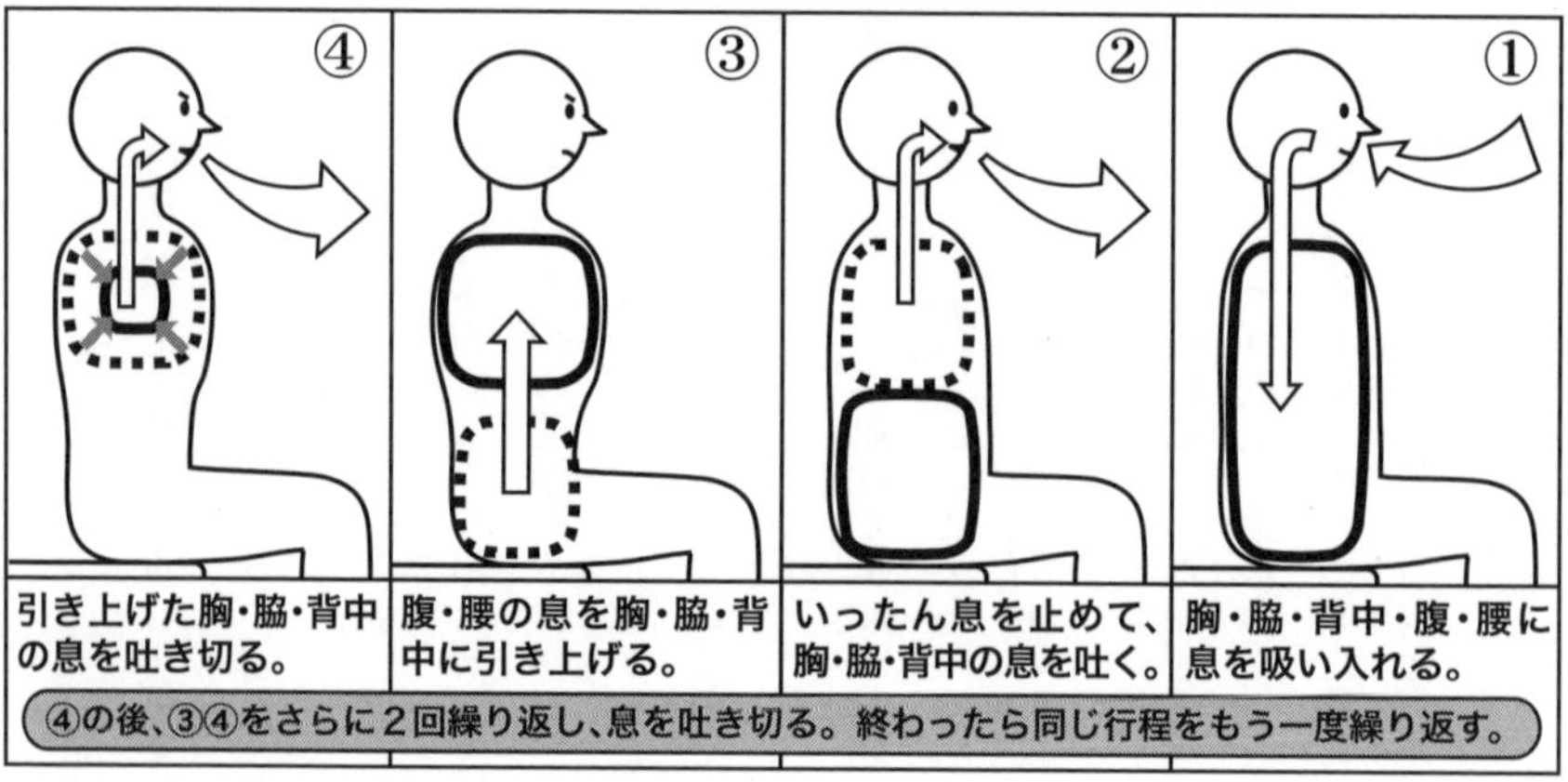
①
胸・脇・背中・腹・腰に息を吸い入れる。
②
いったん息を止めて、胸・脇・背中の息を吐く。
③
腹・腰の息を胸・脇・背中に引き上げる。
④
引き上げた胸・脇・背中の息を吐き切る。
④の後、③④をさらに２回繰り返し、息を吐き切る。終わったら同じ行程をもう一度繰り返す。

©2018 Hideo Takaoka 運動科学総合研究所

した息を吐き切る、というものです。いずれも極めて強い負荷を追及する呼吸法ですので、稀に気胸や喘息発作などの呼吸器系の障害を引き起こす可能性があります。こうした障害の恐れのある方は行わないでください。

まず全体の流れに目を通してください。

最初に「基礎呼吸法・ベース」を行います。

◆マッスル１「腹胸移息胸呼切」

坐骨で立ち、美しいシルバーのセンターが楽に気持ちよく立ち上がるのを感じ、玉芯・舌路を意識します。

全身にゆるをかけてください。

胸・脇・背中・腹・腰に息を吸い入れます。

いったん息を止めて、胸・脇・背中の息を吐きます。

腹・腰の息を胸・脇・背中に引き上げます（※1）。

引き上げた胸・脇・背中の息を吐き切ります（※2）。

さらに腹・腰の息を胸・脇・背中に引き上げます（※1'）。

胸・脇・背中の息をさらに吐き切って、腹・腰の息をさらに引き上げて、胸・脇・背中の息をさらに、さらに吐き切ります。

整息し、全身にゆるをかけます。

ふたたび胸・脇・背中・腹・腰に息を吸い入れます。

マッスル2『胸腹移息腹呼切』

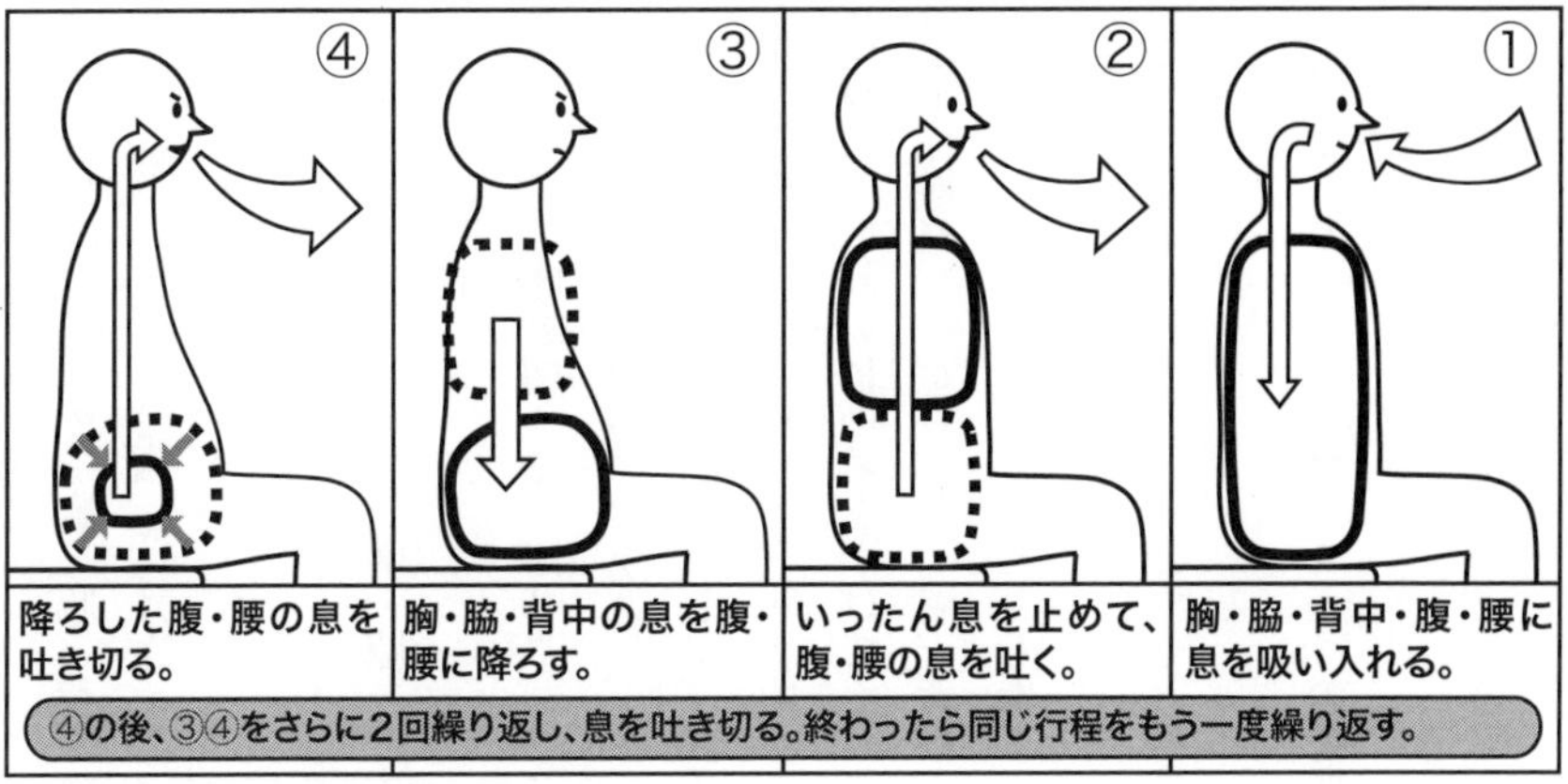
④
③
②
①
降ろした腹・腰の息を吐き切る。
胸・脇・背中の息を腹・腰に降ろす。
いったん息を止めて、腹・腰の息を吐く。
胸・脇・背中・腹・腰に息を吸い入れる。
④の後、③④をさらに2回繰り返し、息を吐き切る。終わったら同じ行程をもう一度繰り返す。

©2018 Hideo Takaoka 運動科学総合研究所

息を止めて、胸・脇・背中の息を吐きます。

腹・腰の息を胸・脇・背中に引き上げます（※1）。

胸・脇・背中の息を吐いて、吐き切って（※2）、さらに腹・腰の息を引き上げて（※1）、胸・脇・背中の息を吐いて、吐き切って、もう一度胸・脇・背中に息を引き上げて、引き上げて、そのまま胸・脇・背中の息を吐いて、吐いて、吐き切ります。

息を整え、全身にていねいにゆるをかけてください。

力の入った筋肉や骨格をゆるめるように行います。

身体の状態をよく観察しながら、首、肩、背中、股関節周り、太腿なども、ゆすったりさすったりしながらゆるめてください。

◆マッスル2「胸腹移息腹呼切」

坐骨で立ち、美しいシルバーのセンターが楽に気持ちよく立ち上がるのを感じ、玉芯・舌路を意識します。

全身にゆるをかけてください。

胸・脇・背中・腹・腰に息を吸い入れます。

いったん息を止めて、腹・腰の息を吐きます。

胸・脇・背中の息を腹・腰に降ろします（※1）。

降ろした腹・腰の息を吐き切ります（※2）。

さらに胸・脇・背中の息を腹・腰に降ろします（※1）。
腹・腰の息をさらに吐き切って、胸・脇・背中の息をさらに降ろして、腹・腰の息をさらに、さらに吐き切ります。

整息し、全身にゆるをかけます。

ふたたび胸・脇・背中・腹腰に息を吸い入れます。

息を止めて、腹・腰の息を吐いて、胸・脇・背中の息を腹・腰に降ろします（※1）。

腹・腰の息を吐いて、吐き切って（※2）、さらに腹・腰に息を降ろして（※1）、腹・腰の息を吐いて、吐いて、吐き切って、もう一度腹・腰に息を降ろして、降ろして、そのまま腹・腰の息を吐いて、吐いて、吐き切ります。

息を整え、全身にていねいにゆるをかけてください。

身体の状態をよく観察しながら、首、肩、背中、股関節周り、太腿なども、ゆすったりさすったりしながらゆるめてください。

最後にふたたび「基礎呼吸法・ベース」を行います。

「（※1）」「（※2）」の部分が「マッスル」の特徴です。順を追って説明します。

一つ目の「腹胸移息胸呼切」では、腹・腰の息を引き上げるときに腹横筋《ふくおうきん》、腸腰筋を使って腹と腰を絞っていきます。

二つ目の「胸腹移息腹呼切」では、胸・脇・背中の息を降ろすときに内肋間筋《ないろっかんきん》を使って胸郭を絞り、横隔膜も限界まで下げていきます。

吐き切って息は残っていないはずのところを、もう一回、さらにもう一回、と攻めていきます。強い筋収縮をかけていきますので、それと呼応して徹底してゆるんでいくことが必要です。

これは締め方の問題です。筋肉は上手に締められると、そのあとは自然にたるむ方向へ伸びます。しかし肩、首、腰背部、股関節周り、太腿など、締める必要のない筋肉まで一緒に締めてしまうと固まってしまい、簡単には伸びなくなります。そのような筋トレを繰り返していくと、身体を壊してしまいます。

したがって、「マッスル」のさなかも常にゆるみながら、そして合間にゆるをかけることも、面倒がらずに丁寧に行ってください。

さらに、「移息」から「呼切」へ到るときに（※2）、実際はどうしても息がわずかに戻ってしまったり、息を吸ってしまったりしてしまいます。移した息を、呼切のときに戻さない。息を吸い足さない。そのうえで移息と呼切を重

「移息」と「呼切」で使われる筋肉

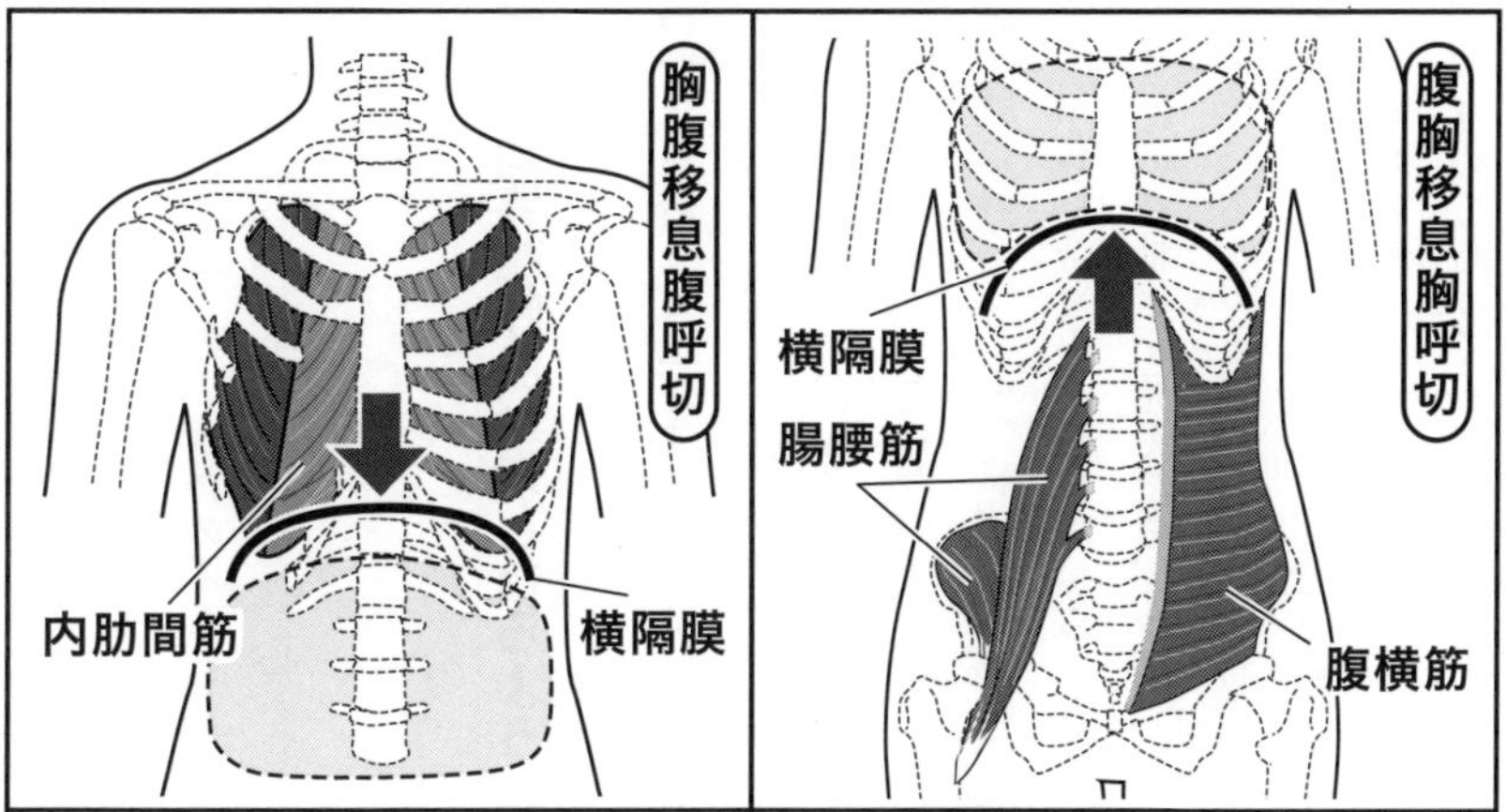

胸・脇・背中の息を降ろす時に内肋間筋を使い胸郭を絞り、横隔膜も限界まで下げていく。	腹・腰の息を引き上げる時に腹横筋、腸腰筋を使って腹と腰を絞っていく。

ねます。

必ず、マッスル1「腹胸移息胸呼切」、マッスル2「胸腹移息腹呼切」の順で行います。二つ目の「胸腹移息腹呼切」は横隔膜を下げたまま息を吐くので前者より横隔膜に負荷がかかるからです。

二つの「マッスル」の前後には必ず「基礎呼吸法・ベース」を行ってください。これは呼吸法を学ぶ人に共通するワークです。

これは何となく行うものではありません。効果を検証しながら、今の自分の取り組み方を振り返り、調整していく必要があります。「ベース」が前より楽にできるようになった、腰に息が楽に入るようになった、という感じであればよい兆候です。ご自分の専門とするパフォーマンスの変化もよく観察してください。

1回に行う目安は、一日にこの1セットが上限です。また、毎日ではなく、間隔を開けます。1週間のうちで2、3回です。

繰り返しますが、呼吸法であり、かつ筋力トレーニングでもあるという意識を持って取り組んでください。もし体幹の内外などにいつになく違和感が出たらすぐにやめて、休息をとります。「ヒンジ」でも話しましたが、横隔膜の後端、腰の内側が「グッグッ」、あるいは「キュー」と感じられるのは、横隔膜が筋収縮しているからですが、「マッスル」を行い、肩や背中や腰の外側の筋肉が固まってしまうようなら要注意です。身体の中がわかるようになってきたら、それに応じて徐々に締め方を強くしても構いません。

6 全方向均等軸呼吸が常となるように

仲間の助けを借りて上達する方法です。二人組（Aさん・Bさん）になって、Aさんが呼吸法「ベース」を行います。Bさんは、Aさんの横に、Aさんの方を向いて座ります。Aさんの呼吸法の妨げにならないように、Aさんの胸・背中や、腹・腰に軽く手をあてます。Aさんの胸・脇・背中・腹・腰の広がり具合を手で感じながら、Aさんに反ったり丸まったりという動きが見えたら、「今、腰が反ったよ」「肩に力が入っているよ」と指摘したり、背中や腰にうまく息が入らないようだったら、その部分を軽くさすって助けたりします。もちろん、うまくできたときには、必ずそのことを伝え、ほめてあげてください。

実はAさんも、Bさんに対して大事な役割を担っています。Aさんは Aさんなりに均等軸呼吸に努めています。それはBさんも了解しています。ところがAさんは自分が思っているほど均等軸呼吸にならなかったり、姿勢が崩れたりする、その事実をBさんが客観的に観る機会なのです。こうして観る目を養うことが上達につながります。

A、Bは必ず交替してください。また、仲間がいない場合は、「セル」で紹介した「息ゆる6」が全方向均等軸呼吸の基礎練習に最適です（117ページ図参照）。

◆「息ゆる6」

座位で行います。

坐骨で立ち、美しいシルバーのセンターが楽に気持ちよく立ち上がるのを感じ、玉芯・舌路を意識します。

全身にゆるをかけてください。

気持ちよく、深々と息を吸います。身体の内側からパンパンになるように息を吸います。

そして張った感じがした部分が内側からとろけるように、トロトロに息を吐いていきます。

胸に息を深く吸い入れます。

胸が内側からパンパンになるように、深々と息を吸い入れます。

胸が気持ちよく張った感じがしたら、内側からとろけるように、トロトロに息を吐いていきます。

下腹に息を深く吸い入れます。

下腹が内側からパンパンになるように、深々と息を吸い入れます。

下腹が気持ちよく張った感じがしたら、内側からとろけるように、トロトロに息を吐いていきます。

背中に深く息を吸い入れます。

背中が内側からパンパンになるように、深々と息を吸い入れます。

背中が気持ちよく張った感じがしたら、内側からとろけるように、トロトロに息を吐いていきます。

腰に深く息を吸い入れます。

腰が内側からパンパンになるように、深々と息を吸い入れます。

腰が気持ちよく張った感じがしたら、内側からとろけるように、トロトロに息を吐いていきます。

骨盤底に深く息を吸い入れます。

骨盤底が内側から張ってくるように、深々と息を吸い入れます。

骨盤底が気持ちよく張った感じがしたら、内側からとろけるように、トロトロに息を吐いていきます。

最後に、自分がもっとトロトロにゆるめたい身体の部分に、深く息を吸い入れます。

その部分が気持ちよく張った感じがしたら、内側からとろけるように、トロトロに息を吐いていきます。

胸に息を吸い入れるときに、胸だけが広がるのではないことはおわかりかと思います。センターを中心に脇、背中も広がっています。

他の部位についても同様です。意識を向けるところに、仲間が手をあててくれている、と思ってもよいでしょう。呼吸をしながらBさんの役割も担えるようになったら、「胸・脇・背中」と同時に意識できる場所を徐々に増やしていきます。

7　登れる山の高さも自由自在

「息ゆる」は、入り口は易しく、取り組みやすいようにできています。しかし易しいからといって、いつまでも気安く取り組んでいては、それなりの結果しか得られません。もっと奥の深いものを得たければ、それなりの取り組み方が必要です。

このような易しい「息ゆる」にも、エベレストに登るほどの意欲、気概を持って取り組める人が、「マッスル」や総合呼吸法という山をも登っていかれるのです。

また、トレーニングは、あくまで自分のためにするものですから、どの山をどこまで高く登るかは自分自身で決めることです。何よりも自分が心から登りたいのでなければ、本当の高い山には登れません。頂上に立ったときの気分は何にも代え難いものですが、途中は決して楽しいことばかりではありません。

そのような道を進んでいくには、やはり「この山に登りたい」という気持ちがとても大切です。

3 総合呼吸法　第二教程　第9講座
精神力強化呼吸法・ストレングス

1 精神力、および強さの諸相

この呼吸法のテーマは「精神力」です。精神力は第一教程「コントロール」でも扱いました。「コントロール」が対象とする精神力は、主に「その日、その時、その場」で発揮される運動的精神力（短い精神力）で、「ベストパフォーマンス＝実力×精神力」で表されます。

一方「ストレングス」では、「一ヶ月、一年、一生」といったスパンで発揮される行動的精神力（長い精神力）を含む、広い意味での精神力〝人格〟を対象とします。

「あの人は精神的に強い」とか「あの人は、スケールが違う」などというのも、広い意味での精神力です。したがって一口に強さといっても、いろいろな強さがあります。

たとえば、理不尽な相手に対して一発ガツンと行動に出られるのも強さの一つですし、意見が対立している人の話を延々と何時間でも、場合によってはその日だけでなく何日も、ときには数ヶ月にも渡って聞き続けられるのも強さです。

このような広い意味での精神力、人格も「コントロール」で鍛えられないわけではありません。しかし、懐の深い、器の大きい人格を形成したい場合、「コントロール」によるアプローチだけでは方法論として完全ではありません。

それは短い精神力で扱うものだからです。また、メンタルポジションは、あくまで本人の主観的な判断であり、時々刻々変化しています。また、精神三力の総量が異なれば、見かけ上は同じメンタルポジションの数値だとしても、同じ精神力とは言えませんし、人格においても同じ強さがあることにはなりません。

人格をその人の経験から分析することは、学問的にも行われています。ある人の人格が培われたのは、「かつてこういう経験をしたから」「○年前にああいうことがあった

行動的精神力と運動的精神力

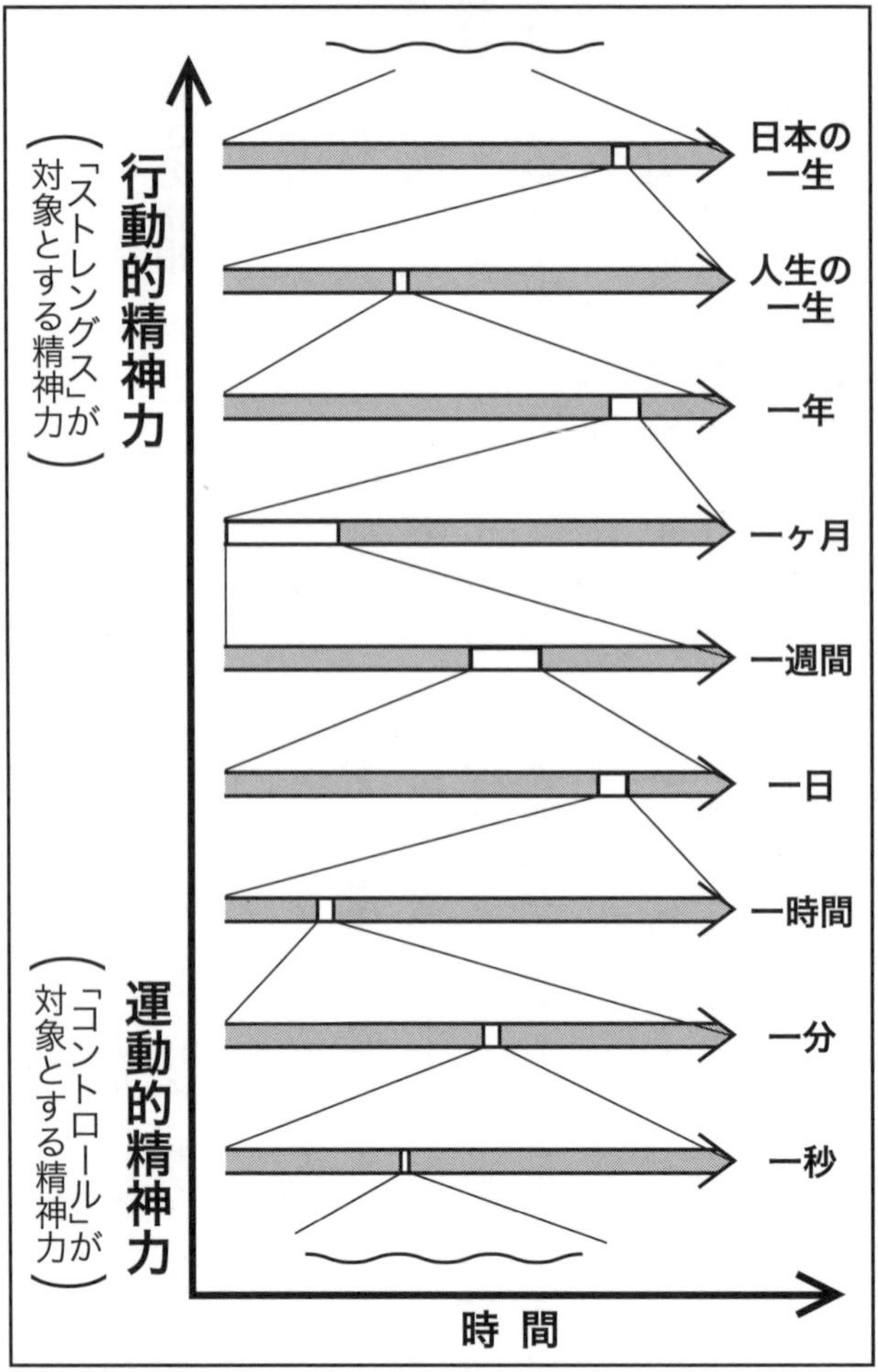

精神力の構造がわかれば、リスクの高い苦行に身を投じずとも人格を鍛えられる

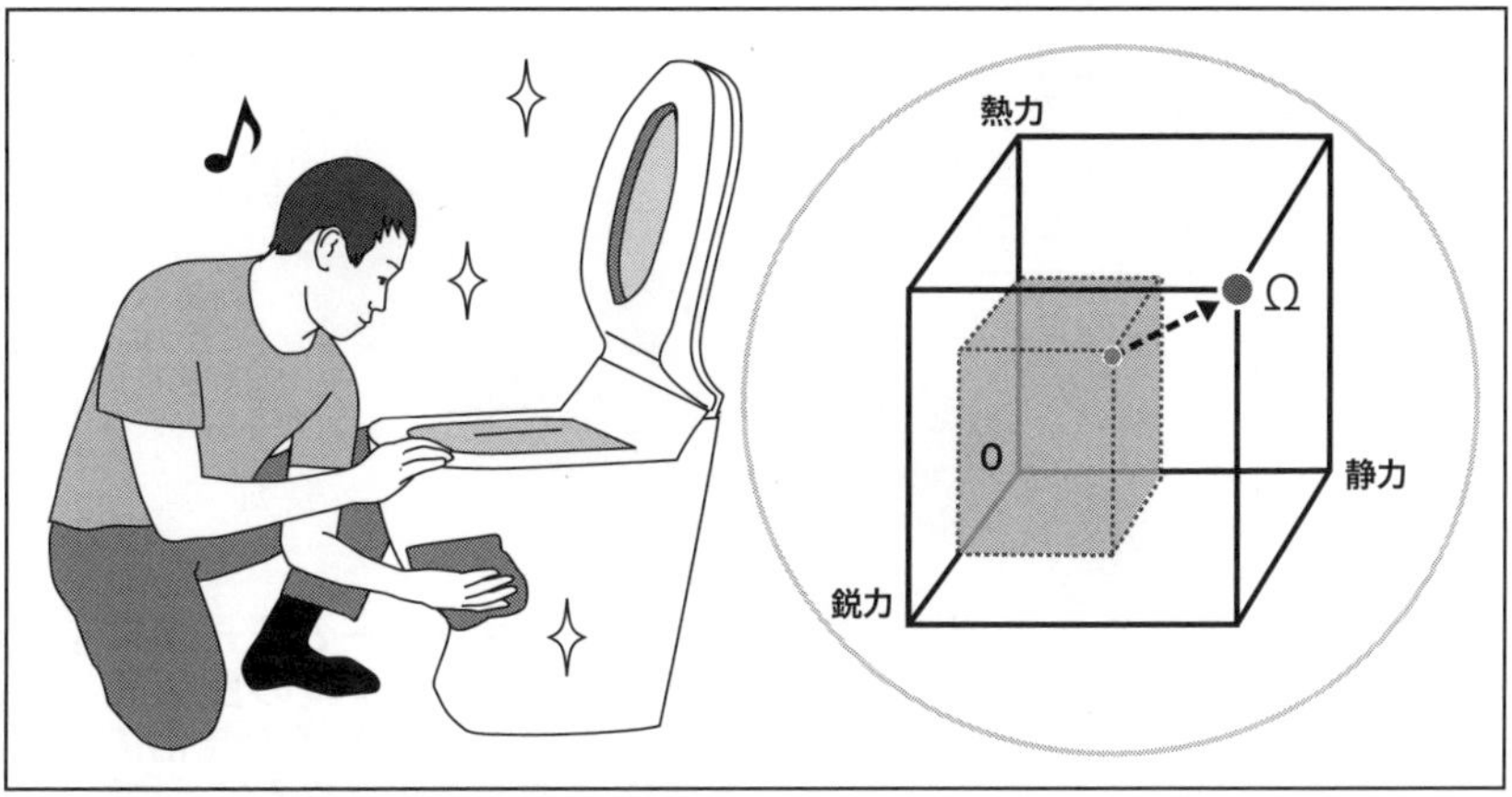

から」というように分析をし、人となりを理解していく。うまく説明がつけられると、それが正しいような感じがしますが、実際の因果関係はわかりません。したがって人格形成を目的として、他人と同じ経験をすることは、科学的手法とはいえませんし、そもそも現実的にも困難です。

精神力のメカニズムを理解しないままでは、人格の形成にはさほど役立ちません。それどころか日常に満ちあふれている、人格を鍛えるチャンスを逃すことになります。

厳しい修行はどうでしょうか。たしかに厳しい修行を通じて人格を鍛えられた人もいますが、苦行には限界があります。リスクの高い苦行に身を投じずとも人格を鍛えられるのが、精神力の論理構造が解明された成果なのです。

たとえば私の提唱する「スーパーウォーク歩道」には、「精神力の鍛錬」が哲学として掲げられています。歩くときに地球の中心を感じて、そこから立ち上がる美しいシルバーのセンターをより能動的に意識しながら歩くのです。

これは他の日常生活にも通じます。毎日のトイレ掃除や、洗面台を磨くときにも精神力の論理構造を意識しながら、ゆるんで立ち上がる美しいシルバーのセンターに身を任せ、より鮮やかに身体を使い、狭くて煩雑な便器や洗面台を磨くことに徹するのです。結果として歩きや掃除とい

人格においてもセンターと三丹田が強力な支えになっている

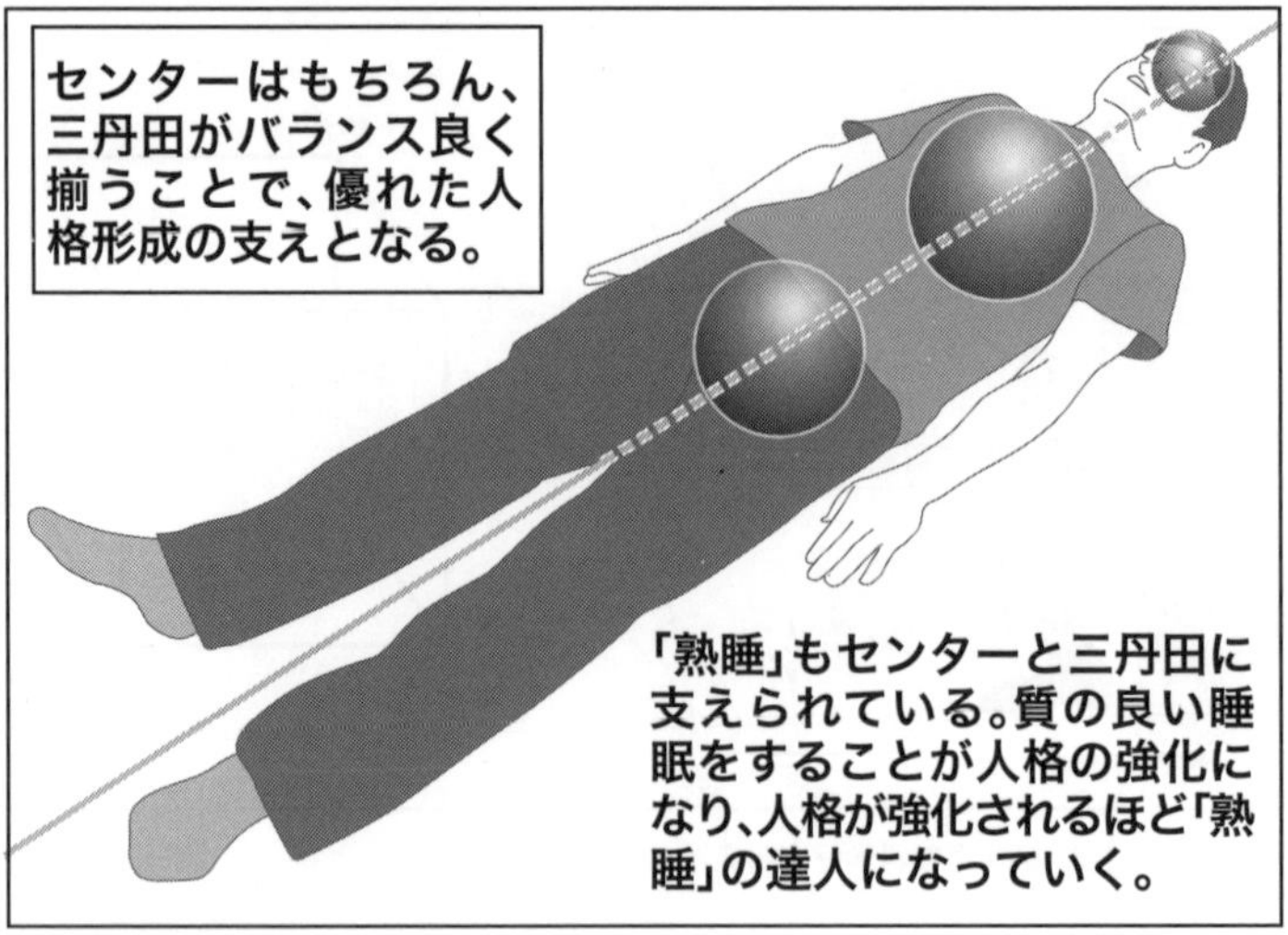
センターはもちろん、三丹田がバランス良く揃うことで、優れた人格形成の支えとなる。
「熟睡」もセンターと三丹田に支えられている。質の良い睡眠をすることが人格の強化になり、人格が強化されるほど「熟睡」の達人になっていく。

©2018 Hideo Takaoka 運動科学総合研究所

った運動すべてが精神三力に反映され、精神三力を支える下部構造が強化されていくのを積極的に感じるようにしていけば、誰でもいいパフォーマンスが発揮できるようになります。

つまり精神力の構造がわかっていると、それを生かすチャンスはいたるところに見つけられるのです。精神力の構造を知っていれば、人格もパフォーマンスであることがよくわかるはずです。

2 人格も、パフォーマンス

パフォーマンスは身体意識に支えられているという考えのもとに人格を読み解いてわかったのは、人格においてもセンターと三丹田（上丹田・中丹田・下丹田）が強力な支えになっているということです。センターはもちろん、三丹田のバランスの良さは人格に大きく関わっています。

たとえば強くなりたいと思って、いわゆる丹田呼吸法でハラ、下丹田を強化する一方、上丹田、中丹田はほとんどないとします。どういう人になるかというと、まったく動揺しない、不撓不屈です。これも強さの表れですが、おそろしくつまらない人です。人としての温かみがない。情熱も湧かないけれども冷徹というのでもない。このような拘束的な下丹田を持った人に悩みを相談しても、当人はまったく気にもならないわけですから、「え、それがどうしたの？　何が問題なの」となります。

中丹田だけがきれいにできるということは理論的にはありえませんが、これが突出した人は、情熱家、熱血タイプです。しかし上丹田が弱く行き当たりばったりの行動を取りがちで、下丹田も弱いので行く手に何か問題が生じたときに対処する粘り強さがありません。さらに中丹田に収まるべき熱性のエネルギーがキープできず、頭に入ってしまって単なるお調子者で済めばまだよい方で、ともすると脳が深刻なダメージを受けることもあります。また、位置としては心臓に近いので、無理な中丹田の使い方をすると心臓にも負担がかかります。

明晰な頭の働きを司る上丹田が働かないと、物事の難しいアヤは解けません。いくらハラが座って、だまって人の話を聞いていることができても、上丹田がなければ本当の意味で人の話を聞くことはできません。話を聞いて、うなずくタイミングがよいと、話している人の頭の中のいろいろなものがスーッと整理されていきます。そのような聞き方ができるには、上丹田が機能する頭の良さが必要です。

そして、人格を支えるもうひとつのメカニズムが「センター」です。センターの重要性については、これまでも再三お話ししてきた通りです。

3　センターを真に欲しているか

今後さらにセンターを鍛えていくためにも、センターの必要性は何度でも繰り返し、身をもって感じて欲しいと思います。

身体意識としてのセンターが必要とされる理由は、ひとつには人間が地球という重力のある物体上に存在しているからです。仮に無重力で生き物が進化したとすると、センターは生まれなかったはずです。

そういう意味では、重力を感じて立つ能力を、広い意味でのセンターと言ってもよいでしょう。これがなかったら人は立てません。たまたま立てたとしてもすぐに転んでしまいます。病気などで小脳〜大脳基底核《だいのうきていかく》を中心とした重力を感じ、バランスを取る機能が衰えると、脳の他の部分、たとえば知能を働かせる部分が機能していたとしても、生きていくことが難しくなります。精神的にも不安定になるでしょう。そういう意味でもセンターは極めて重要です。

人には誰しも広い意味でのセンターがあり、それを支えとして生きていることが、皆さんなりに実感できるかどうかです。自分に働く重力のベクトルをうまく利用できる人ほど、日常生活、身体運動、思考活動、精神力などにおいて高度なパフォーマンスを発揮できるのです。

4 呼吸でつかむ時間意識

実は身体意識化された世界には、空間的なものだけでなく、時間的なものもあることがわかっています。そして人格のしっかりした人、スケールの大きい人は、時間意識が非常に発達しています。

「時間意識」とは何でしょうか。センターや上・中・下丹田は、空間的な構造、ストラクチャーがハッキリしているので、図で視覚化することが可能です。呼吸法「モーションン」で取り上げた呼吸意識は、吸う、吐くという運動、モビリティが身体意識化されたもので、動きを通じて伝えることが可能です。また身体意識の質、クオリティは、色や擬態語で表すことができます。

時間意識は、ストラクチャー、モビリティ、クオリティに位置付けることができないのですが、人間のどういった部分と関わっているかと考えたときに、呼吸ではないかと気づいたのです。人間にとって時間の意識が呼吸と密接に関わっているとしたら、呼吸法で時間意識を鍛えられる。そこから生まれたのが、「タイム」という呼吸法です。

5 時間意識を育てる

すでに申しあげたように、時間意識はストラクチャー・モビリティ・クオリティで明確に示せるものではなく、呼吸を媒介として体得するものです。たとえば、今ここで「息ができなくなった」と思ってみてください。

できれば総合呼吸法の基本姿勢で、このまま10分、20分と息ができない状態を想像します。メンタルポジションチェックで、精神三力の変化を観察してみてもよいでしょう。物の見え方、視界の広さ、明るさ、自分の呼吸そのものに変化は感じられますか。

ここでの目的は「息ができない」と想像するだけでも心身に変化が生じる、それを実感することです。

息を吸う・吐くという運動は、見方を変えれば極めて単純な物理現象です。また実際に普通は2分も息を止めていることはできません。それが経験値としてあまりにも良くわかっているために、「息ができない」と思っただけで、身体や心理状態に深い変化が生じるのです。

●呼吸法「タイム」

呼吸法「タイム」を行います。座位で、坐骨で立つ、センター、全方向均等呼吸、玉芯・舌路、鼻吸主口呼息《びきゅうしゅこうこそく》などの基本を意識し、まずは以下のリードメッセージを声に出して、語りかけるように読むことから始めてください。

坐骨で立つ。美しいシルバーのセンターが楽に気持ちよく立ち上がります。

センター周りにゆったりと気持ちよく、ゆるをかけます。

肩をゆったりと気持ちよく回しほぐしましょう。

もう一度、坐骨で立つ。美しいシルバーのセンターが気持ちよく立ち上がります。

センター周りにゆるをかけて、玉芯・舌路を軽く取りましょう。

「ベース1・呼吸体操」を行います。

鼻吸主口呼息で、胸・脇・背中・腹・腰に息が入ってきます。止めて、息を吐いて残気3で止めて、胸・脇・背中に息を引き上げ、腹・腰に息を下ろします。

胸・脇・背中、腹・腰。

胸・脇・背中、腹・腰。

ゆったりとしみわたるように整息をします。

これからは「ベース3・腹腰呼吸」を中心に、ゆったりとしみわたるように呼吸を行います。

（1）一呼吸が1分に感じられるように。

（2）一呼吸の中に、1分が感じられるように、ゆったりと深い気持ちになって呼吸をします。

（3）一呼吸が1分に感じられるように、ゆったりと大きく深く気持ちのよい呼吸をします。

次に、一呼吸の中に1時間が感じられるように呼吸をします。

（4）一呼吸の中に1時間が感じられるように、ゆったりと深く大きく気持ちのよい呼吸をします。

1時間というのは、通勤時間であったり、仕事をする時間であったり、本を読む時間であったり、テレビを見る時間であったり、トレーニングをする時間であったり、昼休みの時間であったり、いろいろな1時間があります。

（5）一呼吸の中に1時間が感じられるように、ゆったりと深く大きく気持ちのよい呼吸をしていきます。

（6）一呼吸の中に1時間が感じられるように。

次に、一呼吸の中に1日が感じられるように呼吸をします。

（7）一呼吸の中に1日が感じられるように、さらにゆったりと深く大きく気持ちのよい呼吸をしていきます。

朝目が覚めて、朝の支度をし、朝食をとり、学校や会社に出かけ、勉強や仕事をしたり、午前が過ぎ、昼が来て、午後が過ぎ、夕方がやってきて、夕食をとり、夜の時間が始まり、やがて寝る時間がやって来ます。

そしてゆったりとした気持ちのよい睡眠。そしてまた朝が来ます。

いろいろな1日があるでしょう。

すべての1日が、一呼吸の中に感じられるように。

（8）一呼吸が1日に感じられるように、ゆったりと深く大きく気持ちのよい呼吸をしていきます。

（9）一呼吸の中に1日が感じられるように。

次は、一呼吸の中に1ヶ月が感じられるように呼吸をします。

（10）一呼吸の中に1ヶ月が感じられるように。

（11）一呼吸の中に1ヶ月が感じられるように、さらにゆったりと深く大きく気持ちのよい呼吸をしていきます。

1月の1ヶ月、正月があり、松の内を過ぎて、寒い1月です。

そして2月があり、3月があり、桜が咲き4月という1ヶ月、5月という1ヶ月、6月という1ヶ月。

「自分はあの月が好きだな」「あの1ヶ月は忙しくて辛いことが多いな」「あの1ヶ月はとても素晴らしい1ヶ月だな」と、いろいろな1ヶ月があるでしょう。

7月という1ヶ月、8月、夏の1ヶ月。長く楽しいという人もいれば、暑くて辛いという方もいるでしょう。

9月という1ヶ月、10月という1ヶ月、11月、12月、それぞれの1ヶ月。

どの1ヶ月でも、一呼吸の中に感じられるように。

（12）一呼吸の中に自分がイメージする1ヶ月が感じられるように。

次に、一呼吸の中に1年が感じられるように呼吸をしま

一呼吸でさまざまな“時間”を感じとる

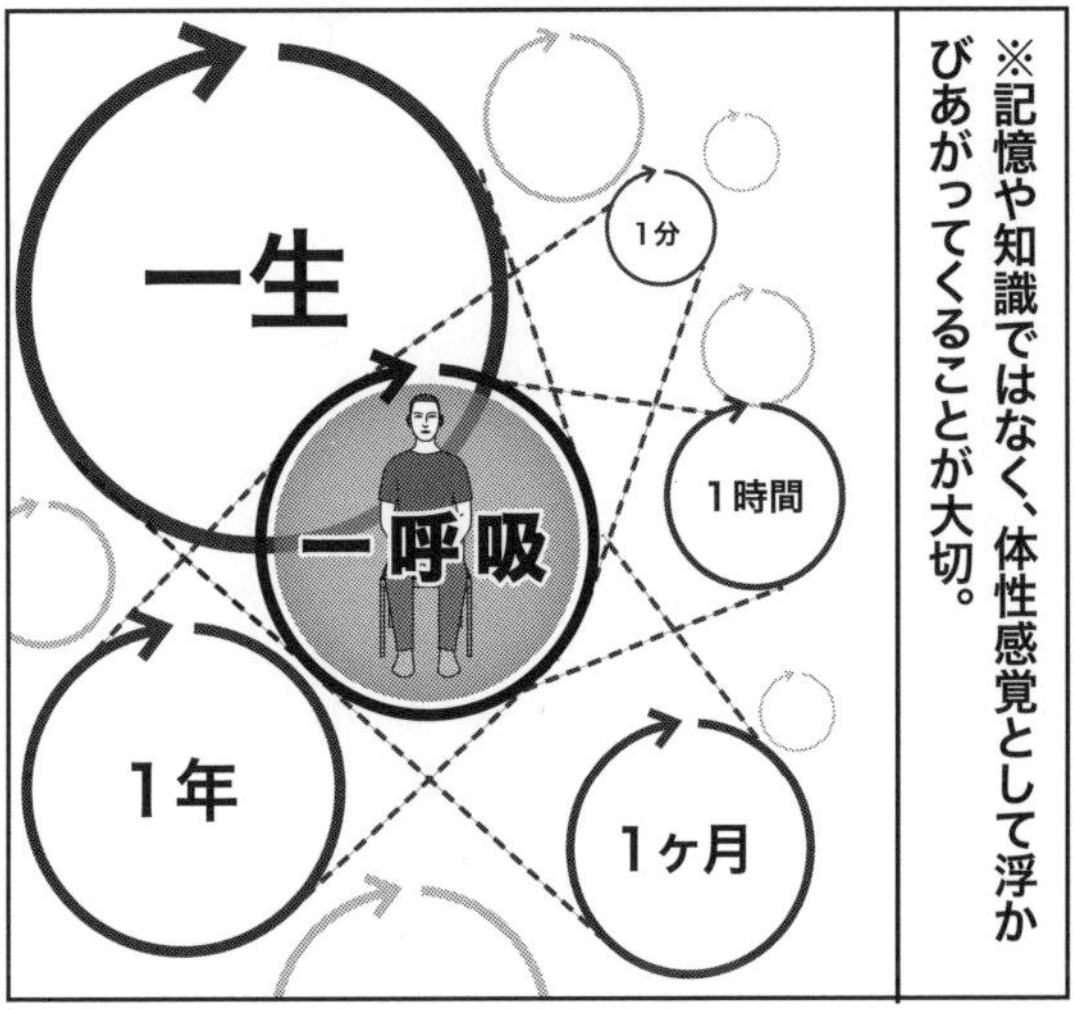

す。

(13) 一呼吸の中に1年が感じられるように。

さらに、さらにゆったりと深く大きく気持ちのよい呼吸をしていきます。

春、夏、秋、冬。

明るく希望の芽生える春。梅が咲き、桜が咲き、そして夏。そして落ち着きと食欲の秋。そして師走が来て、元旦、正月の冬。

春、夏、秋、冬とめぐる1年。

この世に生を受けてからの1年、赤ん坊のころの1年、幼稚園や保育園のときの1年間、小学校1年生のときの1年間、中学生、高校生、専門学校に行ったり、大学に行ったり、就職をしたり、そうしたときの1年間。

今現在の1年間。これからさらに年を経て、歳を取っていったときの1年間。

そして自分がいつか死ぬとき、死ぬその日までの最後の1年間。いずれの1年も、1年です。

(14) 一呼吸の中に1年が感じられるように。

(15) 一呼吸の中に1年を感ずる。

それでは、一呼吸の中に自分の人生全体、一生を感じます。

(16)一呼吸の中に一生涯が感じられるように、さらにさらに、さらにゆったりと深く大きく気持ちのよい呼吸をしていきます。

お母さんのお腹の中に宿り、この世に生を受け、ハイハイをし、立ち上がり、歩き、小学生になり、中学生になり、異性に目覚め、高校生になり、やがて大人になり、家庭を持ち、そして壮年を迎え、さまざまな分野で働き、活躍をし、やがて年を経て死んでいく、人生全体の一生涯です。

どのような人生の終末を迎えるのでしょうか。

死ぬ瞬間にどのような気持ちで死んでいくのでしょうか。

(17)一呼吸の中に、一生涯、生を受けてより死ぬ瞬間までの、人生全体を感ずる。

(18)一呼吸の中に、一生涯、人生全体を感ずる。

それでは再び坐骨で立つ。美しいシルバーのセンターが楽に気持ちよく立ち上がります。

センター周りにゆったりと気持ちよくゆるをかけてください。

肩をゆったりと気持ちよく回しほぐしましょう。

鼻吸主口呼息で胸・脇・背中・腹・腰に息を吸い入れます。止めて、息を吐いて残気3で止めて、胸・脇・背中に息を引き上げ、腹・腰に息を下ろします。

胸・脇・背中、腹・腰。

胸・脇・背中、腹・腰。

ゆったりと気持ちよく整息をします。

いかがでしょうか。私は通常一呼吸が長いのですが、それでも「タイム」のリードをすると、さらに一呼吸が長くなります。呼吸は同調しますので、私のリードを直接聞いても、あるいは録音した音声で聞いても、「タイム」では呼吸がゆったりとしてきます。リードメッセージを語りかけるように読んでみて、呼吸が長くなったと感じられたら、第一段階はクリアしているといっていいでしょう。

一般的に一呼吸は5秒から10秒くらいですが、実際に何秒かかるかは問題ではありません。一呼吸で感じる〝時間〟が1ヶ月、1年と長くなっても意識的に呼吸を長くしようとしないことです。一呼吸でさまざまな時間を感じることで、一呼吸の内容が濃く、厚み、深みを増していきます。時間意識に優れた人は、同じ10秒でもはるかに快適に、はるかに早く長く豊かに感じることができます。「タイム」

を始める前よりも呼吸が快適になったかどうか、またメンタルポジションチェックで、精神三力のバランスに乱れがないかを手掛かりにしてもよいでしょう。

メッセージ通りに行う必要はありません。まずは自分にとってのさまざまな1分、1時間、1ヶ月、1年を取り上げて、それぞれを数呼吸ずつ行ってください。

はじめのうちは1日1回、呼吸法「タイム」をする時間を10分から20分設けるとして、事前に「今日はこういう1分間、1時間、1ヶ月、1年を取り上げて、最後に一生をやってみよう」と準備しておくとよいでしょう。慣れればちょっとした時間に数呼吸、自分がテーマにした時間を一呼吸で感じる、ということもできます。続けていくうちに、時間意識を媒介として、忘れていた子どものころを思い出すこともあるかもしれません。具体的な記憶ではないけれども、赤ん坊のころの何だか幸せな気持ちがわき上がってきたという方もいます。記憶や知識ではなく、体性感覚として浮かび上がってくることが大切です。

自分自身の1分、1時間、1ヶ月、1年、一生だけでも大変取り組みがいがありますが、さらに時間だけでなく空間に広げて、人類の、国の、地球の、宇宙の一生（歴史）などと、より長い時間意識を内包していくことも大切です。室町時代、平安時代、江戸時代、人はどのような生活をしていたのか。時間と空間を広げていくには具体的な知識も必要でしょう。それをただの知識に留めず、「タイム」で時間意識として取り込んでいく。こういう時代を経て今があるということが、「時間意識」で捉えられている人は、問題が生じたときに、理由はわからなくても、大局的な視点で物事を観、解決の糸口を発見することがあります。

6　時間から空間へ

時間意識は空間的な認識力とも関わっているので、このようなことが可能なのです。時間意識が発達している人は、多くの場合空間的な認識力にも優れていて、空間意識も発達していることが多いのです。

たとえば幕末に活躍した坂本龍馬は、薩長同盟を成功させた人物として、そして時代に先駆けて近代商社の原型ともいえる海援隊を創設した人物として知られています。これらの仕事を成し遂げた龍馬の時間意識の規模はどれくらいのものだったのか。空間意識については、どこまでを、まるで自分の庭であるかのように身近なものとしてとらえていたか、などと推測してみるのです。読者が評価する、

時間意識が発達している人は、空間的認識力も優れている

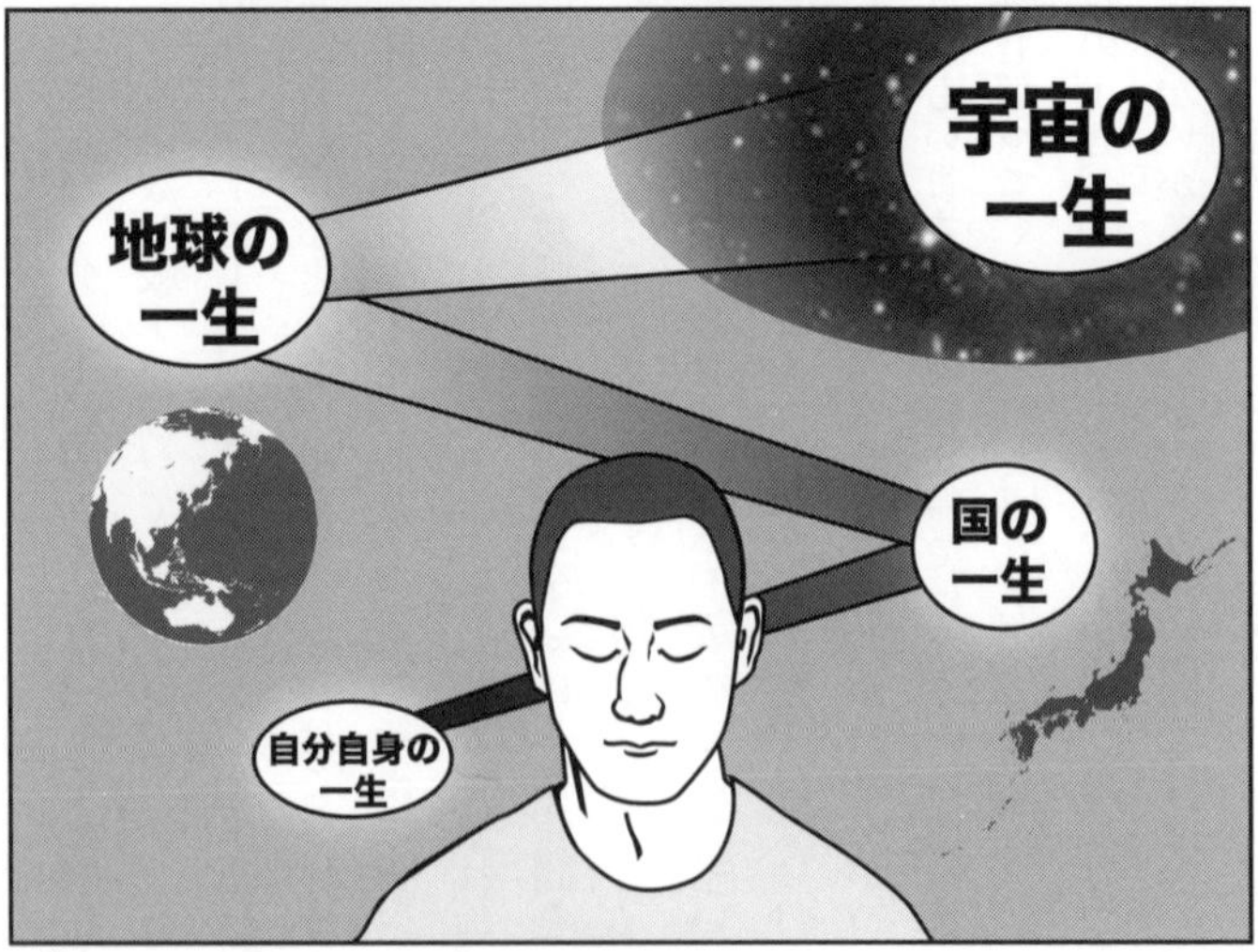

©2018 Hideo Takaoka 運動科学総合研究所

あるいは好ましく思う人物について、こうした作業を行ってみてください。当然龍馬にこだわる必要はありません。

人格形成という点において、自分が目指す人がしたことをただ真似るよりも、時間意識という観点からその人を自分なりに分析し、「タイム」でその人よりももっと広大な時間意識を自分のものとしていく方が、自分にとっても、手本と仰がれた人にとっても、また社会にとっても有益です。

どんな専門分野においても、具体力をしっかり身につけた人が、さらに本質的な時間意識を鍛えることは、大変意義のあることです。「タイム」は、身体の構造的、力学的な精確さを必要とする「マッスル」に比べると身体操作的にはやさしいものですが、自分史、人類史、地球史、宇宙史へと広げ、それを一呼吸で感じられるようになるには時間がかかるでしょう。結果を焦らず、生涯の一大事業として取り組んでください。

この呼吸法は、静謐な状態で行うことで効果が高まっていく典型的な呼吸法です。

4 総合呼吸法　第二教程　第10講座
局面呼吸法・フェイズ

1 呼吸法における局面（フェイズ）

本講のテーマは、局面（フェイズ）です。

局面というと、「新しい局面に差しかかる」「困難な局面を乗り切る」など、物事の状況や状態を指すときに使われます。その意味では、疲労回復、対人関係、睡眠不足、とっさの判断など、これまでも総合呼吸法でさまざまな局面に役立つ呼吸法を扱ってきましたが、「フェイズ」での局面とはどのようなものなのかについてお話しします。

「局面呼吸法・フェイズ」は、ある動作（本動作）が行われる直前、時間にして1～2秒前の呼吸の仕方によって、結果として本動作のパフォーマンスが変わってくることを解明した呼吸法です。局面を意味する英語の「フェイズ」を呼称にしています。「本動作」については後ほど説明しますが、探せば到るところに存在するものです。ここではさまざまな物事の状況や状態に共通する〝時間〟を因子として本動作を定義します。

前項の「ストレングス」では、人生史、地球史、宇宙史という壮大な規模の時間意識を一呼吸で感じるというワークに取り組んだばかりですが、今度は対極的に非常に短い時間を扱うことになります。「コントロール」における「その時、その場」で発揮される短い精神力（運動的精神力）よりもさらに短い時間です。

私は「フェイズ」を詳細に１００以上の局面に区分して研究しています。実は総合呼吸法で扱うのは１００ではなく、15に概括したダイジェスト版のうちの〈フェイズ３〉にあたる数秒間です。

では呼吸法「フェイズ」で扱う局面を明確にしていきます。〈フェイズ３〉は、本動作を行う寸前からその瞬間にかけての数秒です。この〈フェイズ３〉をさらに〈フェイズ3―1〉〈フェイズ3―2〉に分けます。

〈フェイズ3―1〉（本動作瞬前）：陸上競技や競泳、スピードスケートのスタートの「用意」から「号砲」までの間、ウェイトリフティングの引き上げ、野球のバッティング、ピッチングやゴルフのスウィングなどの、本動作開始前1〜2秒以内に現れる典型的な局面を指します。

〈フェイズ3―2〉（本動作寸前・動作間）：〈フェイズ3―1〉のさらに直前の局面を指します。陸上・競泳・スピードスケートなどでは「位置について」から「用意」までの間、野球・ゴルフなどでは本動作瞬前のモジモジした動き、予備動作が多く見られる局面です。

〈フェイズ2〉（本動作）：予備動作に対する概念です。陸上・競泳・スピードスケートなどでは「号砲」を聞いて走り出す局面です。これを「フェイズ」では「本動作」と呼びます。

「本動作」と聞くと、実際に走ったり、泳いだり、持ち上げたりしているところを想像するかもしれませんが、そうではありません。その局面は、終末動作〈フェイズ1〉にあたります。本動作〈フェイズ2〉は、たとえば寸止め空手の試合では、間合いを詰めていってスパッと打つ瞬間です。人に用事があって、近づいていって「○○さん」とか「あの、」と声をかける瞬間、これも本動作〈フェイズ2〉にあたります。

その前の、離れて対戦相手と見合っているところや、人に近づいていくところ、陸上などの「用意」のところは〈フェイズ3〉で、長くても5秒くらいです。

そして本動作〈フェイズ2〉のあとの、走ったり、泳いだり、持ち上げたりしている終末動作〈フェイズ1〉は、まさに呼吸の仕方によってパフォーマンスが変わってくるところです。この〈フェイズ1〉の内部構造については、また別の呼吸法の系として取り扱います。この系での「本動作」はあくまでも動き出しの瞬間です。

陸上のスタートを例にとってみます。

位置について：**〈フェイズ3―2〉**
用意：**〈フェイズ3―1〉**
スタート：**〈フェイズ2〉**
走る：**〈フェイズ1〉**

『フェイズ』で扱う局面（陸上のスタートにおける例）

フェイズ3-2 本動作寸前・動作間	フェイズ3-1 本動作瞬前	フェイズ2 本動作	フェイズ1 終末動作
「位置について」から「用意」までの間、本動作瞬前の予備動作が多く見られる局面。	スタートの「用意」から「号砲」までの間、本動作開始前1～2秒以内に現れる典型的な局面。	予備動作に対する概念。「号砲」を聞いて走り出す局面。	実際に走っている局面。

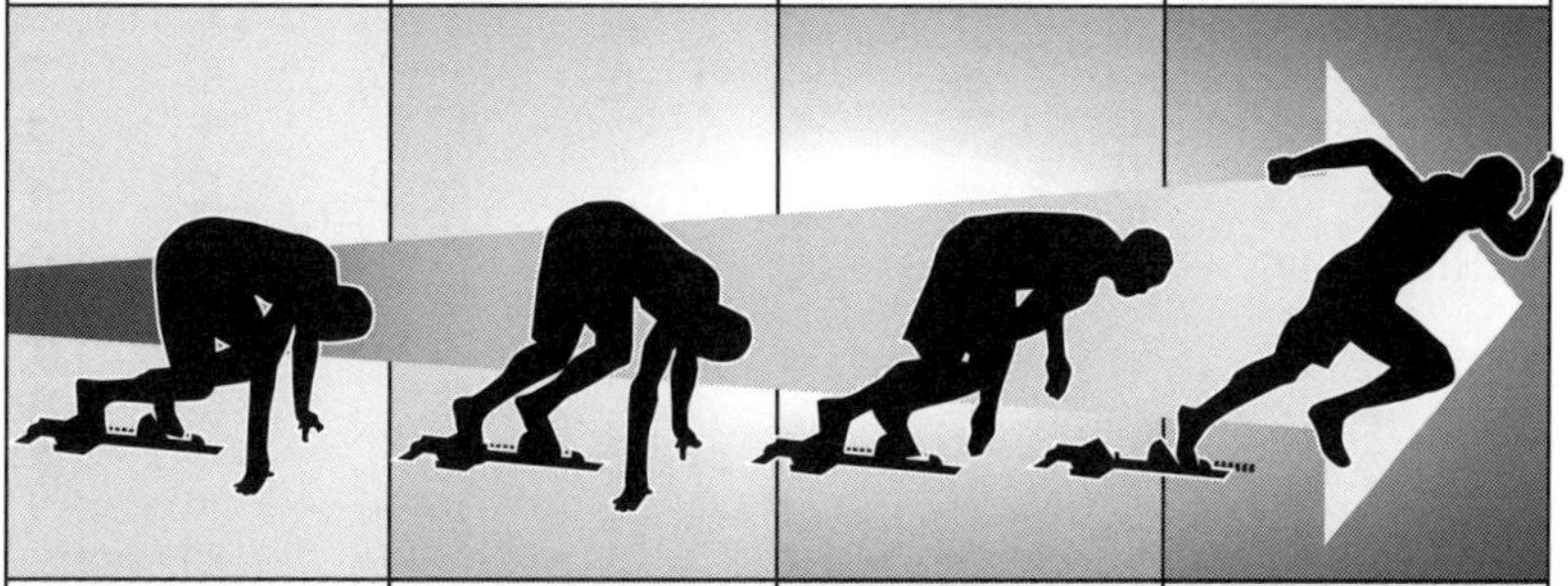

©2018 Hideo Takaoka 運動科学総合研究所

そして「フェイズ」では、〈フェイズ3—2〉〈フェイズ3—1〉という非常に短い時間における実際の身体の呼吸（以下、実呼吸）と呼吸意識の関係を理解し、かつ実践で使えるようにトレーニングします。

「呼吸意識」は最初に「モーション」で取り上げました。呼吸意識は身体意識の一つで、身体意識と身体の関係と同様に、実呼吸とは異なる次元で存在します。したがって実呼吸と同調することもあれば異なることもあります。「モーション」では、呼吸意識に重点をおいたトレーニングを行いましたが、「フェイズ」では、瞬間における実呼吸と呼吸意識の双方を、関係を理解しながらトレーニングしていきます。

総合呼吸法は第一教程から学ぶことを前提としていますので、毎回コツコツと取り組んできていれば、「フェイズ」のトレーニングを行う素地は整っているはずです。講座が進むにしたがって、各講座で学んできたことが複合的に生かされる構成になっていますので、今回の「フェイズ」も、各論として扱うのではなく、総合呼吸法全体の中で、その豊かさを味わいながら取り組んでください。

2 呼吸法「フェイズ」の実際

次に本講で使用する概念について説明します。

体意呼吸《たいいこきゅう》：「体意」とは、実呼吸と呼吸意識が一致した呼吸を指します。「体意呼息」「体意吸息」などと言います。

専意呼吸《せんいこきゅう》：「専意」とは、呼吸意識だけの呼吸を指します。専ら呼吸意識で吐くことを「専意呼息」、専ら呼吸意識として吸うことを「専意吸息」と言います。

胎息《たいそく》：胎息は、吸った息をためた状態です。実呼吸と呼吸意識が一致している場合は「体意胎息」です。専ら実呼吸のみ胎息している状態を「専体胎息《せんたいたいそく》」と言います。

呼吸法「フェイズ」も実に多様に展開されるのですが、皆さんに実践していただくのはそのうちの代表的な三種類のパターンです。表を参照しながら読み進めてください。

A：体意呼息↓体意吸息↓体意胎息↓体意呼息

実呼吸と呼吸意識が常に一致した状態（体意一致）で、吐いて、吸って、ためて、〈フェイズ2〉の本動作で吐きます。

B：体意呼息↓体意吸息↓専意呼息（専体胎息）↓体意呼息

〈フェイズ3―1〉では、実呼吸はためて（専体胎息）、呼吸意識では吐きます（専意呼息）。〈フェイズ2〉はAと同じく体意呼息です。

C：体意呼息↓体意吸息↓専意吸息（専体胎息）↓体意呼息

〈フェイズ3―2〉で吐いて、吸って、〈フェイズ3―1〉で実呼吸はためる(専体胎息)ところはBと同じですが、〈フェイズ3―1〉において、呼吸意識はさらに吸い続けます（専意吸息）。〈フェイズ2〉は、A・Bと同じく体意呼息です。

それぞれのパターンには名前がついています。ここでしっかりと覚えてください。

Ａ：タメ発
Ｂ：タメ行き
Ｃ：タメ抜き

実際にこの三つのパターンを練習していくとわかりますが、非常に繊細なトレーニングなので、直感的にわかりやすい名前をつけています。追って説明しますが、どれに優劣があるというものではなくて、状況や目的によって使い分けます。

では、それぞれの特徴について解説します。

タメ発：胎息にはいわゆる「タメ」の働きがあります。「タメ」を体意一致させて行うことで、強力なタメとメリハリの利いた本動作の動き出しが強化されます。１００メートル走のスタート、ホームランを狙うときなど、爆発的な力強さが求められるときに有効な呼吸法です。爆発力は最大級ですが、ためるときに緊張が生じやすく、動きが周りに悟られやすいという面もあります。人間関係においては緊張感をつくりやすくなります。

タメ行き：実呼吸はためながら、呼吸意識で吐く結果、タメ発より緊張を巧みに抑制することができ、動き出しが柔らかくスムーズになり、動き全体がしなやかになるため、爆発力も相当にありながら、いろいろな状況に対応できるパフォーマンスになります。野球でいえば、最も三冠王に向いたフェイズタイプといえます。

タメ抜き：吐いて、吸って、実呼吸はためながら、呼吸意識ではさらに吸い続けます。その結果、タメ行きよりもさらに動き出しは滑らかになり、緊張感が薄れ、場合によっては傍からから見ていても何をやっているのかわからないうちに本動作が起きている、というものです。

爆発的な威力はなくなってしまうので、野球でいえば、戦況に応じ多様なヒットをたくさん打てますが、ホームランを量産するには向きません。強大な力は出しづらいですが、状況対応能力はタメ行きよりもさらに高くなる特徴があります。

3　実践編の前に

実践編では、呼吸法のトレーニングとして、バッティングや突きなど、スポーツ、武道などの競技動作を取り上げ

タメ発

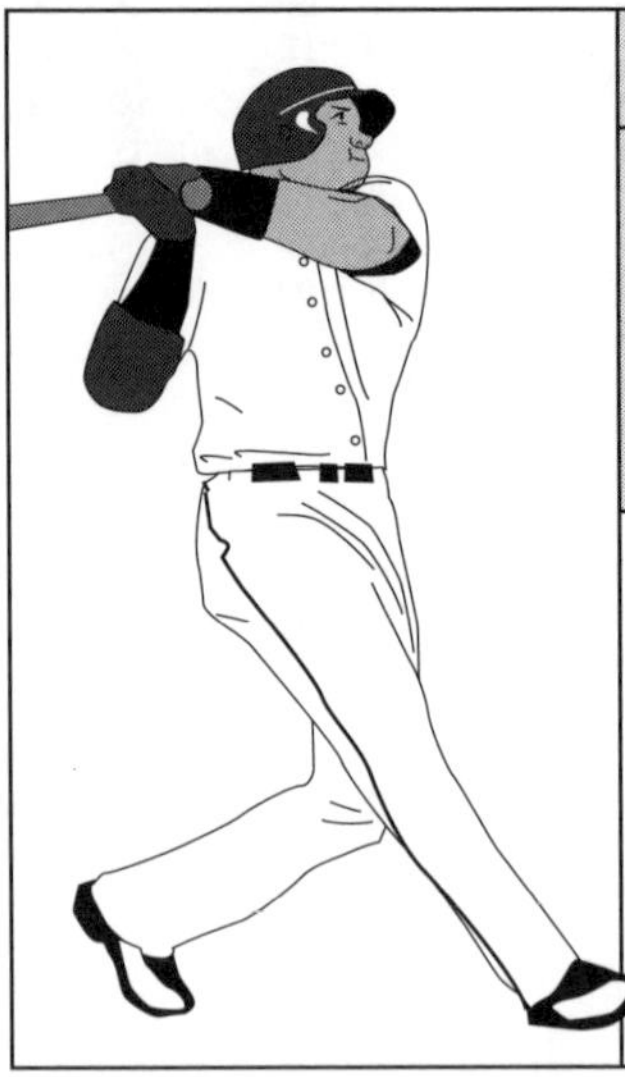

体意呼息 ➡	体意吸息 ➡	体意胎息 ➡	体意呼息
実呼吸 ＝吐く 呼吸意識 ＝吐く	実呼吸 ＝吸う 呼吸意識 ＝吸う	実呼吸 ＝タメる 呼吸意識 ＝タメる	実呼吸 ＝吐く 呼吸意識 ＝吐く

“タメ”を体意一致させて行うことで、強力なタメとメリハリの利いた本動作の動き出しが強化される。100メートル走のスタート、ホームランを狙うときなど、爆発的な力強さが求められるときに有効な呼吸法。爆発力は最大級だが、ためるときに緊張が生じやすく、動きが周りに悟られやすいという面もある。人間関係においては緊張感をつくりやすくなる。

ます。

　スポーツの動きを競技としてではなく、トレーニングにうまく取り入れることができると、高度な健康向上、身体開発法にもつながります。私の主催する呼吸法以外の講座でも、スポーツの動きを積極的に取り入れながら、トレーニングの効果を確認しています。上手、下手を気にせず行ってください。

　また、呼吸意識を取り上げた「モーション」、そして「フェイズ」とも関連の深い「コントロール」は、ぜひ復習しておいてください。

4　タメの三種のタイプ

　実践編では、三タイプの呼吸法をトレーニングしていきます。

　タメ発、タメ行き、タメ抜きの順で行います。ここでは突きとバッティングの動作で行います。バッティングではバットは不要です。左か右のどちらかで行ってください。

●A：タメ発

〈フェイズ3―2〉〈フェイズ3―1〉〈フェイズ2〉の

流れで、息を吐いて、吸って、ためて、最後に吐きます。すべて体意一致です。

実呼吸（実際の身体の呼吸）と呼吸意識の関係が漫然とした呼吸は、「体意一致」とはいえません。実呼吸だけでなく、呼吸意識の上でも呼息、吸息、胎息、呼息がすべて一致していることを意識してください。

A―1

「吐いて、吸って、タメて、吐く」

と言いながら動きます。声を出すので実際には息を吐きますが、慣れるための練習です。また、この練習を行う「今」は、実際の〈フェイズ3〉ではないので、ゆっくり、動きに合わせて「吐いて、吸って」と言いながら、局面の分割とタイミングを覚えるようにします。

まず突きからです。こぶしを握って突きの用意をします。

「吐いて、吸って、ためて、吐く（突く）」

バッティングでも行います。バットは持ちませんが、本当にホームランを打つつもりでのびのびと行ってください。

「吐いて、吸って、ためて、吐く（打つ）」

いよいよ〈フェイズ2〉の本動作に移るというときに体意一致で吐きます。その直前の〈フェイズ3―1〉でちょっとためてから〈フェイズ2〉です。この部分をよく味わってください。数秒間の流れが鮮明にわかるまで繰り返します。ここがわからないと、他と区別がつかなくなってしまいます。

A―2

動きに慣れたら、声は出さずに実呼吸と呼吸意識のみで突きとバッティングを行います。

体意呼息↓体意吸息↓体意胎息↓体意呼息（突く・打つ）

●B：タメ行き

「吐いて、吸って、ためて（意識の上では吐いて）、吐く」

「吐いて、吸って」まではタメ発と同じ体意一致（体意呼息、体意吸息）です。〈フェイズ3―1〉の「ためて」は、実呼吸は胎息し、呼吸意識は吐きます（専意呼息）。そして実呼吸も呼息に転じるところから〈フェイズ2〉です。これもよく味わいながらていねいに行います。

B―1

タメ行き

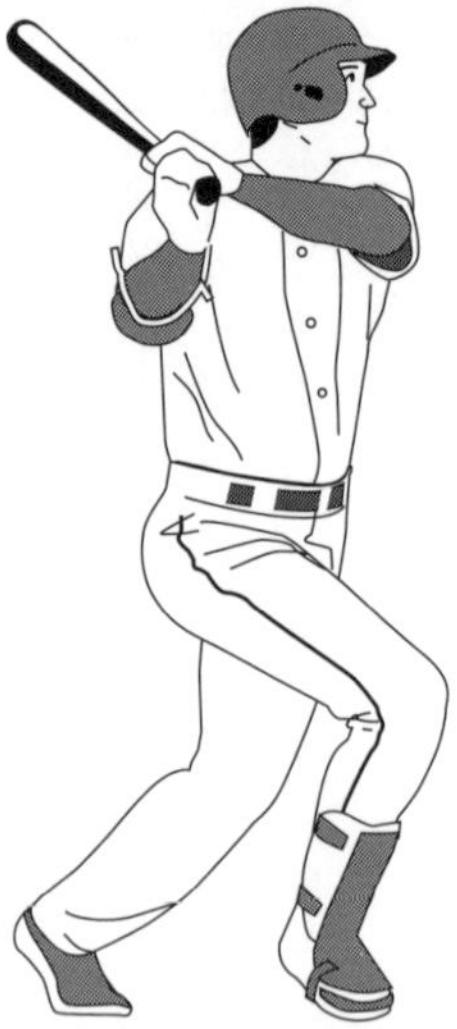

体意呼息 ➡	体意吸息 ➡	専意呼息（専体胎息） ➡	体意呼息
実呼吸 ＝吐く 呼吸意識 ＝吐く	実呼吸 ＝吸う 呼吸意識 ＝吸う	実呼吸 ＝タメる 呼吸意識 ＝吐く	実呼吸 ＝吐く 呼吸意識 ＝吐く

実呼吸はためながら、呼吸意識で吐く結果、タメ発より緊張を巧みに抑制することができ、動き出しが柔らかくスムーズになり、動き全体がしなやかになるため、爆発力も相当にありながら、いろいろな状況に対応できるパフォーマンスになる。野球でいえば、最も三冠王に向いたフェイズタイプといえる。

「吐いて、吸って、ためて（意識の上では吐いて）、吐く（突く・打つ）」

「（意識の上では吐いて）」の部分は、「ためて」と言いながら、頭の中でつぶやくようなつもりで吐きます。

B―2

動きに慣れたら、声を出さずに実呼吸と呼吸意識のみで行います。

体意呼息→体意吸息→専意呼息（専体胎息）→体意呼息（突く・打つ）

タメ発との違いをよく感じてください。タメ行きは、実呼吸ではためていますが、呼吸意識は吐き始めるので、意識の上では本動作が始まっています。

タメ行きは、動作の立ち上がりは滑らかですが、爆発力や力強さはタメ発の方が勝ります。対人競技で突きを人に当てるのではなく、パンチメーターで数値を競うだけなら、タメ発が圧倒的に有利です。しかし、あまり爆発的な威力を追い求めると、人には当たらなくなります。動きを悟られてしまったり、カウンターを狙われやすくなり、バッティングでは対応が下がります。

タメ抜き

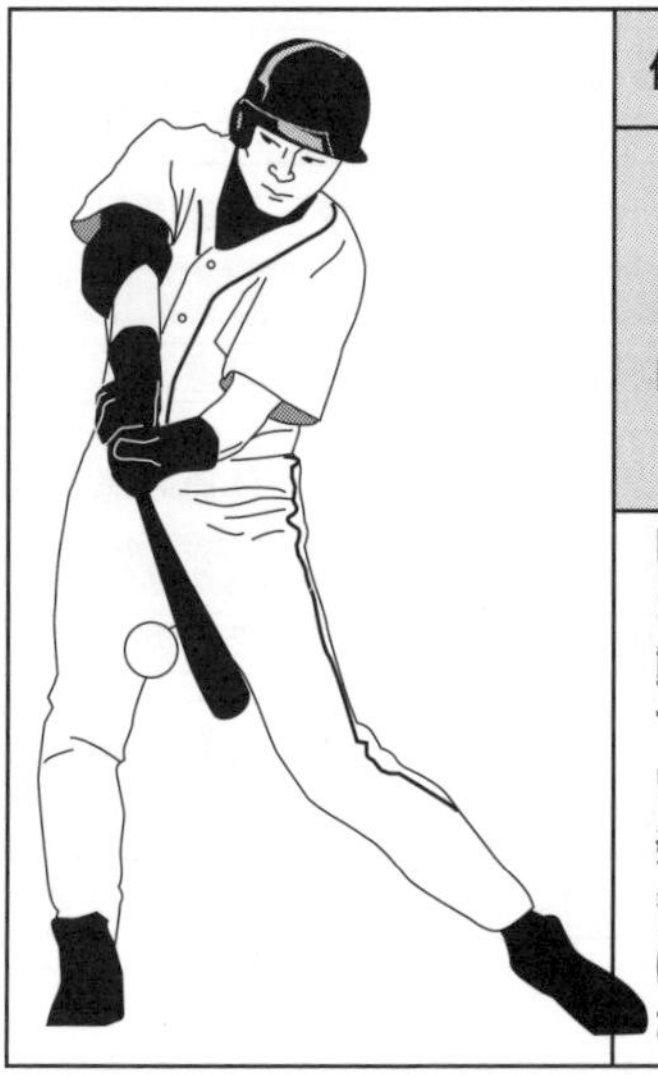

体意呼息 ➡	体意吸息 ➡	専意吸息 （専体胎息） ➡	体意呼息
実呼吸 ＝吐く 呼吸意識 ＝吐く	実呼吸 ＝吸う 呼吸意識 ＝吸う	実呼吸 ＝タメる 呼吸意識 ＝吸う	実呼吸 ＝吐く 呼吸意識 ＝吐く

吐いて、吸って、実呼吸はためながら、呼吸意識ではさらに吸い続ける。その結果、タメ行きよりもさらに動き出しは滑らかになり、緊張感が薄れ、場合によっては傍から見ていても何をやっているのかわからないうちに本動作が起きている、というような動き。爆発的な威力はなくなってしまうので、野球でいえば、多様なヒットを量産できるが、本塁打を量産するには向かない。強大な力は出ないが、状況対応能力はさらに高くなる特徴がある。

●C：タメ抜き

「吐いて、吸って、ためて（意識の上では吸って）、吐く」

これも「吐いて、吸って」まではタメ発と同じ体意一致（体意呼息、体意吸息）です。そして〈フェイズ3―1〉の「ためて」は、実呼吸は胎息で、呼吸意識は吸います（専意吸息）。そして〈フェイズ2〉で体意呼息です。

C―1

「吐いて、吸って、ためて（意識の上では吸って）、吐く（突く・打つ）」

「（意識の上では吸って）」のところは、「ためて」と言いながら、頭の中でつぶやくようなつもりで吸います。

C―2

動きに慣れたら、声を出さずに実呼吸と呼吸意識のみで行います。

体意呼息→体意吸息→専意吸息（専体胎息）→体意呼息（突く・打つ）

タメ抜きは〈フェイズ3―2〉〈フェイズ3―1〉と呼吸意識は吸い続けています。タメ行きは〈フェイズ3―1〉

「タメの三種のタイプ」

タイプ ＼ 局面	フェイズ3-2 本動作寸前・動作間		フェイズ3-1 本動作瞬前	フェイズ2 本動作
A タメ発	体意呼息 / 実呼吸 吐く / 呼吸意識 吐く	体意吸息 / 実呼吸 吸う / 呼吸意識 吸う	体意胎息 / 実呼吸 タメる / 呼吸意識 タメる	体意呼息 / 実呼吸 吐く / 呼吸意識 吐く
B タメ行き	体意呼息 / 実呼吸 吐く / 呼吸意識 吐く	体意吸息 / 実呼吸 吸う / 呼吸意識 吸う	専意呼息（専体胎息） / 実呼吸 タメる / 呼吸意識 吐く	体意呼息 / 実呼吸 吐く / 呼吸意識 吐く
C タメ抜き	体意呼息 / 実呼吸 吐く / 呼吸意識 吐く	体意吸息 / 実呼吸 吸う / 呼吸意識 吸う	専意吸息（専体胎息） / 実呼吸 タメる / 呼吸意識 吸う	体意呼息 / 実呼吸 吐く / 呼吸意識 吐く

で意識の上では本動作が始まっていましたが、タメ抜きでは意識のレベルでも動いているのかいないのか、主観的にはわからない状態になります。まるでバットがボールを吸ってしまう、「モーション」でお話しした呼吸意識の「吸引」に近似した感じです。

現実の人物の例では、イチローのバッティングがこれに近い打ち方です。ホームランを狙うならタメ発ですが、タメ抜きは絶妙な柔らかさですので、突きの爆発力も出にくくなります。状況対応能力を発揮させ〈フェイズ2〉の体意呼息のタイミングを上手く合わせていかないと、相手に動きが悟られない代わりに、本当に威力がなくなります。

動作に対応する理想の呼吸タイプが一つに絞られるものもありますが、同じ動作でもそれを行うときの状況や戦略、意識の違いによって、好ましいタイプが変わってきます。つまり三つのタイプに優劣はありません。トレーニングを重ねることによって、〈フェイズ3〉で最適なタイプの呼吸が自然とできるようになることが目標です。

●日常の〈フェイズ3〉挨拶

最後のワークです。

二人組になって、少し離れたところから歩み寄って「こんにちは」と言葉を交わします。

〈フェイズ２〉は体意呼息ですので、必ず声を発して挨拶をします。

A―A：タメ発同士

吐いて、吸って、ためて、「こんにちは」。

B―B：タメ行き同士

「こんにちは」と言う前の胎息のときに、呼吸意識では吐きます。

C―C：タメ抜き同士

「こんにちは」と声を発する前の、胎息のときにも呼吸意識では吸います。

D：タメ発対タメ行き・タメ発対タメ抜き・タメ行き対タメ抜き

お互いに役割を変えて行います。

呼吸意識は人の印象を形成する要素が大きいものです。

当然のことながら欧米文化の挨拶と日本の文化の挨拶では、タメ発・タメ行き・タメ抜きの好ましいタイプが変わってきます。挨拶だけでなく、人に話しかける時も、状況によって、自然と最適なタイプが使えるように練習してください。

5　精神三力からみる「フェイズ」

ここでは、まず「フェイズ」の三タイプを精神三力の観点から説明しましょう。これはあくまでモデルであり、また数秒のことですから、実際の局面においてここまで顕在化されるものではないことをご理解ください。

〈フェイズ３―２〉

この局面では、どのタイプにおいても精神三力、すなわち静力・熱力・鋭力を三タイプに応じて適切に高低差をつけることに、全力が尽くされます。

〈フェイズ３―１〉

この局面では、本動作〈フェイズ２〉開始前のわずかな時間に、〈フェイズ３―２〉で強化された精神三力（Ω）に最後の極めつきの一手が加わります。

Aのタメ発では、理想的には〈フェイズ3—2〉の前半の体意呼息で熱力が高められ、〈フェイズ3—2〉後半では体意吸息により鋭力が、〈フェイズ3—1〉に入って体意胎息によりさらに熱力が加えられ、(Ω) からかなり熱力優位な状態で〈フェイズ2〉に突入します。

Bのタメ行きでは、理想的には〈フェイズ3—2〉の前半の体意呼息で熱鋭静力が高められ、〈フェイズ3—2〉後半では体意吸息により静鋭力が高められ、〈フェイズ3—1〉に入っては専意呼息により（専体胎息による熱力微増が行われつつ）鋭静力が加えられることで、(Ω) に近い三力バランスのとれた状態で〈フェイズ2〉が始まります。

Cのタメ抜きでは、理想的には〈フェイズ3—2〉の前半の体意呼息で静鋭力が高められ、後半に入っては体意吸息により鋭静力が高められ、〈フェイズ3—1〉に入って専意吸息により（専体胎息による熱力増大を加えつつ）静鋭力が加えられることで、(Ω) からかなり静鋭力優位で〈フェイズ2〉に移行します。

「コントロール」の場合、こうした極めてわずかの時間にも、自分の時々刻々と変化する心身の状態を精確に感知しながら、三種類の呼吸法が絶妙に織り交ぜて行われます。

これが以前お話しした、私が実践している水準です。

このレベルを目指すのであれば、積極的に普段から、〈フェイズ3〉よりずっと前の局面で、各々の精神三力の呼吸法にていねいに取り組み、実際の〈フェイズ3〉の局面に向けて少しずつ慣れていくことです。

「フェイズ」をご自分の専門種目で活かしたい場合、呼吸と動作との統合的な練習は、あくまでも競技動作を中心にして、呼吸法は少しずつ出来る範囲で加えていくようにしてください。

6 局面にふさわしい取り組み

この「フェイズ」という考え方は、トレーニングの取り組み方にも役に立ちます。おおまかに15に分けられる「フェイズ」の中で、〈フェイズ3〉が本動作直前だとしたら、呼吸法のトレーニングに適した〈フェイズ〉はどのあたりになるのか、参考までに〈フェイズ5〉〈フェイズ8〉を紹介しましょう。

〈フェイズ5〉：試合直前・出番前

試合直前の数分から長くて10数分内の局面です。まず、

局面に向けたフェイズ

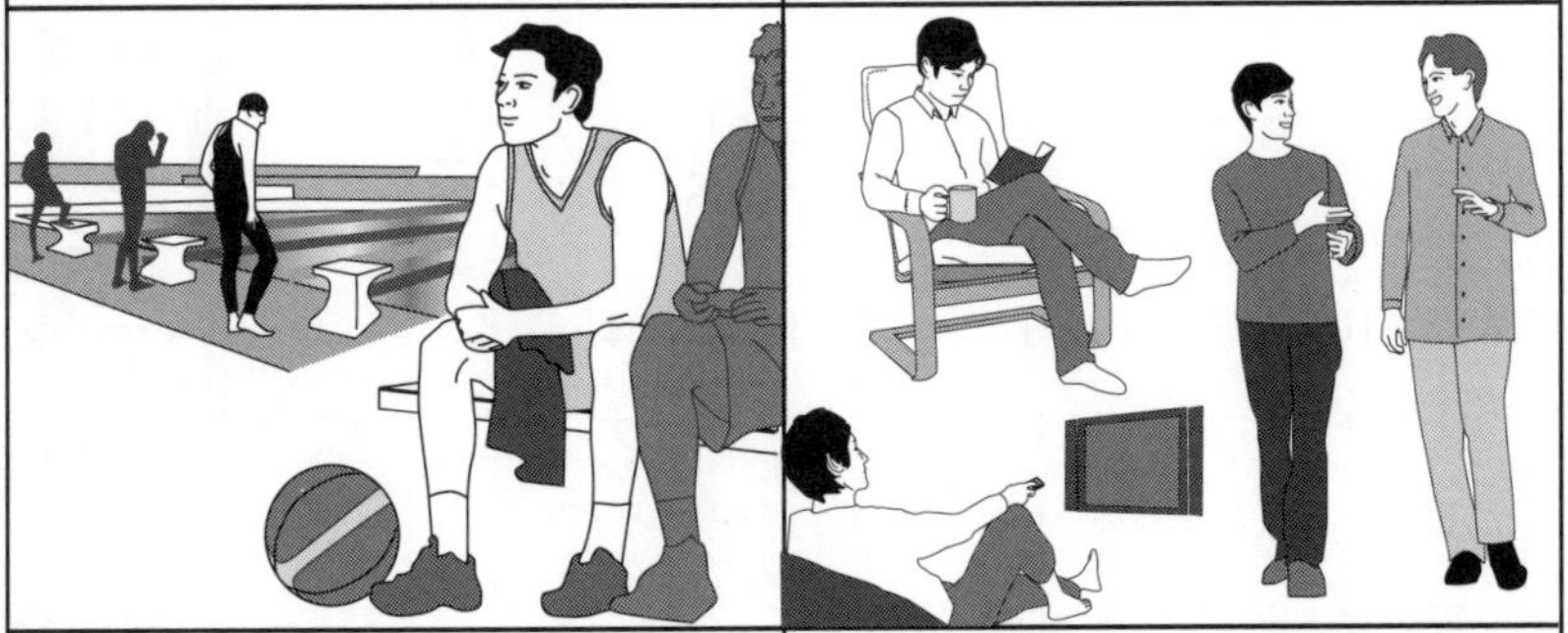

フェイズ5 試合直前・出番前	フェイズ8 試合前日の晩
試合直前の数分から長くて10数分内の局面。まず、ここでは精神三力の状態をチェックするゆとりが欲しい。『コントロール』であれば、精神三力の呼吸法のうち、必要な呼吸法を一つか二つ選んで行う。	ある程度慣れている人は他の作業・活動をしながらでも効果があるように行えるのが理想。入門・初心者がトレーニングとして呼吸法に取り組むのは合計で30分程度にしておくのが良い。い。また2〜3回程度に分けて行っても良い。

ここでは精神三力の状態をチェックするゆとりが欲しいところです。そして「コントロール」であれば、精神三力の呼吸法のうち、必要な呼吸法を一つか二つ選んで行うことができるでしょう。

〈フェイズ8〉：試合前日の晩

この局面では、これまで学んだいずれの呼吸法も、ある程度慣れている人ならば他の作業・活動（人と話す、本を読む、テレビを見る、明日の作戦を復習する）をしながらでも効果があるように行えることが理想です。

そしてゆったりと気持ちよく行える限りは、疲れない範囲でどれほど行っても良いのですが、本番前日ですから、入門・初心者のうちはトレーニングとして呼吸法に取り組むのは合計で30分程度にしておくのが良いでしょう。また一気に連続して行わずに、2〜3回程度に分けて行っても構いません。

やはり本番や、〈フェイズ3〉に呼吸法が活きてくるのは、それより前の局面で、どれだけ呼吸法に親しんでいるかにかかってきます。これまでの内容を十分に学び深めながら取り組んでください。

5 総合呼吸法 第二教程 第11講座
質性呼吸法・クオリティ

1 身体意識の三要素

本講は「質性呼吸法・クオリティ」です。

物理的実体の世界に、ストラクチャー、モビリティ、クオリティの要素があるように、身体意識にも同じく、ストラクチャー、モビリティ、クオリティという三つの要素があります。

身体意識のストラクチャーとは、いわゆる形状、空間的構造のことです。点・線・面・立体などさまざまな形状がありますが、身体意識においてストラクチャーが高まるということは、それらがしかるべき位置に、より正確な形でクッキリ、ハッキリ形成されていくことを意味します。

例えばセンターは、身体を上下に貫く直線状の身体意識ですので、第3軸ならば背骨の前を上下に貫くように直線状をなすストラクチャーを持っている、といえます。これは設計図のように身体意識図で表すことができます。

また、身体意識は空間的な構造を持ちながら、運動性も兼ね備えています。これを身体意識のモビリティといいます。

例えばセンターには直線状に下から上、上から下へと運動するモビリティがあります。「スリープ」で解説した流舟《りゅうしゅう》は前進力、前方力を生み出す身体意識ですが、これには前方性のモビリティがある、ということです。身体意識図ではモビリティを矢印で表します。

そして本講に関わる身体意識のクオリティとは、いわゆる「質」のことです。センターには柔らかくてしなるようなセンターもあれば、硬くてしっかりとしたセンターや、濃厚なミルクのようなトロトロのセンターもあります。身体意識には他にも重性《じゅうせい》、熱性、冷性、弾性、みずみずしい、ベタベタ、ガサガサなど、さまざまな「質」があります。実体としての世界に存在する「質」のすべてが身体意識に

身体意識の三要素

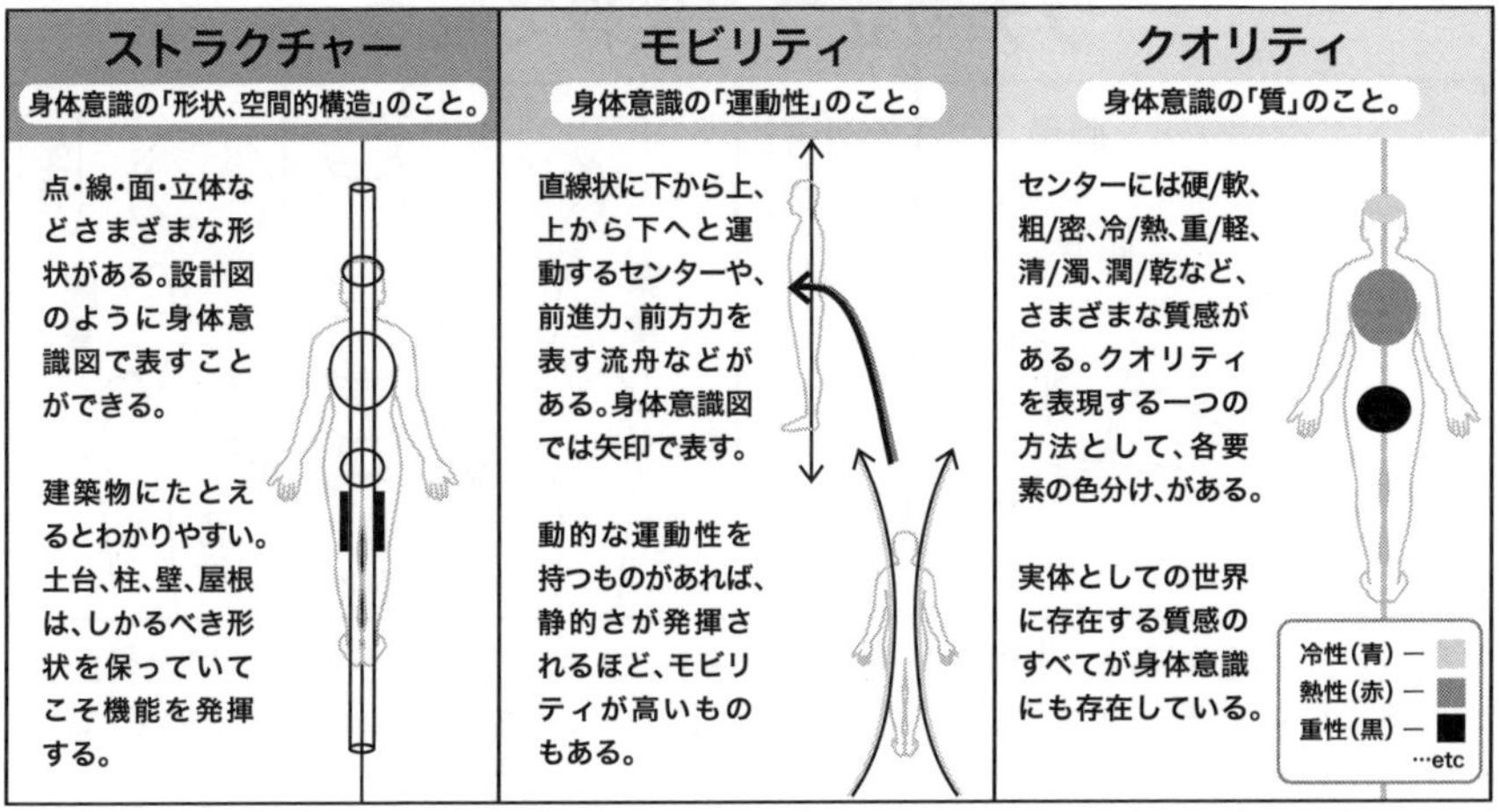

ストラクチャー
身体意識の「形状、空間的構造」のこと。
点・線・面・立体などさまざまな形状がある。設計図のように身体意識図で表すことができる。
建築物にたとえるとわかりやすい。土台、柱、壁、屋根は、しかるべき形状を保っていてこそ機能を発揮する。
モビリティ
身体意識の「運動性」のこと。
直線状に下から上、上から下へと運動するセンターや、前進力、前方力を表す流舟などがある。身体意識図では矢印で表す。
動的な運動性を持つものがあれば、静的さが発揮されるほど、モビリティが高いものもある。
クオリティ
身体意識の「質」のこと。
センターには硬/軟、粗/密、冷/熱、重/軽、清/濁、潤/乾など、さまざまな質感がある。クオリティを表現する一つの方法として、各要素の色分け、がある。
実体としての世界に存在する質感のすべてが身体意識にも存在している。
冷性（青）ー
熱性（赤）ー
重性（黒）ー
…etc

も存在しているのです。

また、クオリティを表現する一つの方法として、身体意識図における各要素の色分け（青が冷性、赤が熱性、黒が重性・剛性など）があります。

このように、身体意識にはストラクチャー、モビリティだけでなく、クオリティという要素が普遍的に存在しています。

呼吸法「クオリティ」は、身体意識のクオリティの部分に着目したものです。多種多様な質感を呼吸法を通じて鍛錬することで質感を身体意識化し、身体意識のクオリティを高めていきます。

2 「坐骨で立つ」ということ

人間の身体は、そもそも座るときに坐骨の2点で支えるようにできています。

坐骨は、骨盤を形成している左右一対の寛骨《かんこつ》の、座るときに座面に接する部分を指します。寛骨は一見すると一つの骨のようですが、腸骨、恥骨、そして坐骨で構成されています。

また足には距骨《きょこつ》という骨があります。馬につける鞍《くら》のよ

ウナで立つ、坐骨で立つ

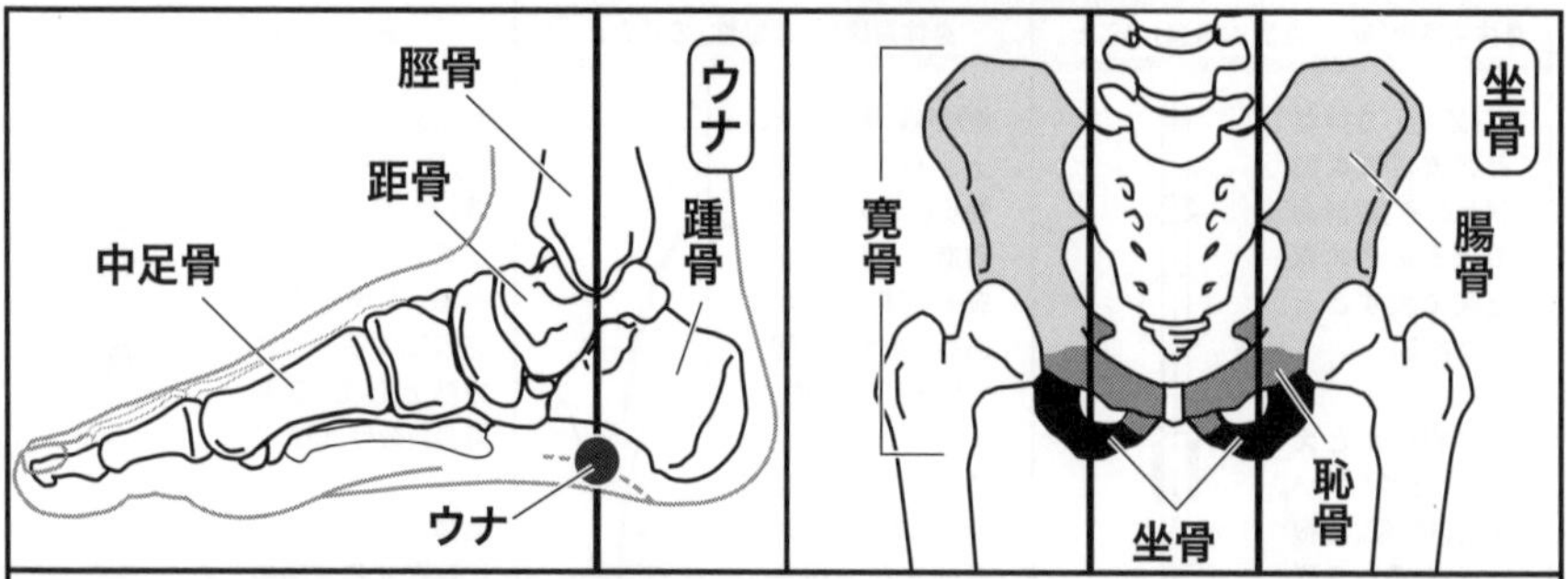

脛骨
距骨
中足骨
ウナ
踵骨
ウナ
寛骨
坐骨
腸骨
恥骨
坐骨

「坐骨モゾ」をすると、坐骨が身体意識化され、ウナで立つような感覚で坐骨が使えるようになる。"坐骨で立つ"感覚が生まれると、連動して仙骨も立つので、センターが楽に気持ちよく立ちあがる。

うな形をした骨で、脛骨の直下、踵骨《しょうこつ》と中足骨《ちゅうそっこつ》の間にあります。この距骨と坐骨が、立位と座位で対応して使われるようになっています。立つときは、脛骨直下点《けいこつちょっかてん》の距骨で立つのが基本です。したがって座るときも私はあえて「坐骨で立つ」と表現します。

距骨の脛骨直下点にあたる部分にしっかりした小球状構造の身体意識が形成されたものを、私は「ウナ」と名づけました。

真に「立つ」ためにウナのトレーニングが必須であるように、現代人が坐骨をきちんと使えるようになるには、やはり専門的なトレーニングが必要です。「坐骨モゾ」を開発したのはそのためです。「坐骨モゾ」をすると、坐骨が身体意識化された「坐芯《ざしん》」が形成され、ウナで立つような感覚で坐骨が使えるようになります。「坐骨で立つ」感覚が生まれると、連動して仙骨も立つので、センターが楽に気持ちよく立ち上がります。

3 骨盤底で何が起きているのか

まず「坐骨で立つ」には、腸骨・股関節や腸腰筋《ちょうようきん》（大腰《だいよう》筋《きん》・腸骨筋《ちょうこつきん》）の密接な連動が不可欠です。坐骨で立たないと、仙骨をはじめ骨盤全体が後傾し、内臓を支える役割も果たしている腹腔《ふくこう》～骨盤周辺の筋肉の活動が制限されます。骨盤底の上には小腸、大腸、胃など多くの内臓がありますので、周りの筋肉が十分に活動できる状態でないと、内臓が下がってきて骨盤底を圧迫してしまいます。坐芯ができ、坐骨が利いて、仙骨が立つことによって内臓は引き上がるようにできているのです。

坐骨で立っている間、筋肉は常に絶妙なバランスを取り続けています。これは「坐骨モゾ」をしていない、静止した状態であっても同様です。

蔓延している現代病の多くは、骨盤底の圧迫も大きく影響していると考えられます。痔もそうですし、男性の場合、前立腺肥大症や過活動性膀胱などは、骨盤底が長時間圧迫されることが一因となっています。

女性は男性よりもさらに多くの影響が現れます。尿失禁というと、かつてはお年寄りや出産経験のある妊婦に多いというイメージがありましたが、出産経験のない若い人や、未成年にまで低年齢化しています。さらに月経にまつわるトラブルも抱えやすくなっています。

そして胃腸全般のトラブル、便秘、胃弱、習慣性の大腸炎などにも座り方が少なからず影響を及ぼしていると私は考えています。圧迫されればその部分の血流は滞りますから、全身の代謝の低下を招き、まさにそこ（底）から冷え＝代謝の低下も生じます。

一日のうち、起きて活動している時間の中で、多くの人は立っているより座っている時間の方が長いのではないでしょうか。座っている姿を見ると、多くの人が骨盤底はおろか全身の血管・神経系やさらに細胞が悲鳴を上げるような座り方をしています。おそらくご本人はその座り方が楽で、不快とも辛いとも感じていないのでしょう。

「坐骨で立つ」快適さは、自然の摂理に則ったものです。内臓や筋肉、骨格がしかるべき位置に収まったとき、つまり人間としてあたりまえのことができたときは、本当に気持ちがよいものです。

「クオリティ」では、内臓本来の質感を手がかりとしていきますので、その意味でも「坐骨で立つ」に熱心に取り組んでください。

4　玉芯

気功や呼吸法の観点からいうと、骨盤底が圧迫から開放されることによって「玉芯」が形成されやすくなります。

玉芯は、骨盤底の肛門の前、会陰にできる身体意識で、センターのキーステーションとなるところです。

呼吸法におけるセンターは背骨の前を通る第3軸が基本ですから、ストラクチャーという点では、玉芯の位置は第3軸上で、体幹の厚みの前から5対3のところです。センターの第3軸に対応し、3玉と呼ぶこともあります。名が示す通り、球状の身体意識ですが、人の身体に入るのは上半分で、下半分は外の空間に位置します。

上半分が位置する骨盤底側では、実体がおおよそ半球状になるよう骨盤内の筋肉を使って引き上げます。玉芯が正しく形成されると、坐芯が形成され、坐骨で立ちやすくなり、センターも極めてバランスよく屹立しやすくなります。

また、下からの良質のエネルギーを取り入れ、また悪性のエネルギーの侵入を防ぐ機能を果たすようにもなりま

玉芯

玉芯は、骨盤底の肛門の前、会陰にできる身体意識で、センターのキーステーションとなるところ。

呼吸法におけるセンターは背骨の前を通る第３軸が基本。ストラクチャーという点では、玉芯の位置は第３軸上で、体幹の厚みの前から５対３のところにある。

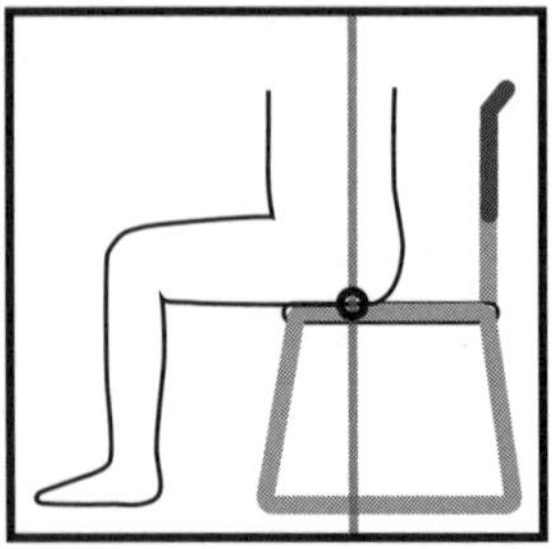

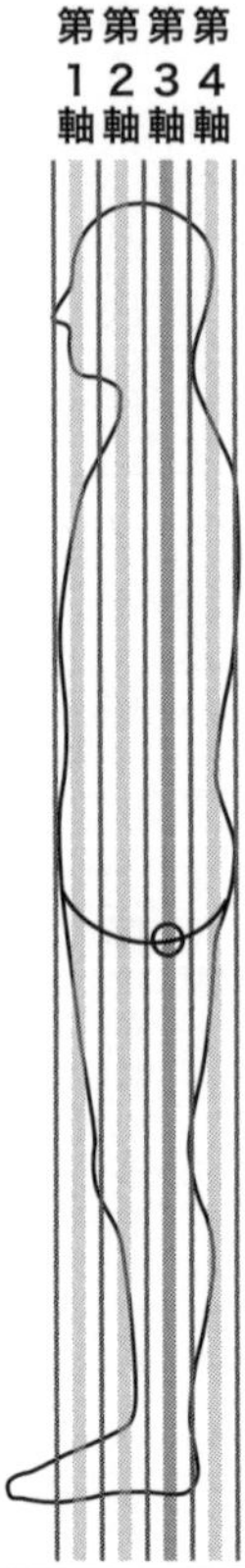

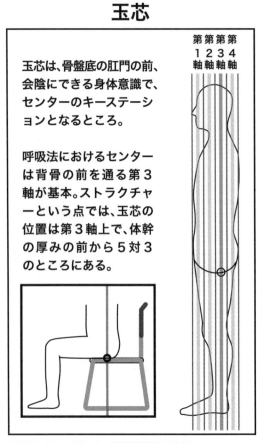

「坐骨で立つ」

坐骨がより感じやすいように座りなおして、「モゾモゾ」と言いながら、お尻を左右に動かし坐骨を探す。坐骨があることは承知の上で探すところがポイント。
ある程度納得のいく坐骨が見つかったら「ススー、ススー」と前後に動かして、坐骨の感覚がよりハッキリクッキリするように、磨きをかける。
再び坐骨を「右、左、右、左…」と交互に感じながら、今度は背骨を一つずつ積みあげていくようなつもりで行う。“坐骨で立つ、センターが楽に気持ちよく立ち上がる”のを味わう。

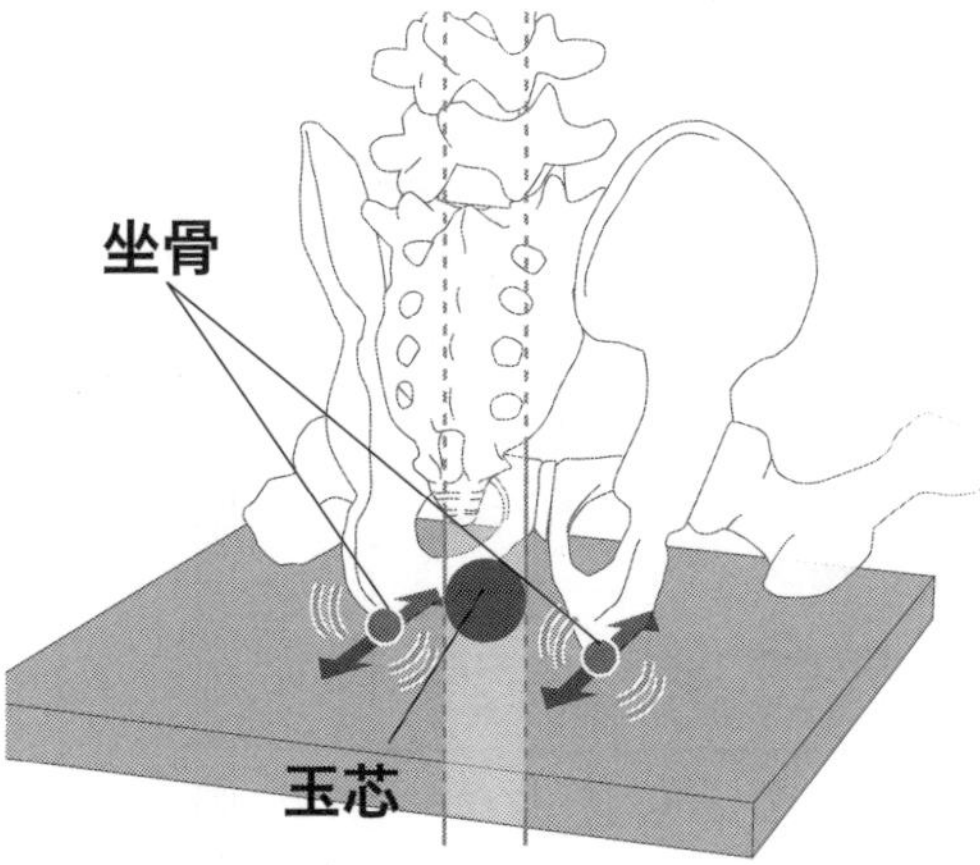

す。ですから、会陰はそのままではなく、半球状に広げ引き上がった状態であることが望ましいのです。

5　身体を動かしながらの実践法

実際に身体を動かしながら、身体で感じながら読み進めてください。

●坐骨モゾ

椅子の座面の前端に、浅めに座ります。試しに深く座ってみると、腿の大半が座面にあたるので、坐骨が感じられにくくなります。座面の材質は、坐骨が埋もれてしまわない程度に薄く硬いものがよいでしょう。

坐骨がより感じやすいように座り直して、「モゾモゾ」と言いながら、お尻を左右に動かして坐骨探しを行います。

そしてある程度納得のいく坐骨が見つかったら「ススー、ススー」と前後に動かして、坐骨の感覚がよりハッキリクッキリするように、磨きをかけていきます。5センチくらいの長さの2本のレールの上を行ったり来たりするような感じで、精確に坐骨を前後に動かします。

ニュートラルなポジションが取れると玉芯（3玉）も取

りやすくなります。そして再び左右に動かします。今度は左右の坐骨を「右、左、右、左……」と交互に感じながら、今度は背骨を一つずつ積み上げていくようなつもりで行います。これで胴体がまっすぐに立って、楽でいい姿勢が出来上がります。これが「坐骨で立つ、センターが楽に気持ちよく立ち上がる」ということです。

ちなみに「坐骨モゾ」で形成されるセンターは、太いセンター（＝大径軸《だいけいじく》）と中位のセンター（＝中径軸《ちゅうけいじく》）です。

「センター三層構造」

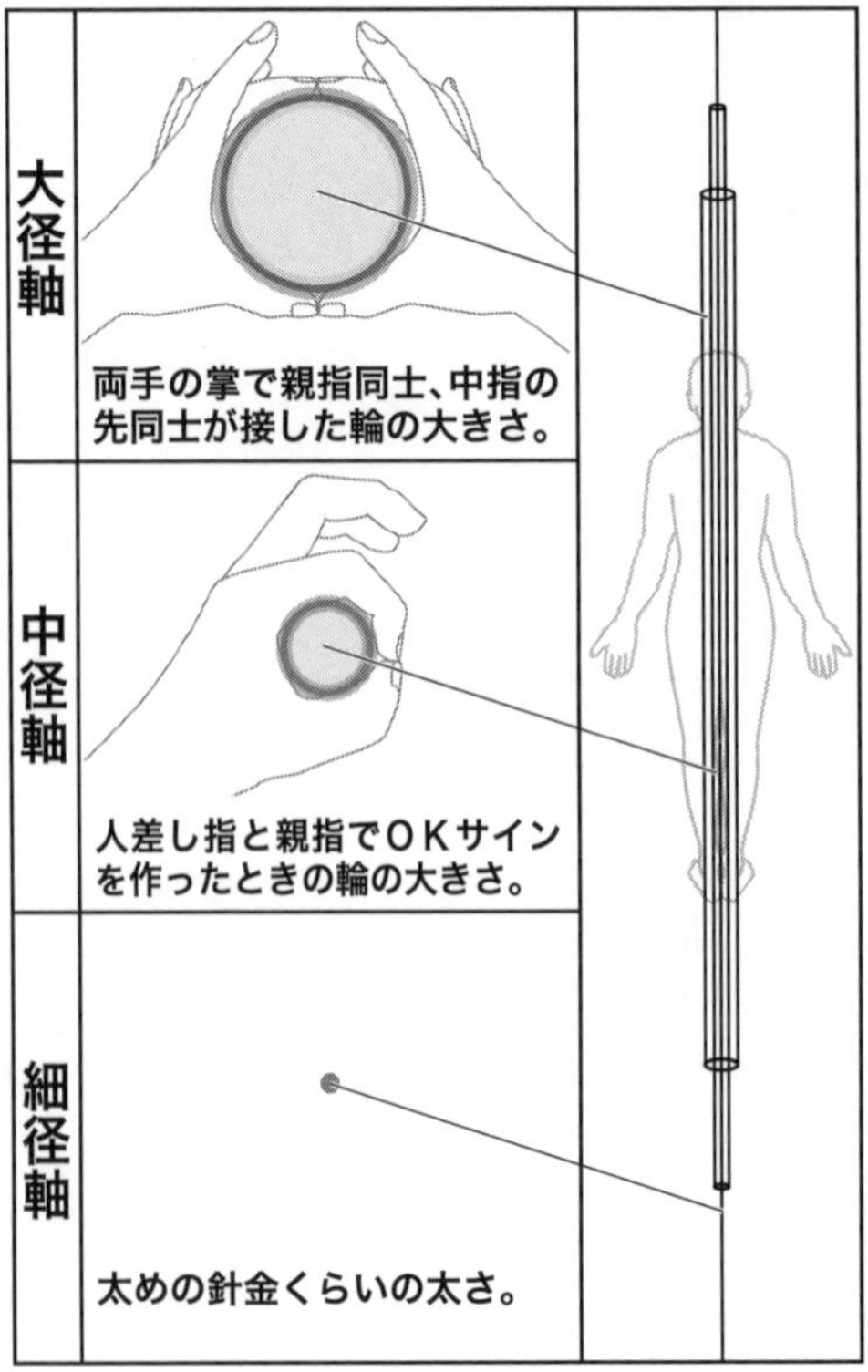

大径軸
両手の掌で親指同士、中指の先同士が接した輪の大きさ。
中径軸
人差し指と親指でOKサインを作ったときの輪の大きさ。
細径軸
太めの針金くらいの太さ。

センターは大径軸、中径軸、細径軸《さいけいじく》が同心円の入れ子構造になっており、これをセンターの三層構造といいます。

両手の掌で親指同士、中指の先同士が接した輪を作ってみてください。その輪の大きさがおよそ大径軸の太さです。人差し指と親指でＯＫサインのような輪を作ると、これが中径軸の太さ、背骨の椎骨に近い太さです。細径軸は、太めの針金くらいの太さです。

二つの坐骨と恥骨結合、それから仙骨で前後左右を囲ん

「横隔膜質性呼吸法」

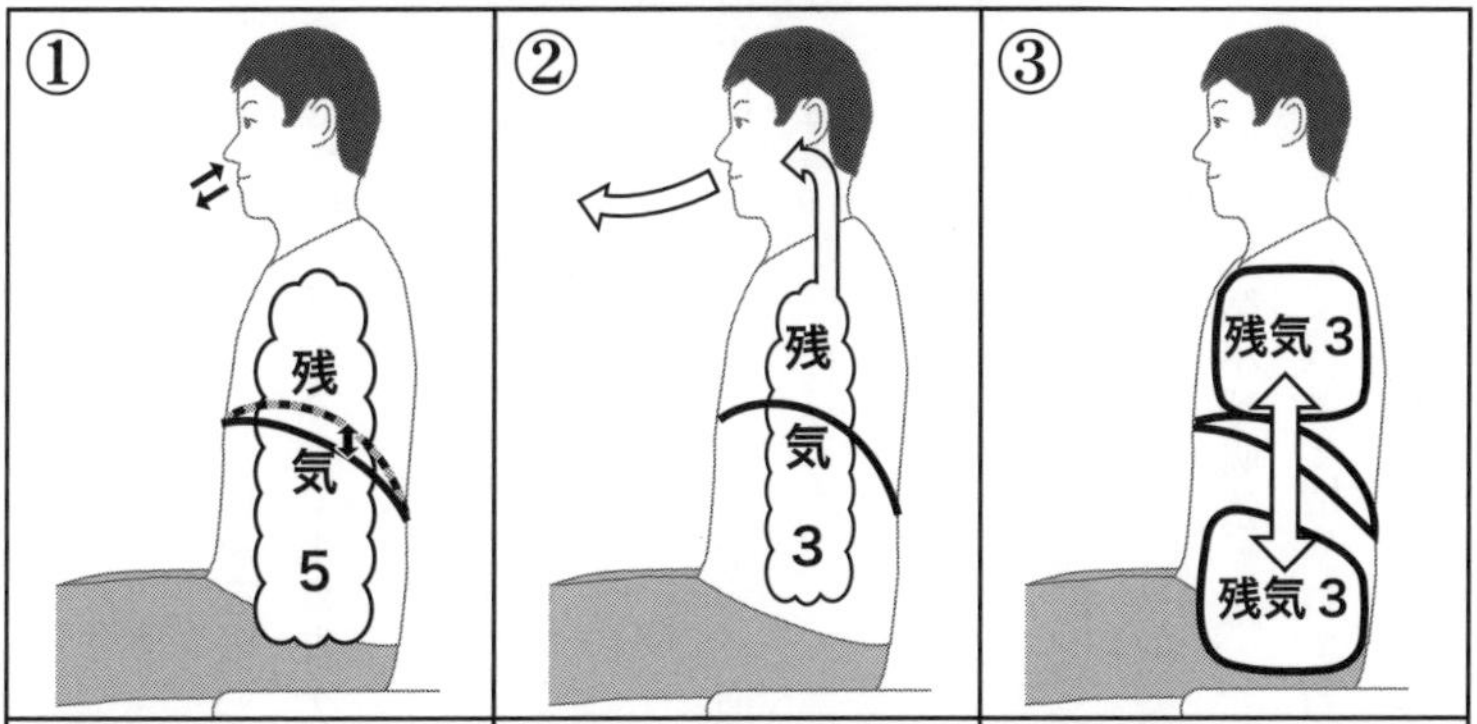

①	②	③
残気５くらいを中心にして、微小呼吸を行う。息が続かなくなったら整息し、全身にゆるをかける。	胸・脇・背中・腹・腰に息を吸い入れ、止めて、息を吐き残気３で止める。横隔膜のニュルニュル感を味わいつつ次の呼吸運動を行う。	胸・脇・背中に息を引きあげ、腹・腰に息を下ろす。何度か繰り返したら整息し、全身にゆるをかける。

だ円が、ちょうど自分の両手で輪を作った大きさに等しく、「モゾモゾ」「ススー」で大変いい具合に大径軸が刺激されるようになっています。後半の積み上げ動作のときは、背骨自体の活動性が高まりますので、背骨の太さに近い中径軸も活性化されます。

「坐骨モゾ」が呼吸法とは切り離せないことがおわかりいただけたところで、本題のメソッドに進みます。

●横隔膜質性呼吸法

座位で行います。

「坐骨モゾ」を丁寧に行い、坐骨で立ち、美しいシルバーのセンターが楽に気持ちよく立ち上がるのを感じます。

全身にゆったりとゆるをかけて、玉芯・舌路を意識し、鼻吸主口呼息《びきゅうしゅこうこそく》で、胸・脇・背中・腹・腰に息を吸い入れます。

止めて、息を吐いて残気3で止めます。

横隔膜をよく感じながら、胸・脇・背中に息を引き上げ、腹・腰に息を下ろします（「ベース1」）。

「ベース1」で横隔膜の動きが確認できたら、次は「中間息微小呼吸法《ちゅうかんそくびしょうこきゅうほう》」を使いながら、横隔膜の質感を味わいます。

残気5くらいを中心にして、微小呼吸を行います。

吸って、吐いて、吸って、止めて、吐いて、吸って、止めて、吐いて……。

息が続かなくなったら整息し、全身にゆるをかけます。

再び胸・脇・背中・腹・腰に息を吸い入れます。

止めて、息を吐いて残気3で止めます。

横隔膜のニュルニュル感を気持ちよく気持ちよく味わいながら、胸・脇・背中に息を引き上げ、腹・腰に息を下ろします。

胸・脇・背中、腹・腰。

くり返すほどに感覚を深めながら、何度か繰り返したら整息し、全身にゆるをかけます。

これは「クオリティ」の数あるメソッドの中の入り口にあたるものです。「ベース1」で横隔膜の位置と動きをよく感じ、「中間息微小呼吸法」では横隔膜の質感を味わいます。この「中間息微小呼吸法」は、「ヒンジ」では「段《だん》階深底呼吸法《かいしんていこきゅうほう》」として残気を増やしていきましたが、ここでは中間息を残気5くらいのままにして、吸息と呼息を残気4から6くらいの幅で、ゆったりとしたテンポで横隔膜のニュルニュルとした感じを味わうように微小呼吸をします。

いい坐骨で立ち、骨盤底には玉芯ができた状態、つまり3玉が広げ引き上がり、内臓や筋肉、骨格が本来あるべきところに収まった状態であるほど、この呼吸運動で横隔膜の質感がつかみやすく、さらに深めやすくなります。

では横隔膜の質感を手がかりとして、次のメソッドを行います。

●内臓粘膜呼吸法

座位で行います。

「坐骨モゾ」を丁寧に行い、坐骨で立ち、美しいシルバーのセンターが楽に気持ちよく立ち上がるのを感じます。

ゆったりと気持ちよく全身にゆるをかけ、玉芯・舌路を軽く取ります。

実際には以下のメッセージを聞きながら呼吸を行います。ここでは、全方向均等呼吸、鼻吸主口呼息をしながら、メッセージを自分に語りかけるように行ってください。

息を吸って、しみわたるように吐きます。

口の中の粘膜を感じます。

呼吸を繰り返しながら、口の中の粘膜を感じます。

深く、しみじみと、しみわたるような呼吸とともに、口の中の粘膜が、みずみずしく、深く、生命力に満ちあふれた、よい粘膜になってきます。

口の中の舌の奥の方まで感じます。

舌の粘膜が、美しく、みずみずしく、深く、生命力に満ちあふれた、よい粘膜になってきます。

さらに進んで口蓋垂《こうがいすい》とその周りの粘膜を感じます。

口蓋垂とその周りの粘膜が、呼吸とともに、美しく、みずみずしく、深く、生命力にあふれた、よい粘膜になってきます。

さらに呼吸がしみじみと、しみわたる、よい呼吸になってきます。

喉頭《こうとう》から気管と食道に分かれていきます。

喉頭の周囲の粘膜が、呼吸とともに、美しく、みずみずしく、深く、生命力にあふれた、よい粘膜になってきます。

さらに食道へと入っていきます。

食道の粘膜が、呼吸とともに、美しく、みずみずしく、深く、生命力にあふれた、よい粘膜になってきます。

さらに呼吸が深く、しみじみと、しみわたる、よい呼吸になってきます。

息を吸って、深く、しみじみとしみわたる。

吐いて、深く、しみじみとしみわたる。

そして食道から胃へと入っていきます。

胃の粘膜が、美しく、みずみずしく、深く、生命力にあふれた、よい粘膜になってきます。

呼吸がさらに深く、しみじみと、しみわたる、よい呼吸になってきます。

胃の粘膜が、美しく、みずみずしく、深く、深く、生命力にあふれた、よい粘膜になってくると、さらに呼吸が深く、しみじみと、しみわたる、しみわたる、深く、しみわたる、よい呼吸になってきます。

胃から十二指腸、さらに小腸へと入っていきます。

十二指腸、小腸の粘膜が、美しく、みずみずしく、深く、生命力にあふれた、よい粘膜になってきます。

さらに呼吸が深く、しみじみと、しみわたる、よい呼吸になってきます。

小腸から大腸へと移っていきます。

大腸の粘膜が、美しく、みずみずしく、深く、生命力にあふれた、よい粘膜になってきます。

胃、小腸、大腸、すべての消化器官の粘膜が、美しく、みずみずしく、深く、生命力にあふれた、よい粘膜になってくると、呼吸はさらにしみじみと、深くしみわたる、よい呼吸になってきます。

最後に再びゆったりと気持ちよく全身にゆるをかけます。


すべての内臓に共通する身体意識のクオリティを、あえて言葉で表すと、「ニュルニュル」「ネロネロ」「トロトロ」です。呼吸に直接かかわる横隔膜は内臓ではありませんが、その質たるや四肢の筋肉などに比べても非常に内臓に近く、筋肉の中では最も「ニュルニュル」「ネロネロ」「トロトロ」としています。

また内臓は粘膜で覆われています。粘膜は内臓だけでなく体腔のいたるところを覆い、粘液を分泌しますが、内臓の「トロトロ」感は粘膜や粘液のクオリティに由来するといってよいでしょう。

次に行う呼吸法では、さらに粘膜、粘液系の身体意識のクオリティを高めていきます。粘膜は身体の組織の中でも細胞の入れ替わり、新陳代謝が速く、生命活動の水準が高い組織です。呼吸をしながら粘膜の持っている生命活動水準の高いクオリティを利用して、全身の生命力を高めていきます。

●眼精粘膜呼吸法

はじめにメッセージに目を通していただく必要はありますが、眼や脳の疲れを取っていきますので、しっかりと読み込んで要点をおさえたら、仰臥位か、あるいは座位ならくつろげるように深く座り、目を閉じて行うのがよいでしょう。


まず、自分の眼の粘膜を意識します。

眼の粘膜が、みずみずしく生命力にあふれています。

呼吸とともに、そのみずみずしい生命力が、ますます深まっていきます。

自分の眼の粘膜が、柔らかく、気持ちのよい呼吸をしています。

自分の眼の粘膜が、自分の呼吸とともに、柔らかく、気持ちよく、みずみずしく、生命力あふれる呼吸をしています。

自分の眼の粘膜を通して、次第に息が眼の中に通ってきます。

自分の眼の粘膜が、柔らかく、みずみずしく、生命力にあふれた呼吸をしています。

そうすると、自分の呼吸もさらにさらに、気持ちよく、みずみずしく、生命力にあふれた呼吸になってきます。

自分の呼吸が、気持ちよく、みずみずしく、生命力にあふれてくると、自分の眼の粘膜が、ますます柔らかく、みずみずしく、生命力にあふれた粘膜になってきます。

眼の粘膜を通して、さらに息が眼の中へと通ってきます。

眼の中へと深く、気持ちのよい呼吸がしみわたってきます。

自分の呼吸が深く気持ちよくしみわたってくると、眼の粘膜は、ますます生命力に満ちあふれ、眼全体の働きが、深く生命力にあふれてきます。

眼の粘膜を通して、さらにさらに、深く、深く、息が通ってきます。

眼の奥から視神経を通って、後頭部の視覚中枢へと、息が気持ちよく、深く、しみわたっていきます。

柔らかく、みずみずしく、ゆるんで、生命力にあふれる眼の粘膜から、眼底、視神経、そして後頭部の視覚中枢へと、深く、深く、息がしみとおっていきます。

眼の粘膜の柔らかさ、みずみずしさ、そして生命力が、呼吸とともに、眼底、視神経、そして後頭部の視覚中枢へと広がっていきます。

現代の生活の中で疲れ切った眼、視神経、そして視覚中枢が、呼吸とともに柔らかく、みずみずしく、ゆるんで生命力にあふれてきます。

眼の粘膜の生命力が深まり、それとともに、眼全体、眼底、視神経、視覚中枢、そして自分の本来の呼吸が、深く、みずみずしく、生命力にあふれてきます。

呼吸は自然に深く、大きくなっていきます。

眼の粘膜から眼全体、眼底から、視神経、視覚中枢の中のすべての疲労が、呼吸とともに、外部の空間へと流れていきます。

呼吸とともに、眼の中の疲労が次第に宇宙空間へと流れ出していきます。

眼から中頭部を通り、後頭部の疲労までもが、呼吸とともに大きな宇宙空間へと流れていきます。

この気持ちよさを味わいながら、眼の粘膜、眼、そして眼底、視神経、視覚中枢にゆるをかけるつもりで、ゆったりと気持ちよく、全身のゆるを続けます。

粘膜の柔らかく、みずみずしい、生命力を感じながら、ゆるを続けましょう。

みずみずしく、生命力あふれる粘膜が、眼から視神経、視覚中枢へと生命力を、深く、深く、送り届けてくれます。

みずみずしく、生命力あふれる呼吸が、粘膜から、入り組んだ脳のすべての疲れを宇宙空間へと解き放ってくれます。

呼吸は自然に深く、大きな呼吸になっています。

ゆったりと深くしみわたる、気持ちのよい呼吸になっていきます。

最後に全身に気持ちよくゆるをかけてください。

やわらかく、みずみずしく、生命力豊かに、ゆるを行ってください。

呼吸をしながら眼の粘膜の良質なクオリティを意識していると、脳の粘膜も反応してきます。みずみずしく、生命力にあふれるような呼吸をすることによって、実際に眼や脳の状態もよくなっていきます。

現代社会は眼を酷使することが大変多いですし、空調が効いている屋内は季節を問わず眼が乾燥しがちです。坐骨で立ち、これら呼吸法が静謐な状態で自在にできるようになることで、生活や人生のクオリティも高まることは間違いありません。

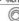

6 感性呼吸法・センス

総合呼吸法　第二教程　第12講座

1 センスをもってセンスを磨く

「感性呼吸法・センス」では、吸う・吐く、という呼吸運動の特性を生かして、センスや才能といわれている感性を綿密、緻密に育てていきます。これまでの12講座の中でも一番難しく、まさに〝センス〟が必要な呼吸法です。

「センス」の中にもメソッドはいくつもありますが、本講では「探気道《たんきどう》」という呼吸法を行います。具体的には「中間息微小呼吸法《ちゅうかんそくびしょうこきゅうほう》」を使い、空気の通る道筋、気道を探っていきます。気道を探るので「探気道」です。

後ほど詳しくお話しますが、鼻腔《びくう》、口腔《こうくう》、喉の奥、声帯、気管、気管支、さらに肺、具体的には肺胞まで意識が届かせられるようになると、古来、達人の基本条件とされてきた、ゆらぎながら軸が立つという卓越した運動構造が体現できるようになります。一朝一夕にはいきませんが、中級あるいは上級以上の目標だと思って、励みにしてください。

2 徹底「中間息微小呼吸法」

「中間息微小呼吸法」なくして「探気道」は進めない、というくらい「中間息微小呼吸法」は重要なメソッドです。「探気道」では、最も基本的な「中間息微小呼吸法」を使います。

坐骨で立ち、美しいシルバーのセンターが楽に気持ちよく立ち上がり、玉芯・舌路を軽く取り、鼻吸主口呼息《びきゅうしゅこうこそく》で胸・脇・背中・腹・腰に息をたっぷりと吸い入れます。

このめいっぱい吸った状態を「残気10」として、ゆったりと息を吐き切った状態を「残気0」とします。

センターを維持しながら鼻吸主口呼息で胸・脇・背中・腹・腰にたっぷりと息を吸い入れ、ゆったりと吐き切る。これを何度か繰り返したら、「残気10」から息を吐いて「残気5」

でいったん息を止めます。

そこでポカンと口を開けて喉も開きます。声帯が開いて、空気の流れを遮るものがなくなります。その状態で楽に吸うでも吐くでもなくいられるところが「中間息」です。

試しに「残気9」あるいは「残気1」のところで同じようにいったん息を止めてから喉を開いてみると、違いがハッキリとわかるでしょう。何度か練習して、吸うでも吐くでもなくいられる「中間息」の感覚をつかんでください。

坐骨で立ち、美しいシルバーのセンターが楽に気持ちよく立ち上がり、全方向均等呼吸で行うことを忘れないようにします。

「探気道」に打ち込むあまり、「中間息」から外れたことに気づかずに続けてしまうことがよくあります。この場合は、「精神力呼吸法・コントロール」で学んだ「精神三力」がものをいいます。静力・鋭力・熱力をバランスよく整え、「探気道」のワークの途中でも、ときおりご自身で「中間息」を確認し、センターを中心とした姿勢の崩れがないかどうか、立ち止まれるゆとり、落ち着きが欲しいところです。

「中間息」から外れていると気づいたら、「坐骨モゾ」をしたり、整息したり、全身のゆるをかけるなどして、あらためて「中間息」を確認するワークに戻ってください。


理論的には同じ量だけ吸ったり吐いたりしていれば「中間息」を維持できそうですが、実際にはなかなかそうはいきません。吸う息の量、吐く息の量に偏りがあると、続けていくうちにだんだん残気が高くなったり、低くなったりして「中間息」ではなくなってきます。これも人それぞれ傾向がありますので、ときどき「中間息」のワークをすることで、自分の特徴やクセを発見できるようになります。

微小呼吸は、ここまでは吸う息と吐く息の量を、通常の呼吸と同じか、それより多めで行ってきました。これを「中間息通常呼吸法」と呼びます。「中間息」が確認できたところで、息の量を少しずつ減らしていきます。そして「残気5」くらいを中心に「残気4」から「残気6」の間で吸う・吐くができるようになると、晴れて「中間息微小呼吸法」の世界に入ったことになります。

微小呼吸では、通常呼吸の2倍から10倍くらいのテンポを目安とします。また、呼吸の幅を減らしていく過程でも「中間息」でなくなることがよくありますので、「中間息通常呼吸」から「中間息微小呼吸」へ、そして「中間息微小呼吸」から「中間息通常呼吸」へ、「中間息」を意識し続けながら、息の量を増やしたり減らしたりするのも大変良いトレーニングになります。

中間息微小呼吸法

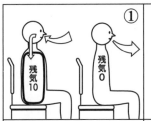

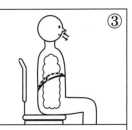

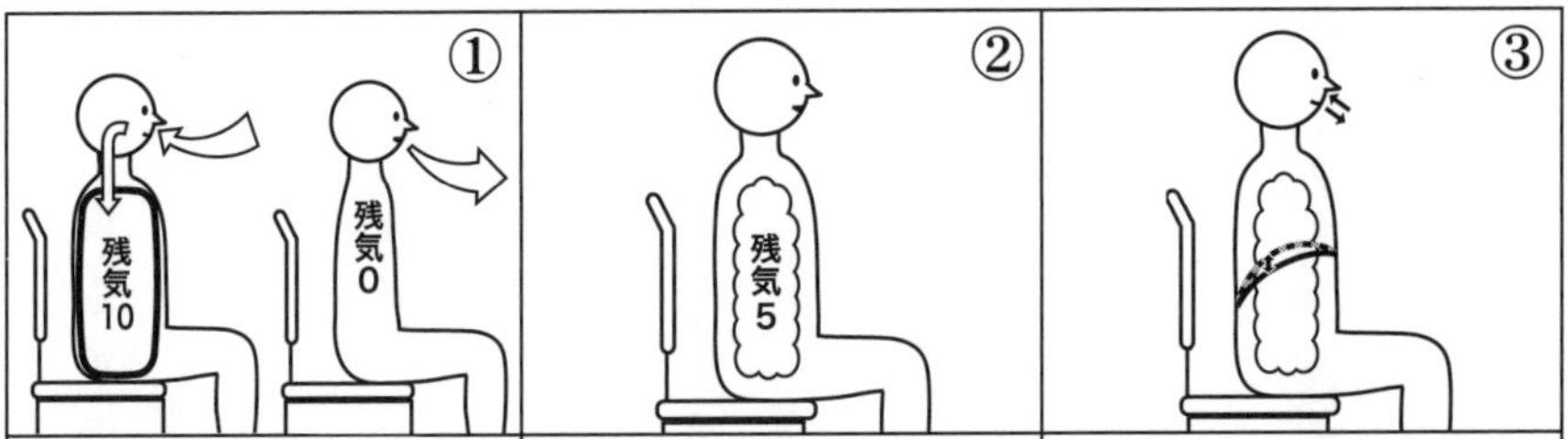

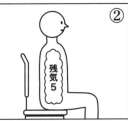

①	②	③
鼻吸主口呼息で胸・脇・背中・腹・腰に息をたっぷりと吸い入れる。めいっぱい吸った状態を「残気10」、ゆったりと息を吐き切った状態を「残気０」とする。	センターを維持しながら鼻吸主口呼息で胸・脇・背中・腹・腰にたっぷりと息を吸い入れ、ゆったりと吐き切る、これを何度か繰り返したら、「残気10」から息を吐いて「残気５」くらいでいったん息を止める。	「残気５」を中心に同量の吸息と呼息を行う「中間息」が確認できたところで、息の量を少しずつ減らしていく。そして「残気５」くらいを中心に「残気４」から「残気６」の間で吸う・吐くができるようにする。

3 「探気道」の意外な効果

「探気道」は、感性だけでなく呼吸器官そのものが鍛えられる呼吸法です。副次的な効果ではありますが、「探気道」を極めると、咳払いをしたり、痰を切るのが上手になります。私は親しみを込めて、これを「痰切道《たんきりどう》」と呼んでいます。真面目な話として、咳は気道内に異物が入るのを防いだり、気道内から異物を吐き出したりするための大事な防衛機構です。年齢とともにこの能力が衰えてくると、さまざまな感染症にもつながりますし、一方無駄な咳や下手な咳は、身体に強い負担をかけることになります。

「探気道」を極めた呼吸の達人は、むやみに咳をしません。風邪をひいたり、喉を酷使したりして炎症を起こしている場合でも、必要以上に咳をすると回復が遅れますので、粘膜を痛めるようなことを極力控えることで、その間に粘膜がウイルスや細菌と闘うために十分な防衛機構が整備されるのを助けるのです。そして闘った死骸である痰がたまってきたら、いよいよ吐き出します。頃合いを十分に見計らって、ここだというときに効率よく巧みに痰を切るのです。

誰しも咳をしたい衝動にかられることがあります。しかし、そこで咳はできない、できればしない方がいいときには、その場で軽く何度か声帯を開閉します。日頃から呼吸法を地道に鍛錬していれば、話をしながらでも自在にできるようになります。

4　達人としてのセンス

技を身につけるためには、同じことを何度も繰り返す必要があります。そう考えると、達人の一つの条件として飽きないことや根気が挙げられるでしょう。技を身につけていく過程で、普通の人だったら見逃してしまうことに気づく人、感じられる人が達人となっていくのです。一見何の変わりばえもなくつまらないように思える繰り返し動作の中に、面白味を発見するから飽きずに続けられるのです。それが繰り返されていった結果、圧倒的に優れた動き、術技を体現するようになった存在が、達人と呼ばれる人々なのです。

5　これまでの集大成「探気道」

いつものように呼吸法ベースの三大原理と四因子、そして「ベース1」と、すでに皆さんよくご存じのものから始めますが、「ああ、それは知っている」と飛ばしたりせず、すべての行程を味わいながら取り組んでください。

●探気道

坐骨で立つ。美しいシルバーのセンターが楽に気持ちよく立ち上がるのを感じます。

気持ちよく全身がゆるむように、ゆるをかけます。

玉芯・舌路を軽く取ります。

ベース1・呼吸体操を行います。

鼻吸主口呼息で、胸・脇・背中・腹・腰に息を吸って、止めて、息を吐いて残気3で止めて、胸・脇・背中に息を引き上げ、腹・腰に息を下ろします。

胸・脇・背中、腹・腰。

胸・脇・背中、腹・腰。

整息を行い、全身に気持ちよくゆるをかけます。

中間息微小呼吸に入ります。

坐骨で立つ、美しいシルバーのセンターが楽に気持ちよく立ち上がります。

鼻吸主口呼息で、胸・脇・背中・腹・腰に息を吸って、止めて、息を吐いて残気5で止めます。

口を開け、声帯を開き、吸っても吐いてもいいようなとところ、中間息かどうかを確認します。

中間息の確認ができたら、中間息通常呼吸から中間息微小呼吸へと移ります。

残気5を中心に吸う・吐くを繰り返しながら、だんだん息の量を減らし、わずかに吸ったり吐いたりしながらも、「バランスはちょうどこの辺かな」というところを意識し続けます。

呼吸を微小にしていくと、中間息も正確に取りやすくなってきます。

ここから気道の探索に入ります。

まず口を閉じて、鼻だけで呼吸をします。

中間息微小呼吸をしながら、空気が通る鼻の中の形を味わってみてください。

「上はどの辺かな、横は、この穴はこんな形かな」という具合に探っていきます。

そして口の奥とはどのようにつながっているか、その形を探り、感じましょう。

中間息微小呼吸を続けながら味わってください。

息が苦しくなったら、ときどき整息を入れます。

全身にゆるをかけて、ゆるんだまま中間息微小呼吸で、鼻の中から口の奥、次第に喉へと入っていきます。

ここで鼻だけの呼吸から鼻吸主口呼息に戻り、口の奥から喉の奥、そして気管に入っていきます。

喉の奥から気管の中の形を感じましょう。

そして声門です。声門にある声帯を感じます。

少しだけ声帯を絞ってみてください。息が通りにくくなります。

完全に声帯を閉じると、息が通らなくなります。少しだけ開けると、わずかに息が通ります。

このようにして薄くて小さい声帯の動きを感じます。声帯の形、動きがわかったら、その先に進みます。

微小呼吸でわかりにくくなったら、ときどき微小呼吸より幅の大きい通常呼吸をしてみてください。

そうすると大きな空気の流れが起きます。このことが意外にも気道の中の形を教えてくれます。

中間息微小呼吸と中間息通常呼吸を行ったり来たりしながら続けます。

さらに、中間息微小呼吸で、気管から気管支に分かれるところを探します。

胸の上部の中央に、気管が気管支に分かれるところがあります。

身体の中の感覚として、気管支に分かれるところを中間

探気道

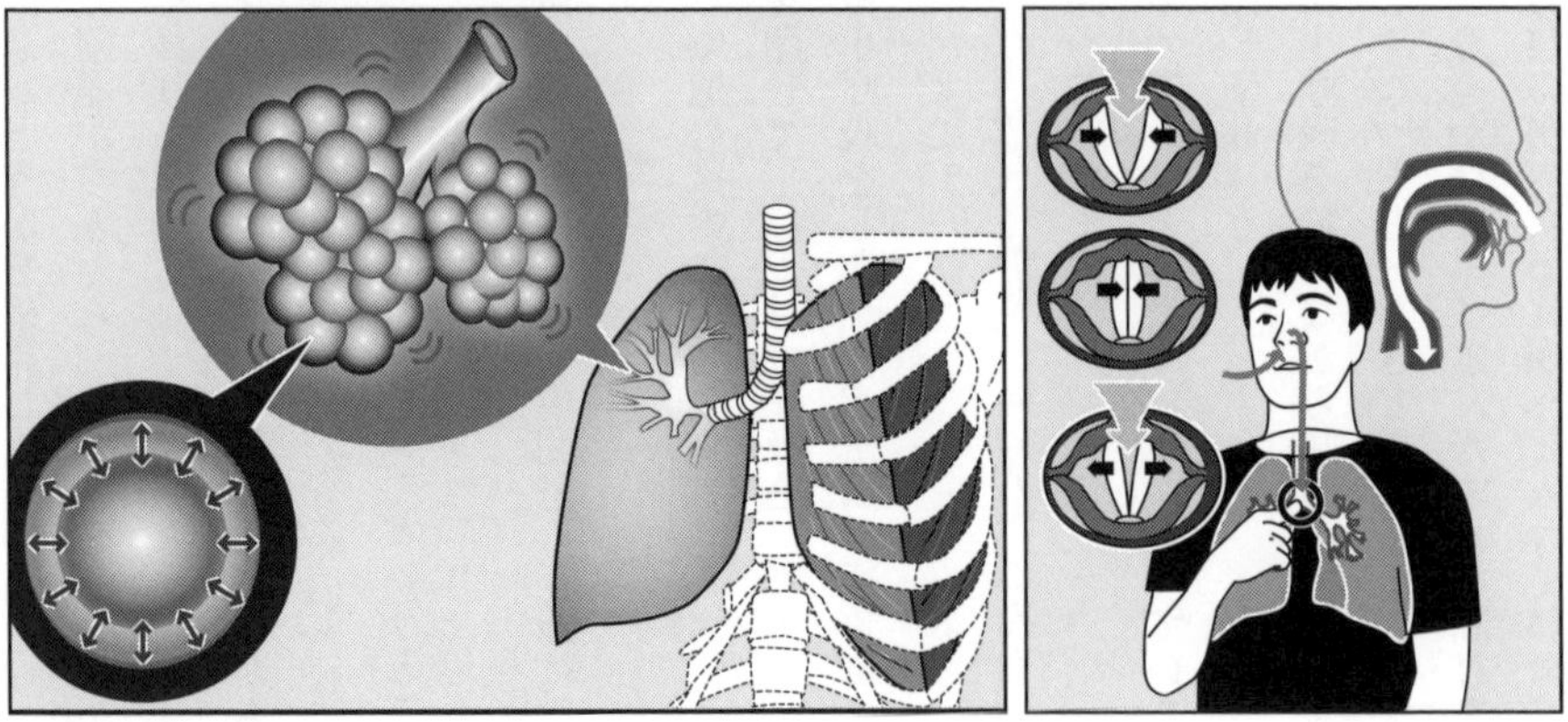

©2019 Hideo Takaoka 運動科学総合研究所

息微小呼吸で探し、感じます。

「感じとしてはこの辺かな」と、その位置を指で差してみてください。

一人で行う場合でも省略せず「この辺」と指し示してください。

だんだんと難易度が上がり、「何となくこんな感じかな」という風になってきますが、はじめはそれで構いません。

わかりにくい人は声門に戻って、態勢を立て直してから進んでみてください。

意識が鋭くなってくると、気管の中の空気の流れが感じられてきます。

気管支に入ると、次第に気管支が枝分かれしてきます。

中間息微小呼吸で気管支から、さらに肺胞の塊に分けいっていきます。

肺の中に小さな風船の塊のようなものが感じられてきます。呼吸をするごとに広がったり縮まったり、大きくなったり小さくなったり、パタパタ、パタパタと動く感じです。それを感じてみてください。

これも中間息微小呼吸を使いながら、ときどき通常の幅の呼吸も行いながら感じます。

肺胞の集まり全体から、さらに肺胞一つひとつへと分け入っていきます。

中間息微小呼吸のクライマックスです。

肺が、無数とも思える肺胞の集まりであることが感じられてくるでしょう。

無数の小さな肺胞の集まりである肺が、フワフワ、フワフワと、呼吸をしているのが感じられます。

難しいという方は、気管支もしくは声門へと戻ってください。

次に、肺胞から、肺胞の集まりである肺全体の外側にまで意識を届けます。

肺全体を内側から感じます。

肺の外側には筋肉、肋骨の内側の筋肉があります。それを内側から感じます。

肋間筋《ろっかんきん》、肋骨を内側から感じます。

ふたたび肺全体に意識を向けて、吸う息の量、吐く息の量を少し増やします。すると、肺が動いているのがよくわかります。肋骨と連動しているのが感じられます。

息の量を増やすと通常の意識になり、内側がわかりにくくなります。

それが確認できたら中間息微小呼吸に戻ります。

中間息微小呼吸に戻ると、肺胞、肺全体が感じられるようになります。

肺が風船のように膨らんだり萎んだりする感じです。

中間息微小呼吸から、中間息通常呼吸に戻り、ゆっくりとしたテンポで、肺全体とその周り、身体の周りの空間までを意識してみましょう。

最後にゆったりと気持ちよく整息をします。

坐骨で立ち、美しいシルバーのセンターが楽に気持ちよく立ち上がっています。

全身に気持ちよくゆるをかけます。

ふたたびベース1を行います。

鼻吸主口呼息で、胸・脇・背中・腹・腰に息を吸って、止めて、息を吐いて残気3で止めて、胸・脇・背中に息を引き上げ、腹・腰に息を下ろします。

胸・脇・背中、腹・腰。

胸・脇・背中、腹・腰。

整息をします。

「探気道」では、ふだん意識することのない気管の内壁などに意識を向けますが、意識の集中の仕方が通常とは異なっています。「精神力」でいえば鋭力が高まっている状態です。また、非常に静かで落ちついています。つまり静力も高いのです。これほど鋭力と静力が同時に高まった状態は、意識的にはなかなか作れません。熱力はそれほど高くありませんが、鋭力に勝るだけの静力があるのが特徴です。このような状態は、深く鋭敏な思考をするのに適しています。このトレーニングを普段から行うことで、必要なときに思考に集中できる状態が作りやすくなります。

6 「肺胞波流」が生まれ「亜呼吸空間」へ

「探気道」で肺の運動を徹底的に鍛錬していくと、「肺胞波流《はいほうはりゅう》」という身体意識が生まれます。「肺胞波流」は肺胞一つひとつに備わる身体意識で、肺胞内部から肺全体、さらには胸郭全体に、やがては宇宙規模で気の流れが起きてきます。

肺の拡張、収縮に伴って、空気の流れ、意識の動き、気のダイナミックな動きが生まれ、それが肺胞から外側の空間、筋肉や肋骨だけでなく、身体の外側へも波及します。

実際の呼吸器官としての肺、肺胞は、空気を取り入れる装置です。身体の他の部位に比べ、空気中の細菌やウイルスなどの異物に出くわす可能性が高いにもかかわらず、自らを守るための機能、機構が足りません。肺に「肺胞波流」ができる所以はそこにあるのです。

身体意識にはストラクチャー、モビリティ、クオリティの三つの要素がありますが、「クオリティ」に比べると「探気道」は非常に運動的で身体意識のモビリティと結びつきやすい面があります。あせってイメージを追い求めるより、何となくでも「違いが感じられた」という感覚を大事にしてください。

鼻や口を通じて空気を取り入れる実際の呼吸空間があります。その呼吸空間の外側に、たとえば「モーション」の「呼吸意識」など、通常考えられる範囲での呼吸と身体意識が関係する呼吸空間が広がっていて、さらにその外側に、呼吸と「肺胞波流」のような身体意識が関係する空間があり、それを「亜呼吸空間《あこきゅうくうかん》」と呼びます。最大で宇宙空間まで広がるものですが、一般的な武術の間合いでいえば数十間、つまり数十〜百メートルぐらいの空間まで広がります。「肺胞波流」が発達してくると、結果として実際の呼吸空間をも含む呼吸空間全体が「亜呼吸空間」になってくるのです。

この「亜呼吸空間」については、「序にかえて」のイタチ狩りのエピソードをお読みいただくとして、実際にイタチを捕えることに成功した時の呼吸が、のちに確立した「中間息微小呼吸法」です。父の存在がなければ、そのときの経験を理論化、呼吸法として体系化することもなかったかもし

肺胞波流

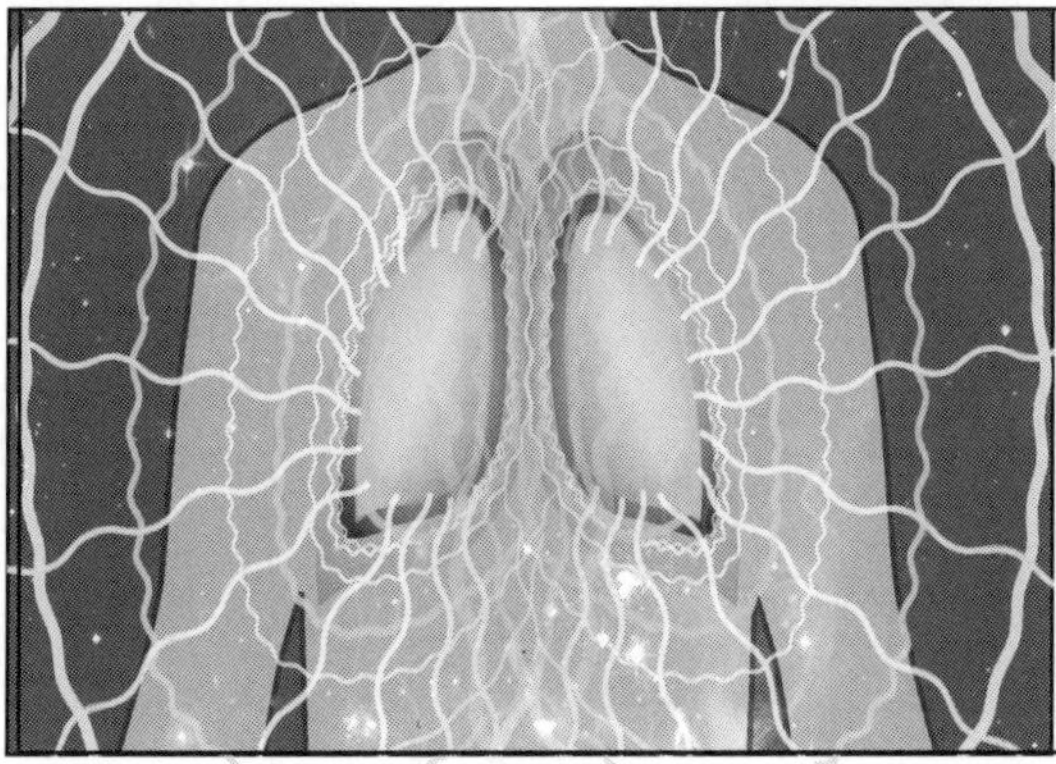

「探気道」で肺の運動を徹底的に鍛錬していくと、「肺胞波流」という身体意識が生まれる。「肺胞波流」は肺胞ひとつひとつに備わる身体意識で、肺胞内部から肺全体、さらには胸郭全体に、宇宙規模で気の流れが起きてくる。

肺の拡張、収縮に伴って、空気の流れ、意識の動き、気のダイナミックな動きが生まれ、それが肺胞から外側の空間、筋肉や肋骨だけでなく、身体の外側へも波及する。

れません。

ちなみに呼吸法では中間息を「残気5」くらいで行いましたが、イタチには「残気5」では太刀打ちできません。実は、その基準は下げることができます。低ければ低いほど、呼吸の粒子も微細になります。

これを「中立息《ちゅうりつそく》」と呼びます。さっそく「中立息」を試してみましょう。

7 「楽軸中立」と「中立息」「中間息微小呼吸法」の先

坐骨で立ち、美しいシルバーのセンターが楽に気持ちよく立ち上がった状態、今現在の皆さんなりのいいポジションで、先ほど行った「中間息」を見つけるワークをします。吸う・吐くが五分五分のバランスのところが見つかったら、はたして残気はいくつなのかを検証してみてください。

「探気道」がうまくできた後は、非常にいいセンターが通っています。終わりの「ベース1」も、はじめに比べてはるかに楽に気持ちよくできたはずです。「中間息微小呼吸」をずっと繰り返してきた結果、「楽軸中立《らくじくちゅうりつ》」ができている状態です。読んで字のごとく、楽に軸がニュートラルに立つ、ということです。

この「楽軸中立」での「中間息」を、特に「中立息」と言います。

では、このまま身体を10度くらい前傾させてみてください。今の残気のままでは「中間息」が維持できないはずです。

つまり「楽軸中立」から外れると、緊張や力みが生じるので、残気を上げないと吸う・吐くが自由にできなくなるのです。

「楽軸中立」では、残気が低くても楽に呼吸ができるので、自由度が高く、反応力、対応力にも秀でます。相当の実力者でも、自分と実力の差が大きい相手と対戦すると「楽軸中立」が取れなくなり、前傾したりするのは外から見てもわかります。対面競技に限りません。料理人やその他の芸術家も「楽軸中立」から外れればパフォーマンスが下がります。しかし、中間息の残気呼吸から自分の状態に気づくことは十分に可能なのです。

繰り返しになりますが、「探気道」を極めるには「中間息微小呼吸法」で気道を探索すること、どんな小さなことにも面白味が感じられるように取り組むことです。そうした取り組みの先に「肺胞波流」や「楽軸中立」があるのです。

この呼吸法は、静謐な状態で行うことで効果が高まっていきます。

特別座談会

Part 1

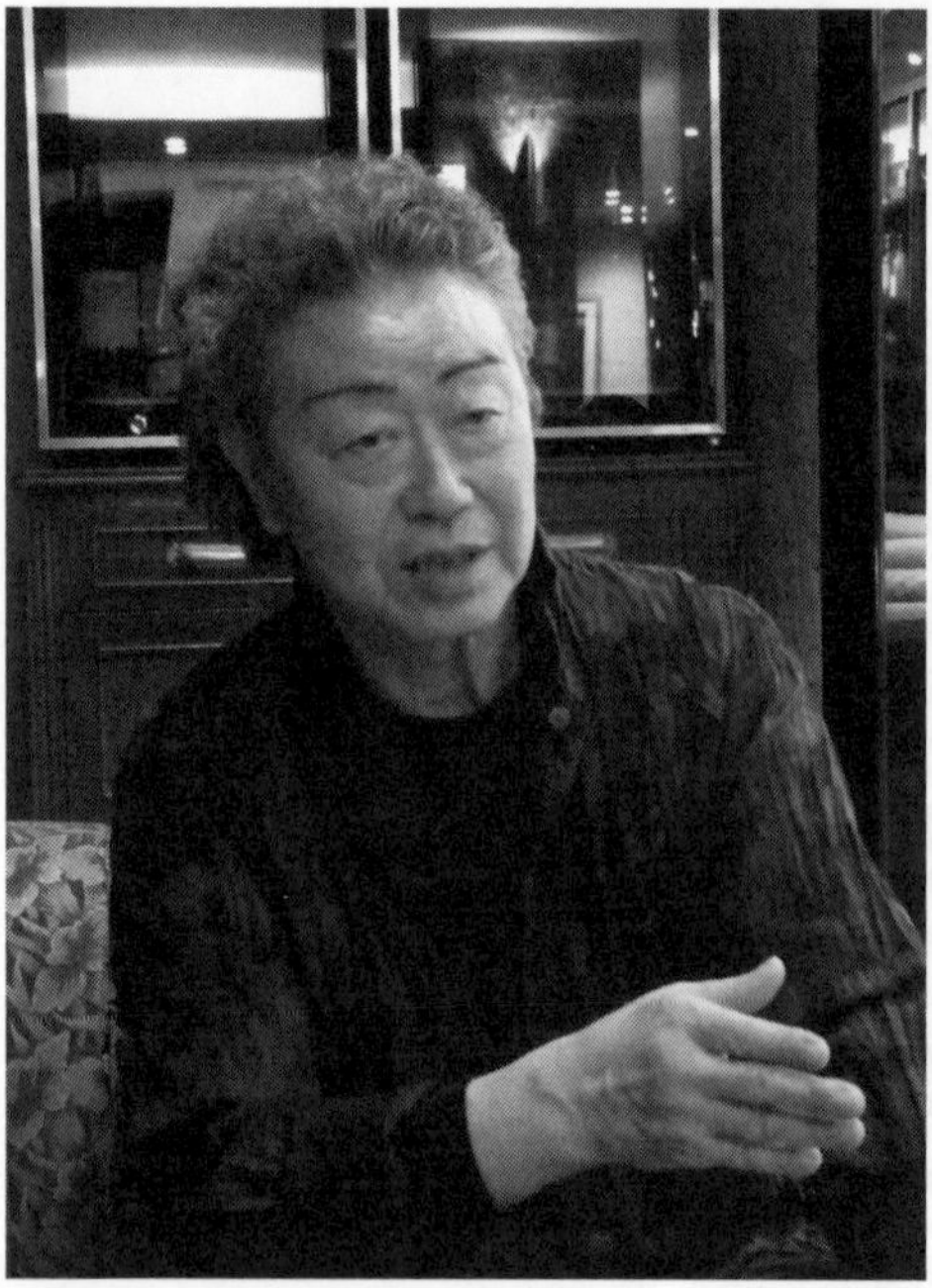

著者

1　呼吸の達人　上級者が集う

高岡　今回集まってもらった皆は、総合呼吸法を学び始めて十数年ないし二十年、今では上級徹習会《じょうきゅうてっしゅうかい》（※1）で研鑽を積んでいるわけだけれども、日頃こんなふうに呼吸法に取り組んでいますとか、こんなふうに役立っています、という話を聞かせてください。

徳田　自分は「坐骨モゾ」で坐骨の意識を高めたり、座るときに「ピアース」（※2）も取り入れたりして、センターをはじめとする「ベース」の前提作りは必ず毎日しています。そうすると「ベース」そのものをする時間があまり取れなくても、一日の呼吸がかなりいい状態になるんです。

河本　私は通勤の行き帰りに電車の中で「ベース0《ゼロ》」（※3）をしています。電車の中では、「呼吸体操（ベース1）」より「軸周呼吸《じくしゅうこきゅう》」が向いています。その中で、朝は仕事に向かうために意識を整え、帰りはこれから家でのんびりくつろごう、というように、気持ちの切り替えに役立っています。

高岡　仕事の能力を高める方向にも、疲労の回復にも役立っているということですね。

河本　最近、職場で組織長になって、いろいろな人の意見

河本一郎《こうもといちろう》さん

会社員（IT・内部監査）。ゆるプラクティス歴23年。デビュー1年目のイチローと宮本武蔵との共通性を解析しロングセラーとなった高岡英夫の著作『意識のかたち』を読み、極意的な動き・意識を学びたく運動総研の講座参加を始める。ずっと健康で人間的にも成長し続けるのが目標。

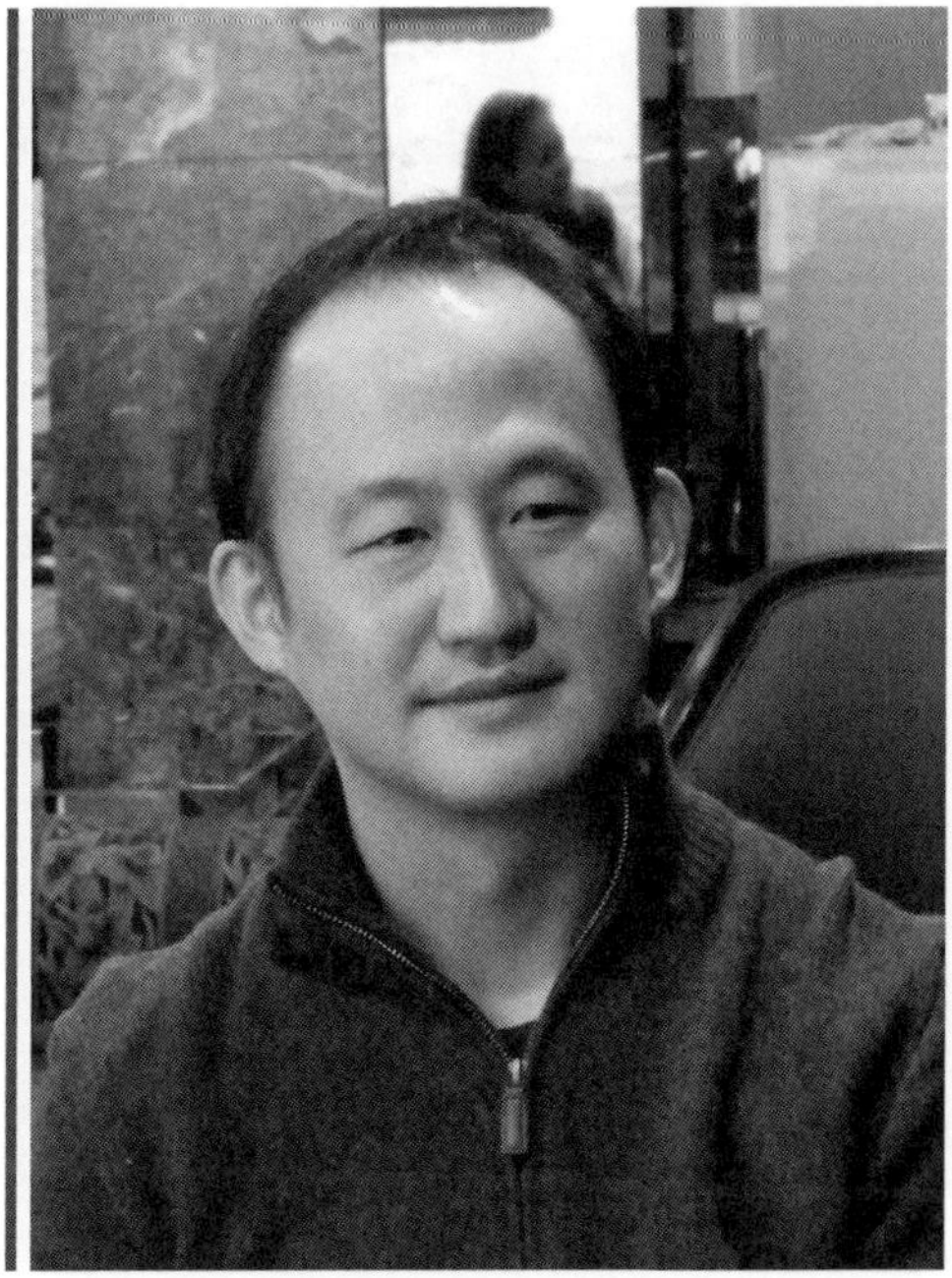

を聞いて、難しい判断を要求されたりすることが急に増えてきたんです。そのときに呼吸法で、大きな意味でゆるんだセンターが意識できるので、出社していきなり無理難題を言われても、まるごと受けとめられるようになりました。

長谷川　私の場合、人の前で話をしたり、ゆる体操の指導をするときに、特に大勢の人を前にすると、以前は声を張り上げて大きな声を出そうとしていました。余計な力みはだいぶ抜けてきましたが、まだまだ横隔膜やその周辺の緊張が抜けきっていないことに気がついたんです。「中間息《ちゅうかんそく》微小呼吸《びしょうこきゅう》」（※4）で使われるあたりです。ここがゆるんでくると、ゆったりとした声も出るし、真っ直ぐに、そして広く世界を感じられるような立ち方や、人との接し方が自然とできるんです。

鈴木　呼吸法はトレーニングの中では一番取り組みやすいので、極意や武術など、他の稽古をしないときでも「ベース」は毎朝しています。私は幼稚園を運営しておりまして、呼吸法はとても役に立っています。センターが、最近ようやく意識できるようになってきて、仕事の面でもぶれないのはセンターのおかげだなと思っています。

高岡　「ぶれないセンター」は大事なことですね。

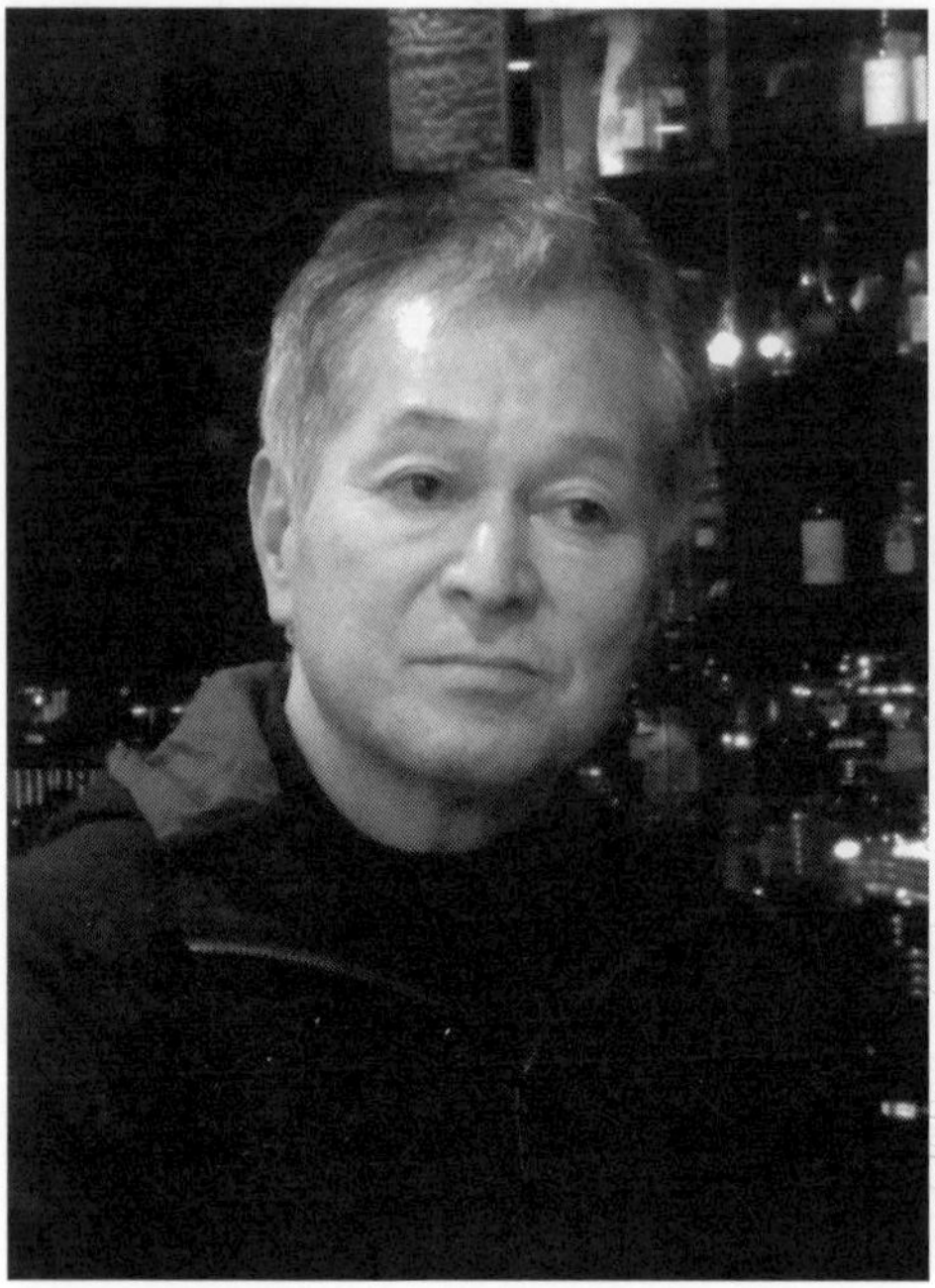

鈴木《すずき》 順一朗《じゅんいちろう》さん

学校法人理事長・幼稚園園長。ゆるプラクティス歴 20 年。高岡英夫の著書を読んだのがきっかけで、運動総研の講座に参加を始める。熱心にゆるプラクティスと武術の稽古を続けている。

2 広くて真っ直ぐな「センター」

河本 社長や役員など立場が上の人達に言いにくいことを言うのも私の役割なのですが、これまではそんなときに「コントロール」で熱力を高めたり、下丹田をしっかり作って対処しようとしていました。しかし最近は、「大径軸《だいけいじく》」（※5）、太いセンターを意識して話をすると、いろんな角度から意見を言うことができることに気がついたんです。

高岡 それはいい発見ですね。いかなる存在の仕方をしていても、地球の中心から立ち上がるセンターが重要でないということは、あり得ないんです。ご存知のとおり、地球という重力体に存在している重心は一つで、そこから重心線は立ち上がっています。地球上で重力という物理的な関係性のもとに存在している以上、どんな存在者にとってもセンターに則った在り方こそが〝最合理〟なんです。

鈴木 呼吸法によって呼吸そのものが良くなってくると、精神の働きも変わってきて、知らず知らずのうちに生活に生かされていると感じます。センターがぶれない、しっかりしているというと、頑固になる、みたいなイメージがあるかと思うのですが、そうではなくて、柔らかい。芯が通

徳田進也《とくだしんや》さん

運動科学総合研究所 専門指導員／専門達人調整員。ゆるプラクティス歴23年。日々弛まぬ鍛錬を続けている。日本ソムリエ協会公認ワインエキスパートの資格も持つ。

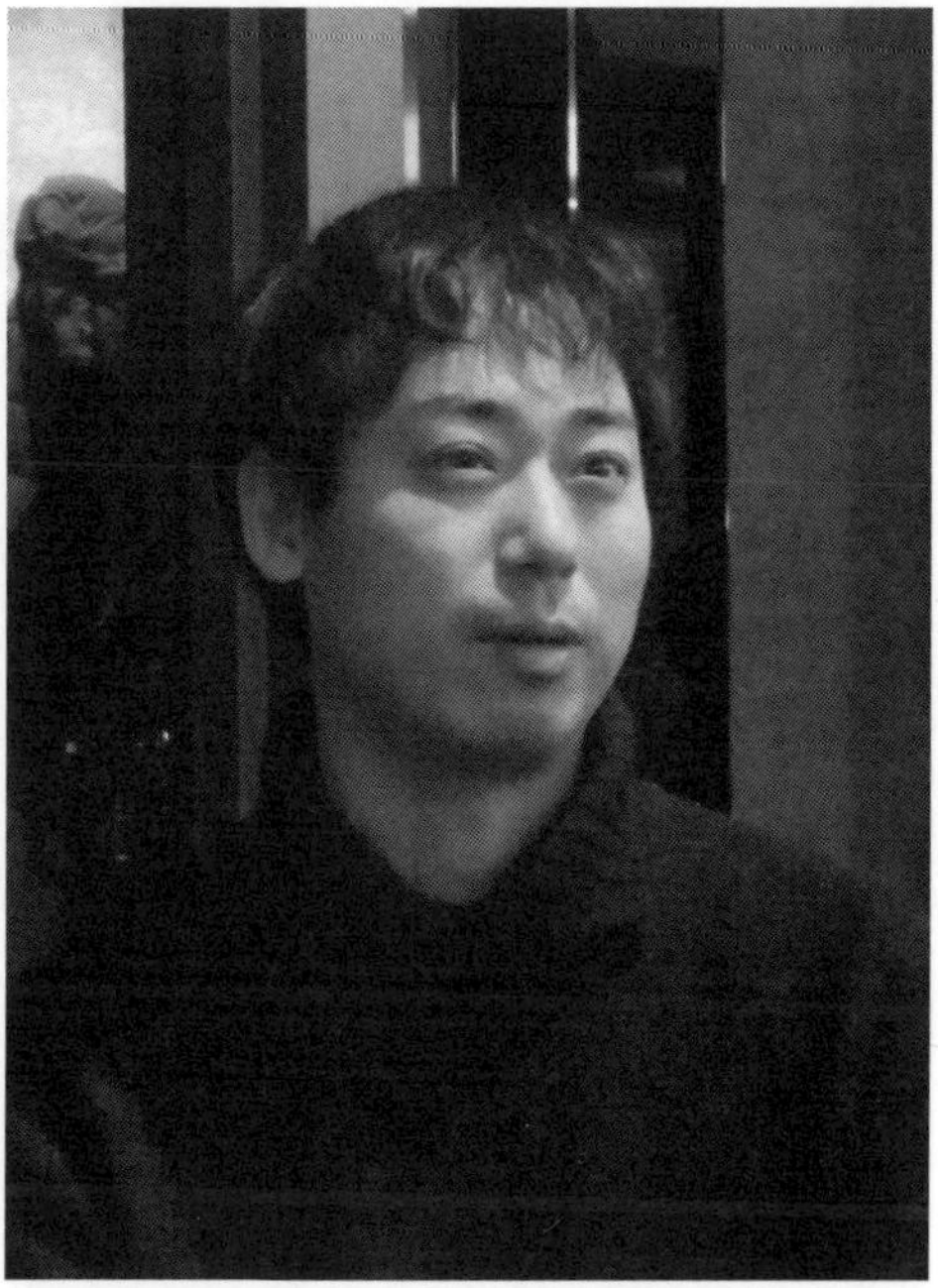

っているんだけれども、皆を跳ね返すようなものではなく、受け入れられる芯なんです。

徳田　センターが通って周りが空洞化する状態がわからないころは、仕事が立て込んでしまったようなときに、一つひとつの仕事を全部終わらせてからでないと次に進めませんでした。だから解決に時間のかかるものがあると、待つことに耐えられなかったんです。しかし、センター周りの空洞化ができてくると、仕事中に他の仕事を振られたり、締切が早まったりしても、自分のセンターの周りの柔らかいものが受けとめてくれるんです。

高岡　均等軸呼吸の構造がある程度体現できるようになってくると、身体意識としての空洞ができてくるんですね。「均等呼吸」や「軸周呼吸」は呼吸のメカニズムとしての表現なんだけれども、身体意識の中でのセンターの多層構造性をも示しているんだね。それを可能にさせているのが、センターの中でも背骨の前を通る「第3軸」なのです。

3　疲労を超回復「リカバリー」

河本　疲労には、慢性的な根深い疲れと、日々のちょっとした疲労の二つがあると思います。深い方は寝る前や起き

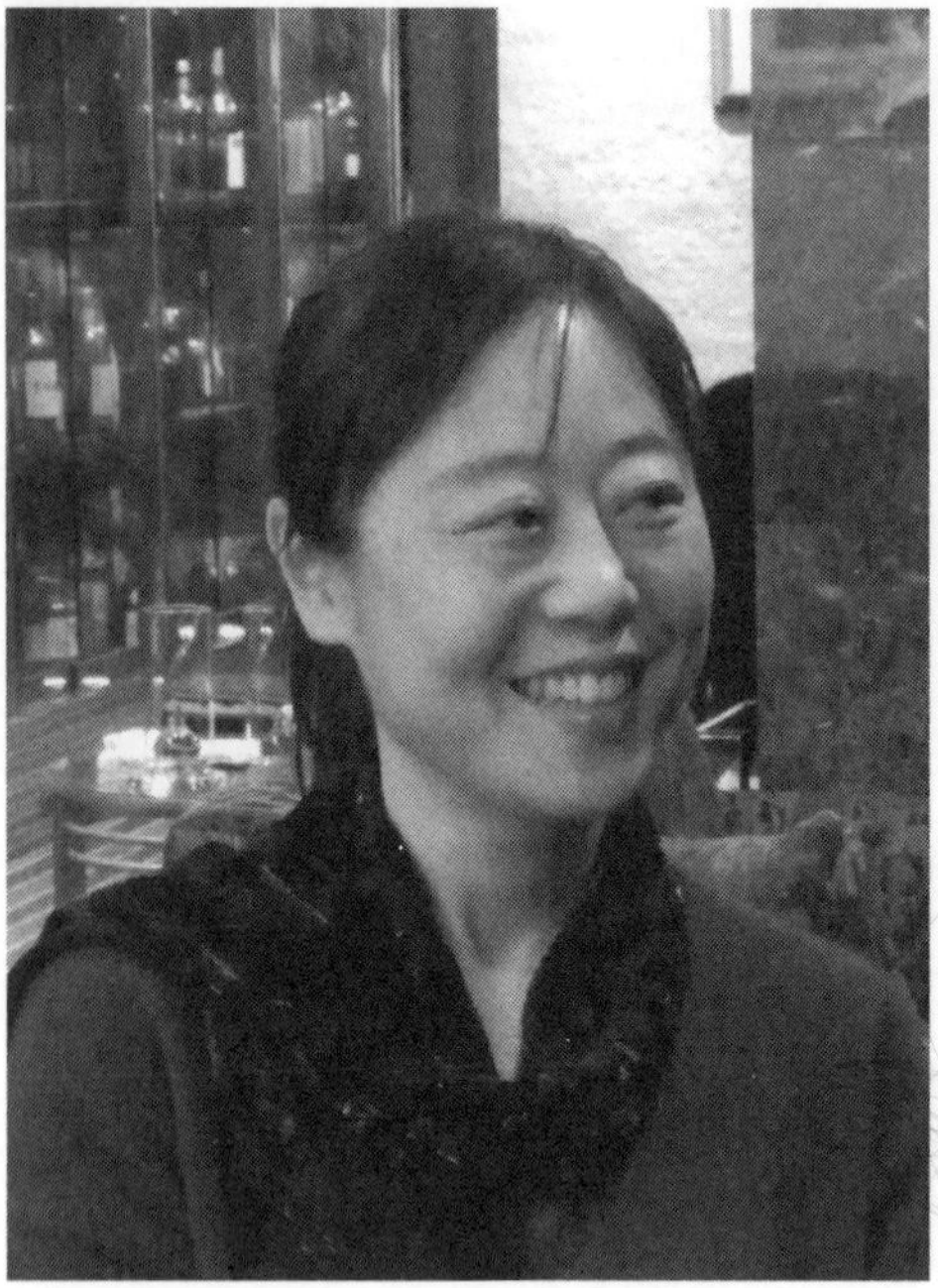

長谷川《はせがわ》尚美《なおみ》さん

全日本ゆる体操デモンストレーター／達人調整師／運動科学総合研究所所員。ゆるプラクティス歴18年。指導員として指導活動にも励んでいる。

る前に「リカバリー」でコツコツと取り組んでいます。日々のちょっとしたものは、溜め込まないことがベストなので、気がついたらその場か、その直後に「ベース」で解消します。

鈴木　私もちょっと疲れたな、というくらいだったら「ベース」でスッキリします。実は疲労といいますか、怪我の後遺症で、胸膜炎で肺に血が溜まっていたことがありました。気がつかないまま放置していたら、片方の肺が3分の1くらいになってしまって、医者へ行って血を抜いてもらったんです。その後も咳が止まらなくなるということが十数年続いていました。それでも呼吸法を始めて2、3ヶ月続けているうちに、だんだん咳をする頻度が減ってきて、半年から1年くらいしたら、咳が出なくなって、治ってしまいました。

長谷川　私は「リカバリー」をさぼると調子が良くないということが、最近よくわかりました。疲れるのは仕事が忙しいから、もしくは自分の回復力が弱いから、と思っていたのですが、実は仕事が忙しくて「リカバリー」をしていなかったからだったんです。

高岡　「リカバリー」は疲労回復のためのものだから、さぼっても急に体調が悪くなることはないけれど、あきらかに低水準になっていきますね。仕事力も、生きる楽しさもね。

4 いち早く「脳疲労」に気づいて

徳田 「リカバリー」の「胸陰圧還流法《きょういんあつかんりゅうほう》」が、大好きです。仕事中にパソコンの画面を見ていて脳が限界だな、というときにやっています。

脳疲労解消法は呼吸法以外の方法もいろいろ学ばせていただいていますが、仕事を中断できない、差し迫った状況のときにはこれです。時間もかからないし、その場で視界がハッキリするし、脳疲労も眼精疲労も、その場で取れるので重宝しています。

高岡 還流法系は、初心者にとってはちょっと難しいけど、ある程度真面目に取り組むと、2、3ヶ月でうまくなるよね。初心者の人には仰臥位《ぎょうがい》で行うように指導しているけど、基本ができてくれば座った状態でもできるようになる。車の運転中は危険防止のために決してやってはならないけど、習熟してくればパソコン作業をしながらはできますね。

徳田 第二教程の「クオリティ」(※6)の「粘膜呼吸法」もいいです。職場には自分専用の加湿器を持っている人もいますが、僕はまったく使いません。身体の基本状態が整っていれば、ちょっと目や喉の粘膜を感じながら呼吸法をするだけで効果があります。

高岡 疲労回復というより、防衛、予防的な側面だよね。ドライアイや、鼻や喉からの感染症を予防するのにも役立ちますよ。総合呼吸法は、練習によっていくらでも上達が可能です。そして実生活に直結して使えるものなんです。

5 「モーション」メカニズムのおもしろさ

鈴木 そもそもあまり人の前で話すのが好きではなくて、面倒な話には関わりたくないというタイプだったんです。でも仕事柄、人の前で話をしたり、いろんな人と接することが多くて、呼吸法をやっていてよかったと思います。人前で落ち着いて話せるようになったし、「リバース」(※7)を合わせて使うと相手に受け入れてもらえてフランクに話せるようになるんです。

高岡 呼吸法では「モーション」ですね。これは「呼吸意識」の「吸引《きゅういん》」の特徴です。相手からすると「園長先生は自分の言いたいこと、気持ちをわかってくださる、聞いてくださってるんだな」っていう気持ちになってくるんです。

これが演劇で使われると大変な効果をもたらします。これはメカニカルなことで、なんとなくそういう結果になる

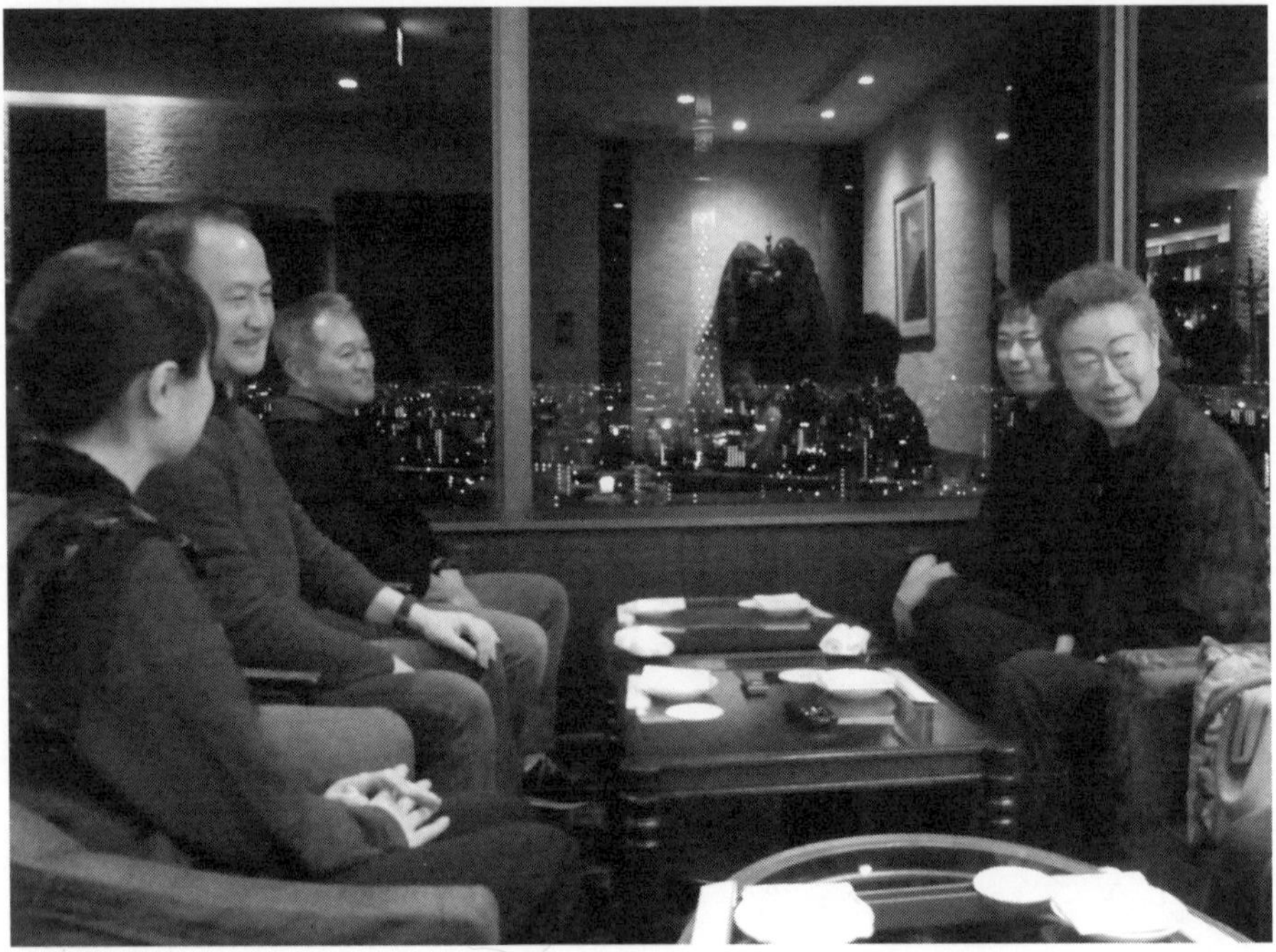

んではないんですよ。メカニズムに則って「呼吸意識」を運用できれば必ず結果が出るんです。

長谷川　この場合の「呼吸意識」は関係的なものなので、メカニズムをよく理解しておくことは本当に大事だと思います。言葉とか、言葉に込められた話し手の気持ち、感情とは別のものとして区別、理解して、トレーニングすべきものなんですよね。

高岡　その通りです。

皆が話してくれたことは、この本の読者や総合呼吸法を始めて日が浅い人にも大いに参考になると思います。皆いい取り組み方をしていて、なかなかの成果を上げているからね。練習すればうまくなるし、上達すればそれだけ得るものも大きい。まだまだいくらでもうまくなりますから、今後も大いに呼吸の達人を目指して精進してください。

一同　ありがとうございました。

※1　上級徹習会：運動科学総合研究所では、総合呼吸法を学ぶ「呼吸の達人」講座を開催している。上級徹習会は「呼吸の達人」第一～第三教程初・中・上級の内容を前提とする現在最高レベルの講座。第三

教程までに含まれる各メソッドを連関させ深い鍛錬に取り組む。

※2　ピアース（刺通緩解呼吸法《しつうかんかいこきゅうほう》）：第三教程第13講座。

※3　ベース0（軸周呼吸）：全方向均等軸呼吸をより高度化させていくために、上級では「軸周呼吸」として「ベース0」に位置づけている。

※4　中間息微小呼吸：横隔膜を上下動させる幅を小さくして行う呼吸法。第一教程のヒンジ、第二教程のセンスで使われている。

※5　大径軸：センターは大径軸・中径軸《ちゅうけいじく》・細径軸《さいけいじく》という3つの層がある。なかでも大径軸は形成がもっとも困難。

※6　クオリティ（質性呼吸法《しっせいこきゅうほう》）：第二教程第11講座。

※7　リバース：自分の胸と相手の胸やモノとの間を結ぶ、親和力の源となる放物線状の身体意識。

第4章

風の巻

総合呼吸法　第三教程

1　刺通緩解呼吸法・ピアース
2　三元締上呼吸法・トライアングル
3　垂腰体呼吸法・ドループ
4　内臓透圧呼吸法・インターナル
5　肺膜呼吸法・メンブラン
6　裏日本呼吸法・リア

1 総合呼吸法 第三教程 第13講座
刺通緩解呼吸法・ピアース

1 「刺通緩解 ピアース」

総合呼吸法は本講より第三教程に進みます。

第三教程の第13講座は「呼吸法・ピアース」です。メソッド名も講座名にほぼ等しく「刺通緩解《しつうかんかい》」、あるいは「ピアース」と呼んでいます。

ところで「ピアス」はご存知ですよね。一般的にはpierced earringsの略で、耳たぶに小さな穴を開けて通すアクセサリーのことです。本来pierceは、突き通す、穴を開ける、貫通する、突き刺す、といった意味の動詞です。

呼吸法の「ピアース」は、〝ー〟が入るところに意味があります。とても「ピアス」が通せないようなところに、あるものを長く刺し通していきます。何を通すのかというと、身体意識「センター」です。つまり「刺通緩解呼吸法」は、呼吸法によるセンターの鍛錬法という位置づけなのです。

センターは、たとえれば難攻不落の城のようなもので、センターの鍛錬も一筋縄ではいきません。城を攻め落とそうとする時に「いついかなるときも、北門から攻めよ」などという将軍がいたらどうでしょう。北門へ通じる道が閉ざされたら為す術がありません。

ひとつの方法にこだわると、たとえそれがどんなに優れた方法であり、自分自身が得意なことであったりしても、上達、成長の機会を逃がすことになります。いくつもの優れたメソッドを身につけ、磨きあげ、状況に応じて使い分けられるようにすることが肝腎です。

かくいう私もさまざまな方法で、日々センターを鍛えています。立位で行う代表的な鍛錬法には「極意」の「軸タンブリング」があります。寝ながら行う鍛錬法「寝臥位《しんがい》センター錬成法」もあり、座位で代表的なものといえば呼吸法です。そこに新たな攻め方として「刺通緩解」が加わります。

つまり、呼吸法でもこれまでの「坐骨で立つ、センターが楽に気持ちよく立ち上がる」とは異なる戦術を学ぶということです。

具体的には立位から坐骨で立つまでの局面で、背骨の前にセンターを通していきます。通るのは、もちろん第三軸です。呼吸法に限らず、すべての領域にわたり第三軸が基本です。背骨は、解剖図や模型図を見て、「この辺にあるのかなあ」と思うことはあっても、背骨そのものを意識できる人は少ないと思います。かろうじて背中側から棘突起《きょくとっき》に触れて感じることはできても、背骨の前を感じることは至難の業です。

さらに、背骨（脊椎）は、頭側から頸椎が七個、胸椎が一二個、腰椎が五個、そして仙骨と尾骨をそれぞれ一個ずつと数えると合計二六個の椎骨で成り立っています。背骨について、正確に二六のパーツでできた自由度の高い鎖のような実感を持てる人は、ほとんどいないのではないでしょうか。

センターは、自由度の高い緩んだ身体に通ります。緩んだ身体とは組織分化が進んだ身体、と言いかえることもできます。

では、その名の通り、背骨周りを緩め解きほぐして組織分化を進めつつ、串刺しするかのようにセンターを通していきます。難しいと感じるかもしれませんが、斬新な手法を駆使していきますので、楽しみながら取り組んでください。また、センターは意識でありながら、身体的構造や機能と密接不可分な関係を持って成立するものなので、背骨の構造を、初級知識レベルでＯＫですから、理解しておくことも大切です。

2　立位から座位までの瞬間技

実際のワークに入る前に、少しだけ具体論についてお話ししておきます。

椅子に座るとき、仙骨をひいて、身体を少し屈めるようにして、椅子の方、つまり下方に重心を移動させていきます。刺通緩解ではこの局面を「落動作《らくどうさ》」と呼びます。

この「落動作《らくどうさ》」のあいだ、下半身では「裏転子《うらてんし》」という身体意識で「落ちてくる」上体を支え続けます。「裏転子」は、大臀筋《だいでんきん》の下半分からハムストリングスの上半分にまたがる帯状の身体意識で、腸腰筋《ちょうようきん》と拮抗して働き、ハムストリングスを股関節周りで使わせる機能を持っています。

腸腰筋は、足が地面から離れる、つまり離地のときに使われる筋肉の代表です。刺通緩解では、足は接地したまま

「落動作」中の裏転子の利き方

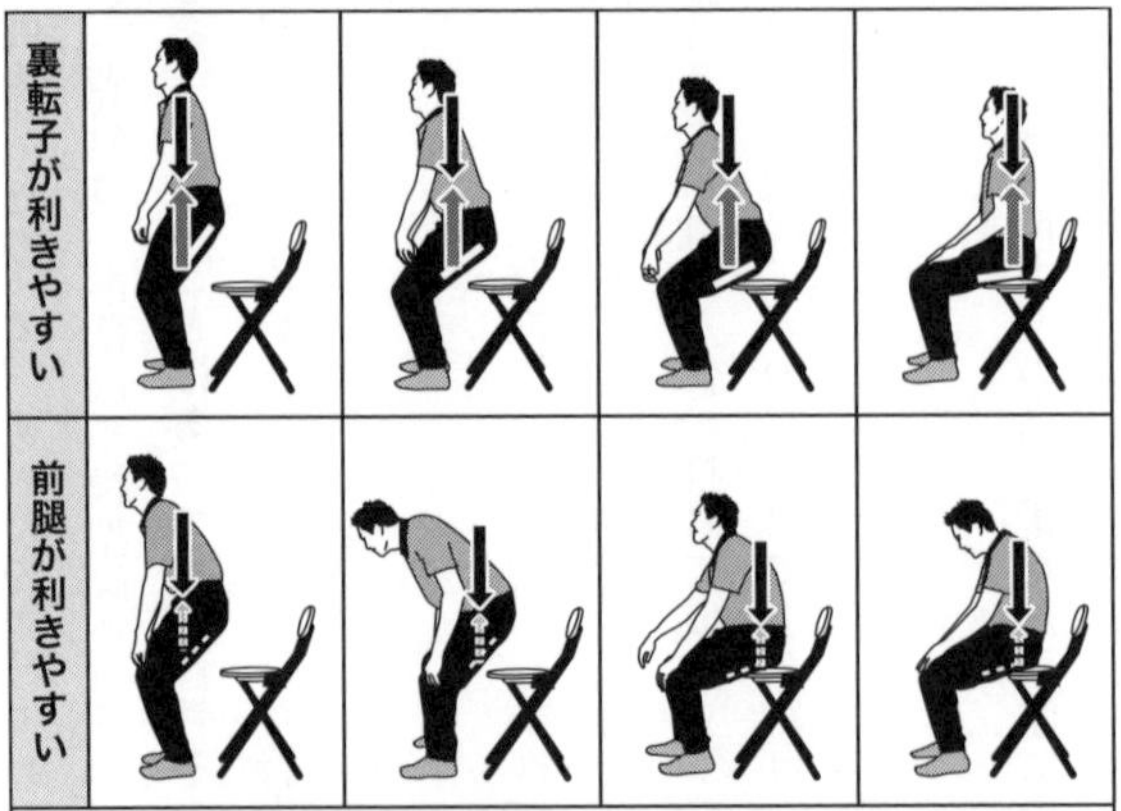
裏転子が利きやすい
前腿が利きやすい

椅子に座るとき、仙骨をひいて、身体を少しかがめるようにして、下方に重心を移動させていく。刺通緩解ではこの局面を「落動作」と呼ぶ。「落動作」のあいだ、「裏転子」で“落ちてくる”上体を支え続ける。

ですので、落ちてくる体重をいかに支え続けられるか、支持能力が問われる分、「裏転子」の重要性が増します。

離地と接地（支持）という観点でみると、腸腰筋と裏転子が拮抗関係にあることがよくわかります。疲れてくると、座る動作そのものが億劫になったり、尻もちをつくような座り方になったりしてしまいます。

それは裏転子が利いていない体重の支え方で、前腿《まえもも》や膝にも負担がかかります。裏転子の利き方が弱いと、身体を支え切れず、ひと塊りのままドスンと尻もちをつくように落ちてしまいます。これでは組織分化は進まず、センターを通すどころではありません。落動作を裏転子で支えるということは、実は武術の極意にもつながる大変高度な身体使いなのです。

それでは実践編の前に、いくつかのワークに取り組んでいただきます。

●ナチュラル・パラレル・スタンス（NPS）

脛骨直下点《けいこつちょっかてん》が地面と接する足裏にできる身体意識「ウナ」と、股関節の中心にできる身体意識「転子《てんし》」を結んだ直線を「脚《きゃく》センター」といいます。左右の「脚センター」が完全に平行になるような立ち方が「ナチュラル・パラレル・

ナチュラル・パラレル・スタンス（ＮＰＳ）

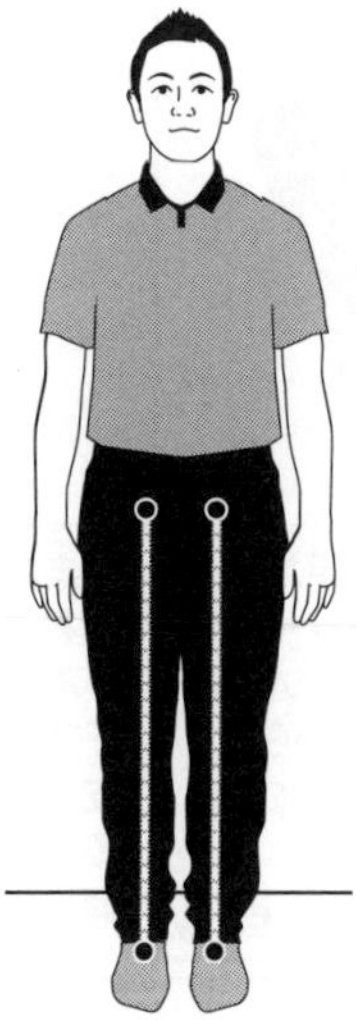

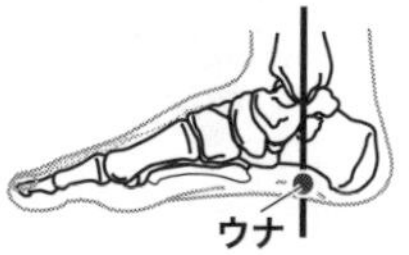

脛骨直下点が地面と接する足裏にできる身体意識を「ウナ」といい、「ウナ」と股関節の中心にできる身体意識「転子」を結んだ直線を「脚センター」という。

また、左右の「脚センター」が完全に平行になるような立ち方を「ナチュラル・パラレル・スタンス＝NPS」と呼ぶ。

スタンス＝ＮＰＳ」です。足は内法が平行になるようにします。

重心落下点が「ウナ」を外れると、脛骨、大腿骨、股関節周りの筋肉に無駄な力が入った立ち方になります。

足裏の「ウナ」、股関節の中心「転子」を正確に触って刺激し、鏡の前でＮＰＳをチェックしましょう。

●両膝《りょうひざ》腕《うで》支《ささ》え肘《ひじ》抜《ぬ》き法

ＮＰＳのまま屈んで膝を曲げ、両膝のすぐ上に手のひらの手根骨《しゅこんこつ》の部分を乗せ、肘を伸展位《しんてんい》で脱力させます。この状態で肩周り、背中、腰、首を脱力させます。

脱力が進むと、仙骨から腰椎にかけて自然な反りが生まれます。反りが生じることは、仙骨がよく働いていることを意味します。その鍵を握っているのが肘の脱力伸展位「肘抜き」です。

片手をはずし、片手だけで上半身を支えます。

フリーになった方の手で、支えている腕の外側を肘を中心に丁寧に擦ります。

擦りながら「（力みが）抜けるように、抜けるように」とつぶやきます。

さらに腕の内側を「（意識が）通るように、通るように」

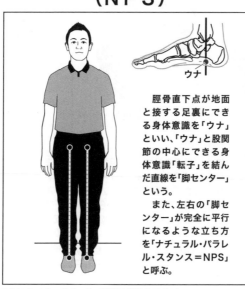

両膝腕支え肘抜き法

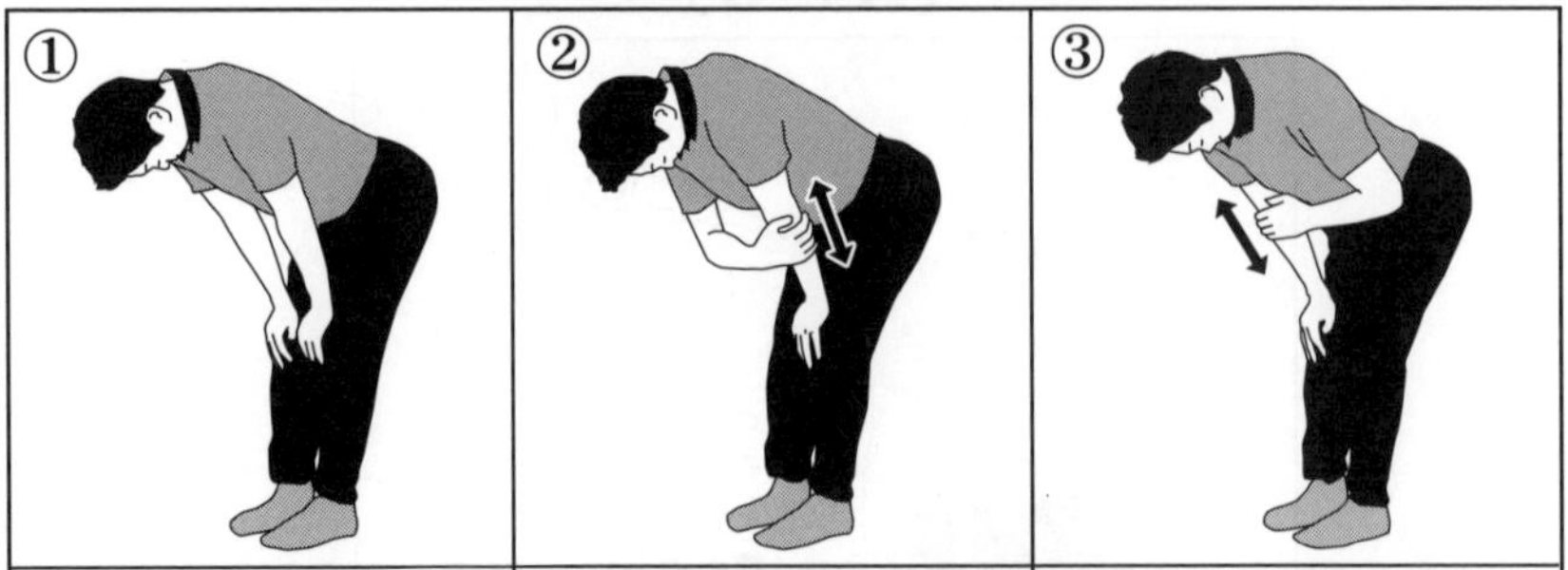

① ＮＰＳのまま屈んで膝を曲げ、両膝のすぐ上に手のひらの手根骨の部分を乗せ、肘を伸展位で脱力させる。この状態で肩周り、背中、腰、首を脱力させる。

② 片手をはずし、片手だけで上半身を支える。フリーになった方の手で、支えている腕の外側を擦る。擦りながら「（力みが）抜けるように、抜けるように」とつぶやく。

③ また腕の内側を「（意識が）通るように、通るように」とつぶやきながら擦ると脱力下での伸展が進む。両膝腕支えの状態に戻って、左右の違いを味わう。反対側も同様に行う。

※脱力が進むと、仙骨から腰椎にかけて自然な反りが生まれる。

とつぶやきながら丁寧に擦ると脱力が進みます。

両膝腕支えの状態に戻って、左右の違いを味わいます。反対側も同様に行います。

最後は再び両膝腕支えに戻り、効果をよく味わってからゆっくりと起きあがります。

●片《かた》膝《ひざ》支《ささ》え擦《さす》り

第一段：

両膝腕支え肘抜き法と同じ姿勢を取り、肘抜きをして、片手だけで上半身を支えます。

フリーになった方の手で太腿の前面、膝を丁寧に擦ります。

擦りながら「（支えるのは）ここじゃないよ、ここじゃないよ、（力みが）抜けるように、抜けるように」とつぶやきます。

両膝腕支えに戻り、左右の違いを味わってから反対側も同様に行います。

最後に再び両膝腕支えに戻り、効果をよく味わいます。

第二段：

続けて両膝腕支えの状態から、肘抜きをして、片手だけ

片膝支え擦り

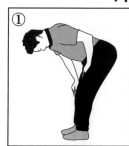

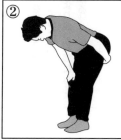

①	肘抜きをして、片手だけで上半身を支える。フリーになった方の手で太腿の前面、膝を擦りながら「(支えるのは)ここじゃないよ、ここじゃないよ、(力みが)抜けるように、抜けるように」とつぶやく。両膝腕支えに戻り、左右の違いを味わってから反対側も同様に行う。
②	肘抜きをして、片手だけで上半身を支える。フリーになった方の手で、裏転子を「(意識が)通るように、通るように」とつぶやきながら優しく丁寧に擦る方法と、「(支えるのは)こっちだよ、こっちだよ」とつぶやきながら指の腹を使い、指先が熱くなるくらい、指が食い込むように強く擦る方法を使い分けて擦る。反対側も同様に行う。

で上半身を支えます。

フリーになった方の手で、裏転子を擦ります。「(意識が) 通るように、通るように」とつぶやきながら優しく丁寧に擦る方法と、「(支えるのは) こっちだよ、こっちだよ」とつぶやきながら指の腹を使い、指先が熱くなるくらい、指が裏転子に食い込むように強く擦る方法を使い分けてください。

両膝腕支えに戻り、左右の違いを味わってから反対側も同様に行います。

最後は再び両膝腕支えに戻り、左右の効果をよく味わってからゆっくりと起きあがります。

なお、両膝腕支えで反りができない人は、けっして無理をしないでください。ゆる体操の「腰モゾ」「背モゾ」(79ページ参照) などで、これまで以上に腰と背中をよく解きほぐしてからこれらのワークに取り組んでください。

3　刺通緩解の概要と詳解

刺通緩解呼吸法はおさえるべきポイント・注意点が多くあるため、まず概要として全体の流れと要素を示し、次に

一本人指法と二本人中指法の形

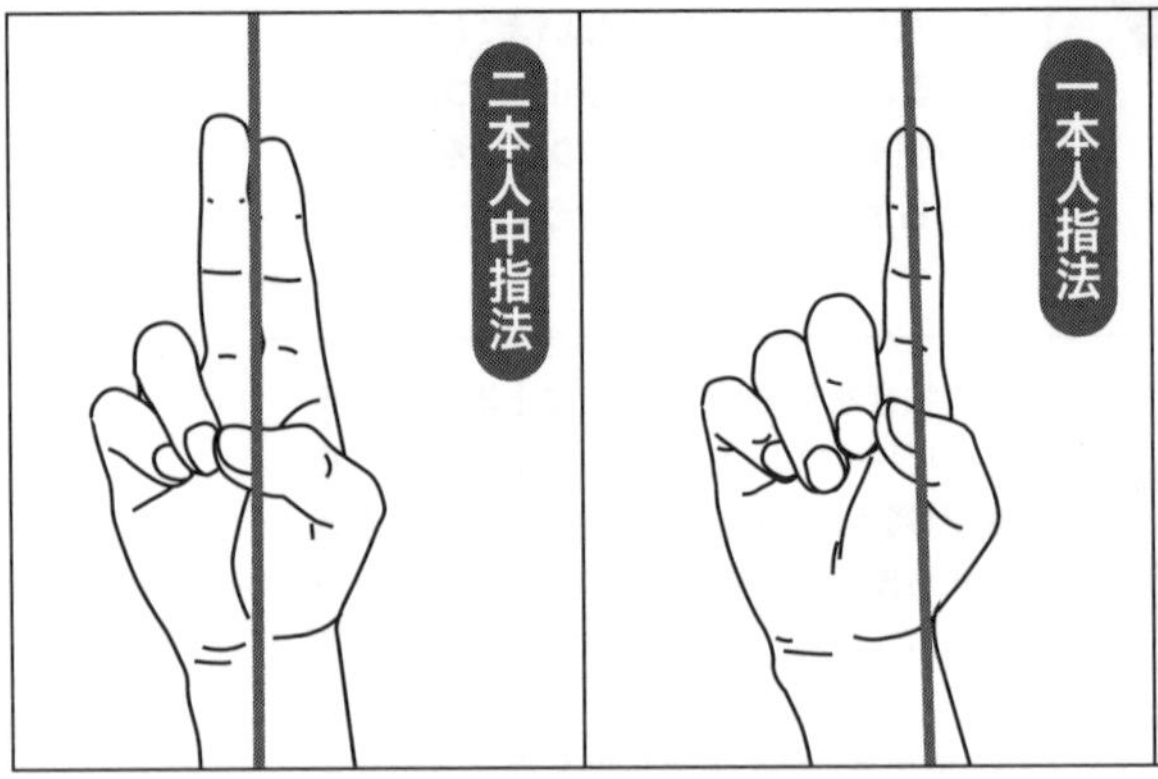

一本指の場合は人差し指が串（センター）そのもの、二本指の場合は人差し指と中指で串を挟んでいるつもりで行う。
左右どちらの手を使っても良いが、どちらでも同じように使えるようにすることは、より良い鍛錬になる。
指先は上に向ける。

詳解として具体的な方法、注意点、取り組み方のヒントなどについて解説していきます。

4 刺通緩解・概要

〈準備〉

椅子、ウナ、NPS等の確認。

〈落動作開始前〉

NPSで立つ。

身体の前で「一本人《いっぽんじん》指法《しほう》」または「二本人中《にほんじんちゅう》指法《しほう》」を取る。

〈落動作〉

股関節で屈曲し、前傾した上体が後ろ下方に落ちる。

美しいシルバーのセンターで、玉芯から天玉《てんぎょく》まで第三軸を串刺し。串刺し時にさりげなく「吸引」が働くとよい。

擬態語は「ズブリ」「ズブズブ」「ズズズズ」の3種。

一本人指法（または二本人中指法）で、背骨の前をなぞりあげる。

より下のパーツが先行して落ち続ける。

裏転子で支え抜く。

脛骨前傾注意。

〈落動作終了後〉

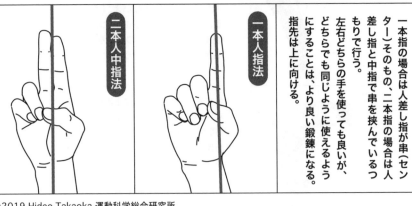

坐骨が座面に接し、美しいシルバーのセンターが頭の中を通って天玉を突き抜ける。

一本人指法（または二本人中指法）は上昇を続ける。

姿勢を整え、坐骨で立ち、センターが楽に気持ちよく立ち上がる。


〈全体〉

鼻吸主口呼息《びきゅうしゅこうこそく》、全方向均等軸呼吸《ぜんほうこうきんとうじくこきゅう》を意守。

5 刺通緩解・詳解

〈準備〉

椅子を背にして立つので、椅子の確認はしておいてください。

はじめに浅めに椅子に腰をかけて坐骨で立ち、ウナ、足の平行、NPSなどを確認してから立つと、ちょうどよい位置にいい状態で立ちやすくなります。慣れてきたらこの作業は省いてもかまいません。ちょっとした工夫ではありますが、対象物との距離感や、自分の身体の位置感覚を鍛えるいいトレーニングになります。


〈落動作開始前〉

「一本人指法」「二本人中指法」の指をガイドにして串刺し、つまり「ピアース」を行います。一本指の場合は人差し指が串そのもの、二本指の場合は人差し指と中指で串を挟んでいるつもりです。身体の中に通すのは、あくまで身体意識のセンターです。指でも、焼鳥の串でもありません。

左右どちらの手を使ってもかまいませんが、どちらでも同じように使えるようにするのも、いい鍛錬になります。指先は斜め上から真上に向けます。


〈落動作〉

上体が股関節で屈曲し、前傾しながら落動作が始まります。そして仙骨が先行して後ろ下方に落ちていきます。

まず玉芯に「串」が刺さります。さらに背骨の前に通しながら「ズブリ」「ズブズブ」「ズズズ……」のどれかをつぶやきます。この時さりげなく「吸引」が働くとよい。

この擬態語は、焼き鳥を作るために鶏肉を串刺しにするときにも似た重み、ねばり、抵抗感を表しています。背骨の前は意識の通りにくいところですから、「スーッ」とは通りません。一番通りにくいところが「ズブリ」で、次が「ズブ、ズブ」、比較的通りやすいところでも「ズズズ……」です。最初の一刺しは当然「ズブリ」です。

刺通緩解のやり方

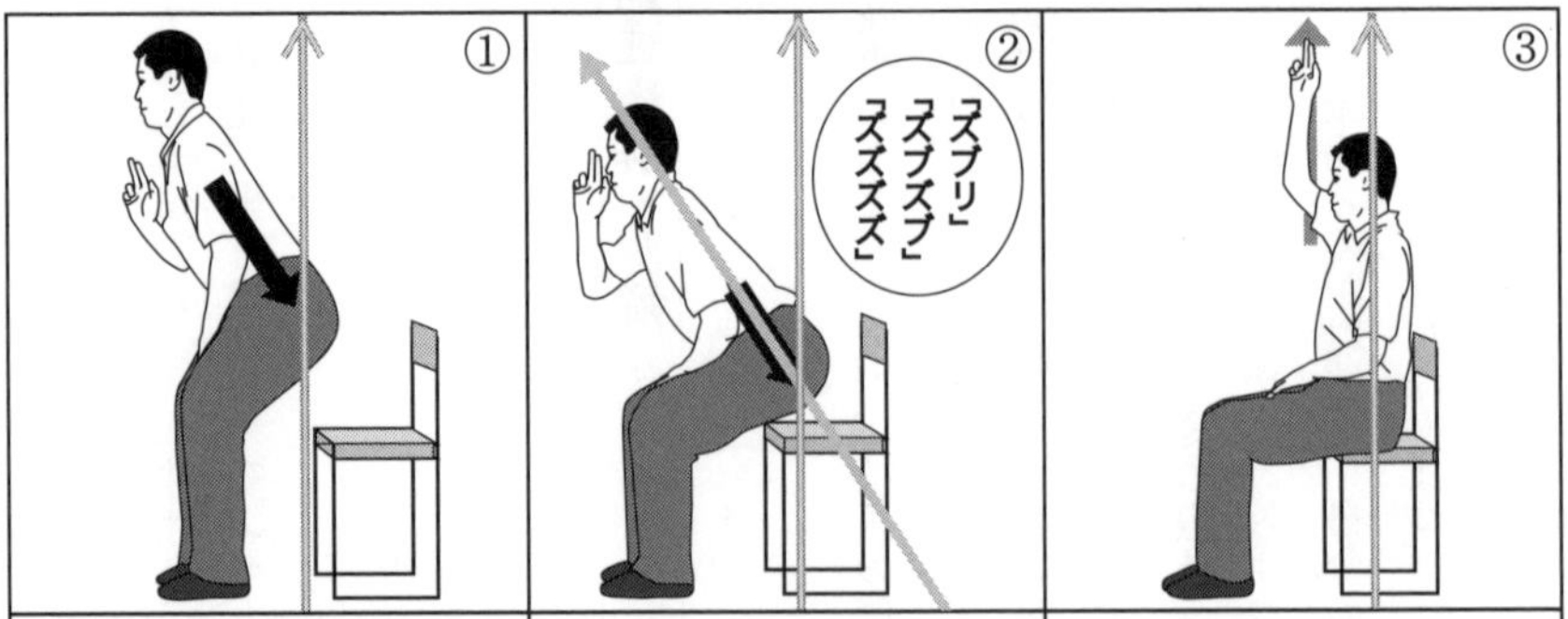

鼻吸主口呼息、全方向均等呼吸で行う。 身体の前で「一本人指法」または「二本人中指法」を取る。股関節で屈曲し、前傾した上体が後ろ下方に落ちる。	美しいシルバーのセンターで、玉芯から天玉まで第三軸を串刺しする。 擬態語は「ズブリ」、「ズブズブ」、「ズズズズ」。一本人指法（または二本人中指法）で、背骨の前をなぞりあげ、より下のパーツが先行して落ち続ける。裏転子で支え抜き、腰骨が前傾しないように注意。	坐骨が座面に接し、美しいシルバーのセンターが頭の中を通って天玉を突き抜け、一本人指法（または二本人中指法）は無理のない範囲で上昇を続ける。 姿勢を整え、坐骨で立ち、センターが楽に気持ちよく立ちあがる。

違いがわかることが、組織分化の第一歩です。通しているところを指でなぞる感覚をもって、その部分の重みや粘り具合、あるいは通りにくさを感じながら、それに合わせて「ズブ……リ」「ズブ、ズブ」「ズズズ……ズズ、ズブリ」などと言いながら通していきます。

初級者は「ここは腰椎の何番だろう」と分析する必要はありません。「（ここは）ズブ……リ」「（このあたりは）ズブズブ」と感じながら串刺しにしていくことで、より細かくパーツが意識できるようになっていきます。

「より下のパーツが先行して落ち続ける」とはどういうことかというと、仮に背骨を五つの部分に分けて意識できているとします。上から1、2、3、4、5と番号を振ります。落動作開始直後は、5番だけが落ちるようにして、1、2、3番くらいまでは、できるだけ位置を動かさないようにします。

それこそがねらいなのです。5番に串が刺さりはじめるときに、5—4の間が広がります。串が4番、3番へと通っていくにしたがって、同じように4—3の間、3—2の間も広がっていくようにします。

さらに串が貫通したあと、たとえば2番に串を通している最中には、2—1の間が広がるのと並行して5—4、4

背骨のパーツ同士のすき間が広がり続けるように行う

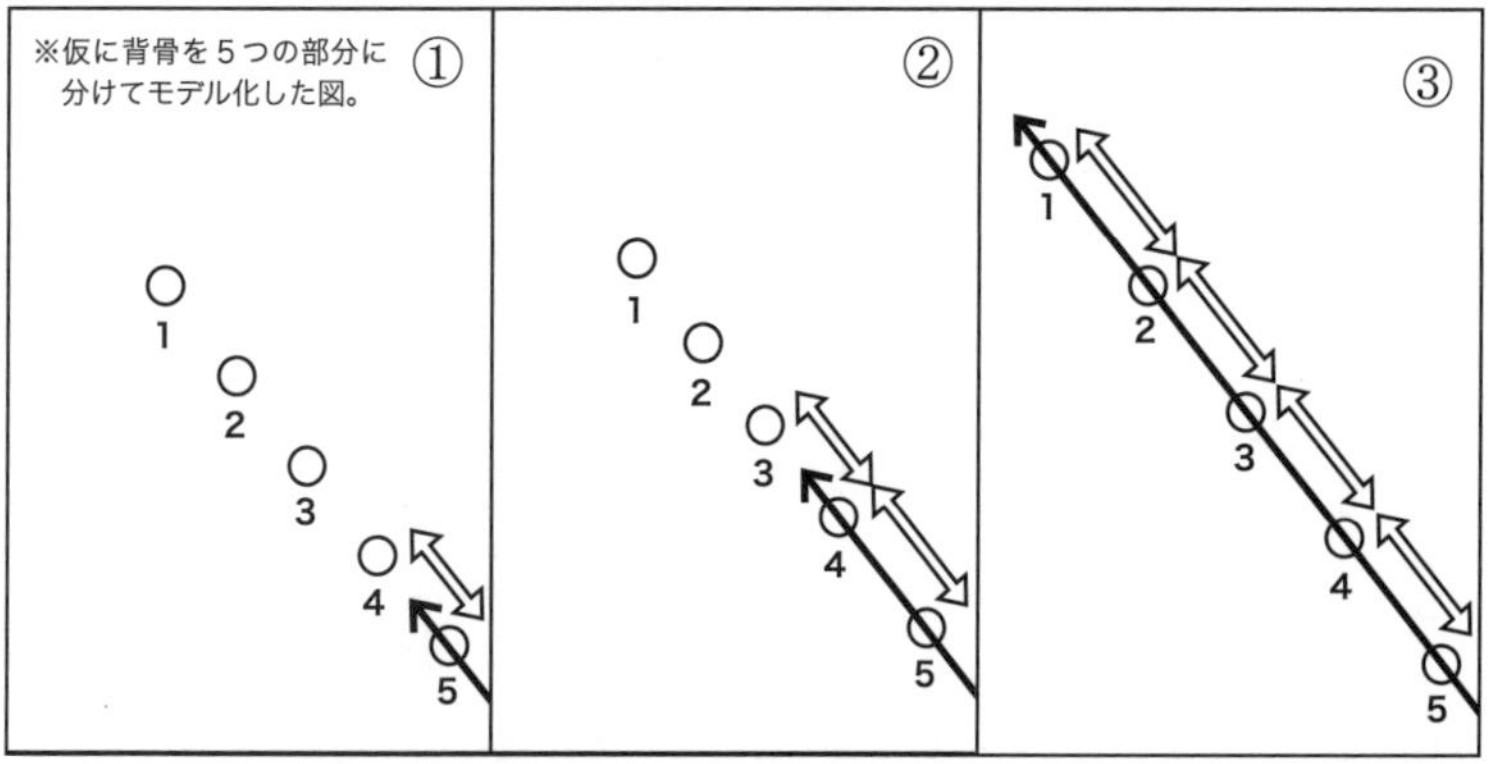

①５番に串が刺さりはじめるときに、５〜４の間が広がる。②串が４番、３番へと通っていくにしたがって、同じように４〜３の間、３〜２の間も広がっていくようにする。③さらに２番に串を通している最中には、２〜１の間が広がるのと並行して５〜４、４〜３、３〜２の間も時々刻々と広がり続けるように落ちていくように行う。

―３、３―２の間も時々刻々と広がり続けるように落ちていきます。

つまり、串が玉芯に「ズブリ」と刺さるところは、玉芯(股)が下降し頭や首､胸の高さは変わらないようにします。そして、胸椎を通しているときにも、それより下の仙骨と腰椎、腰椎間、胸椎間は広がり続けながら後下方へ落ち続けます。

どこまでできるかは、どれだけ組織分化して身体を使えるか、そしてどこまで裏転子で支えきれるかによります。

最終的には仙骨から頚椎まで、構造通りに組織分化してセンターを通していきますが、ここでは、もう少し大まかな分け方で構いません。背骨の解剖学的な知識はしっかりとおさえつつ、センスを発揮させて「ズブリ、ズブズブ」と串刺しをしてください。すき間が広がって落ちる、広がり続けながら落ち続ける、これがうまくいくと、パーツとパーツの間が広がった分だけ胴が長くなります。

ちなみに焼き鳥の串は一本のまっすぐな棒ですが、人の身体は緩みながらパーツとパーツの間が広がってくると、構造的に自然な反りを描きます。

「両膝腕支え肘抜き法」は、この理想的な反りを作るのに最適な基礎鍛錬法です。

お気づきのように、刺通緩解では腕を支えに使いません。腕で支えられないからといって、腰背部の筋肉や椎骨間を縮めて反りを作るのは、すき間を詰めることですから、組織分化は進みませんし、センターも通りません。それどころか腰痛を起こす原因にもなります。

自然な反りができない人、腰や背中が丸まってしまう人は、無理に反らせないでください。〈準備〉より前の段階で、「腰モゾ」「背モゾ」を仰臥位で行い、よく腰を解きほぐしてから「両膝腕支え肘抜き法」で腰や背中が楽に反れる感触をつかむ練習を取り入れてください。

そして、この「串刺し芸術」を支えるのが裏転子です。坐骨が座面に着くまで、裏転子で支え切ります。

落動作では大腿骨が後傾しますので、脛骨が垂直を保つように膝を曲げます。

膝が前に出るような曲げ方をすると、脛骨が前傾します。そうなると膝や太腿の前面に過大な負担をかけるだけでなく、腰や背中の反りが減り、裏転子の働きを妨げるのです。

裏転子の弱さにはいろいろな要因が絡んでいますが、十分に鍛えられていない段階であっても、正しい使い方をすれば、それなりに機能するものです。

〈落動作終了後〉

坐骨が座面につきます。タイミングとしては、ここでセンターが頸椎の前から頭の中を通り、「天玉」を突き抜けていきます。

入り口の「玉芯」は、骨盤底の肛門の前、会陰《えいん》にできる身体意識であり、センターのキーステーションとなるところでしたが、「天玉」は頭にできる身体意識で、頭頂部のやや後ろにある百会《ひゃくえ》というツボのところにあり、やはり第三軸上に位置します。

天玉を突き抜けたら、串を作っている手をさらに上に伸ばしていきます。

坐骨が座面についた直後、上体はわずかに前傾姿勢を残していますので、手を降ろして、坐骨で立ち、センターが楽に気持ちよく立ち上がるよう、垂直に姿勢を整えます。

〈全体〉

鼻吸主口呼息、全方向均等軸呼吸が基本です。慣れないうちは、この呼吸法の基本さえ忘れがちです。ズズがないと思ったら息を止めていた、などということもよく見受けます。その裏でさりげなく「吸引」が働くとよい。

しかし、すでに時は第三教程ですから、これらが常態の

玉芯と天玉の位置

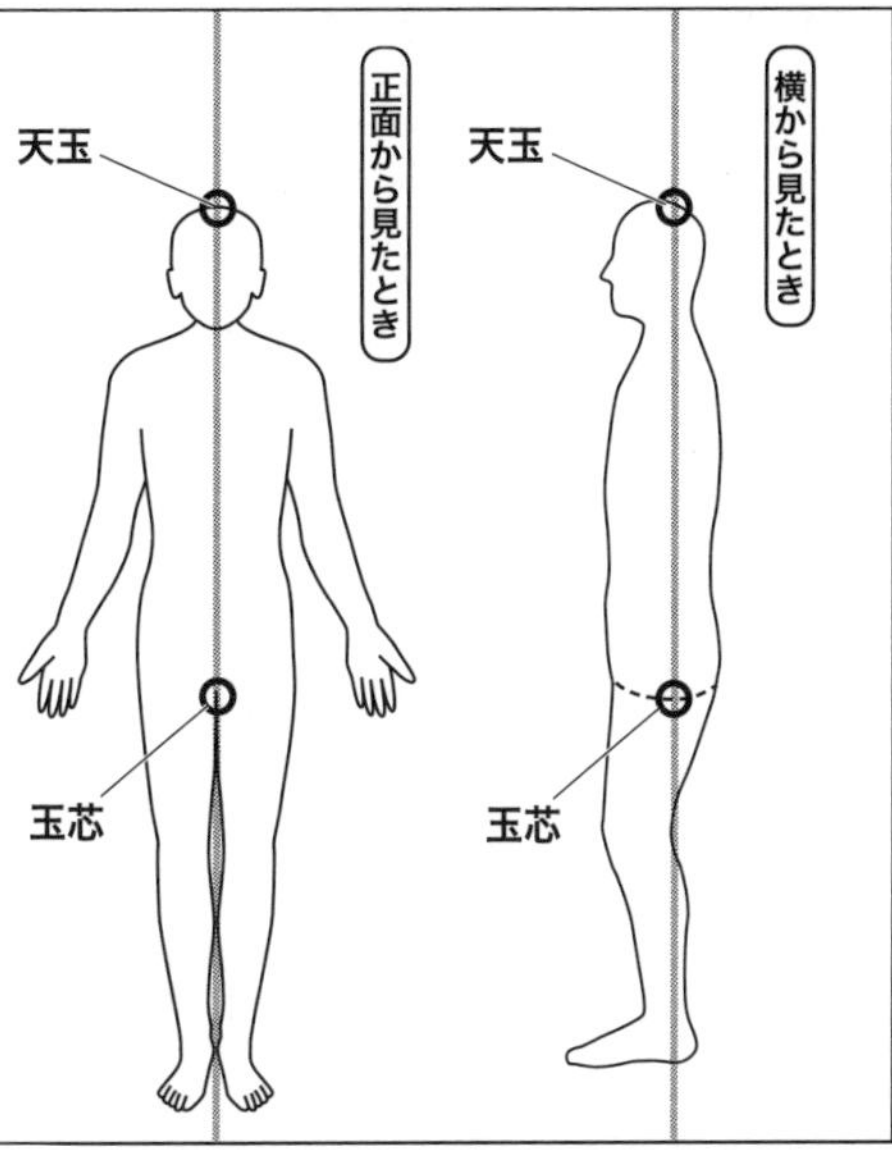

刺通緩解の入り口の「玉芯」は、骨盤底の肛門の前、会陰にできる身体意識であり、センターのキーステーションとなるところ。「天玉」は頭頂部のやや後ろにある百会にできる身体意識で、共に第三軸上に位置する。

呼吸であることが望ましいのです。

そこをベースラインとして、やや難しい課題に挑戦していくわけです。本講では呼吸の基本を維持しながら、刺通緩解の落動作を全うすることが課題です。

6　上達を加速させる

落動作にかける時間は普通に座る時よりは時間をかけてかまいませんが、30秒、1分と中腰の状態で奮闘していては、腰や背中、膝に負担がかかります。また、短くても何十本も数をこなすことには意味がありません。

そこで非常に有効な方法を伝授します。「刺通緩解は必ず毎日行う『ベース』の前に2、3回だけ」と決め、それを実行することです。

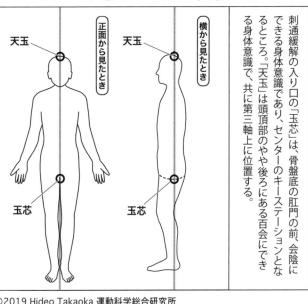

第三教程に進む皆さんですから、ときに「坐骨モゾ」だけしかできない日があったとしても、毎日わずかでも「ベース」に取り組む時間は作られていると思います。呼吸法に費やせる時間は皆さんにとって大変貴重ですから、刺通緩解に多くの時間はかけられません。そこで、うまくできてもできなくても3回までとして「ベース」の練習もしっかり行い、どのようにしたらいい「ベース」につなげられ

るかと、明日の稽古に活かします。

7 ハイコスト・超ハイリターン

理論や方法が理解できても、すぐには思うようにいきません。しかし理論や方法を理解すること、実践に慣れること、できていないことがわかってくること、これはどれも上達なのです。

できていないことがわかることも認識能力が高まった結果、自分の課題が見えてきたということですから、喜んでしかるべきことです。すぐにはメソッドの効果を感じられないのでつらい、面白くないと感じるかもしれませんが、ハイコスト・ハイリターンなメソッドであればあるほど、そういった傾向があると思ってください。

しかし達人レベルになると、あり得ないくらい気持ちよくできるようになります。刺通緩解をせずに座るなどということが、あり得なくなるほどです。

この刺通緩解をあらたに携えて、焦らず、されど臆せず、呼吸の達人道をしたたかに突き進んでください。

ズズズの発声呼息とその裏でのさりげない「吸引」の共存調和が大切です。

2 総合呼吸法　第三教程　第14講座
三元締上呼吸法・トライアングル

1 上達の論理

本講の「トライアングル」では「引上締上緩話法《いんじょうていじょうかんわほう》」という三つの「締上引上判定法《ていじょういんじょうはんていほう》」、「締上話引上判定法《ていじょうわいんじょうはんていほう》」メソッドに取り組みます。

「トライアングル」の三つのメソッドは、それ自体の持つ面白さもさることながら、自分の上達が明快・痛快にわかるので、やる気も高まります。これは大変重要なことで、のちほど詳しくお話ししますが、「やる気」は上達には欠かせません。優れた練習法、上達する練習法は、行っているうちに「やる気」自体が育っていくものなのです。

従来の呼吸法の反省点として、次の二点が挙げられます。

一つは意識的に行う呼吸法そのものが、ある種の不自然さと難しさを伴うものであること。難しさという壁に阻まれて続かない、もしくは一向に上達しない、そのことに本人が気づかないまま続けているというケースが少なからず見られること。

もう一つは、呼吸法を行うことの価値が論理化されていないということです。

効果や成果は、継続の励みにはなりこそすれ、上達の指針とはなりません。効果を感じているときにはトレーニングは続けられるものですが、そこに上達がなければ、ただの満足で終わってしまうこともあります。上達のないトレーニングは単なる習慣化した苦行でしかありません。

呼吸法の成果として調子のいい状態が続いたとします。それでも、トレーニングを休めば下手になります。下手になると、いざ必要に迫られて呼吸法をしても、効果は以前より期待できません。このようなことは、効果と上達の区別がなされていないことから生じるのですが、それでは上達に欠かせないやる気も失せる一方です。

呼吸法において何をもって上達度をはかるのか、それを見定めるのはとても難しいことです。しかも呼吸は生命維持に必要な活動ですから、取り組む人にとって有益な指針でなければなりません。

したがって呼吸法は、明確で有益な上達の指針を示すことが必要であり、実践する側としても「今は呼吸法に取り組んでいるのだ」と明確に意識することが欠かせません。

総合呼吸法は、呼吸法自体の上達はもちろんのこと、呼吸法を通じて「上達するとはどういうことか」それを学ぶことも視野に入れているのです。

2　達人に求められる精確さ

ここでは、皆さんの呼吸力のベースを引き上げるのが私の役割です。「ベース1・2・3」の方法と、「呼吸法ベースの三大原理と四因子」は理解していることを前提に進めていきます。

●ベース1　呼吸体操（52ページを参照）
●ベース2　胸腹呼吸法（55ページを参照）
●ベース3　腹腰呼吸法（56ページを参照）

自らを上達に導く

さっそく始めましょう。私が指導する際に使うリードメッセージの原型を掲載します。最初の課題は「このメッセージを一字一句精確に覚えること」です。

●セルフ・リード法　ベース1

坐骨で立つ。センターが楽に気持ちよく立ち上がる。
玉芯、舌路、鼻吸主口呼息《びきゅうしゅこうこそく》で胸・脇・背中・腹・腰に息を吸い入れる。
息を止めて、吐いて、吐き切って
再び鼻吸主口呼息で胸・脇・背中・腹・腰に息が入ってくる。
息を止めて、息が出ていく。
センター周りにゆるをかけて
もう一度鼻吸主口呼息で胸・脇・背中・腹・腰に息が入ってくる。
息を止めて、吐いて残気3で止めて
胸・脇・背中、腹・腰
胸・脇・背中、腹・腰
胸・脇・背中、腹・腰
整息。最後に全身にゆるをかける。

●セルフ・リード法　ベース２

坐骨で立つ。センターが楽に気持ちよく立ち上がる。
玉芯、舌路、鼻吸主口呼息で胸・脇・背中・腹・腰に息を吸い入れる。
息を止めて、吐いて、吐き切って
再び鼻吸主口呼息で胸・脇・背中・腹・腰に息が入ってくる。
息を止めて、息が出ていく。
センター周りにゆるをかけて
今度は胸・脇・背中だけに息を吸い入れる。
息を止めて、腹・腰に下ろす。
センター周りにゆるをかけて
腹・腰の息を吐いて、吐き切ったら整息。
センター周りにゆるをかけて
再び胸・脇・背中だけに息を吸い入れて
息を止めて、腹・腰に下ろす。
センター周りにゆるをかけて
もう一度胸・脇・背中だけに息を吸い入れて
息を止めて、腹・腰に下ろす。
腹・腰の息を吐いて、吐き切ったら整息。
最後に全身にゆるをかける。

●セルフ・リード法　ベース３

坐骨で立つ。センターが楽に気持ちよく立ち上がる。
玉芯、舌路、鼻吸主口呼息で胸・脇・背中・腹・腰に息を吸い入れる。
息を止めて、吐いて、吐き切って
再び鼻吸主口呼息で胸・脇・背中・腹・腰に息が入ってくる。
息を止めて、息が出ていく。
センター周りにゆるをかけて
今度は腹・腰だけに息を吸い入れる。
息を止めて、センター周りにゆるをかけて
息を吐いて、吐き切ったら整息。
センター周りにゆるをかける。
再び腹・腰だけに息を吸い入れて、
息を止めて、センター周りにゆるをかけて
息を吐いて、吐き切ったら整息。
もう一度腹・腰だけに息を吸い入れて、
息を止めて、センター周りにゆるをかけて
息を吐いて、吐き切ったら整息。
最後に全身にゆるをかける。

記憶は身体運動としても重要です。基本的な手順はすでにわかっていますから、難しいことではありません。できるだけ早くメッセージを完全に覚えてください。そして完全に覚えて言えるようになったら、次の課題は「自らをリードしながら毎日の『ベース』を行うこと」です。

つまり、自分が指導者を務めながら「ベース」をするということです。最高の指導者がリードしてくれているかのようにメッセージを言い、メッセージの一つ一つを忠実に体現できるようにしていきます。実際に声を出していては呼吸法ができませんので、心の中でメッセージをつぶやくように行ってください。

3 全身のゆる、センター周りのゆる

メッセージに「センター周りにゆるをかける」とありますが、センター周りにゆるをかけるとは、センターは真っ直ぐ立ち上がったまま、周りの身体の各組織を解きほぐすようにゆるをかけることです。外見的に身体をモゾモゾ動かすことに違いはありませんが、呼吸法の最中に「ピアース」や「坐骨モゾ」で形成したセンターを一緒にくねらせる動きをしてしまうと、センターがあやふやになってしまいます。センター周りにゆるをかけることで、全身のゆるみを進めながら、センターがさらに気持ちよく立ち上がっていくようにします。

呼吸法の最後には全身にゆるをかけるなど、意識して使い分けができるようにしたいところです。

4 引上か、締上か

これから「引上締上緩話法」「締上引上判定法」「締上話引上判定法」に取り組んでいきます。

この三つのメソッドは、試合方式で行います。選手は〈引上〉と〈締上〉です。声門を閉じて腹・腰の息を引き上げるのが〈引上〉、そして腹・腰を締めることで昇息させるのが〈締上〉です。

昇息、降息は、息の動く方向、ベクトルに焦点をあてた言い方ですので、上がれば昇息、下がれば降息と考えてください。また、声門を閉じた状態での〈締上〉もあり得るので、このように定義しています。〈引上〉〈締上〉どちらの昇息が強いのか、これが試合の見どころです。まずは観戦を楽しむように読み進めてください。

〈引上〉と〈締上〉

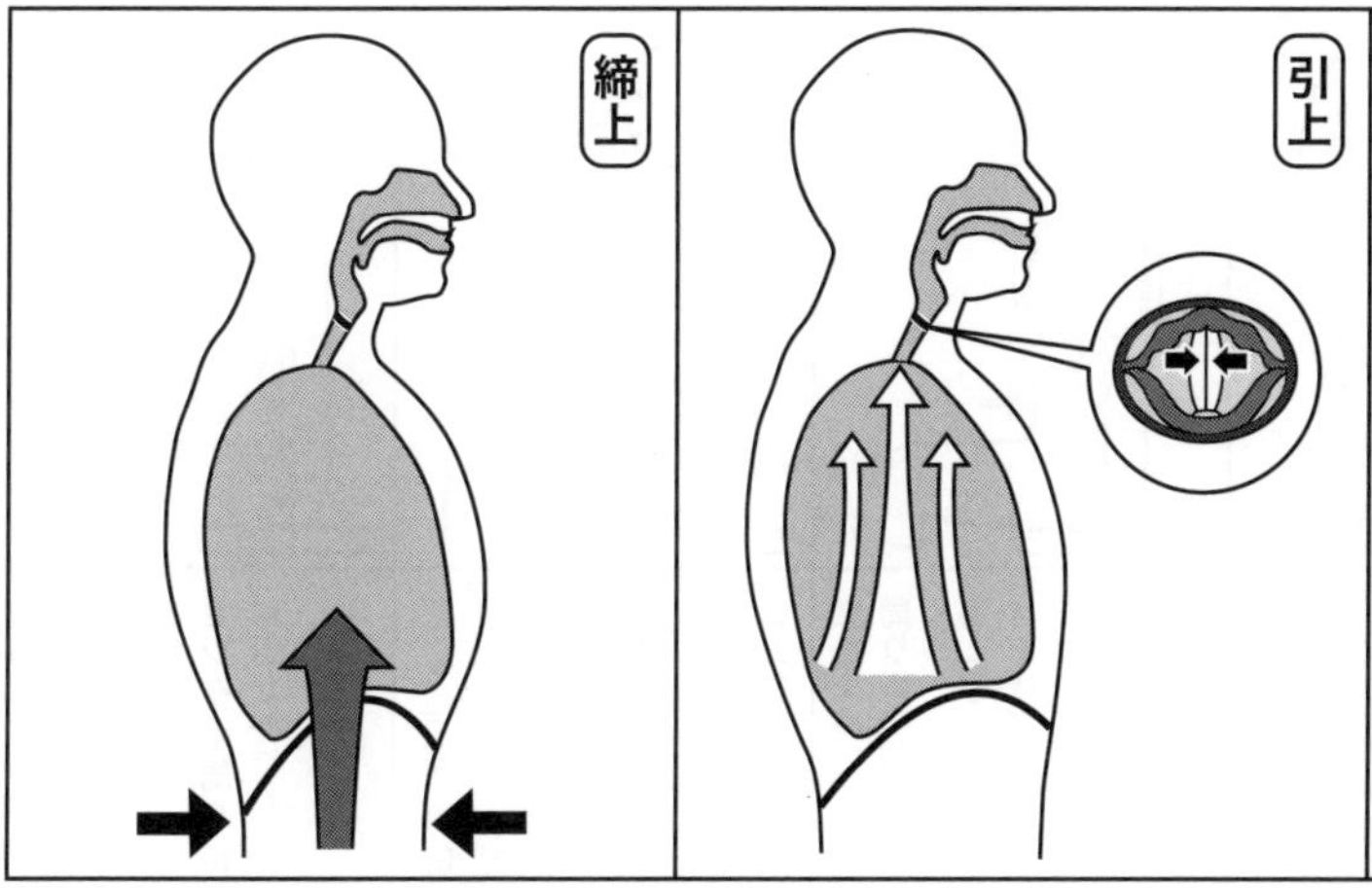
締上
引上
引上と締上、どちらの昇息が強いのか、
これが試合の見どころ。
※胸・脇・背中に息を引きあげることを
昇息、腹・腰に下ろすことを降息と呼ぶ。

●第一法「引上締上緩話法」

坐骨で立つ。センターが楽に気持ちよく立ち上がる。
センター周りにゆるをかけて
玉芯、舌路、鼻吸主口呼息で胸・脇・背中・腹・腰に息を吸い入れる。
息を止めて、吐いて、吐き切って
腹・腰だけに息を吸い入れる。
息を止めて、センター周りにゆるをかけて
胸・脇・背中に息を引き上げて、もっと引き上げて
※１
さらに腹・腰も締めて　※２
もっと息を引き上げて、センター周りにゆるをかけて
※３
「トライアングル」　※４
整息。最後に全身にゆるをかける。

では試合の解説をします。
※１は〈引上〉ですので声門は閉じています。
※２は〈締上〉です。〈引上〉に続けて腹・腰を締めて昇息します。声門は閉じたままです。腹と腰に軽く手をあ

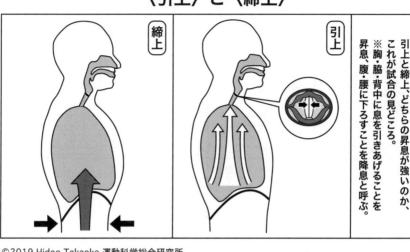

第一法　引上締上緩話法

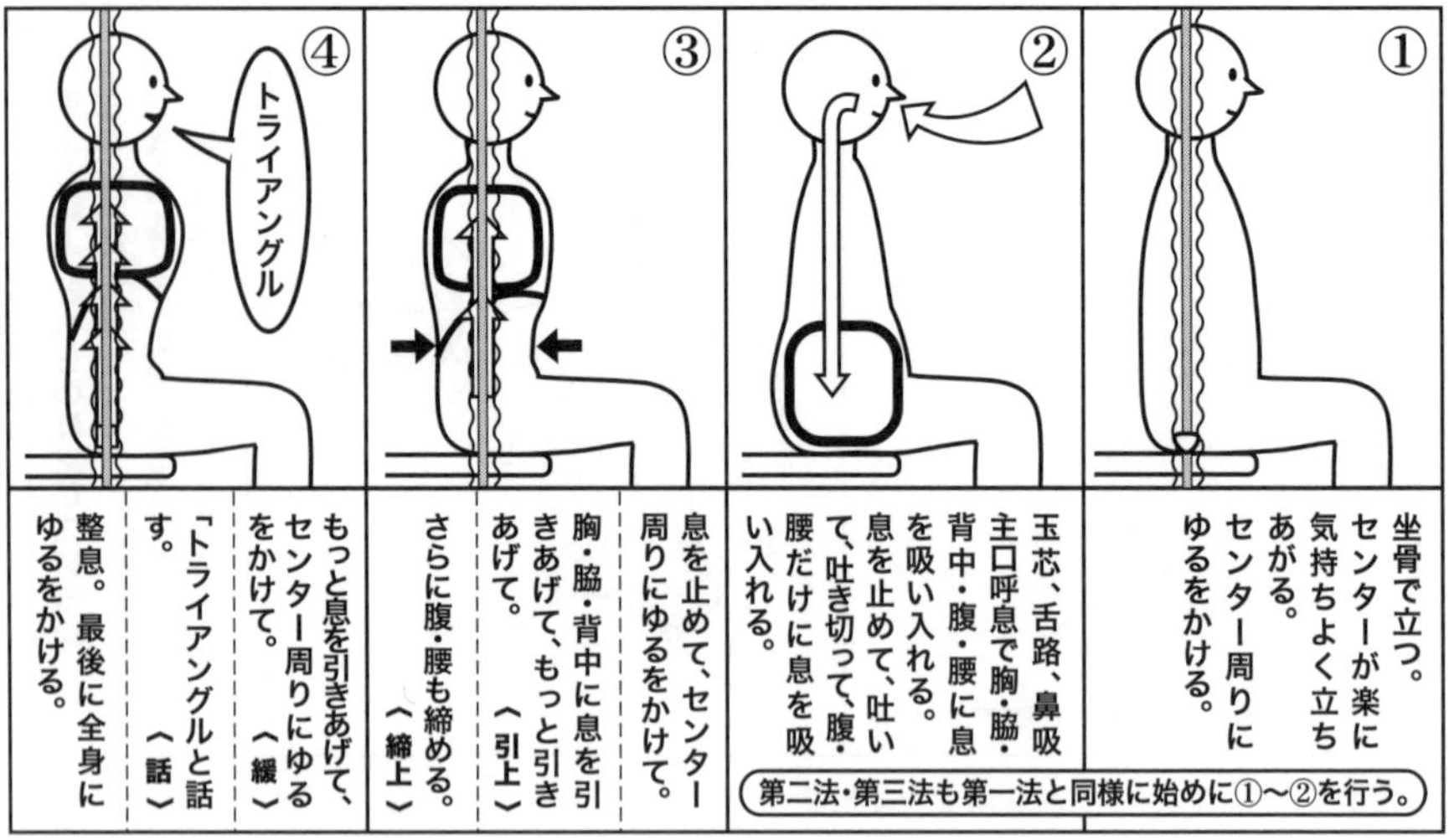
①
坐骨で立つ。センターが楽に気持ちよく立ちあがる。センター周りにゆるをかける。
②
玉芯、舌路、鼻吸主口呼息で胸・脇・背中・腹・腰に息を吸い入れる。息を止めて、吐いて、吐き切って、腹・腰だけに息を吸い入れる。
第二法・第三法も第一法と同様に始めに①〜②を行う。
③
息を止めて、センター周りにゆるをかけて。
胸・脇・背中に息を引きあげて、もっと引きあげて。〈引上〉
さらに腹・腰も締める。〈締上〉
④
トライアングル
もっと息を引きあげて、センター周りにゆるをかけて。〈緩〉
「トライアングル」と話す。〈話〉
整息。最後に全身にゆるをかける。

ててみるとよいでしょう。

※3は〈緩〉です。ここは降息が起きやすいところです。無上にゆるみつつも、息が下がらないようにしなければなりません。

※4は〈話〉です。ここでは「トライアングル」と発話します。このときに腹・腰がたるむようなら、〈締上〉が弱いということです。また発話が楽にできるようだと〈引上〉〈締上〉ともに不十分、つまり両者とも実力を出し切った勝負になっていない、ということになります。

試しに腹・腰だけに吸い入れて、息を胸・脇・背中に引き上げ、声を出さずに声門を開いてみてください。息が入ってくるでしょう。つまり吸息です。声を出すことは呼息ですから、〈話〉で一瞬抵抗が生じます。どちらの選手も全力を尽くさないといい試合にはなりませんが、限界を越えようとするとつい力んで固まりますので、よくゆるんで声門の開閉ができるように練習してください。

ところで「ゆるむ」とは「締まる・たるむ」が自由自在にできる状態だという話は覚えていますか。「締まる・たるむ」という観点でお話しすると、ここでは腹・腰はたるめることなく、締める一方です。固まりやすい状況にありますので、いっそう〈緩〉は重要です。審判は〈引上〉〈締

第二法　締上引上判定法

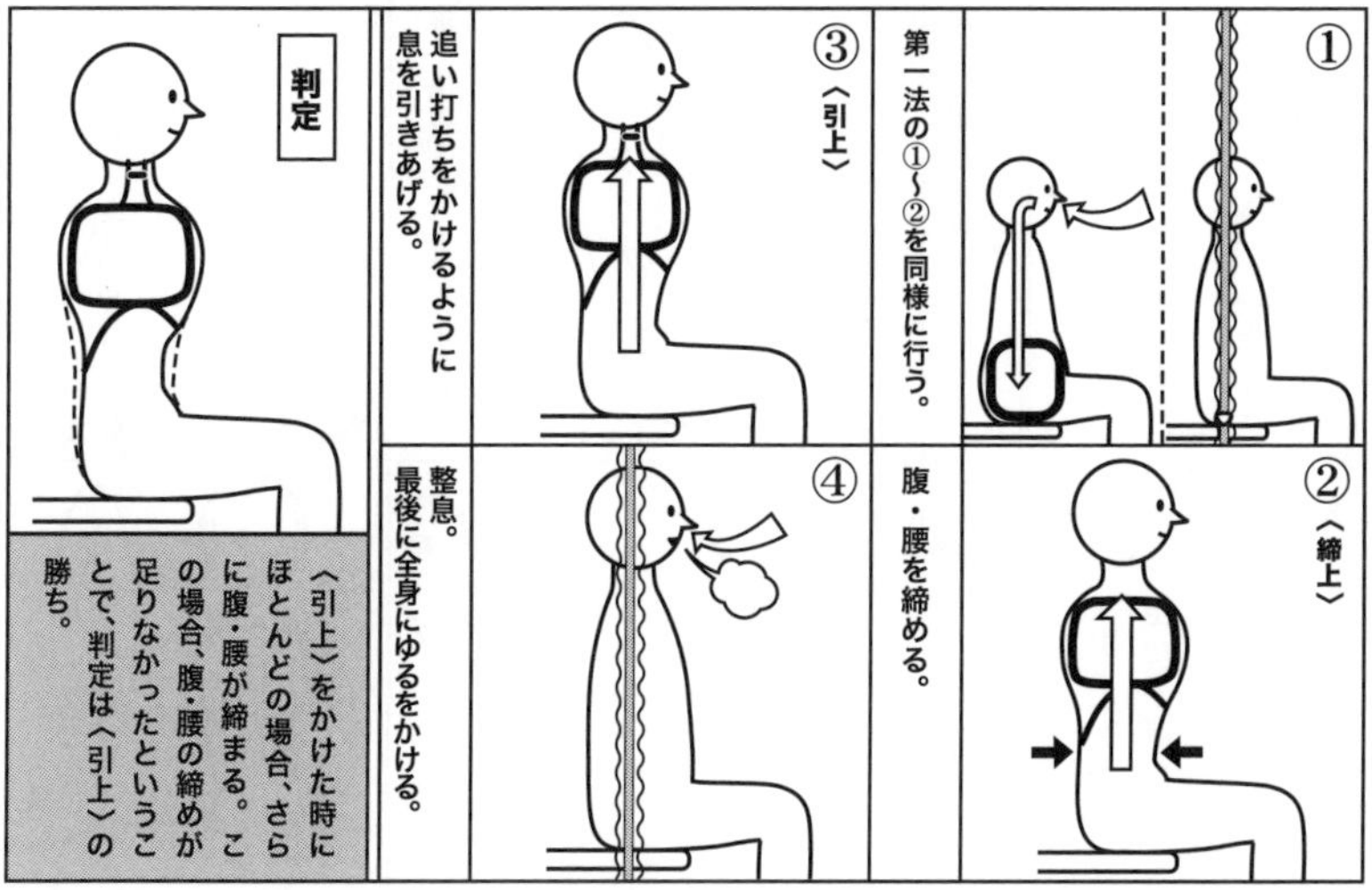
①
第一法の①～②を同様に行う。
②
〈締上〉
腹・腰を締める。
③
〈引上〉
追い打ちをかけるように息を引きあげる。
④
整息。最後に全身にゆるをかける。
判定
〈引上〉をかけた時にほとんどの場合、さらに腹・腰が締まる。この場合、腹・腰の締めが足りなかったということで、判定は〈引上〉の勝ち。

上〉両者が固まった状態で行われないように気を配り、「センター周りのゆる」を入れます。

●第二法　「締上引上判定法」

坐骨で立つ。センターが楽に気持ちよく立ち上がる。

センター周りにゆるをかけて

玉芯、舌路、鼻吸主口呼息で胸・脇・背中・腹・腰に息を吸い入れる。

息を止めて、吐いて、吐き切って

腹・腰だけに息を吸い入れる。

腹・腰を締めて　※５

追い打ちをかけるように息を引き上げる。　※６

整息。最後に全身にゆるをかける。

第一法は〈引上〉が先攻で〈締上〉が後攻でした。しかしこれでは〈締上〉がどの程度かかっているのかがわかりません。そこで、※５、※６のように〈締上〉で腹・腰を締め、続けて声門を閉じて〈引上〉をかけます。そうすると、ほとんどの場合、さらに腹・腰が締まります。

しかし判定法としてはこれだけでも不十分で、この〈締上〉には〈引上〉が混ざっていることがあるので、次にこ

第三法　締上話引上判定法

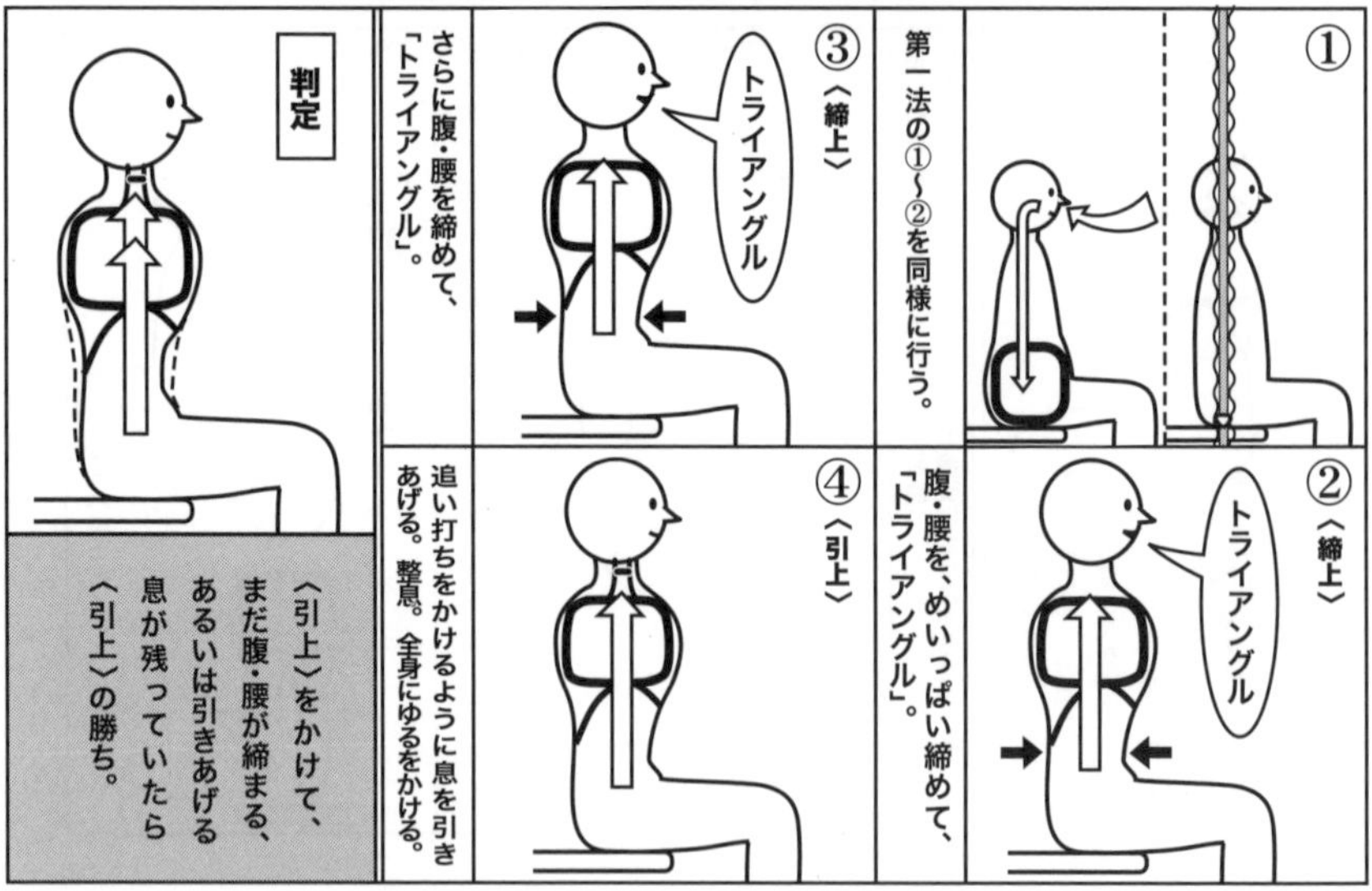
①
第一法の①〜②を同様に行う。
②〈締上〉
トライアングル
腹・腰を、めいっぱい締めて、「トライアングル」。
③〈締上〉
トライアングル
さらに腹・腰を締めて、「トライアングル」。
④〈引上〉
追い打ちをかけるように息を引きあげる。整息。全身にゆるをかける。
判定
〈引上〉をかけて、まだ腹・腰が締まる、あるいは引きあげる息が残っていたら〈引上〉の勝ち。

©2019 Hideo Takaoka 運動科学総合研究所

れをあぶり出します。

●第三法　「締上話引上判定法」

坐骨で立つ。センターが楽に気持ちよく立ち上がる。
センター周りにゆるをかけて
玉芯、舌路、鼻吸主口呼息で胸・脇・背中・腹・腰に
息を吸い入れる。
息を止めて、吐いて、吐き切って
腹・腰だけに息を吸い入れる。
腹・腰を締めて、めいっぱい締めて　※7
さらに腹・腰を締めて「トライアングル」　※7　※8
「トライアングル」　※8
追い打ちをかけるように息を引き上げる。　※9
整息。最後に全身にゆるをかける。

※7で、念には念を入れて〈締上〉を繰り返してください。声門は開いたままです。

※8の〈話〉で腹・腰のたるみが起きなかったかを確認します。今回は、声門が開いた状態からの〈話〉ですので、楽に発話できます。また、声を出すということは呼息ですから〈引上〉が混ざることはありません。ここ

でも、念を入れて〈締上〉〈話〉を繰り返します。残気も減っていきます。そして※9で〈引上〉をかけて、まだ腹・腰が締まる、あるいは引き上げる息が残っていたら〈引上〉の勝ちです。

判定の精度をどんなに高めても、〈引上〉の方が強い傾向があります。つまり、たいていの人はそれなりに引上力はある、ということなのです。そこで問題となってくるのが締上力です。締上力は意識的に鍛える必要があります。※9のように、ゆるみ切った状態の中で、全力を尽くした〈締上〉のあとから〈引上〉をかけても腹・腰がびくともしない締上力です。

三段階で〈引上〉と〈締上〉の要素をていねいに選り分けながら、互いに競い合うように鍛えます。毎日のトレーニングは、「ベース」で〈引上〉〈締上〉をともに鍛え、ときおりこの三試合を順番に行い、両者の力量を精査します。必ず第一法から始めてください。

単にどちらが勝った、負けたかを判定するのではありません。たとえば〈引上〉でどのくらい息が引き上がったか、試合を繰り返すうちに引き上がる息が減ってくれれば、〈引上〉が優位な状態が続いていても、締上力もついてきていると評価できます。また〈引上〉が圧倒的に強かったとしても、肩や首のあたりが張ってしまうようでは、いい勝ち方とはいえません。

もう一つ、締上力が鍛えられる簡単な呼吸法を紹介します。ゆる体操として公開しており、TVなどでは秋バテ、夏バテ対策といった、内臓の疲れを取る体操として紹介したものです。

●「お腹ペコポコペコー体操」

座位もしくは立位（NPS）で行います。

腹・腰に手をあて、たっぷりと息を吸い入れます（残気10）。

4分の1の量の息を吐きながら「ペコー」と言って、腹・腰を締めます。

次に4分の1の息を吐きながら「ポコー」と言って、腹・腰を膨らませます。

さらに残りの2分の1の息を使って「ペコー、ペコー、ペコーー」と言い続けながら腹・腰を締め、息を吐き切ります（残気0）。

最後に息を整えながら、全身にゆったりとゆるをかけます。

お腹ペコポコペコー体操

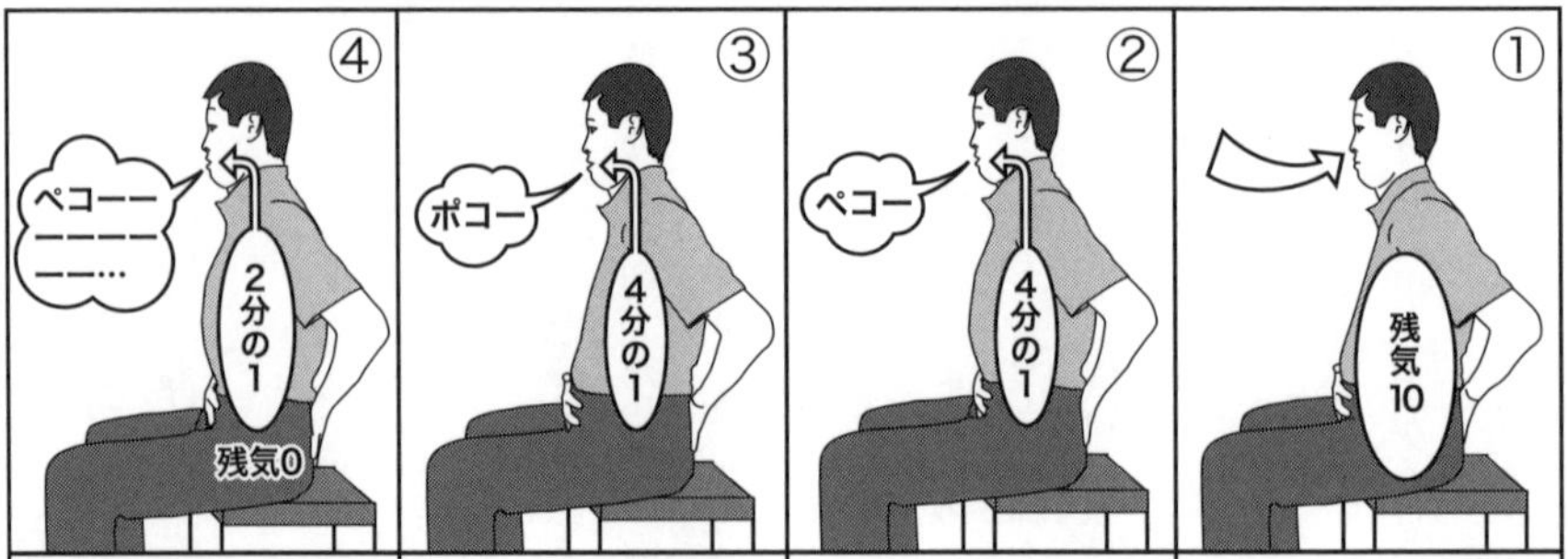

① 腹・腰に手をあて、たっぷりと息を吸い入れる（残気10）。

② 4分の1の量の息を吐きながら「ペコー」と言って、腹・腰を締める。

③ 次に4分の1の息を吐きながら「ポコー」と言って、腹・腰を膨らませる。

④ さらに残りの2分の1の息を使い「ペコー、ペコー、ペコー」と言い続けながら腹・腰を締め、息を吐き切る（残気0）。最後に整息して、全身にゆったりとゆるをかける。

一呼吸（吸う、吐く）の中で行いますので、途中で息継ぎはしません。

上記を1回として3回で1セットとします。一日に3セットが上限です。

5 地芯上空で上達する

呼吸は生命維持に不可欠なものです。

また、地球に存在する私たちには重力がかかっています。そのことを意識してもいなくても重力の影響を受けています。

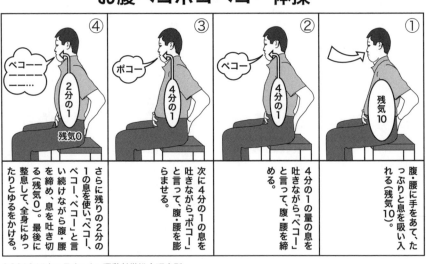

あらためて言うまでもなく、地球に存在している以上、センターは必須不可欠な身体意識です。センターとゆるむことが切っても切り離せない関係にあることは、皆さんは呼吸法を通じてよく実感されているでしょう。センターの発達している人、自分に働く重力のベクトルをうまく利用できる人ほど、日常生活、身体運動、思考活動において高度なパフォーマンスを発揮できます。

「地芯」とは地球という球体の中心、地球の重心です。地表から地芯までの距離は地球の半径と同じですから約6000キロです。そして人間や他の生き物のみならず、地球上のあらゆる物体が、地球の中心に向かって引っ張られています。

地芯に乗れている人と、乗れていない人ではパフォーマンスにハッキリと差が出ます。こうした能力は個人の才能、センスに任せるものではなく、誰もが鍛えられる時代を迎えています。片時も休まず呼吸をするように、片時も休まず重力も働いていますから、その恩恵を受けない手はありません。

呼吸も重力も、自分のあらゆる運動を妨げるものにもなれば、手助けしてくれる最大の力にもなります。正しい認識に基づいたトレーニングを積んでいってください。

3 総合呼吸法　第三教程　第15講座
垂腰体呼吸法・ドループ

1 「垂腰体《すいようたい》」とは

第三教程第15講座は「垂腰体呼吸法・ドループ」です。

「垂腰体」は馴染みのない言葉だと思いますが、実は概念を明示してこなかっただけで、すでに総合呼吸法ではこれまでにもいろいろな形で取り組んできています。

横隔膜と大腰筋《だいようきん》が腰椎付近で重なっている部分がありますが、私はこの部位に着目し、「垂腰部《すいようぶ》」という概念をあてました。横隔膜は肋骨、胸骨の下縁から中央にかけてドーム状に高くなりながら、後ろは垂れ下がるように腰椎につながっている筋肉です。この腰椎に二つの最重要な深層筋が重なっている部分が垂腰部です。

横隔膜の垂腰部にあたるところを解剖学では crus と言います。左右に分かれていて、上方から垂れ下るように右脚は腰椎の4番まで、左脚は腰椎3番まで繋がっています。

一方、腸腰筋《ちょうようきん》を構成する大腰筋は胸椎12番、腰椎1～5番に繋がっています。そして垂腰部の組織分化が進んでくると、長めの箱のような形状をした身体意識が形成されます。垂腰部に形成される身体意識なので、私は「垂腰体」と名付けました。

つまり「垂腰部」は解剖学的な構造に付けた名称で、「垂腰体」は身体意識としての名称です。垂腰部に垂腰体が形成されると、「ヒンジ」でお話ししたような身体運動的な側面以外でも、その機能が発揮されるようになります。

その一つの例としてセンター、上丹田、中丹田、下丹田といった身体意識を、司令塔のように俯瞰する作用が生まれることが挙げられます。垂腰体から眺めると、斜め下方に下丹田、斜め上方に中丹田、さらにその上方に上丹田があることが、俯瞰図を眺めるように感じられます。垂腰体のど真ん中にはスパーンとセンターが通っていて、センターの〝束ね〟になると同時に、三丹田を後ろから見据える

垂腰部の位置

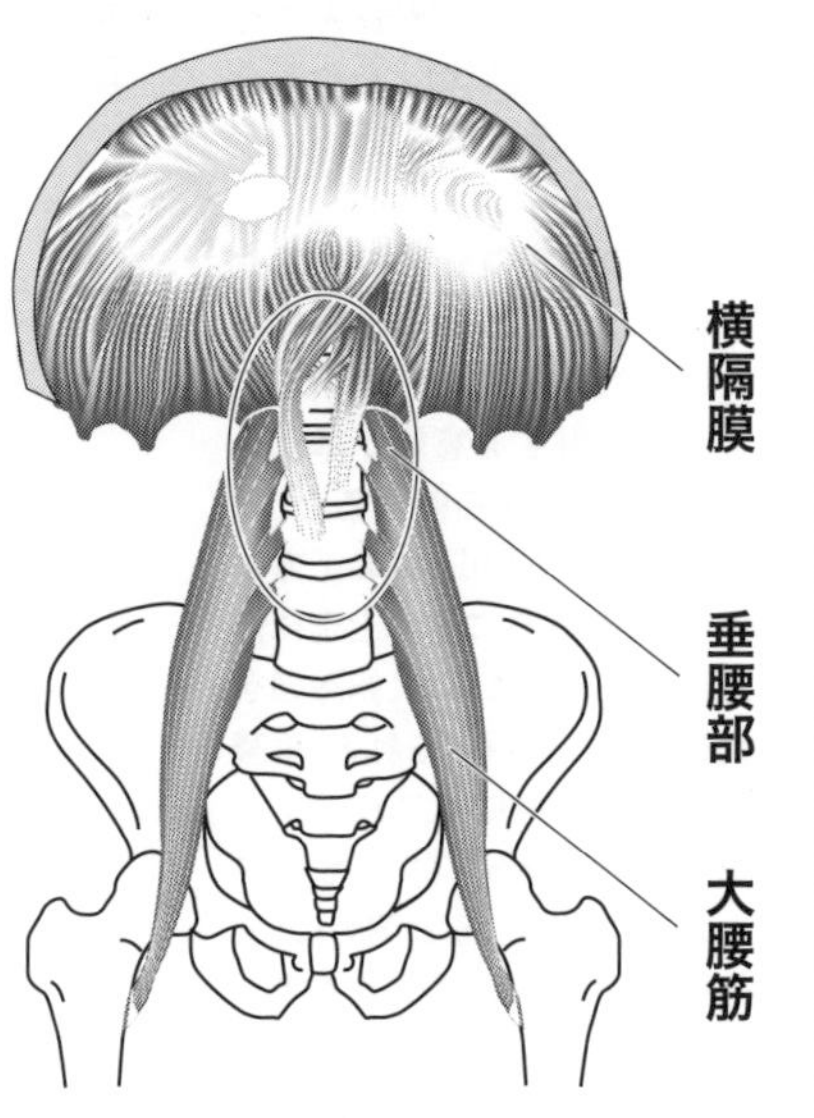

横隔膜と大腰筋が腰椎付近で重なっている部分。横隔膜は肋骨、胸骨の下縁から中央にかけてドーム状に高くなりながら、後ろは垂れ下がるように腰椎につながっている筋肉。この腰椎につながっている近辺が横隔膜の垂腰部。

ように支えるのです。

2　センターと三丹田の空間的構造

センターは原理的には何本も存在します。最も重要である標準形が第３軸です。

第３軸は、横から見たときには真ん中よりも少し後ろ、身体の前後の幅では前から８分の５、すなわち前から５対３の位置を通ります。

それに対して三つの丹田は前寄りにあります。丹田は球形をしているので、球形の中心を基準に位置を示すと、前から８分の２の位置となります。第３軸と前後でバランスを取り合っているといえます。

これは十分に気をつけていただきたいところですが、センターが上丹田、中丹田、下丹田と空間を一部共有することはあっても、センターが三丹田の中心を通ることはありません。身体意識は、それぞれがしかるべき位置でしかるべき形状を保ってこそ、人間や社会にとって有意義な方へ極まった身体意識である〝極意〟となるのです。

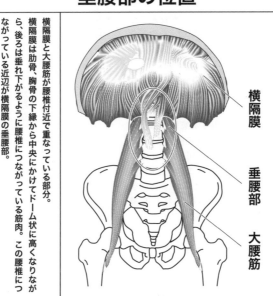

センターは、第１軸が前から８分の１、第２軸が８分の３、第３軸が８分の５、第４軸が８分の７の位置を通りま

垂腰体とセンター、三丹田の位置

垂腰部の組織分化が進んでくると、長めの箱状のような形をした身体意識が形成される。

垂腰体の機能の一例として、センター、上丹田、中丹田、下丹田といった身体意識を、司令塔のように俯瞰する意識が挙げられる。垂腰体から眺めると、斜め下方には下丹田、斜め上方には中丹田、さらにその上空には上丹田があることが、俯瞰図を眺めるように感じられる。垂腰体のど真ん中にはスパーンとセンターが通っていて、センターの“束ね”になると同時に、三丹田を後ろから見据えるように支えている。

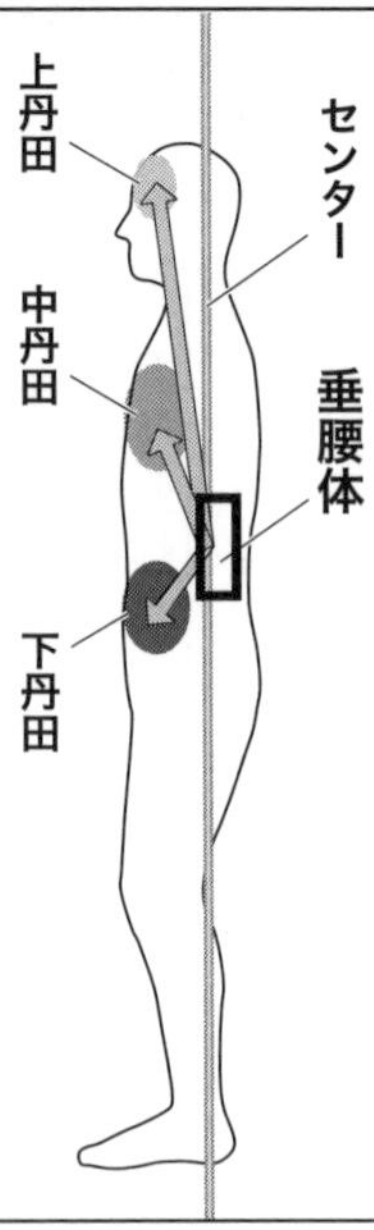

す。身体の奥行きを8としたとき、1、3、5、7という奇数の位置を通ります。別の言い方をすると、身体の厚みを4等分したときに、センターはそれぞれの厚みの中央を通るということです。

そして上丹田、中丹田、下丹田のそれぞれの中心は、前から8分の2という偶数の位置が原則です。4等分にした柱を基準に見ると、1本目と2本目の柱の間です。三丹田の中心には、どの軸も通りません。もし仮に丹田の中心を軸が貫くようなことがあると、極意として機能しなくなるどころか、丹田の拘束的な、マイナスの性質が強く出る危険性があります。総合呼吸法で、センター（第3軸）、ゆるむことを再三強調するのはそのためなのです。

身体意識の中でもセンターや三丹田については、古来よりその存在に多くの人が気づいていたにもかかわらず、ストラクチャー、モビリティ、クオリティだけでなく、身体意識同士の関係などにまで踏み込んで研究されることがほとんどありませんでした。

ある意味、これは仕方のないことだと思います。私の経験を持ってしても、身体意識の研究において、人の認識に上りやすいセンターや三丹田でさえ、精確に位置（ストラクチャー）や性質（クオリティ）を見極めることは実に困

センターと三丹田の空間的構造

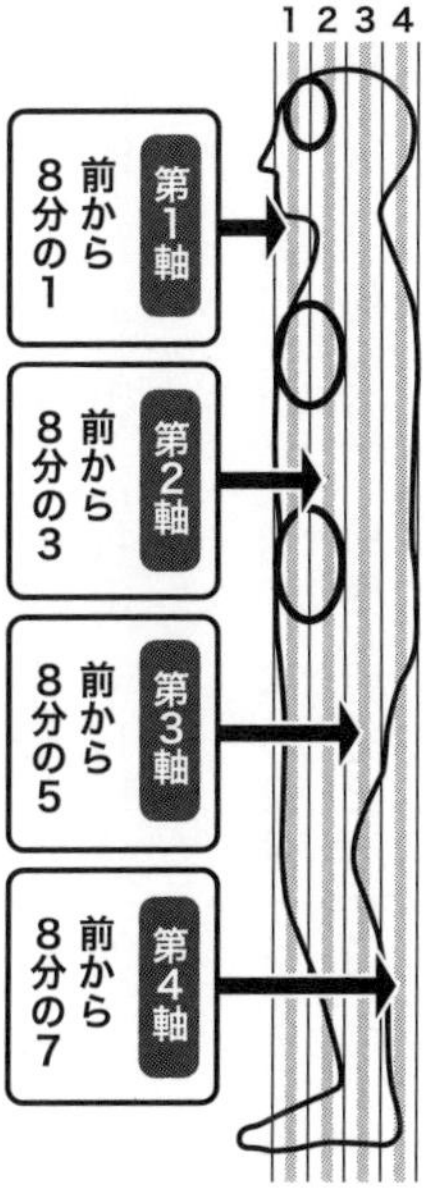

身体の厚みを4等分したときに、センターはそれぞれの厚みの中央を通る。上丹田、中丹田、下丹田のそれぞれの中心は、前から8分の2という偶数の位置が原則。

難なことだったからです。

そこで、私が身体意識を研究するきっかけとなった、身体意識との出会いについてお話ししましょう。

3　身体意識〝学〟の始まり

私が丹田という概念に出会ったのはかなり早く、幼稚園の頃には丹田という言葉を知っていました。父は呼吸法のみならず、武術、ヨガ、気功などさまざまな修行法の専門家でしたので、父が毎日修行をする傍ら、私は無邪気に父の隣で真似をして遊んでいました。

あるとき父が、今日でいう下丹田を養成する丹田呼吸法をしながら「これで丹田を鍛えているんだよ」と教えてくれました。「丹田って何なの?」と私が尋ねたところ、父は下腹を左手で支えながら右手の三本の指で突き示すように「この奥に丹田というとても大切なものがあるんだよ」と説明してくれたのです。

さらに、それから1年か2年経ったころ、父は「丹田はここ（下腹）だけでなく、ここにも、ここにもあるんだよ」と胸と額に触れて言ったのです。面白いことにそのとき私は「そうだろうな」と思ったのです。

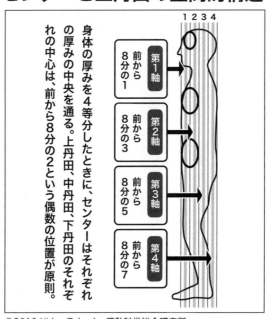

はじめに下丹田のことを父から聞いたときにも、「このことかな」となんとなく感じていたものがすでに私にはありました。つまり私は丹田という言葉、概念を知る前から自分の身体を通して下丹田を認識していたのです。そして同じように中丹田や上丹田も、その存在を感じていたのです。これは私にとって、原点となる枢要な体験の一つでした。

その後何年かのうちに、それらが上丹田、中丹田、下丹田と呼ばれているということや、それぞれが知、情、意に対応しているといった話を聞きました。そのようにしながら、私は徐々に上丹田、中丹田、下丹田について一般的な概念を理解していったのです。

そして、この出会いと体験が、その後身体意識の研究をしていく上で、何にも増して興味関心をかき立ててくれたのです。同時にこの体験は、身体意識の世界がどうなっているのか、歴史的にはどうなっているのか、特に身体意識に対する人類の認識がどうなっているかを究明していくときに、重要な鍵を握っていったのです。

つまり、身体意識は「センター(軸・正中線)」「丹田(ハラ)」などと名前がついているものばかりではない、ということです。すでに名前がついている身体意識は氷山の一角に過ぎず、名前のついていないものの方がはるかに多いだろうと確信したのです。

名前があるということは、顕在化されているということです。しかし名前がない、概念化されていないものは、身体意識として実際に機能していても、本人の主観的な意識に上ることがほとんどないので、対象として観察することが困難です。このことは、身体意識がその大半が潜在意識下に深く根ざした、顕在意識では容易に捉えられない性質のものであることも示しています。

しかし、実体的な存在ではない身体意識について、名前のあるものが数個でも存在するということは、大きなことなのです。わずかでも存在が認識されているということは、それがたとえ一部であっても顕在意識に上り得るということです。そのように考えるに至った根拠が、私が下丹田、上丹田、中丹田に出会ったときの感じ方にあるのです。

4　身体意識の研究に求められること

身体意識は人間の身体に成立するものが基本ですから、誰しも育つ土壌は持っています。

たとえば牛肉の存在を知らない人がいるとします。そういう人に牛肉の味を伝えるのは非常に困難です。牛肉を食べてもらうのが一番ですが、まず牛肉の存在を示す必要があります。「身体意識というものは、見たことも聞いたことも、感じたこともないから存在しない」と思う人は、「牛肉を見たことも聞いたことも、食べたこともないから存在しない」と思っているようなものだからです。

身体意識の研究者としての私の仕事は、発見した牛肉を仔細に調べ、誰もができる安全でしかも美味しい牛肉の食べ方を研究し、皆さんに牛肉を味わってもらうことなのです。

垂腰体は、センターや丹田に比べるとわかりづらい身体意識ですが、呼吸法で攻めるのが近道です。難しいからこそ非常に取り組みがいのある呼吸法なので、ぜひ挑戦してください。「ベース」の他に「リカバリー」の「横隔膜上下法」などで、横隔膜の形や動きを確認し、「センス」で中間息《ちゅうかんそく》微小呼吸法《びしょうこきゅうほう》を復習されるとよいでしょう。

さらにいい状態で臨むには、美しいシルバーの地芯に乗った状態で「ピアース（刺通緩解《しつうかんかい》）」から「坐骨モゾ」「ベース」という流れも欠かせません。

5　ドループの実践

いよいよ呼吸法「ドループ」の実践編です。基本となるのは中間息微小呼吸法です。

実際にトレーニングを行う前には「ピアース」で着座し、「坐骨モゾ」を入念に行ってから「ベース1・2・3」を行ってください。「ベース」は前講座の「トライアングル」で、セルフ・リード法にしっかり取り組みましたので、記述を省略します。

●「横隔肋骨分化法《おうかくろっこつぶんかほう》」

坐骨で立ち、センターが楽に気持ちよく立ち上がるのを感じ、玉芯・舌路を意識します。

気持ちよく全身がゆるむように、センター周りにゆるをかけます。

鼻吸主口呼息《びきゅうしゅこうこそく》で胸・脇・背中・腹・腰全体にめいっぱい息を吸い入れ（残気10）、息を吐いて残気5で止めます。

残気5を中心に吸息・呼息を繰り返しながら、だんだん息の量を減らし、中間息微小呼吸にします。

残気5で中間息微小呼吸をしながら、横隔膜の形、動き

横隔肋骨分化法

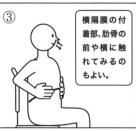

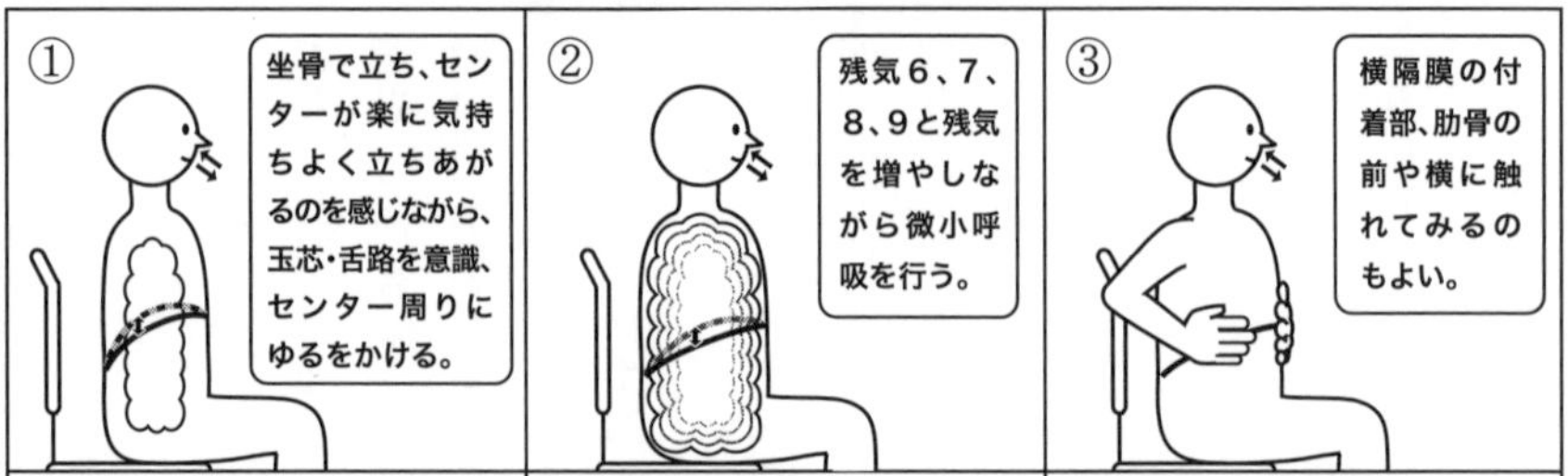

①	②	③
鼻吸主口呼息でめいっぱい息を吸い入れ残気10にし、息を吐いて残気5で止める。残気5を中心に吸息・呼息を繰り返しながら、だんだん息の量を減らし、中間息微小呼吸にする。残気5で中間息微小呼吸をしながら、横隔膜の形、動きを感じる。	横隔膜の形、動きが感じられてきたら、中間息微小呼吸のまま残気を増やしていく。残気が増えるにつれて横隔膜の筋収縮が高まり、余計なところに力が入りがちなので、全身のゆる、とくにセンター周りのゆるをかけながら行う。	微小呼吸なのである程度テンポよく行う。現時点での限界まで残気を増やして行ったらゆったりと気持ちよく整息を行い、最後に「ベース1・2・3」を行う。

を感じます。

横隔膜の形、動きが感じられてきたら、次は、中間息微小呼吸を続けながら残気を増やしていきます。残気6で微小呼吸、残気7で微小呼吸、残気8で微小呼吸、残気9で微小呼吸を行うということです。

残気が増えるにつれて横隔膜の筋収縮が高まり、それにつられて余計なところに力が入りがちですので、全身のゆる、特にセンター周りのゆるを巧みに加えながら行います。

横隔膜の付着部、肋骨の前や横に触れてみるのもよいでしょう。微小呼吸ですのである程度テンポよく行います。現時点での限界まで残気を増やして行ったらゆったりと気持ちよく整息を行い、最後に「ベース1・2・3」を行います。

6　ドループで目指す課題

残気6を基準とした時は残気5〜7の間で呼吸します。呼吸の幅は残気1の量より少なくても構いません。残気6、残気7、残気8、それぞれの残気で何度か微小呼吸を繰り返しながら少しずつ中間息の残気を増やしていきます。

残気を増やしていくにつれて、横隔膜の筋収縮の度合いが高まります。実際に残気9あたりになると中間息自体が難しく、そこで微小呼吸を維持するのは達人芸に近いといえます。

さらに進むと「残気をさらに増やし、かつ、残気の量のスケールを0・1刻みにして残気9、残気9・1、残気9・2を中間息の基準にして微小呼吸を行う」。また「微小呼吸の際の呼息・吸息の量を1ではなく0・5として、残気9を基準として残気8・5〜9・5の間で微小呼吸を行う」。さらに進んで「呼息・吸息の量を0・2とし残気9を基準として残気8・8〜残気9・2の間での微小呼吸を行う」というような困難な課題もあります。

難易度が高まるにつれ、一見両立し得ないような繊細さと筋力が両方必要になります。人はふつう繊細な動きをするときには力を抜こうとするものです。そこへ強い筋力を発揮させていくのですから、難しいのも無理はありません。垂腰部が鍛えられてくるにつれてより多い残気で、より小さい微小呼吸ができるようになりますが、これは中・上級以降の課題だと思ってください。

まずは「筋収縮を起こす筋肉を横隔膜に絞る」ことが目標です。横隔膜の形、動きをハッキリ自覚するためにトレーニングするのです。

横隔膜は肋骨、胸骨、腰椎につながり、中央でドーム状に高くなりながら体幹部を上下に隔てています。息を吸うとドームの天井が低くなり、息を吐くと高くなります。残気を増やしながら中間息微小呼吸を行うということは、ドームの天井が、小幅で高低を繰り返しながら、全体としてだんだん低くなっていくということです。

実際に自分の身体の中でどうなっているか、動きをよく感じながら中間息微小呼吸を行ってください。理解を助けるために、横隔膜だけによる呼吸ができるとどうなるか、手がかりをお話しします。

肋骨が、ある部分を境に上と下で対称的な動きをします。その境目となるところが横隔膜です。吸息で肋骨の下はふくらみ、上は凹みます。横隔膜が収縮し、ドームの天井が低くなるときです。横隔膜が下がってくると、その下にある内臓は押されて横方向へ逃げようとします。その結果、内臓が内側から押し広げる形となって肋骨がふくらみます。

横隔膜より上の肋骨は、横隔膜が下がって陰圧になるため凹みます。

ここで肋間筋《ろっかんきん》などを使った胸式呼吸が混ざったりすると、横隔膜より上の肋骨もふくらんでしまいます。また微

ドループにおける横隔膜と肋骨の運動構造

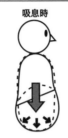

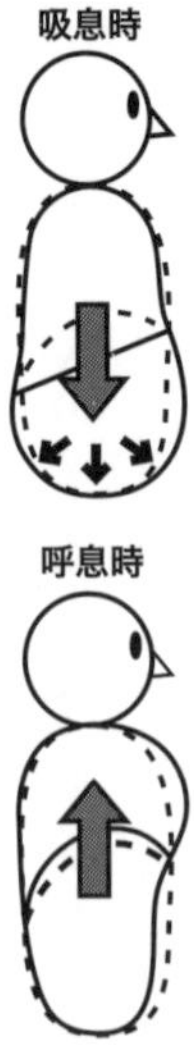

肋骨が、ある部分を境に上と下で対称的な動きをする。その境目となるところが横隔膜。吸息では、肋骨の下はふくらみ、上は凹む。横隔膜が収縮し、ドームの天井が低くなる。横隔膜より上の肋骨がふくらむとすれば、横隔膜だけの呼吸がまだ十分でないということ。一方、呼息では、横隔膜が弛緩、肋骨の上がふくらみ、下が凹む。これを頭で理解するだけでなく、実感として感じられるように取り組むことが、垂腰体の形成に欠かせないステップとなる。

小呼吸より大きい通常呼吸や深呼吸でも、肋間筋《ろっかんきん》をはじめ、呼吸を補助するさまざまな筋肉が胸郭を広げようとします。

また横隔膜より下の肋骨についても、肋骨が固まっていては、押し広げようとする内臓が負けて肋骨はふくらみません。周辺の脱力ができて中間息微小呼吸ができると、横隔膜より上と下で肋骨が異なる動きをするのがわかります。ゆるんでくるほど違いは顕著に現れます。

吸息では横隔膜がキュッと締まり、横隔膜より上の肋骨はシュッと細く、下の肋骨はふわりとふくらみます。いっぽう呼息では横隔膜が弛緩し、肋骨の形状はすべて逆転します。これが「ドループ」における横隔膜と肋骨の運動構造です。これを頭で理解するだけでなく、実感として感じられるように取り組んでいくことが、垂腰体の形成に欠かせないステップです。

●「垂腰筋完全駆動法《すいようきんかんぜんくどうほう》」

垂腰筋とは横隔膜の「脚《きゃく》」にあたる部分です。この方法の手順は横隔肋骨分化法と同じです。中間息微小呼吸で残気を残気9まで増やしていきながら、横隔膜を上下させ、動きをとらえながら垂腰部を探索します。

「センス」の要領で「この辺かな」と、動きが感じられるところを、身体の外側から掌か指で触れながら、後ろまで辿っていきます。通常は横隔膜は前側の方がわかりやすいので、残気5から残気10に至る間に前側から次第に横へ、そして垂腰部まで動きを追っていきます。後ろでピッと筋収縮するのがわかるまでできるとよいのですが、あまり長く続けず、途中で整息を入れ、あらためて残気5から残気10までを何度かやり直してください。上達してくると、残気5より多い残気から始められます。また、上達するほど少ない残気でも垂腰部の動きがわかるようになります。

とにかく脱力して行ってください。背骨が動くことまで感じられるようになったらかなりのものです。そのときに邪魔をするのが腹直筋、腹斜筋、肋間筋、腰背部などの筋肉であることがわかります。残気5くらいなら余裕を持って中間息微小呼吸ができるはずですから、単に固まらないようにするだけでなく、固まっているところが見つかったら、その部分がゆるむように、擦りなども使って積極的にゆるめていくことです。

残気を増やしていくと残気10つまり横隔膜の収縮度が最大になる前に、周囲の筋肉に力が入るのがわかります。垂腰筋の完全駆動には、横隔膜を１００％使い、かつ周囲の筋肉の脱力が進められることが必要です。最後にも必ず「ベース1•2•3」を行います。

残気が増えるほど固まりやすく、余計な部分に力が入りやすいものです。余分な力みは脳にとってはノイズ＝雑音になります。ノイズがあってはいつまでたっても垂腰部が使えるようになりません。残気を増やし、横隔膜の筋収縮が高まるにつれて、周りの筋肉の脱力を進めるのが「ドループ」の課題です。脳にとっては苦しい闘いですが、ノイズが減り、脳が横隔膜と他の筋肉を区別できるようになると、晴れて横隔膜だけの呼吸が可能になります。

また垂腰部に着目してみると、横隔膜だけの呼吸では、垂腰部が付着している脊椎が上に引っ張られます。大腰筋は収縮すると垂腰部の脊椎を下に引っ張るので、両者が自在に使えるようになると脊椎がバランスよく調整されます。自在に垂腰部をコントロールできるようになると、右だけ、左だけといった使い分けもできるようになります。

横隔膜の〝脚〟が脚のようになるということです。進んでは横隔膜の右脚だけ、左脚だけ、さらには「横隔膜の右脚と左側の大腰筋」またはその逆と、横隔膜と大腰筋をクロスさせて使うというようなことも可能です。

一般的にも神経生理学的にも「そんなことはできるはず

運動科学においての連動とは

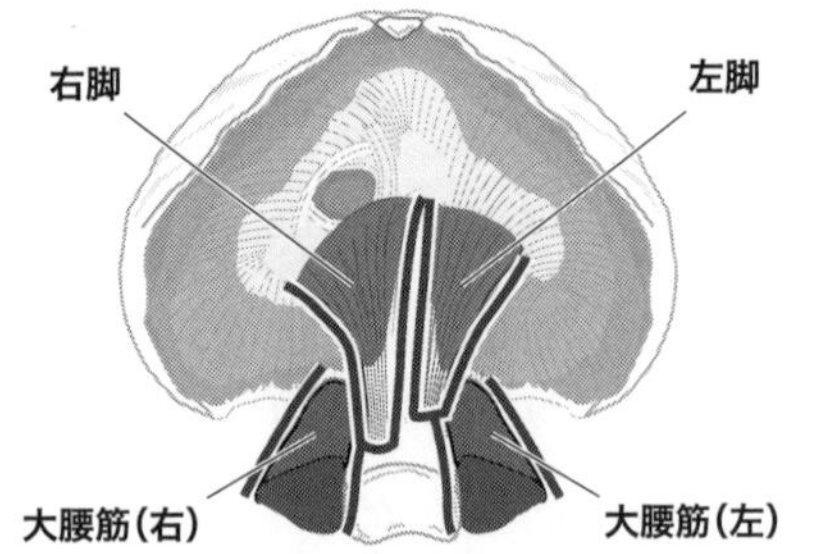

組織分化＋連携＝連動

運動科学で連動とは、垂腰部についていえば、横隔膜と大腰筋が組織分化され、それぞれが独立して使えるようになったものが互いに連携しあって働くことをいう。
組織分化されておらず、別々の筋肉なのに互いの区別がつかずに一緒に動いてしまう状態を、運動科学では連動とはみなさない。

がない」と思われるかもしれません。しかし運動科学では、垂腰部についてその高度な段階において横隔膜と大腰筋が組織分化され、それぞれが独立して使えるようになったものが互いに連携しあって働くことがあり得ると考えています。組織分化されていない、つまり別々の筋肉なのに互いに区別がつかずに一緒に動いてしまう状態を、高度な段階を扱う運動科学では真の連動とは呼びません。横隔膜と大腰筋が未分化の状態で一緒に動いてしまうような脳と身体にとっては、垂腰体など「存在し得ない」ものですし、二種の筋が脊椎を左右互い違いに上下に引っ張りあうようことは「あり得ない」ことでしょう。

あせって垂腰部が付着する脊椎の動きを感じようとすると、かえってノイズが増え、固まる原因となりますので、さりげなく肋骨の運動構造を意識しつつ、残気を増やしながらゆるめていくことに徹してください。

7 生きた解剖学

「ヒンジ」は垂腰部を介して腸腰筋（大腰筋・腸骨筋）を活性化させる呼吸法ですが、このような使い方を専門的には横腸連動《おうちょうれんどう》といいます。腸は腸腰筋の腸です。横腸〝連動〟ですが、比較的組織分化が進んでいない段階からでも取り組んでいくべき呼吸法です。

「ドループ」はさらに難しい横腸分離型《おうちょうぶんり》の呼吸法です。横隔膜と大腰筋、そして周りの筋肉との組織分化が進んできたところであらためて「ヒンジ」を行うと、「ヒンジ」のキレが良くなっていることがわかると思います。

横隔膜に強い筋力を発揮させながら、繊細なコントロール能力を駆使することが、センターの〝束ね〟となる垂腰体の形成には不可欠です。横隔膜の筋力が足りないと感じられたのなら、「マッスル」で横隔膜を鍛えるのがおすすめです。

4 総合呼吸法 第三教程 第16講座 内臓透圧呼吸法・インターナル

1 非対称性に挑む

「内臓透圧呼吸法《ないぞうとうあつこきゅうほう》・インターナル」では、内臓一つ一つに焦点を当て、内臓に圧を透していきます。「インターナル」という呼称は英語での内臓の総称（internal organs）を略したものですが、本講で対象とするのは横隔膜より下の腹腔《ふくこう》にある内臓です。まず肝臓と膵臓《すいぞう》で徹底的に鍛錬します。肝臓と膵臓で透圧呼吸法ができるようになれば、その他の内臓にも応用が可能です。

体幹内の運動不足がもっとも端的に表れるのが内臓の機能低下ですから、「ベース」や「リカバリー」など基本的な呼吸法は、内臓全般の疲労回復、機能改善には欠かせません。内臓やそれを取り巻く筋肉が本来の機能を発揮し切ることなく衰えれば、免疫力の低下、新陳代謝の低下につながることは明らかです。

また呼吸の達人としては、内臓の機能改善に留まらず、重心のコントロール能力も高めたいところです。それには内臓そのものの重みが気持ちよく感じられることが肝要です。

さらに前講「ドループ」との関係で言うと、肝臓、膵臓の緩解が進むと、横隔膜と肋骨の連動構造をより明確につかむための大きな助けにもなります。「ドループ」から「インターナル」へ、という流れで取り組むことにも重要な意味がありますのでぜひご期待ください。

まるで照準器つきライフルで狙い撃ちするかのごとく、的確に内臓に圧を透す一方、内臓ごとにトレーニングを行うため、重心のバランスに偏りが生じます。そもそも内臓は、前後にも左右にも対称ではありませんが、それを十分に感じていただきます。そこで本講では全方向均等呼吸のさらなる〝センス〟向上を第一の課題に据えたいと思います。

やはりこのときに大事になってくるのは、締まるときにもゆるむことです。

2 「吸息緩解」あっての「呼息緩解」

呼吸法において、実際に「締まる・たるむ」の自由度を高めていくには、「呼息緩解《こそくかんかい》」「吸息緩解《きゅうそくかんかい》」という発想が助けになります。多くの呼吸法が呼息を重視し、「吸うより吐く方を長く」という指導がなされるのは、呼息では横隔膜が弛緩するので、ゆるむ感じがわかりやすいからです。

しかし吸息で横隔膜が筋収縮するときにこそ、より深くリラックスしてゆるめていくことが重要だと総合呼吸法では考えます。実は「吸息緩解」という発想のない呼吸法では、「吸息緩解」はもちろん「呼息緩解」の能力が高まることは期待できません。「吸息緩解」を鍛えると「呼息緩解」の能力も高まる、「吸息緩解」あっての「呼息緩解」なのだということも、これからわかってくることでしょう。

ゆる体操にも「呼息緩解・吸息緩解」の発想を取り入れた「息ゆる」があります。皆さんが総合呼吸法の中で取り組んできた「息ゆる6」(116ページ参照)というメソッドは、ゆる体操では「息ハートトロトロ体操」として親しまれている、呼息緩解を主とした呼吸法です。一方「呼息緩解・吸息緩解」までを視野に入れたものが、「息スーハートロトロ体操」です。

そこで本講第二の課題を「吸息緩解・呼息緩解」の深化とします。前半では「息ハートトロトロ体操」「息スーハートロトロ体操」「側肋重腕緩解法《そくろくじゅうわんかんかいほう》」に取り組みます。「側肋重腕緩解法」は、肋骨に重みをかけて横隔膜の緩解を進めるためのメソッドです。横隔膜は内臓ではありませんが、「インターナル」の実践に活かすことができます。もちろん「ドループ」にも有効です。

皆さんは「トライアングル」で、セルフ・リード法による「ベース1・2・3」を行いました。ここでは「息ハートトロトロ体操」に加え「息スーハートロトロ体操」も、セルフ・リード法で一気にレベルアップしていただきます。

セルフ・リード法とは、呼吸法のリードメッセージを一字一句精確に覚え、メッセージで自らをリードしながら呼吸法を行うものです。最高の指導者がリードしてくれているかのようにメッセージを心の中でつぶやきながら、メッセージの一つ一つを忠実に体現することを目指します。実際に声を出しては呼吸法ができませんので、心の中でメッセージをつぶやきます。

指導者の元で行う質の高いトレーニングに匹敵する水準のトレーニングを課すことで、その呼吸法の上達に加え、上達すること自体も上達することが、このワークの狙いです。

●息ハートロトロ体操　セルフ・リード法

坐骨で立つ。センターが楽に気持ちよく立ち上がる。玉芯・舌路。センター周りにゆるをかける。

身体に気持ちよく、深く息を吸い入れる。

身体が内側からパンパンになるように、深々と吸い入れる。

身体の気持ちよく張ったところが内側からとろけるように、トロトロに息を吐く。

胸に気持ちよく、深く息を吸い入れる。

胸が内側からパンパンになるように、深々と息を吸い入れる。

胸の気持ちよく張ったところが内側からとろけるように、トロトロに息を吐く。

下腹に気持ちよく、深く息を吸い入れる。

下腹が内側からパンパンになるように、深々と息を吸い入れる。

下腹の気持ちよく張ったところが内側からとろけるように、トロトロに息を吐く。

背中に気持ちよく、深く息を吸い入れる。

背中が内側からパンパンになるように、深々と息を吸い入れる。

背中が気持ちよく張ったところが内側からとろけるように、トロトロに息を吐く。

腰に気持ちよく、深く息を吸い入れる。

腰が内側からパンパンになるように、深々と息を吸い入れる。

腰が気持ちよく張ったところが内側からとろけるように、トロトロに息を吐く。

骨盤底に気持ちよく、深く息を吸い入れる。

骨盤底が内側からパンパンになるように、深々と息を吸い入れる。

骨盤底の気持ちよく張ったところが内側からとろけるように、トロトロに息を吐く。

最後に、身体の内側の、自分がゆるめたいところに気持ちよく、深く息を吸い入れる。

その部分が内側からパンパンになるように、深々と息を吸い入れる。

その部分の気持ちよく張ったところが内側からとろけるように、トロトロに息を吐く。

最後にセンター周りにゆるをかける。

●息スーハートロトロ体操　セルフ・リード法

坐骨で立つ。センターが楽に気持ちよく立ち上がる。

玉芯・舌路。センター周りにゆるをかける。

胸に気持ちよく息を吸い入れて、胸が内側からとろけるように吸い入れる。

息を吐きながら、胸がさらにとろけるようにトロトロに息を吐く。

背中に気持ちよく息を吸い入れて、背中が内側からとろけるように吸い入れる。

息を吐きながら、背中がさらにとろけるようにトロトロに息を吐く。

下腹に気持ちよく息を吸い入れて、下腹が内側からとろけるように吸い入れる。

息を吐きながら、下腹がさらにとろけるようにトロトロに息を吐く。

腰に気持ちよく息を吸い入れて、腰が内側からとろけるように吸い入れる。

息を吐きながら、腰がさらにとろけるようにトロトロに息を吐く。

骨盤底に気持ちよく息を吸い入れて、骨盤底が内側からとろけるように吸い入れる。

息を吐きながら、骨盤底がさらにとろけるようにトロトロに息を吐く。

最後に自分がさらにゆるめたいところに気持ちよく息を吸い入れて、

その部分が内側からさらにとろけるように吸い入れる。

息を吐きながら、その部分がさらにさらにとろけるようにトロトロに息を吐く。

最後にセンター周りにゆるをかける。

一字一句この通りに、助詞一つ変えないことがポイントです。

「ここはこう言い換えた方がよさそう」とか「繰り返しは省いてしまおう」などとは微塵も思うことなく、寸分違わず体現していくことで脳が鍛えられます。「息ハートトロトロ体操」「息スーハートロトロ体操」の順で行い、その違いも十分に味わってください。

側肋重腕緩解法

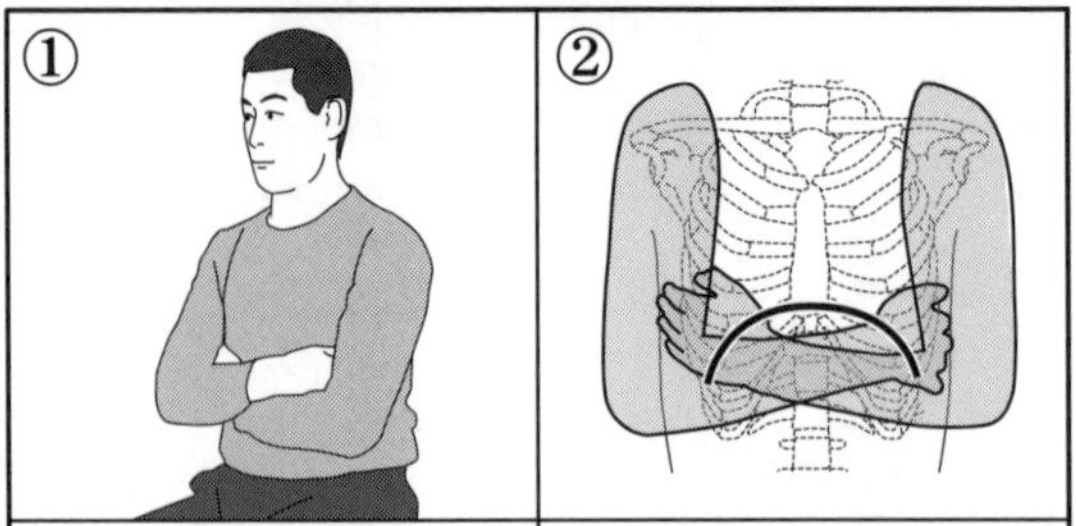

①	②
坐骨で立ち、センターが楽に立ちあがった状態で、玉芯・舌路を軽く意識する。 肋骨の下端を前側から包むように片腕を置き、前方からもう片方の腕を重ねる。下の腕の前腕の内側と手のひらはピッタリと胴に当て、重ねる腕は手を下の腕の脇に差し込むようにして脱力する。	手や腕の重みのかけ方を学ぶため、ゆったりと呼吸する。腕の重みが肋骨を介して横隔膜にかかるようにし、横隔膜がその重みを感じられるようになることが課題。腕をピッタリと胴体につけたまま、腕の重みを感じながら息を吸い入れ、腕の重みに横隔膜が押されるように息を吐く。

●「側肋重腕緩解法」

座位で行います。坐骨で立ち、センターが楽に立ち上がった状態で、玉芯・舌路を軽く意識します。

肋骨の下端を前側から包むように片腕を巻き付け、その前方からもう片方の腕を重ねます。一般的な腕組みとは異なり、下の腕の前腕の内側と手のひらはピッタリと胴に当て、重ねる腕は手先を下の腕の脇に差し込むようにして脱力します。

「ドループ」では、この状態で肋骨に両腕の重みがかかるのを感じながら中間息微小呼吸《ちゅうかんそくびしょうこきゅう》を行います。肋骨をゆるませ、周りの余計な筋肉の力を抜くのに役立ちます。腕の重みを感じながら中間息微小呼吸をすると、横隔膜が下がったときに腕が押し出されます。中間息微小呼吸を続けながら残気を増やしていくと、横隔膜の左右差も感じられます。

「インターナル」では、手や腕の重みのかけ方を学ぶため、中間息微小呼吸ではなくゆったりと呼吸します。腕の重みが肋骨を介して横隔膜にかかるようにすること、そして横隔膜がその重みを感じられるようになることが課題です。腕をピッタリと胴体に巻き付けたまま、腕の重みを感じながら息を吸い入れ、腕の重みに横隔膜が押されるよう

内臓息差分呼吸法《肝臓》

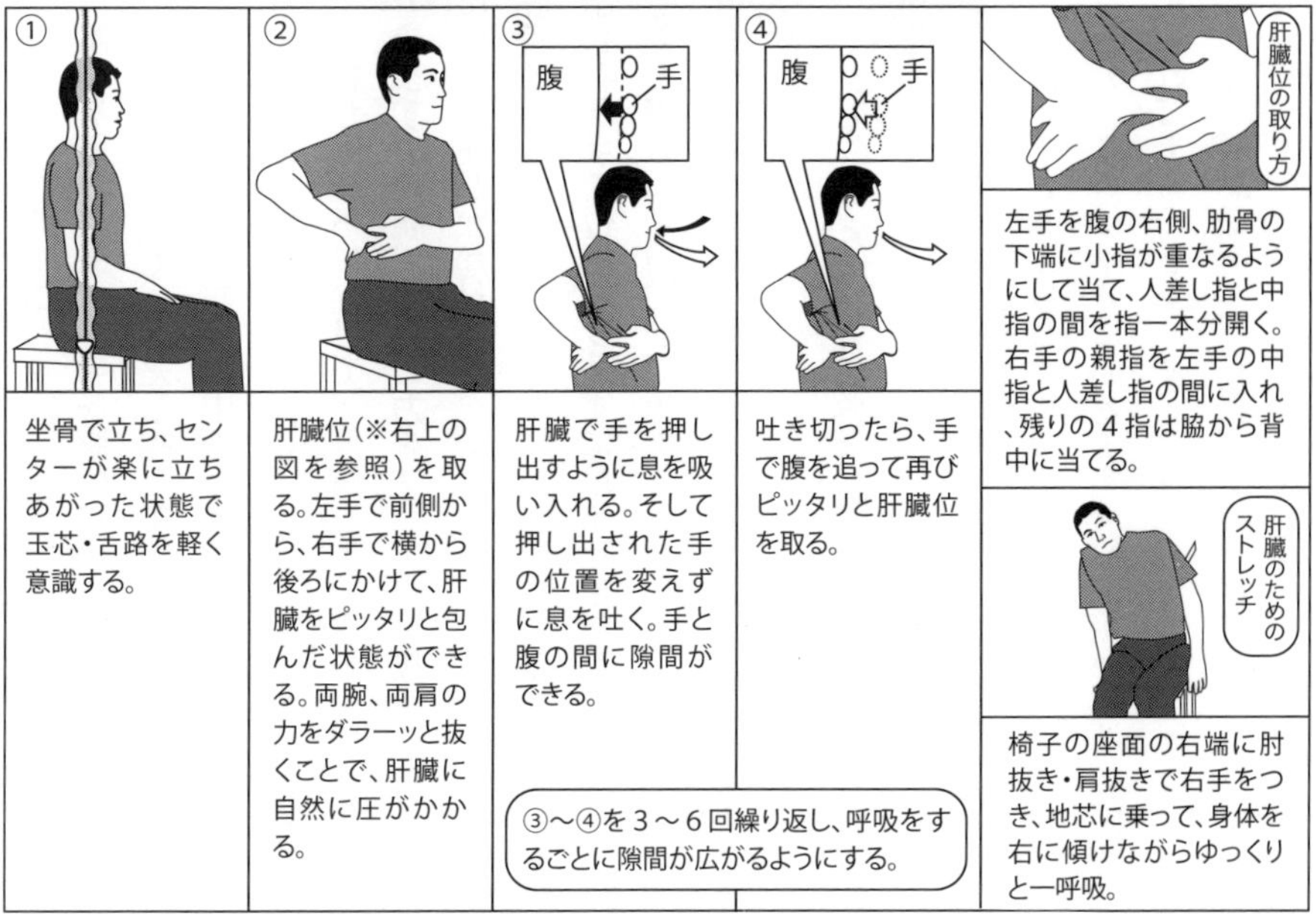
①
坐骨で立ち、センターが楽に立ちあがった状態で玉芯・舌路を軽く意識する。
②
肝臓位（※右上の図を参照）を取る。左手で前側から、右手で横から後ろにかけて、肝臓をピッタリと包んだ状態ができる。両腕、両肩の力をダラーッと抜くことで、肝臓に自然に圧がかかる。
③
腹
手
肝臓で手を押し出すように息を吸い入れる。そして押し出された手の位置を変えずに息を吐く。手と腹の間に隙間ができる。
④
腹
手
吐き切ったら、手で腹を追って再びピッタリと肝臓位を取る。
③〜④を３〜６回繰り返し、呼吸をするごとに隙間が広がるようにする。
肝臓位の取り方
左手を腹の右側、肋骨の下端に小指が重なるようにして当て、人差し指と中指の間を指一本分開く。右手の親指を左手の中指と人差し指の間に入れ、残りの４指は脇から背中に当てる。
肝臓のためのストレッチ
椅子の座面の右端に肘抜き・肩抜きで右手をつき、地芯に乗って、身体を右に傾けながらゆっくりと一呼吸。

に息を吐きます。

腕の重みが感じにくい場合は、ゆったりと椅子の背もたれに寄りかかっても構いませんが、坐骨で立ち、センターが楽に気持ちよく立ち上がった状態でも腕で重みがかけられるように練習してください。

3 「インターナル」を実践する

このあと後半からは「インターナル」の実践編に入ります。

すでにお話ししたように前後にも左右にも非対称な呼吸法です。これから行うトレーニングの前後には必ず「坐骨モゾ」「ベース1」を行い、バランスを整えてください。

●ベース1　呼吸体操（52ページを参照）

A.「内《ない》臓《ぞう》息《そく》差《さ》分《ぶん》呼《こ》吸《きゅう》法《ほう》」

《肝臓》

肝臓は大半が肋骨の右側に隠れており、ヒトの身体では最も大きい臓器です。

①坐骨で立ち、センターが楽に立ち上がった状態で、玉芯・

舌路を軽く意識します。

②肝臓位を取ります。左手を腹の右側、肋骨の下端に小指が重なるように当て、人差し指と中指の間を指一本分開きます。右手の親指を左手の中指と人差し指の間に差し入れて、残りの4指は脇から背中に当てます。左手で前側から、右手で横から後ろにかけて、肝臓をピッタリと包んだ状態ができます。両腕、両肩の力をダラーッと抜くことで、肝臓に自然に圧がかかります。

③肝臓で手を押し出すように息を吸い入れます。そして押し出された手の位置を変えずに息を吐きます。その結果として手と腹の間に隙間ができます。

④吐き切ったら、手で腹を追って再びピッタリと肝臓位を取ります。

⑤③〜④を3〜6回繰り返し、呼吸をするごとに隙間が広がるようにします。

ここは「ドループ」の横隔膜と肋骨の連動構造、肋骨の下部がふわりとふくらむ大事なポイントです。隙間は手首の厚み分くらいは十分に開きます。仲間がいれば、隙間に手を入れてもらうとよいでしょう。

ここでも吸息緩解・呼息緩解を心がけてください。差を広げようとして身体を曲げることにはまったく意味がありません。吐くほどに、吸うほどに、ゆるめばゆるむほど、肝臓が透圧されるので、周りの組織もよく動くようになり、結果的に差が広がります。右側ばかり調子が良くなって、かえって違和感を覚えるくらいがよいでしょう。このようなトレーニングこそ、センターと全方向均等呼吸、吸息・呼息緩解がとりわけ大事になってきます。

《肝臓》のためのストレッチ

「椅子の座面の右端に肘抜き・肩抜きで右手をつき、地芯に乗って、身体を右に傾けながらゆっくりと一呼吸。」

呼吸法のときだけでなく、右や左に偏った負荷がかかったときに、それをすぐさま感じ取ってこまめにストレッチで調節する習慣をつけておくと、それ自体が体幹部を均等にゆるめ、センターを鍛えるトレーニングになります。

《膵臓》

膵臓は胃と十二指腸の後ろに隠れ、位置を特定するのが難しい部位です。長さ約20センチの左右に細長い臓器ですので、左の前腕をピッタリと密着させて狙います。

①坐骨で立ち、センターが楽に立ち上がった状態で、玉芯・舌路を軽く意識します。

内臓息差分呼吸法《膵臓》

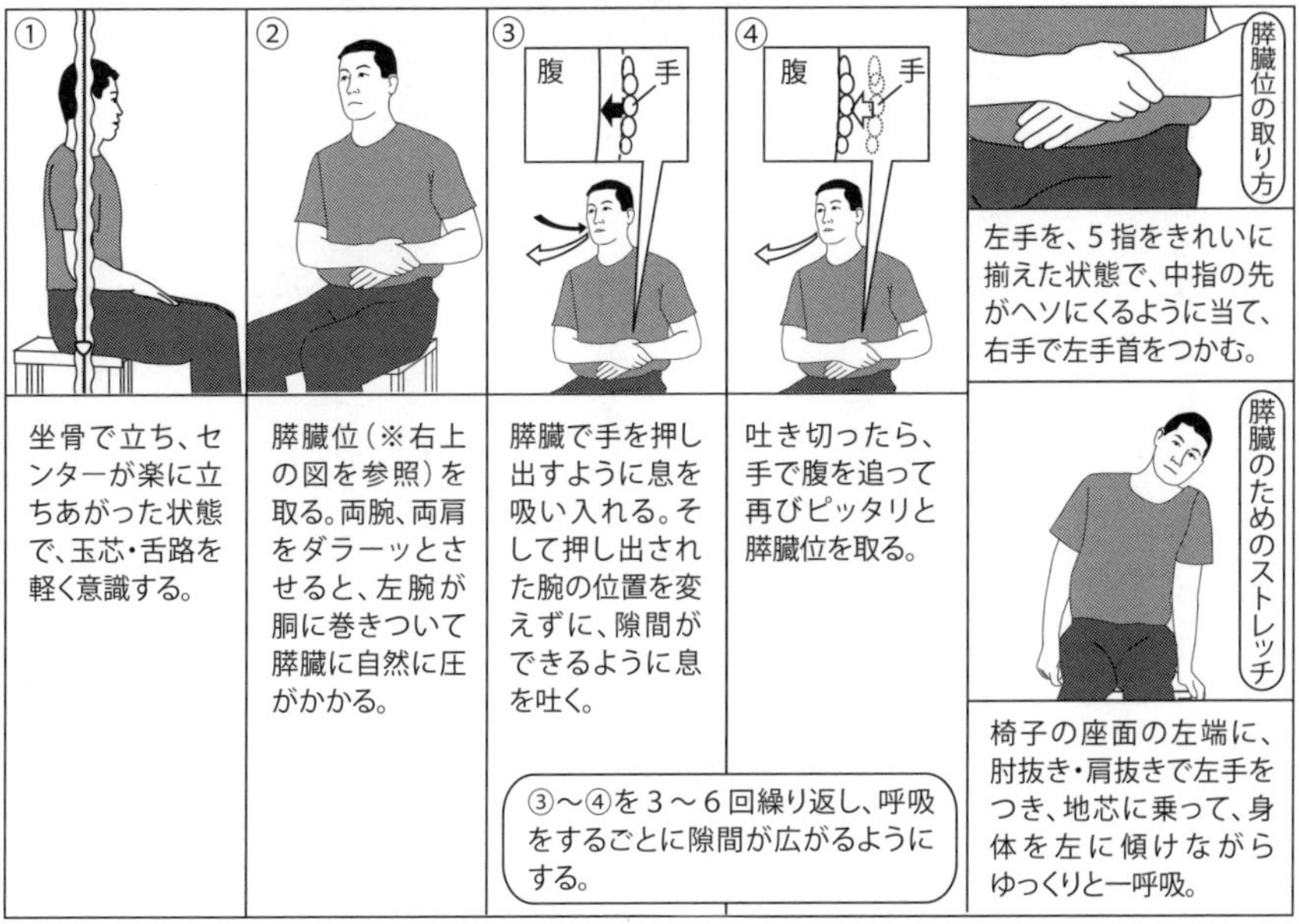
①
坐骨で立ち、センターが楽に立ちあがった状態で、玉芯・舌路を軽く意識する。
②
膵臓位（※右上の図を参照）を取る。両腕、両肩をダラーッとさせると、左腕が胴に巻きついて膵臓に自然に圧がかかる。
③
腹
手
膵臓で手を押し出すように息を吸い入れる。そして押し出された腕の位置を変えずに、隙間ができるように息を吐く。
④
腹
手
吐き切ったら、手で腹を追って再びピッタリと膵臓位を取る。
③～④を３～６回繰り返し、呼吸をするごとに隙間が広がるようにする。
膵臓位の取り方
左手を、５指をきれいに揃えた状態で、中指の先がヘソにくるように当て、右手で左手首をつかむ。
膵臓のためのストレッチ
椅子の座面の左端に、肘抜き・肩抜きで左手をつき、地芯に乗って、身体を左に傾けながらゆっくりと一呼吸。

②膵臓位を取ります。左手を、5指をきれいに揃えた状態で、中指の先がヘソにくるように当て、右手で左手首をつかみます。両腕、両肩をダラーッとさせると、左腕が胴に巻きついて膵臓に自然に圧がかかります。

③膵臓で腕を押し出すように息を吸い入れます。そして押し出された腕の位置を変えずに、隙間ができるように息を吐きます。

④吐き切ったら、腹を追って再びピッタリと膵臓位を取ります。

⑤③～④を3～6回繰り返し、呼吸をするごとに隙間が広がるようにします。

息を吐くときに、手を身体より遠くへ動かすことで隙間を作らないように注意が必要です。

《膵臓》のためのストレッチ

「椅子の座面の左端に、肘抜き・肩抜きで左手をつき、地芯に乗って、身体を左に傾けながらゆっくりと一呼吸。」

《肝臓》《膵臓》とあわせて「内臓息差分呼吸法」を行えば、いちおう左右のバランスは取れるはずですが、左側は仮に膵臓、脾臓《ひぞう》などを合わせても、肝臓には大きさ、質量の点でもかないません。
腕使いの鍛錬の意味でも、左右ともにストレッチに取り組みたいものです。

B．「内臓感重緩解法《ないぞうかんじゅうかんかいほう》」

さらに透圧の密度を上げていきます。内臓にかかっている重さを感じることで内臓を緩解させる呼吸法です。

《肝臓》

①坐骨で立ち、センターが楽に立ち上がった状態で、玉芯・舌路を軽く意識します。
②肝臓位を取ります（1．内臓息差分呼吸法の《肝臓》を参照）。手の重みを感じながら肝臓に息を吸い入れ、手をピッタリとつけたまま、手の重みで肝臓が押されるように息を吐きます。
③そのまま数呼吸行います。

《膵臓》

①坐骨で立ち、センターが楽に立ち上がった状態で、玉芯・舌路を軽く意識します。
②膵臓位を取ります（1．内臓息差分呼吸法の《膵臓》を参照）。腕の重みを感じながら膵臓に息を吸い入れ、腕をピッタリとつけたまま、腕の重みで膵臓が押されるように息を吐きます。
③そのまま数呼吸します。

「内臓感重緩解法」を続けていくと、内臓自体の重みが感じられるようになり、重みを感じることで内臓の緩解が進み、さらに上達すると通常の呼吸でも内臓の重みが感じられるようになります。

「内臓息差分呼吸法」が能動的であるのに対し、これは受動的な内臓透圧呼吸法です。「内臓感重緩解法」のあとに「内臓息差分呼吸法」を行ってみると、差が大きくなることがわかります。

基本は坐骨で立ち、センターが楽に立ち上がった状態で行いますが、前半の「側肋重腕緩解法」と同様に、ゆったりと椅子の背もたれに寄りかかって行うことも可能です。

相乗効果を得るには、それぞれの使い分けを明確に行うことです。「内臓息差分呼吸法」ではキッチリと坐骨で立ち、特にゆるんでセンターを意識すること。「内臓感重緩解法」では手や腕の重さを感じることが大切です。決して押さえつけることなく、手や腕の重みを発生させ、その重みを内

内臓感重緩解法《肝臓》

① 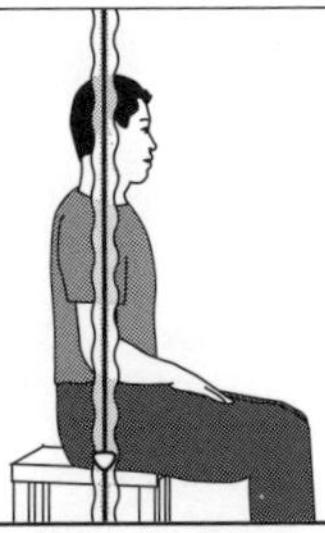	② 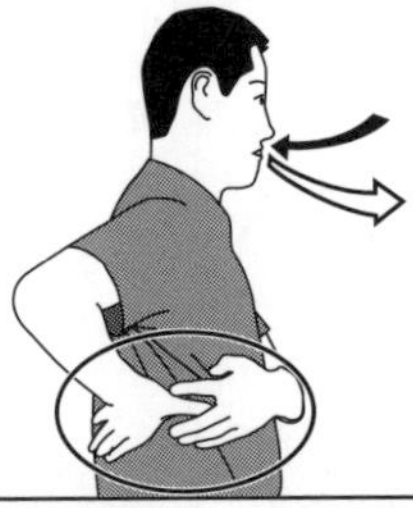	③ 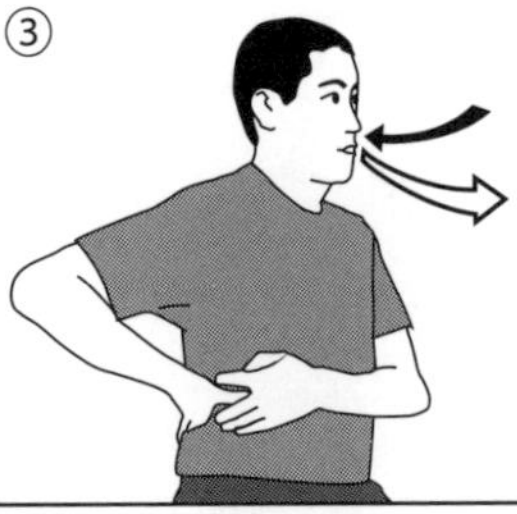
坐骨で立ち、センターが楽に立ちあがった状態で、玉芯・舌路を軽く意識する。	肝臓位を取る（内臓息差分呼吸法《肝臓》の「肝臓位の取り方」を参照）。手の重みを感じながら肝臓に息を吸い入れ、手をピッタリとつけたまま、手の重みで肝臓が押されるように息を吐く。	そのまま数呼吸行う。

内臓感重緩解法《膵臓》

① 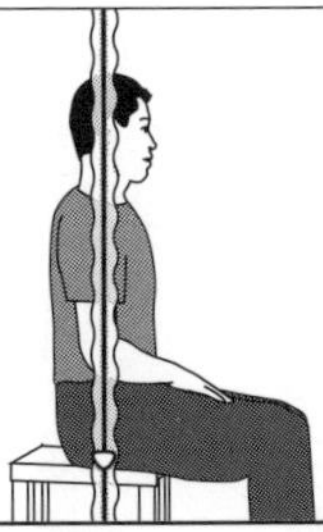	② 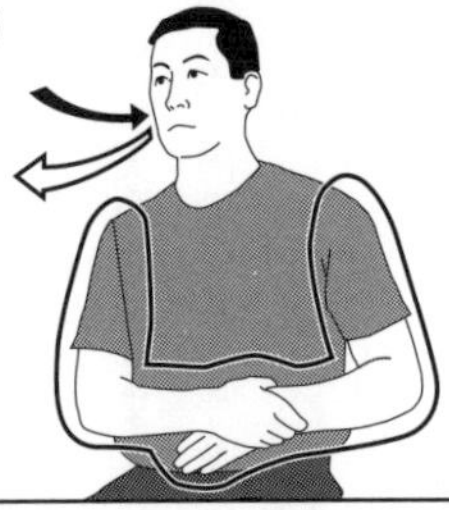	③ 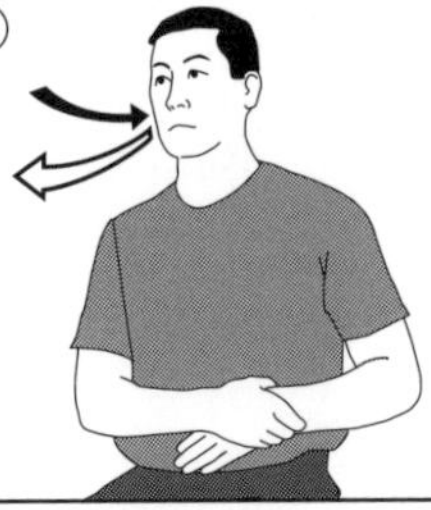
坐骨で立ち、センターが楽に立ちあがった状態で、玉芯・舌路を軽く意識する。	膵臓位を取る（内臓息差分呼吸法《膵臓》の「膵臓位の取り方」を参照）。腕の重みを感じながら膵臓に息を吸い入れ、腕をピッタリとつけたまま、腕の重みで膵臓が押されるように息を吐く。	そのまま数呼吸行う。

大腸位、胃位、小腸位、腎臓位の取り方

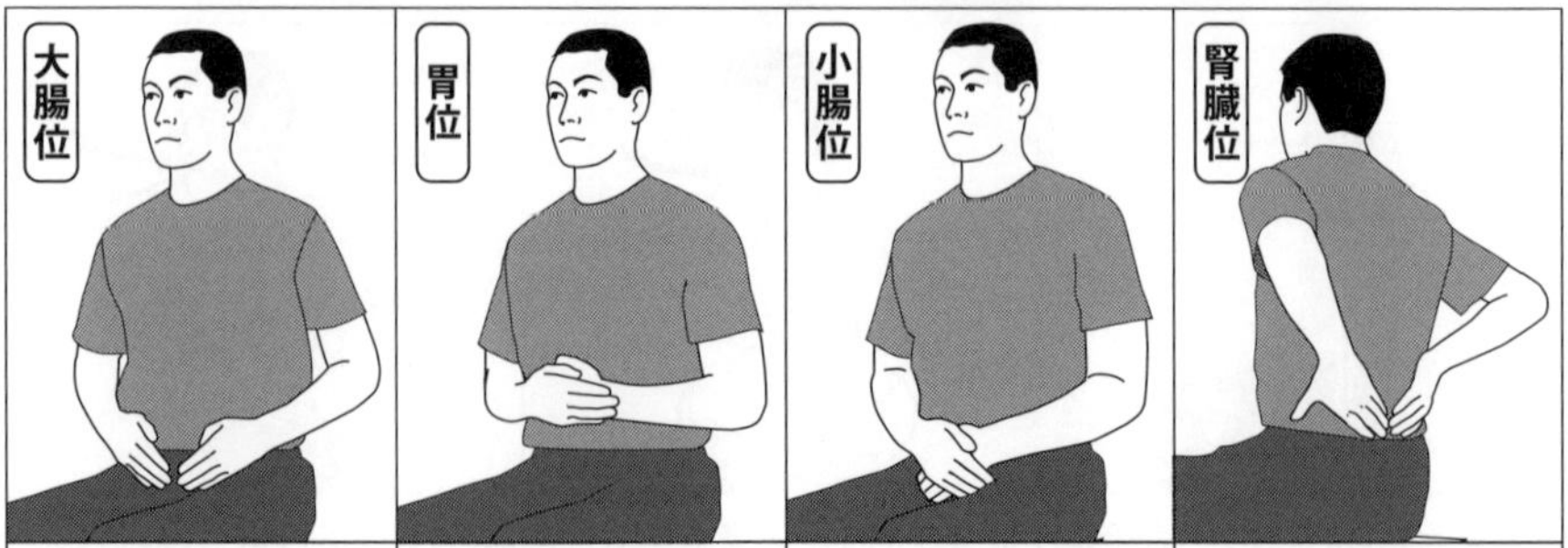

大腸位：手のひらを、5指をきれいにそろえた状態で、右手、左手の順で、小指側が腸骨の内側に当たるように置く。大腸は小腸の外側を周っているので、下腹全体を取り囲みつつ、手の小指側で大腸を捉える。

胃位：左手のひらを、5指をきれいにそろえた状態でみぞおちに横向きに当てる。その上に右手のひらを左手と同じように5指をきれいにそろえた状態で重ねる。

小腸位：ヘソと恥骨結合の中間の位置に、左手のひらを、5指をきれいにそろえた状態で斜め下に向けて置き、その上に右手のひらを左手と同じように5指をきれいにそろえた状態で斜め下に向けて、左手と交差するように重ねる。

腎臓位：両手とも4指はきれいにそろえ、親指を離す。腸骨稜の上端に人差し指が斜めに触れるようにして、両手を背中側に当てる。手のひらの上半分から4指までは背中側に、親指は脇（体側）の方へ向く。背中で左右の薬指の先がつくのが理想だが、無理は禁物。

臓で感じるようにします。肝臓ならば、肝臓にかかっている重みを肝臓で感じながら吸息し、肝臓で重みを感じながら呼息します。《肝臓》《膵臓》のストレッチはここでもぜひ活用してください。

C. 任意課目　その他の内臓

B. までが「インターナル」初級の必修課目です。前半のワークと、後半の2種類の呼吸法の《肝臓》《膵臓》の2パターンをしっかりトレーニングすれば、内臓透圧呼吸法は相当の実力がつきます。

まず1. 内臓息差分呼吸法の《肝臓》《膵臓》、2. 内臓感重緩解法の《肝臓》《膵臓》の順番で取り組み、両者の使い分けができて、相乗効果が得られるようになったら、これから紹介する他の内臓についても同様の順で進めてください。ただし《腎臓》は例外とします。

《大腸》

・大腸位の取り方

手のひらを、5指をきれいにそろえた状態で、右手、左手の順で、小指側が腸骨の内側に当たるように置きます。大腸は小腸の外側を周っているので、下腹全体を取り囲み

つつ、手の小指側で大腸を捉えます。

大腸位は、姿勢としては難しくありませんが、大腸にかかる重みが片腕ずつになりますので、肩や腕をよりいっそう脱力させて重みがかかるようにします。

《胃》

・胃位の取り方

左手のひらを、5指をきれいにそろえた状態でみぞおちに横向きに当て、前方から右手のひらを左手と同じように5指をきれいにそろえた状態で重ねます。

胃は比較的ふくらみやすい部分です。胃を前に出そうとはせず、センターをキープし、胃で手のひらを押し出すように吸息します。

《小腸》

・小腸位の取り方

ヘソと恥骨結合の中間の位置に、左手のひらを、5指をきれいにそろえた状態で斜め下に向けて置き、前方から右手のひらを左手と同じように5指をきれいにそろえた状態で斜め下に向けて、左手と交差するように重ねます。

ちょっとしたコツがあります。重ね合わせた両手のひら全体を、横隔膜のようにどこも均等に圧がかけられるようにするのです。手を相当にゆるめる必要はありますが、呼吸を繰り返していると、吸息で手が押し出されるときに、ふくらみ方のクセがつかみやすくなります。1．2．どちらでも有効です。

《腎臓》

・腎臓位の取り方

両手とも4指はきれいにそろえ、親指を離します。腸骨稜の上端に人差し指が斜めに触れるようにして、両手を背中側に当てます。手のひらの上半分から4指までは背中側に、親指は脇（体側）の方へ向きます。背中で左右の薬指の先がつくのが理想ですが、無理は禁物です。

腎臓は、2．内臓感重緩解法を中心として、手による圧を味わいながら取り組むことをお勧めします。1．内臓息差分呼吸法を行う場合でも、手はピッタリと腎臓位を取ったまま呼息し、手の動きで差を感じるようにします。腰背部は胸や腹に比べると大きくはふくらみませんし、凹むこともほとんどありませんので、頑張って腰背部を丸めたり、反らせたりしないよう注意してください。また、姿勢が前傾しやすい手の遣い方ですので、坐骨で立ち、センターが気持ちよく立ち上がった状態で腎臓位が取れるようにしてください。

4 内臓がゆるむことの効用

内臓がどこまでも深く、ゆるんで重みが出てくると、その重みを下で受け止める骨盤底筋群《こつばんていきんぐん》、周りから支える腹《ふく》横筋《おうきん》を始めとする筋肉、上から圧をかける横隔膜も本来の機能を発揮しやすくなります。

重心のコントロールという点では、横隔膜を腹の方までギリギリ押し下げ、それに合わせて腹部の内臓も押し下げられることによって、見た目から判断されるよりも低い位置に重心を移動させることも可能です。

また内臓が深くゆるんでいるほど、周りの筋肉が楽に内臓を支え、重心を引き上げられるので、高重心でも安定したコントロール能力が発揮できます。

静謐な状態を大切に、丹念に丁寧な練習を積み重ねながら取り組んでください。

5 総合呼吸法　第三教程　第17講座
肺膜呼吸法・メンブラン

1 呼吸意識を鍛える

「肺膜呼吸法《はいまくこきゅうほう》・メンブラン」は、呼吸意識を駆使した「呼吸法」の実践です。

呼吸意識は誰もが日常で無意識的に使っている身体意識なので、早い段階で皆さんに実感できる形で示す必要がありましたが、それが「モーション」「フェイズ」「センス」などです。

「モーション」「フェイズ」は呼吸法という観点から見ると、いきなり実践や応用から入る試みであるかのようですが、呼吸意識を真に体得するための準備としては避けて通ることはできません。

また「呼吸法ベース」は、潜在的な意味も含めた根底であり、「モーション」「フェイズ」のみならず、すべての呼吸法の成否を握っていることは、皆さんもよく理解されていることと思います。それは「メンブラン」においても同様です。

「肺膜呼吸法」という名の通り、本講座は肺を取り巻く肋骨部を主体とし、呼吸法を通じて「肋層体《ろくそうたい》」として組織分化しますが、体幹の下部、腹腰部も「腹腰層体《ふくようそうたい》」として層体化が可能です。

2 〝ブッと楽にストーン〟

まず「ベース」について説明します。背骨の前のセンター（第3軸）を中心とした全方向均等軸呼吸《ぜんほうこうきんとうじくこきゅう》で、体幹部全体があたかも筒のように、センターを中心に放射状に広がったり細くなったりします。これが発展していくと軸周呼吸《じくしゅうこきゅう》となるのですが、この軸周呼吸に相当する部分を「ベース0」と呼びます。

そして「ベース1」には、息の上下運動（昇息・降息）

ベース0　軸周呼吸

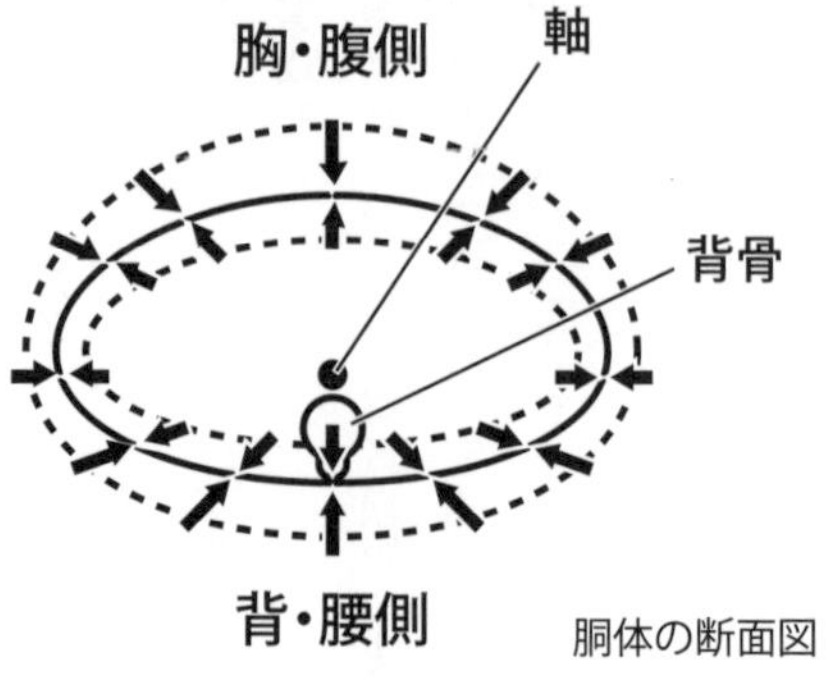

軸周呼吸では、軸を中心にして、胴体の中で肚・腰、胸・脇・背中が全方向的に使われる。
呼吸運動で変化する身体のラインはモデルとして定性的に表現している。

があります。これは筒の中を息が上下するだけではありません。息が引き上がるときに胸・脇・背中がふくらみ、腹・腰は細くなります。一方、息が下りるときは、腹・腰がふくらみ、胸・脇・背中は細くなります。

これを「フッと楽にストーン」とほぼ同時、瞬間的に行える能力が必要です。息が上へ引き上がったと思いきや、下のふくらみがフッと消えて、上にふくらみがフッと現れる。息が下へ落ちたと思いきや、上のふくらみがフッと消えて、下にふくらみがフッと現れる、という具合です。

「ベース1」では息の上下運動を胎息で繰り返しますから、スピード感も重要です。またここでの擬態語は「フワーッ」でも「フワッ」でもなく、「フッ」であることに着目してください。短い時間の中で、無上にゆるんだ状態で息を鮮やかに上下させます。

これを主導するのが腹横筋《ふくおうきん》です。手を軽くフッと握るように腹横筋を使っただけで息が十分に引き上がることが可能になれば、それを開放することで何もしていないのに息が楽にストーンと落ちます。

3　徹底・全身のゆる

これまで以上に深い全身のゆるみが必要です。そこで本講の前半では、「ベース1・2・3」と「トライアングル」の三法を行いながら全身のゆるを徹底します。

「ベース1・2・3」のリード・メッセージに解説を加えます。なお、繰り返しの部分は省略しています。解説を読んだのちに、ご自身で「徹底・全身のゆる」に挑戦してください。

●ベース1　呼吸体操（52ページも参照のこと）

坐骨で立つ。センターが楽に気持ちよく立ち上がる。
玉芯、舌路、鼻吸主口呼息《びきゅうしゅこうこそく》で胸・脇・背中・腹・腰に息を吸い入れる。
息を止めて、ゆったりと吐いて、吐き切ってセンター周りにゆるをかけて
鼻吸主口呼息で胸・脇・背中・腹・腰に息を吸い入れる。
息を止めて、ゆったりと吐いて残気3で止めて
胸・脇・背中、※1　腹・腰　※2
整息。最後に全身にゆるをかける。

※1　胸・脇・背中に息を引き上げたところで肩を回します。胸・脇・背中も思いきりモゾモゾと動かします。そしてこの間、わずかでも息が落ちないようにしてください。

※2　引き上げに使っていた筋肉を脱力させて腹・腰に息を下ろします。楽にストーンと落ちなければ、脱力し切れていなかったということです。

また息を下ろすときに「フンッ」と息の漏れる音が聞こえることがありますが、息が漏れてしまうのは力んでいる証拠です。声門を軽くピタッと閉じて胎息することを心がけてください。

●ベース2　胸腹呼吸法（55ページも参照のこと）

坐骨で立つ。センターが楽に気持ちよく立ち上がる。
玉芯、舌路、鼻吸主口呼息で胸・脇・背中・腹・腰に息を吸い入れる。
息を止めて、ゆったりと吐いて、吐き切ってセンター周りにゆるをかけて
胸・脇・背中だけに息を吸い入れる。
息を止めて、※3　腹・腰に下ろす。※4

センター周りにゆるをかけて　※5
腹・腰の息をゆったりと吐いて、吐き切ったら整息する。
最後に全身にゆるをかける。

※3　基本的な注意点は「ベース1」と同様です。肩を回し、胸・脇・背中をモゾモゾと大きく動かします。息の量が「ベース1」より多いので、手加減せず大胆に、そして息が落ちないようにモゾモゾと動かしてゆるめます。

※4　息の量が「ベース1」より多いということは、横隔膜の緊張度も高いため、楽にストーンと落とすにも難易度が増します。

※5　胎息で腹・腰にゆるを十分にかけたのち、息を吐き切ります。ここで息の音がわずかでも聞こえるような、喉を絞る吐き方は禁物です。また息を吸ってしまうようであれば、かなり無駄な力みが残っていたということです。

●ベース3　腹腰呼吸法（56ページも参照のこと）

坐骨で立つ。センターが楽に気持ちよく立ち上がる。
玉芯、舌路、鼻吸主口呼息で胸・脇・背中・腹・腰に息を吸い入れる。
息を止めて、ゆったりと吐いて、吐き切って腹・腰だけに息を吸い入れる。
息を止めて、センター周りにゆるをかけて　※6
息をゆったりと吐いて、吐き切ったら整息する。
最後に全身にゆるをかける。

※6　ベース3は、最初から息が落ちている状態です。ますます息が下りていくように、胎息で腹・腰を中心に十分にゆるをかけます。ゆるをかけることで息が上がってしまう可能性があるので注意が必要です。また息を吐くときに力感がないか、吸息になってしまわないか、丁寧によく観察してください。

次に「トライアングル」で「徹底・全身のゆる」を行います。「引上《いんじょう》」「締上《ていじょう》」を思いきり使い、息をめいっぱい引き上げて、全身のゆるを徹底してください。引上・締上の判定は不要です。

●トライアングル第一法　「引上締上緩話法」

坐骨で立つ。センターが楽に気持ちよく立ち上がる。

センター周りにゆるをかけて
玉芯、舌路、鼻吸主口呼息で胸・脇・背中・腹・腰に息を吸い入れる。
息を止めて、ゆったりと吐いて、吐き切って腹・腰だけに息を吸い入れる。
息を止めて、センター周りにゆるをかけて
胸・脇・背中に息を目いっぱい引き上げて　※7
さらに腹・腰も締めて　※8
センター周りにゆるをかけて　※9
「トライアングル」　※10
整息。最後に全身にゆるをかける。

※7　「引上」なので声門は閉じている。ここで全身のゆるを徹底。
※8　「引上」に続けて声門を閉じたまま腹横筋をしっかりと使って「締上」。
※9　息を落とさないように全身のゆるを徹底。
※10　「トライアングル」と発話。声門は開くが「締上」を継続。締上力だけで息が落ちないようにする。

●トライアングル第二法　「締上引上判定法」

坐骨で立つ。センターが楽に気持ちよく立ち上がる。
センター周りにゆるをかけて
玉芯、舌路、鼻吸主口呼息で胸・脇・背中・腹・腰に息を吸い入れる。
息を止めて、ゆったりと吐いて、吐き切って腹・腰だけに息を吸い入れる。
腹・腰を締めて　※11
追い打ちをかけるように息を引き上げる。※12
整息。最後に全身にゆるをかける。

※11　腹横筋をしっかりと使って「締上」。
※12　「締上」に続いて「引上」をかけた状態。声門を閉じたまま息を落とさないように全身のゆるを徹底。

●トライアングル第三法　「締上話引上判定法」

坐骨で立つ。センターが楽に気持ちよく立ち上がる。
センター周りにゆるをかけて
玉芯、舌路、鼻吸主口呼息で胸・脇・背中・腹・腰に息を吸い入れる。
息を止めて、ゆったりと吐いて、吐き切って腹・腰だけ

呼吸意識を使った歩き

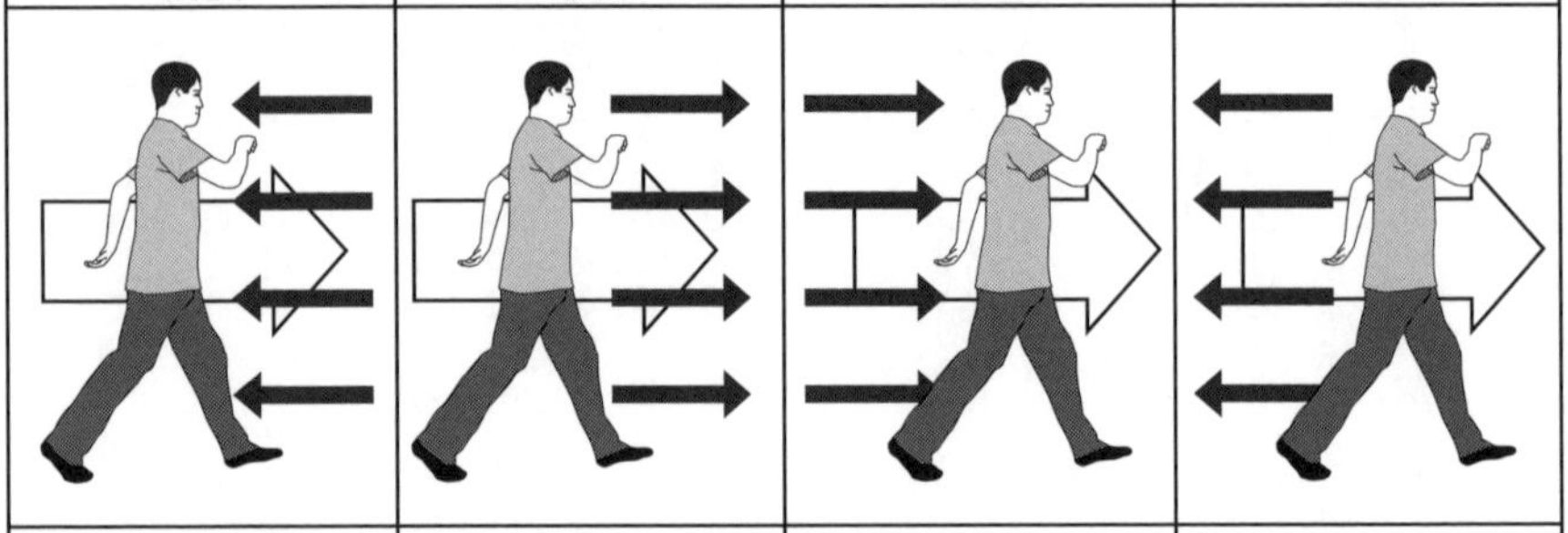

吸引	呼押	吸率	呼射
身体の前面で前方の空間を吸うように歩く。	身体の前面で前方の空間に息を吐くように歩く。	身体の後面で後方の空間を吸うように歩く。	身体の後面で後方の空間に息を吐くように歩く。

に息を吸い入れる。

腹・腰をめいっぱい締めて　※13

「トライアングル」　※14

追い打ちをかけるように息を引き上げる。※15

整息。最後に全身にゆるをかける。

※13　腹横筋を思いきり使って「締上」。

※14　息が落ちないように発話。

※15　「引上」をかけ、声門を閉じた息が落とさないように全身のゆるを徹底。

これら「徹底・全身のゆる」のワークのあとに、普段どおりに「ベース1・2・3」を行います。

4 メンブラン・モーション

後半は、呼吸意識の復習から入ります。

「作動呼吸法」は、呼吸意識と全方向均等呼吸を組み合わせて行います。そこで「モーション」で学んだ4パターンの呼吸意識「吸引《きゅういん》」「呼押《こおう》」「吸率《きゅうそつ》」「呼射《こしゃ》」を、歩きで

手によるメンブラン・モーション

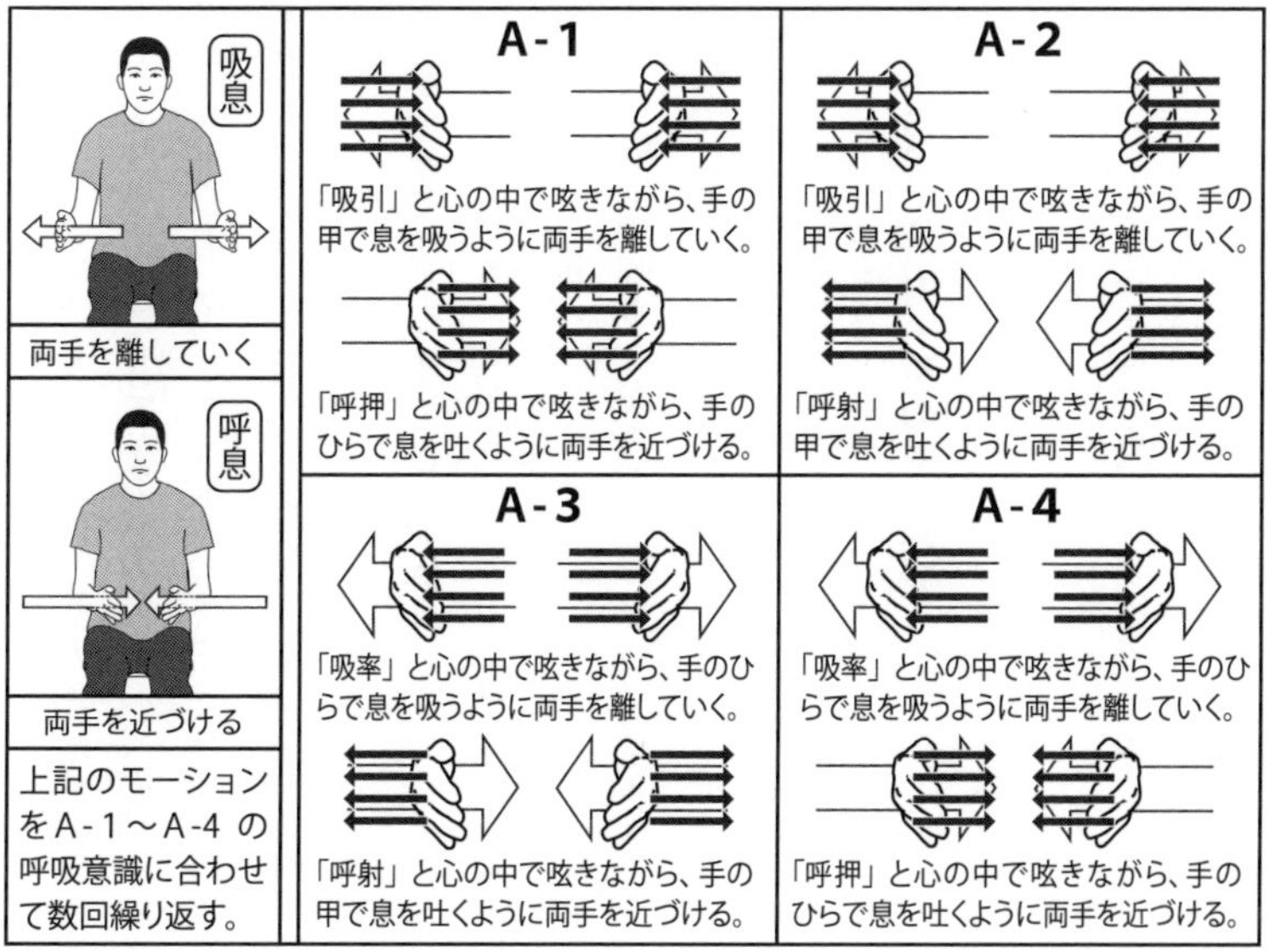

©2020 Hideo Takaoka 運動科学総合研究所

思い出してください。

それぞれの呼吸意識を使ったときの感じを味わいながら実際に歩いてみます。

吸引：身体の前面で前方の空間を吸うように歩く。
呼押：身体の前面で前方の空間に息を吐くように歩く。
吸率：身体の後面で後方の空間を吸うように歩く。
呼射：身体の後面で後方の空間に息を吐くように歩く。

運動の方向と、呼吸の方向を示した図をご覧ください。

歩きの場合、運動の方向は前進のみです。そこで歩きでは身体の前面・後面という捉え方をしましたが、全方向均等呼吸では体幹部がセンターを中心にして放射状に運動を展開します。したがって前面・後面ではなく、身体の外側・内側という捉え方に変わります。

実際の呼吸と呼吸意識が一致した体意呼吸で行います。吸息は「体意吸息」、呼息は「体意《たいい》呼息《こきゅう》」です。

つまり「吸引」「吸率」のときには実呼吸でも吸息し、「呼押」「呼射」のときには、実呼吸でも呼息ということです。

これらを踏まえ、「作動呼吸法」のためのモーションを行います。

A．手によるメンブラン・モーション

坐骨で立ち、センターが楽に気持ちよく立ち上がった状態で、「気持ちよく」といいながら手のひら、手の甲を気持ちよくさすります。そして手のひらが互いに内側に向き合うように両手を前に出して、玉芯、舌路、鼻吸主口呼息で全方向均等呼吸をさりげなく意識しながら行います。

A—1．手の甲で吸引・手のひらで呼押

「吸引」と心の中で呟きながら、手の甲で息を吸うように両手を離していく（開く）。

「呼押」と心の中で呟きながら、手のひらで息を吐くように両手を近づける（閉じる）。

これを数回繰り返します（※以降の方法でも同様に数回繰り返す）。

A—2．手の甲で吸引・手の甲で呼射

「吸引」と心の中で呟きながら、手の甲で息を吸うように両手を離していく（開く）。

「呼射」と心の中で呟きながら、手の甲で息を吐くように両手を近づける（閉じる）。

A—3．手のひらで吸率・手の甲で呼射

「吸率」と心の中で呟きながら、手のひらで息を吸うように両手を離していく（開く）。

「呼射」と心の中で呟きながら、手の甲で息を吐くように両手を近づける（閉じる）。

A—4．手のひらで吸率・手のひらで呼押

「吸率」と心の中で呟きながら、手のひらで息を吸うように両手を離していく（開く）。

「呼押」と心の中で呟きながら、手のひらで息を吐くように両手を近づける（閉じる）。

いずれも両手は吸息で離れ、呼息で近づきます。必ず「吸引」などと、呼吸意識の名称を心の中で呟き、手のひらや手の甲の感じを味わいながら行うことが大切です。

B．腕によるメンブラン・モーション

前腕、上腕までモーションを延長します。内腕は手のひら側、外腕は手の甲側です。坐骨で立ち、センターが楽に気持ちよく立ち上がった状態で、「気持ちよく」といいながら内腕、外腕を気持ちよくさすります。肘を軽く曲げた状態で内腕同士が向き合うように両腕を前に出して、玉芯、舌路、鼻吸主口呼息で全方向均等呼吸をさりげなく意識しながら行います。

腕によるメンブラン・モーション

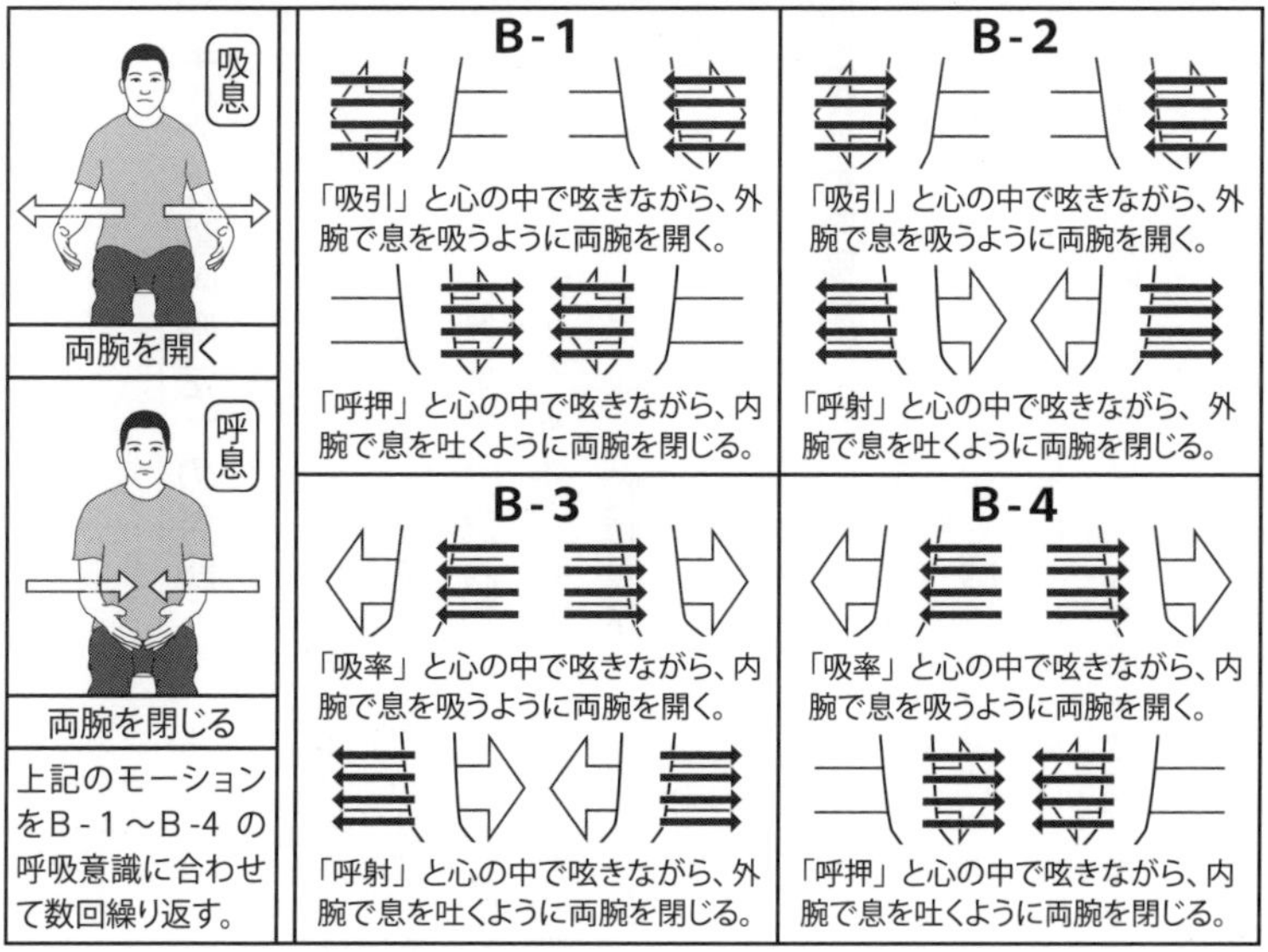

吸息
両腕を開く
呼息
両腕を閉じる
上記のモーションをB - 1～B -4 の呼吸意識に合わせて数回繰り返す。
B - 1
「吸引」と心の中で呟きながら、外腕で息を吸うように両腕を開く。
「呼押」と心の中で呟きながら、内腕で息を吐くように両腕を閉じる。
B - 2
「吸引」と心の中で呟きながら、外腕で息を吸うように両腕を開く。
「呼射」と心の中で呟きながら、外腕で息を吐くように両腕を閉じる。
B - 3
「吸率」と心の中で呟きながら、内腕で息を吸うように両腕を開く。
「呼射」と心の中で呟きながら、外腕で息を吐くように両腕を閉じる。
B - 4
「吸率」と心の中で呟きながら、内腕で息を吸うように両腕を開く。
「呼押」と心の中で呟きながら、内腕で息を吐くように両腕を閉じる。

B—1．外腕で吸引・内腕で呼押

「吸引」と心の中で呟きながら、外腕で息を吸うように両腕を開く。

「呼押」と心の中で呟きながら、内腕で息を吐くように両腕を閉じる。

これを数回繰り返します（※以降の方法でも同様に数回繰り返す）。

B—2．外腕で吸引・外腕で呼射

「吸引」と心の中で呟きながら、外腕で息を吸うように両腕を開く。

「呼射」と心の中で呟きながら、外腕で息を吐くように両腕を閉じる。

B—3．内腕で吸率・外腕で呼射

「吸率」と心の中で呟きながら、内腕で息を吸うように両腕を開く。

「呼射」と心の中で呟きながら、外腕で息を吐くように両腕を閉じる。

B—4．内腕で吸率・内腕で呼押

「吸率」と心の中で呟きながら、内腕で息を吸うように両腕を開く。

「呼押」と心の中で呟きながら、内腕で息を吐くように両腕を閉じる。

5 「〝手化〟作動呼吸法」の課題

いま行ったモーションでは、手や腕を体幹部の動きに見立てていました。「作動呼吸法」では一転して肋骨部、腹腰部を「手化《しゅか》」していきます。胸・脇・背中、腹・腰が、まるで手や腕になったかのように、呼吸意識を伴った呼吸運動を行うことで、「肋層体」「腹腰層体」へと組織分化していきます。

C.「肋層体作動呼吸法《ろくそうたいさどうこきゅうほう》」

坐骨で立ち、センターが楽に気持ちよく立ち上がった状態で、「気持ちよく」といいながら胸・脇を気持ちよくさすり手化していきます。センター周りにゆるをかけて、玉芯、舌路、鼻吸主口呼息で全方向均等呼吸をさりげなく意識しながら行います。

C―1

a. 胸の外側で吸引・胸の内側で呼押

「吸引」と心の中で呟きながら、胸の外側で息を吸う。
「呼押」と心の中で呟きながら、胸の内側で息を吐く。
これを数回繰り返します（※以降の方法でも同様に数回繰り返す）。

b. 脇の外側で吸引・脇の内側で呼押

「吸引」と心の中で呟きながら、脇の外側で息を吸う。
「呼押」と心の中で呟きながら、脇の内側で息を吐く。

c. 背中の外側で吸引・背中の内側で呼押

「吸引」と心の中で呟きながら、背中の外側で息を吸う。
「呼押」と心の中で呟きながら、背中の内側で息を吐く。

d. 胸脇背中の外側で吸引・胸脇背中の内側で呼押

「吸引」と心の中で呟きながら、胸脇背中の外側で息を吸う。
「呼押」と心の中で呟きながら、胸脇背中の内側で息を吐く。

C―2

a. 胸の外側で吸引・胸の外側で呼射

「吸引」と心の中で呟きながら、胸の外側で息を吸う。
「呼射」と心の中で呟きながら、胸の外側で息を吐く。

b. 脇の外側で吸引・脇の外側で呼射

「吸引」と心の中で呟きながら、脇の外側で息を吸う。

肋層体作動呼吸法

C-1

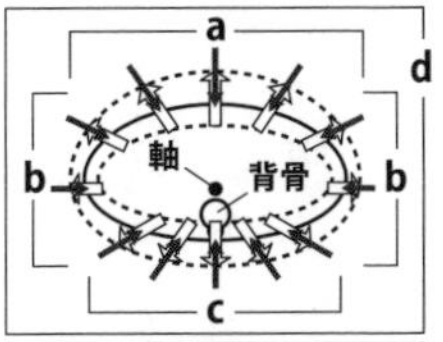

「吸引」と心の中で呟きながら、a.胸/b.脇/c.背中/d.胸脇背中の外側で息を吸う。

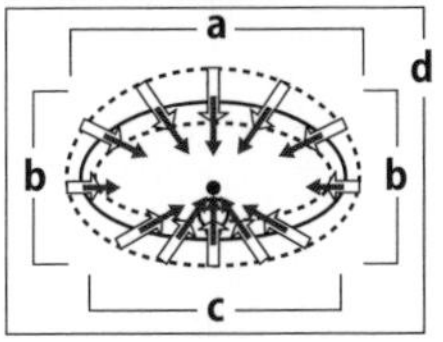

「呼押」と心の中で呟きながら、a.胸/b.脇/c.背中/d.胸脇背中の内側で息を吐く。

C-2

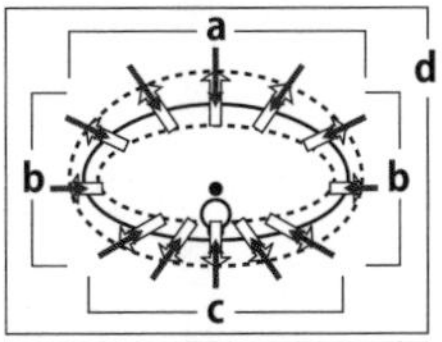

「吸引」と心の中で呟きながら、a.胸/b.脇/c.背中/d.胸脇背中の外側で息を吸う。

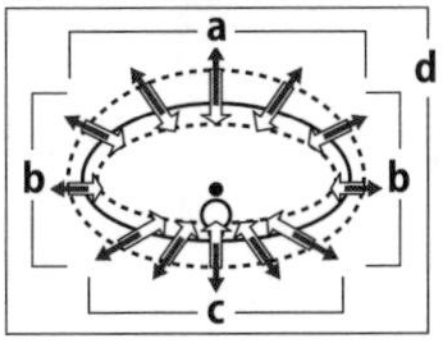

「呼射」と心の中で呟きながら、a.胸/b.脇/c.背中/d.胸脇背中の外側で息を吐く。

C-3

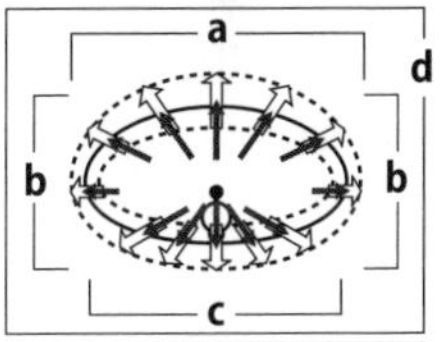

「吸率」と心の中で呟きながら、a.胸/b.脇/c.背中/d.胸脇背中の内側で息を吸う。

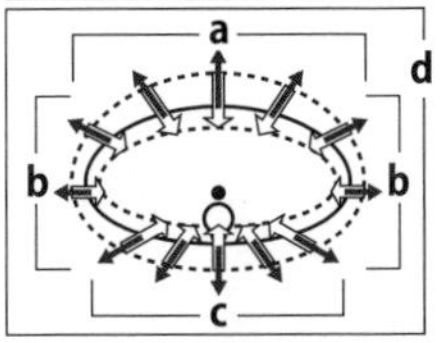

「呼射」と心の中で呟きながら、a.胸/b.脇/c.背中/d.胸脇背中の外側で息を吐く。

C-4

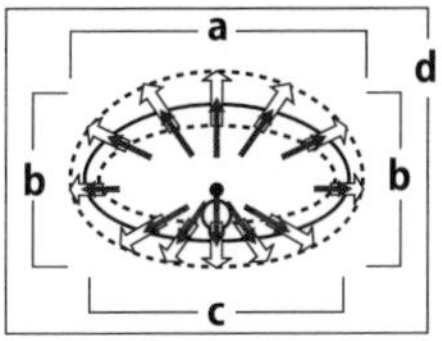

「吸率」と心の中で呟きながら、a.胸/b.脇/c.背中/d.胸脇背中の内側で息を吸う。

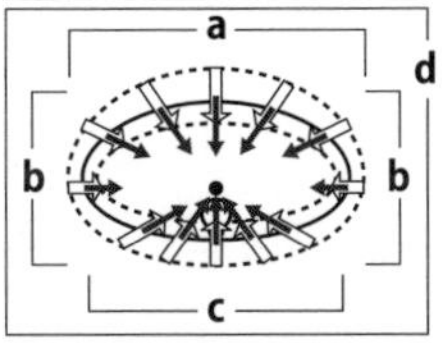

「呼押」と心の中で呟きながら、a.胸/b.脇/c.背中/d.胸脇背中の内側で息を吐く。

※上のモデル図は肋骨部を上から見下ろした断面図。上が胸側、下が背中側。白い矢印は呼吸運動の方向を、グレーの矢印は呼吸意識の方向を示している。方法ごとに、a、b、c、dの部分を明確に意識して行うこと。

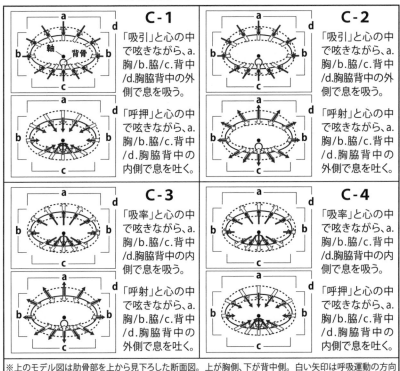

「呼射」と心の中で呟きながら、脇の外側で息を吐く。

c．背中の外側で吸引・背中の外側で呼射

「吸引」と心の中で呟きながら、背中の外側で息を吸う。

「呼射」と心の中で呟きながら、背中の外側で吐く。

d．胸脇背中の外側で吸引・胸脇背中の外側で呼射

「吸引」と心の中で呟きながら、胸脇背中の外側で息を吸う。

「呼射」と心の中で呟きながら、胸脇背中の外側で息を吐く。

C—3

a．胸の内側で吸率・胸の外側で呼射

「吸率」と心の中で呟きながら、胸の内側で息を吸う。

「呼射」と心の中で呟きながら、胸の外側で息を吐く。

b．脇の内側で吸率・胸の外側で呼射

「吸率」と心の中で呟きながら、脇の内側で息を吸う。

「呼射」と心の中で呟きながら、脇の外側で息を吐く。

c．背中の内側で吸率・背中の外側で呼射

「吸率」と心の中で呟きながら、背中の内側で息を吸う。

「呼射」と心の中で呟きながら、背中の外側で息を吐く。

d．胸脇背中の内側で吸率・胸脇背中の外側で呼射

「吸率」と心の中で呟きながら、胸脇背中の内側で吸う。

「呼射」と心の中で呟きながら、胸脇背中の外側で息を吐く。

C—4

a．胸の内側で吸率・胸の内側で呼押

「吸率」と心の中で呟きながら、胸の内側で息を吸う。

「呼押」と心の中で呟きながら、胸の内側で息を吐く。

b．脇の内側で吸率・脇の内側で呼押

「吸率」と心の中で呟きながら、脇の内側で息を吸う。

「呼押」と心の中で呟きながら、脇の内側で息を吐く。

c．背中の内側で吸率・背中の内側で呼押

「吸率」と心の中で呟きながら、背中の内側で息を吸う。

「呼押」と心の中で呟きながら、背中の内側で息を吐く。

d．胸脇背中の内側で吸率・胸脇背中の内側で呼押

「吸率」と心の中で呟きながら、胸脇背中の内側で息を吸う。

「呼押」と心の中で呟きながら、胸脇背中の内側で息を吐く。

D．「腹腰層体作動呼吸法《ふくようそうたいさどうこきゅうほう》」

次に坐骨で立ち、センターが楽に気持ちよく立ち上がった状態で、「気持ちよく」といいながら腹・腰を気持ちよくさすり腹腰部を「手化」していきます。センター周りにゆるをかけて、玉芯、舌路、鼻吸主口呼息で全方向均等呼吸をさりげなく意識しながら行います。

腹腰層体作動呼吸法

D-1

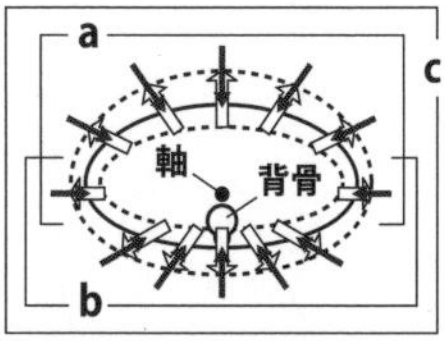

「吸引」と心の中で呟きながら、a.腹/b.腰/c.腹腰の外側で息を吸う。

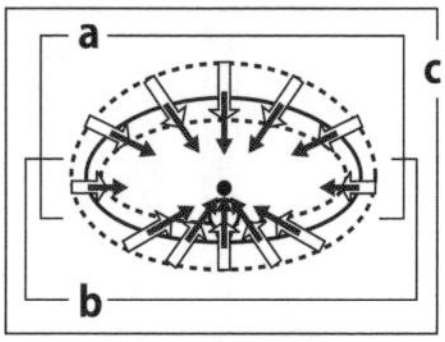

「呼押」と心の中で呟きながら、a.腹/b.腰/c.腹腰の内側で息を吐く。

D-2

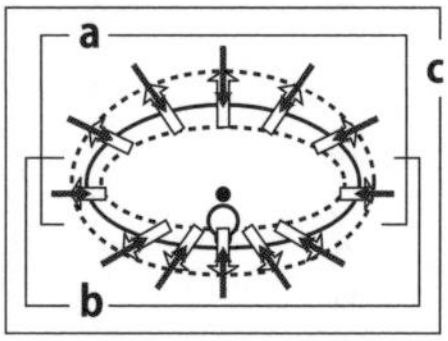

「吸引」と心の中で呟きながら、a.腹/b.腰/c.腹腰の外側で息を吸う。

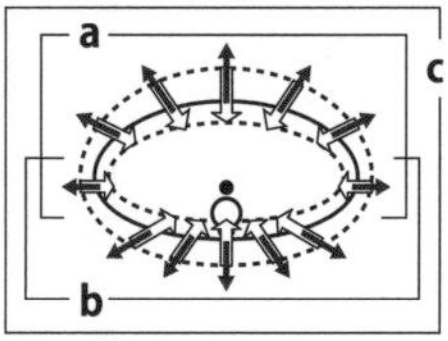

「呼射」と心の中で呟きながら、a.腹/b.腰/c.腹腰の外側で息を吐く。

D-3

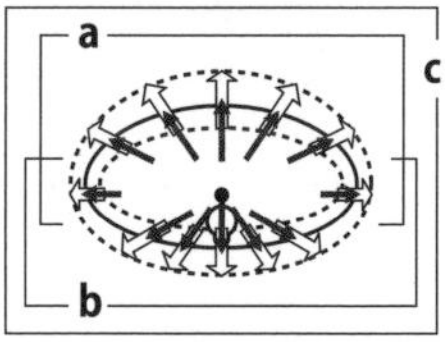

「吸率」と心の中で呟きながら、a.腹/b.腰/c.腹腰の内側で息を吸う。

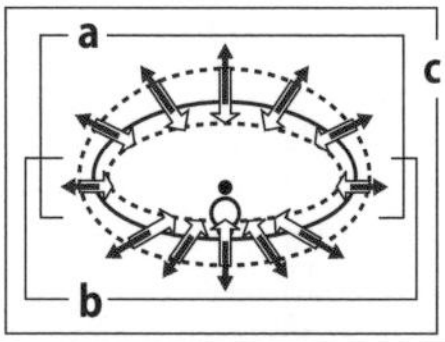

「呼射」と心の中で呟きながら、a.腹/b.腰/c.腹腰の外側で息を吐く。

D-4

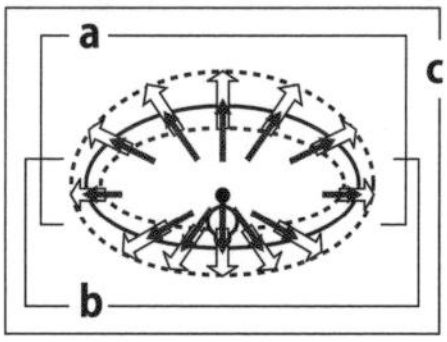

「吸率」と心の中で呟きながら、a.腹/b.腰/c.腹腰の内側で息を吸う。

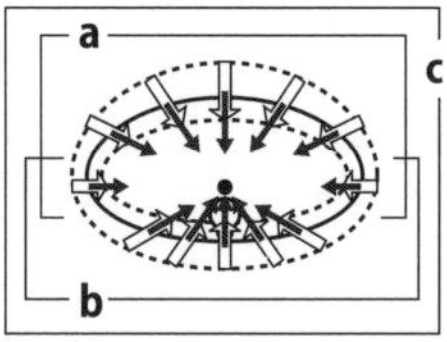

「呼押」と心の中で呟きながら、a.腹/b.腰/c.腹腰の内側で息を吐く。

※上のモデル図は腹腰部を上から見下ろした断面図。上が腹側、下が腰側。白い矢印は呼吸運動の方向を、グレーの矢印は呼吸意識の方向を示している。方法ごとに、a、b、cの部分を明確に意識して行うこと。

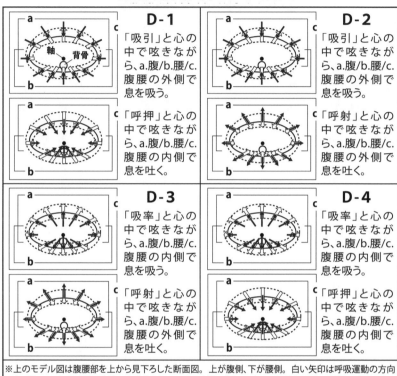

D―1

a．腹の外側で吸引・腹の内側で呼押
「吸引」と心の中で呟きながら、腹の外側で息を吸う。
「呼押」と心の中で呟きながら、腹の内側で息を吐く。
これを数回繰り返します（※以降の方法でも同様に数回繰り返す）。
b．腰の外側で吸引・腰の内側で呼押
「吸引」と心の中で呟きながら、腰の外側で息を吸う。
「呼押」と心の中で呟きながら、腰の内側で息を吐く。
c．腹腰の外側で吸引・腹腰の内側で呼押
「吸引」と心の中で呟きながら、腹腰の外側で息を吸う。
「呼押」と心の中で呟きながら、腹腰の内側で息を吐く。

D―2

a．腹の外側で吸引・腹の外側で呼射
「吸引」と心の中で呟きながら、腹の外側で息を吸う。
「呼射」と心の中で呟きながら、腹の外側で息を吐く。
b．腰の外側で吸引・腰の外側で呼射
「吸引」と心の中で呟きながら、腰の外側で息を吸う。
「呼射」と心の中で呟きながら、腰の外側で息を吐く。
c．腹腰の外側で吸引・腹腰の外側で呼射
「吸引」と心の中で呟きながら、腹腰の外側で息を吸う。
「呼射」と心の中で呟きながら、腹腰の外側で息を吐く。

D―3

a．腹の内側で吸率・腹の外側で呼射
「吸率」と心の中で呟きながら、腹の内側で息を吸う。
「呼射」と心の中で呟きながら、腹の外側で息を吐く。
b．腰の内側で吸率・腰の外側で呼射
「吸率」と心の中で呟きながら、腰の内側で息を吸う。
「呼射」と心の中で呟きながら、腰の外側で息を吐く。
c．腹腰の内側で吸率・腹腰の外側で呼射
「吸率」と心の中で呟きながら、腹腰の内側で息を吸う。
「呼射」と心の中で呟きながら、腹腰の外側で息を吐く。

D―4

a．腹の内側で吸率・腹の内側で呼押
「吸率」と心の中で呟きながら、腹の内側で息を吸う。
「呼押」と心の中で呟きながら、腹の内側で息を吐く。
b．腰の内側で吸率・腰の内側で呼押
「吸率」と心の中で呟きながら、腰の内側で息を吸う。
「呼押」と心の中で呟きながら、腰の内側で息を吐く。

c. 腹腰の内側で吸率・腹腰の内側で呼押
「吸率」と心の中で呟きながら、腹腰の内側で息を吸う。
「呼押」と心の中で呟きながら、腹腰の内側で息を吐く。

得意、不得意はそれぞれですが、難しいと感じられるところがあったら、メンブラン・モーションに戻り、同じ呼吸意識のパターンを練習する、図を眺めて構造を確認する、「手化」を目指す体幹部をさするなどをしてください。上達のチャンスはいくらでもあります。

トレーニングの進め方についてのアドバイスとしては、まず普段の呼吸法のトレーニングで「呼吸法ベース」を「フッと楽にストーン」とできるように全身のゆるとセンターを徹底すること。そして呼吸意識の4パターンに親しむ機会を増やすことです。

「作動呼吸法」は、初めから一気に行わず、アルファベットと番号で組み合わせた単位ごとに、段階的に納得しながら進むと良いでしょう。

つまりC—1から始めて、C—1が十分にできるようになったらC—2に進み、C—2に取り組むときはまずC—1を復習してから、という具合です。それも一通り終わって4パターンの呼吸意識が身についてきたと思ったら、「C—1・2・3・4」と続けて、それを循環させる「作動呼吸循環法」もあります。

また「モーション」「フェイズ」などをときおり試してみると、上達の手応えが感じられるでしょう。

6 総合呼吸法 第三教程 第18講座

裏日本呼吸法・リア

1 裏日本あっての全日本

総合呼吸法もついに第三教程の最終講座です。

「裏日本呼吸法」という名前は、最後に私得意のユーモアで大いにゆるんでいただこうという意図も含め、つけたものです。裏日本という言葉を日本海側の地域を低く見る言葉で、差別的ではと考える向きもあるようですが、そのような意図は全くなく、呼吸法や武術の本格的な上達にとって人体の背側〜腰側はきわめて重要な部位で、そのことに留意して付けた名称であることをご理解ください。

総合呼吸法には「全方向均等軸呼吸《ぜんほうこうきんとうじくこきゅう》」という基本概念がありますが、この「リア」は呼吸の達人の集大成として、全方向均等軸呼吸を徹底するための呼吸法です。

従来の呼吸法では、身体の裏側に意識をあまり向けてきませんでした。この場合、身体の裏側とは人の体幹の腰背部を指します。呼吸法の大家であった父の傍《かたわ》らで赤ん坊の頃より呼吸法に親しみ、それに飽き足らず人間や動物の呼吸現象を観察していく中で、四足動物は背中〜腰を使って呼吸をしているという発見をしました。犬と人では姿勢が違うから、普通人が背中や腰で呼吸をしないのは仕方がないとしても、背中や腰を使う呼吸法がないのはなぜだろうと、子どもながらに素朴な疑問を持っていました。身体の一方を閉じ込めるような呼吸は自然の摂理に反していると感じていたのです。

そしてのちに、赤ん坊や動物、古今東西の達人といわれる人たちの呼吸の観察を通じて、裏側も表側と同じように使って呼吸ができるという確信に至り、その方法の研究に取り組み、研究を重ねた結果、生まれたのが「裏日本呼吸法」です。

本講では、呼吸を通じて裏日本各地を旅するように背中や腰の組織分化を進めていきますが、表側もけっして置き去りにはしません。表も裏も自由自在、縦横無尽に使えるようになって、晴れて全国津々浦々旅ができる全方向均等呼吸が完成します。

2　起立筋の宿命

　座位を含め、直立の姿勢では、背骨や、背骨の裏側にある脊柱起立筋《せきちゅうきりつきん》に大きな負荷がかかっています。身体の前後の幅で見ると、背骨は後ろ寄りにあります。背骨の前を通るセンター（第3軸）が、前から8分の5の位置を通り、背骨はさらにその後ろにあります。

　直立姿勢の場合、体の重心は概《おおむ》ねヘソの高さの背骨の少し前にあり、重心のベクトルは地球の中心に向かって働いています。仮に立位の状態で、突然脊柱起立筋を完全脱力させると、体幹部は前方にかなりの速さで倒れ落ちます。座った状態でも同様です。つまり背骨には、真上から重さがかかっているだけでなく、前からは背骨を引きずりおろすように圧縮する力が常に加わっているのです。そして、それに抗して倒れないように支えているのが、脊柱起立筋と呼ばれる腸肋筋《ちょうろくきん》、最長筋、棘筋《きょくきん》等の筋肉なのです。

　直立姿勢では、背骨の裏側の筋肉は重心に働く力よりはるかに大きな力を必要とします。直立姿勢を維持することが、起立筋にとっていかに大変な仕事であるかがおわかりいただけることと思います。

　そこで「裏日本呼吸法」では、横臥位《おうがい》（横寝）から始めます。この姿勢を取ることで、背骨は前後方向からの圧迫から理論上解放され、脊柱起立筋も筋収縮する必要がなくなります。とはいえ、ほとんどの人は、現実的に横になっただけでは脊柱起立筋は十分には脱力できません。

　人は、すでに1歳になる前から固まり始めます。生まれたばかりの頃はユルユルトロトロであった身体が、首が据わり、お座りができるようになるとともに拘束化を始め、ハイハイを経て立っちをする頃には、まったく拘束のなかった身体に別れを告げて拘束化への道を突き進み始めます。天才でない限り、意識的かつ創造的に努力をしなければ、何万日とかけて、少しずつ、しかも圧倒的な強さで拘束化路線を一直線に辿ります。

　大変不快な状態であるはずなのに自覚せずにいられるのは、日々の変化がごくわずかだからです。また、馴れの問題もあります。微々たる変化も10年、20年と溜まってくれば膨大なものですが、その間にも馴れていくのでさほど苦しさを感じません。それに加え脳疲労が無自覚を加速させます。脳疲労によって、ものを感じ認識し判断する力が低迷すると、ますます微細な変化を感じる能力が衰退します。脳疲労については、のちほどお話しします。

●「横臥《おうが》裏《うら》日本《にほん》呼吸法《こきゅうほう》」

①「全《ぜん》日本《にほん》俯瞰法《ふかんほう》」

本講座は総合呼吸法の第三教程までの集大成です。さっそくワークを行います。腕を枕にして、右側を下にして横臥位を取り、「ベース0」を行います。

ベース0：玉芯・舌路を意識して、鼻吸主口呼息《びきゅうしゅこうこそく》で胸・脇・背中・腹・腰にゆったりと息を吸い入れ、ゆったりと息を吐く。

「ベース0」を繰り返しながら、胸・脇・腹・背中・腹・腰がどのように使われているかを観察します。「ベース0」は全方向均等呼吸そのものですが、ここではあまり意識せず、寝ころがって気楽に呼吸してください。ただし、めいっぱい息を吸った状態の「残気10」まで吸息してから息を吐きます。これを3呼吸行います。最後に仰向けになって「腰モゾ」「背モゾ」（79ページ参照）を行います。

「残気10まで吸息」と言ったのは、5、6割くらいの吸息では、体幹が得意な一部分しか使われていないからです。拘束の強い部分は息が入りにくいわけですから、入りやすいところから広がるのは、当然のことといえます。

②「裏《うら》日本《にほん》視察法《しさつほう》」

右下横臥位を取り、鼻吸主口呼息で背中と腰にめいっぱい息を吸い入れます。裏側全体に、これ以上は息が入らないと思うところまで息を吸ったら、ゆったりと息を吐きます。これを3呼吸行い、最後は仰臥位で「腰モゾ」「背モゾ」（79ページ参照）を行います。

背中側にめいっぱい息が入った結果として丸みを帯びるのはよいですが、脱力ができていない段階では「背中側を丸めれば息が入る」と、脳が誤解します。その場合、たいてい腹筋などを使って前側を縮めていますので、左手先で胸や腹の各所に突き触れ、力が入っていないかを厳しく確認してください。前側に力を入れて背中を広げるのは、前後が入れ替わった「隠れ表日本呼吸法」です。

さて、全方向均等軸呼吸で胸・脇・背中・腹・腰が広がっていくときに、どのようなイメージを持たれているでしょうか。仮にA、Bとすると、皆さんはBではなくAと答えるのではありませんか（274ページ下段図を参照）。背骨の前を通るセンターは後ろ寄りにありますし、さらに後ろ

横臥裏日本呼吸法　1. 全日本俯瞰法

①

腕を枕にして、右側を下にして横臥位を取り、「ベース０」を行う。玉芯・舌路を意識して、鼻吸主口呼息で胸・脇・背中・腹・腰にゆったりと息を吸い入れ、ゆったりと息を吐く。

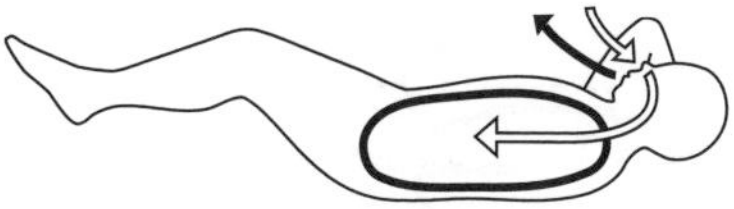

横臥位を上から見た時のポーズ

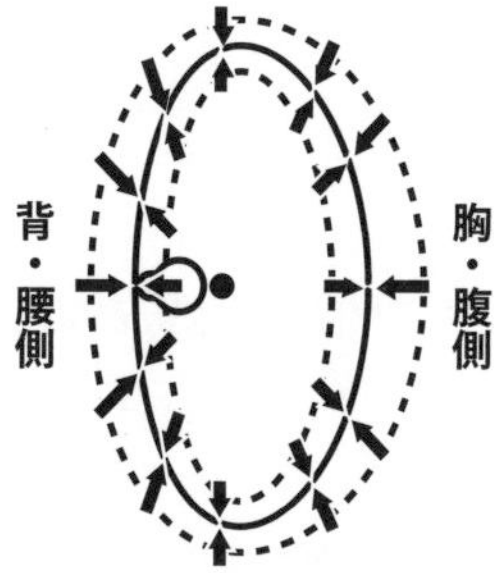

ベース０ 軸周呼吸

横臥位を取った時の胴体の断面図。

②

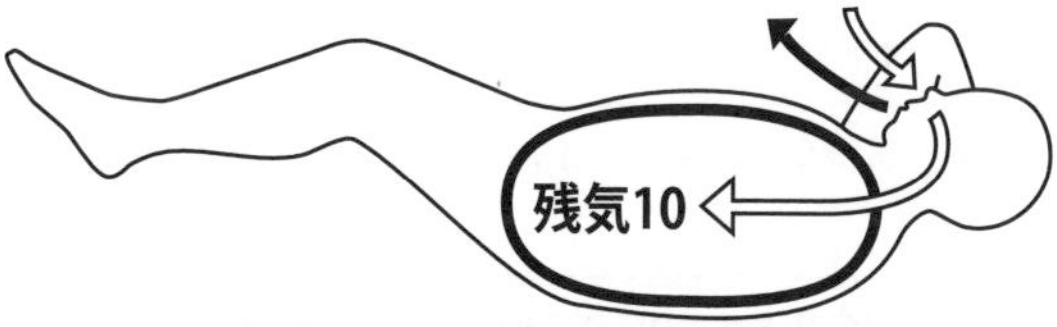

「ベース０」を繰り返しながら、胸・脇・腹・背中・腹・腰がどのように使われているかを観察する。めいっぱい息を吸った状態の「残気１０」まで吸息してから息を吐く。これを３呼吸行う。

③

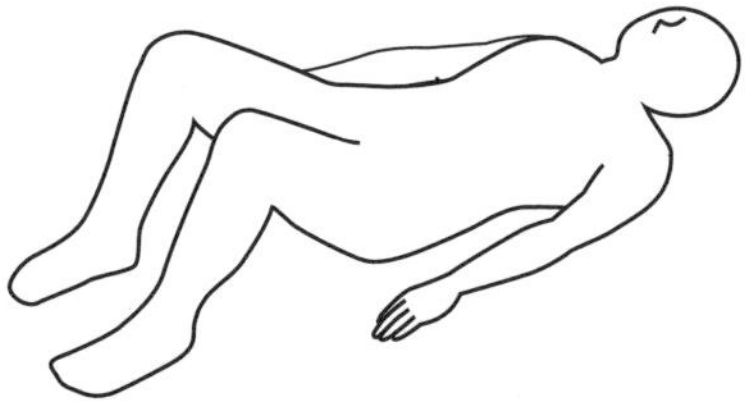

最後に仰向けになって「腰モゾ」「背モゾ」を行う。

横臥裏日本呼吸法　2.裏日本視察法

①

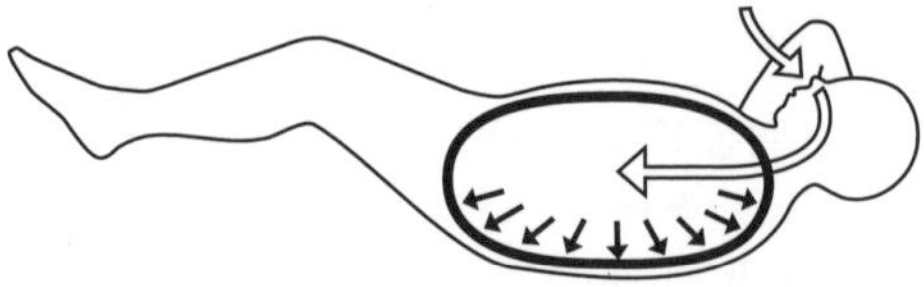

右下横臥位を取り、鼻吸主口呼息で背中と腰にめいっぱい息を吸い入れる。

②

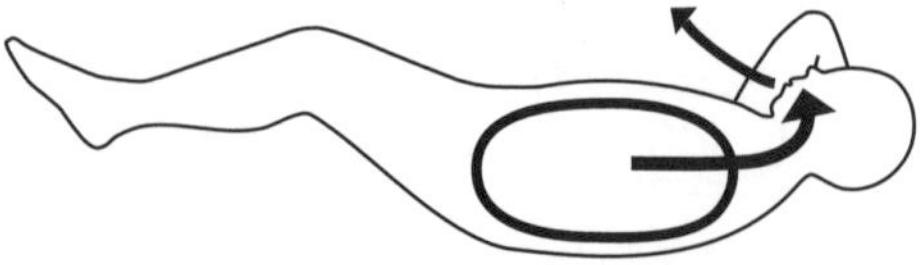

裏側全体に、これ以上は息が入らないと思うところまで息を吸ったら、ゆったりと息を吐く。これを３呼吸行う。最後は仰臥位で「腰モゾ」「背モゾ」を行う。（全日本俯瞰法の③を参照）

全方向均等軸呼吸で胸・脇・背中・腹・腰が広がっていくときのイメージ

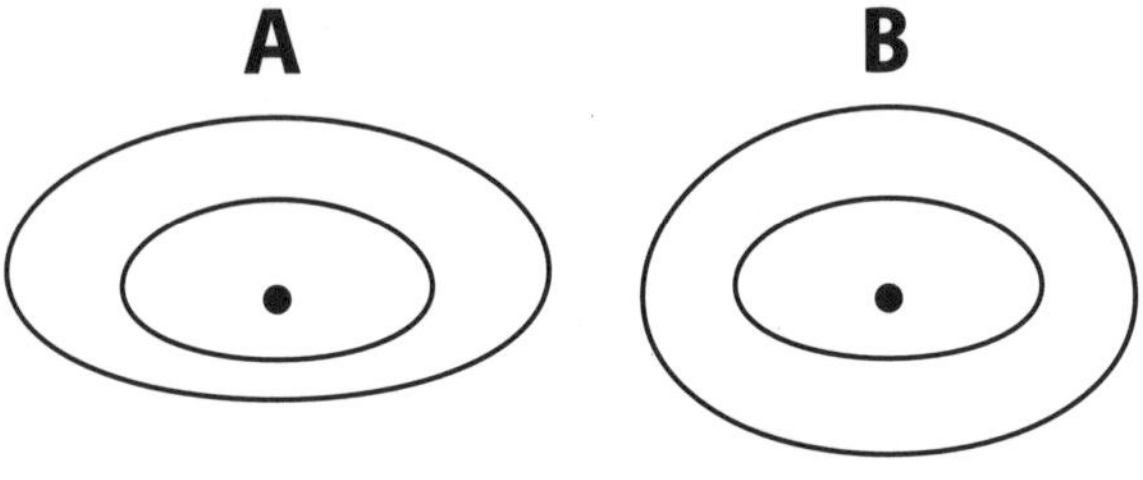

前は８割、一方後ろは１割しか発揮できない人が、前後ともに８割まで発揮できるようになった場合、増分の変化幅に着目すると、後ろの方が圧倒的に広がるように感じられる。

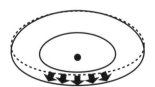

	前	（前増分）	後ろ	（後ろ増分）
元	5		3	
1割	5.5	(0.5)	3.3	(0.3)
3割	6.5	(1.5)	3.9	(0.9)
5割	7.5	(2.5)	4.5	(1.5)
8割	9	(4.0)	5.4	(2.4)
10割	10	(5.0)	6	(3.0)

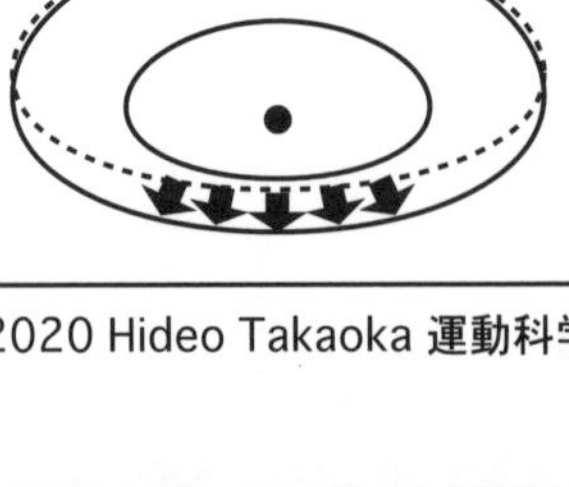

横臥裏日本呼吸法　3.裏日本探索法

①

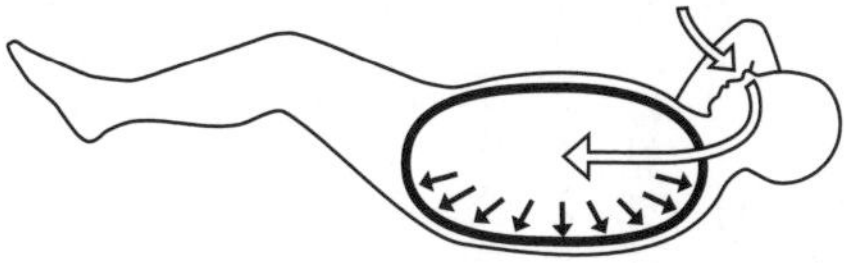

鼻吸主口呼息でさらに背中の息の入るところを探しながら背中に息を吸い入れる。“探す”ところが特徴。

②

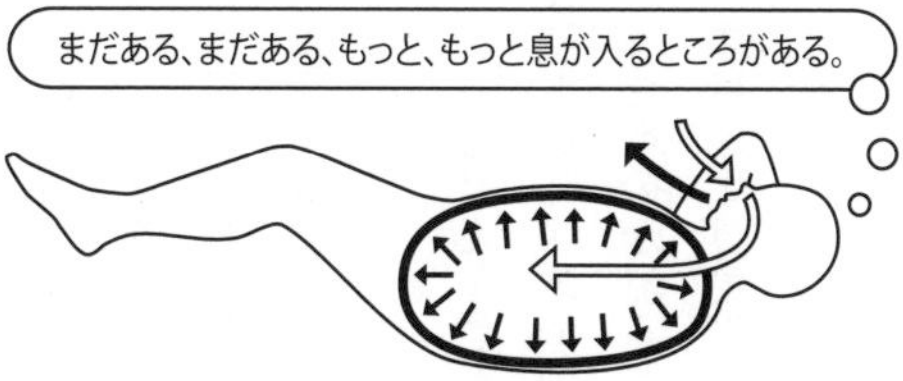
まだある、まだある、もっと、もっと息が入るところがある。

「まだある、まだある、もっと、もっと息が入るところがある」と探索しながら、これ以上は息が吸えないところまで息を吸ったら、ゆったりと息を吐く。これを３呼吸行う。回を重ねるごとに「もっと息の入るところ」をより多く見つけるつもりで徹底探索するように行う。最後は仰臥位で「腰モゾ」「背モゾ」を行う。（全日本俯瞰法の③を参照）

には固い骨がありますから、全方向に均等とはいえ、胸や腹の方が遥かに大きく広がると理解されているからです。

しかし、必ずしも前が後ろより遥かに大きく広がる、とは限りません。そこで、思い込みを払拭するために頭の体操をしてみましょう。

センター（第３軸）は、身体の前後の幅では前から８分の５の位置を通りますから、非常に単純化して、センターより前の身体の厚みを「5」、後ろの厚みを「3」とします。

呼吸の達人が最高のパフォーマンスを発揮してめいっぱい息を吸うとどうなりますか。前は10（つまり事前の数値＋５）、後ろは６（同じく＋３）です。

センターの理論からして、達人でも前より後の方が厚くなることはありません。しかし、そのことが「後ろは前のようには広がらない」という思い込みを招くのでしょう。

たとえば、皆さんの代表のＡさんがいるとします。Ａさんは、前は最大可能性の８割、一方後ろは1割しか発揮できない人です。これからＡさんが裏日本を旅して、後ろを８割まで発揮できるようになったとすると、そのＡさんが前も後ろも同じ8割まで息を吸うとどうなりますか。

増分の変化幅に着目すると、後ろの方が、圧倒的に広がるように感じるはずです。

③「裏《うら》日《に》本《ほん》探索法《たんさくほう》」

右下横臥位を取り、鼻吸主口呼息でさらに背中の息の入るところを探しながら背中に息を吸い入れます。〝探す〟ところが特徴です。「まだある、まだある、もっと、もっと息が入るところがある」と探索しながら、これ以上は息が吸えないところまで息を吸ったら、ゆったりと息を吐きます。これを3呼吸行います。回を重ねるごとに「もっと息の入るところ」をより多く見つけるつもりで徹底探索するように行ってください。最後は仰臥位で「腰モゾ」「背モゾ」です。

ないと思っていると見つかりません。これは、ゆるんで組織分化が進み意識の解像度＝察知する能力が上がると、それまでは見つけられなかったものが見えてくる、という意味です。一呼吸ごとに解像度を上げて、息の入るところを見つけ出していってください。

3 内入息のメカニズム

腰背部の根深い拘束や過緊張を取り除くには、吸息でいかに緩解できるかが鍵となります。外側の意識が強い人は、息を吸うときに、身体の表面を引っ張るような意識になっています。また、表面を前に押し出そうとする意識の強い人や、あるいは両者混合型の人もいます。これらは「外《がい》引息《いんそく》」と呼びますが、ラジオ体操に代表される深呼吸は典型的な「外引息」です。

外側の意識が強い人にとって、腕を使って胸を広げることに違和感はありません。しかし「外引息」であるかぎり、どのタイプも深呼吸をする度に背中や腰が縮まり、思いとは裏腹に胸郭全体を締めつけることになります。

ですから、内側から背中や腰が広がっていくように吸息します。内側から息が入っていくと、硬縮してくっつきあっていた身体の各パーツがどんどん分かれて広がって、全体に大きくなっていきます。これは「分割拡大」とも呼ばれる組織分化の一形態、「内入息《ないにゅうそく》」のメカニズムです。

「外引息」から「内入息」への転換を図る練習として、仰臥位で「息ゆる」を行います。これまでにもさまざまな形で取り組んできた「息ゆる」が、「外引息」になりにくいようにデザインされていることがよくわかると思います。

では、内入息のための「息ゆる」のリード・メッセージを紹介します。

外引息と内入息

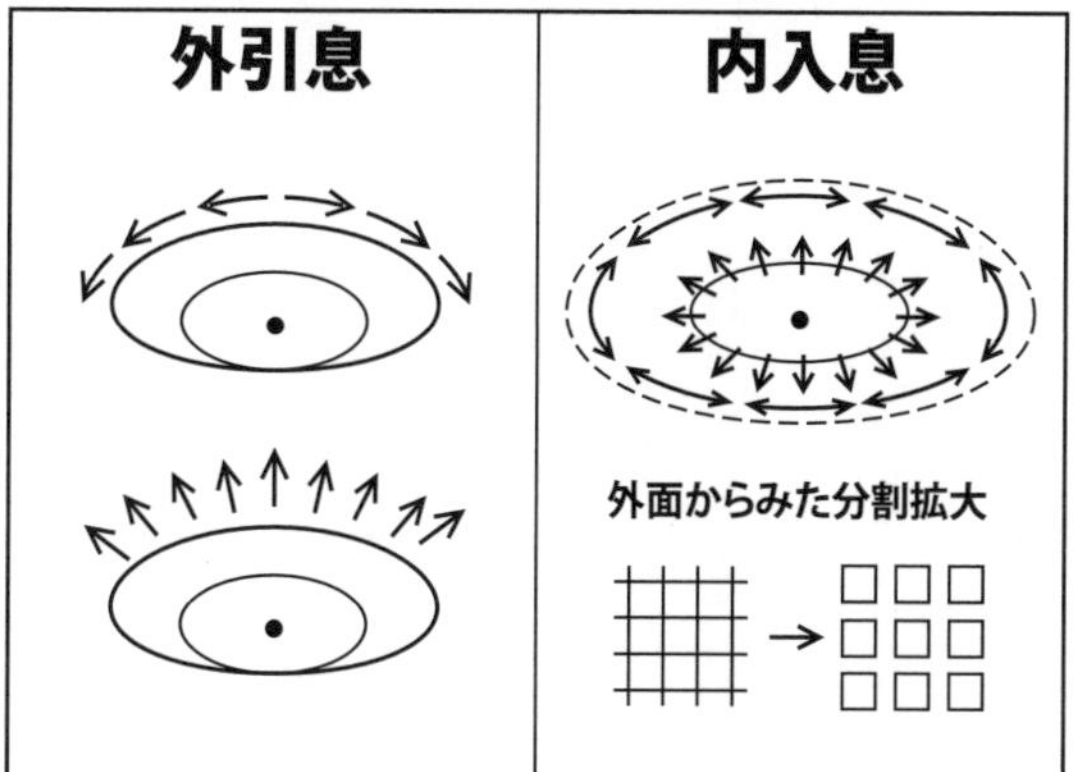

外側の意識が強い人は、息を吸うときに、身体の表面を引っ張るような意識になっている。また、表面を前に押し出そうとする意識の強い人や、あるいは両者混合型の人もいる。

内側から息が入っていくと、硬縮してくっつきあっていた身体の各パーツがどんどん分かれて広がって、全体に大きくなっていく。これは「分割拡大」とも呼ばれる組織分化の一形態、「内入息」のメカニズム。

●息ゆる「内入息転換法」
（仰臥《ぎょうが》・膝屈曲位《ひざくっきょくい》で玉芯・舌路を意識する）

身体が内側からパンパンになるように、気持ちよく吸い入れる。

身体の気持ちよく張ったところを感じて、そこが内側からとろけるようにとろけるように息を吐く。

胸が内側からパンパンになるように気持ちよく息を吸い入れ、

胸が内側から広がってくると、胸が内側からとろけるようにとろけるように息が出ていく。

下腹が内側からパンパンになるように、気持ちよく息を吸い入れ、

下腹が内側から広がってくると、下腹が内側からとろけるようにとろけるように息が出ていく。

背中が内側からパンパンになるように、気持ちよく息を吸い入れ、

背中が内側から広がってくると、背中が内側からとろけるようにとろけるように息が出ていく。

軽く背中をモゾモゾして、背中が広がっていく感じを味わう。

もう一度背中に息を吸い入れる。

さらに背中が内側からパンパンに広がってくると、さらに背中が内側からとろけるようにとろけるように息が出ていく。

軽く背中をモゾモゾして、さらに背中が広がっていく感じを味わう。

腰が内側からパンパンになるように、気持ちよく息を吸い入れ、

腰が内側から広がってくると、腰が内側からとろけるようにとろけるように息が出ていく。

軽く腰をモゾモゾして、腰が広がっていく感じを味わう。

もう一度腰に息を吸い入れる。

さらに腰が内側からパンパンに広がってくると、さらに腰が内側からとろけるようにとろけるように息が出ていく。

軽く背中と腰をモゾモゾして、さらに背中と腰が広がっていく感じを味わう。

仰臥位では、背中と腰は床に接しているためふくらみませんので、無理矢理に床に押しつけようとせず、背中や腰がペターッと床に気持ちよく広がるように行うのがコツです。

④「裏日本精査法《うらにほんせいさほう》」

横臥位はこれで最後です。背中側を意識して、肋骨と肋骨の間が十分に広がるように肋骨の一番上から息を吸い入れていきます。厳密に左右の肋骨を一本ずつ確認する必要はありません。

まずは「③ 裏日本探索法」を行ってください。腹筋をはじめ体幹前面の筋肉を入力しないよう触れチェックするなど留意して、横臥位を取り、鼻吸主口呼息で背中の息の入るところを探しながら、背中に息を吸い入れていきます。これ以上は息が吸えないところまで息を吸ったら、ゆったりと息を吐きます。これを3回繰り返します。回を重ねるごとに、背中の息の入るところをさらに見つけます。

そして肋骨の一番上から息を入れていきます。十分に入ったら2番目、3番目、4番目、十分に息を入れながら下へ、下へと、ダラーッとしたまま肋骨の一番下まで吸い入れていきます。肋骨の一番下まで到達しなくても、これ以上は息が吸えない状態まで息を吸ったら、そこでゆったりと息を吐きます。最後は仰臥位になり「腰モゾ」「背モゾ」(79ページ参照)を行います。上限は3回までとします。

吸息が完全に内入息に転換するまでは、長い吸息が苦し

横臥裏日本呼吸法　４. 裏日本精査法

①

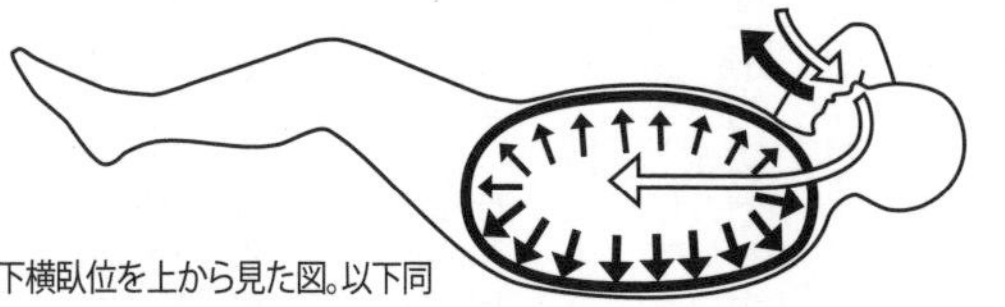

※右下横臥位を上から見た図。以下同

横臥位を取り、鼻吸主口呼息で背中の息の入るところを探しながら、背中に息を吸い入れていく。これ以上は息が吸えないところまで息を吸ったら、ゆったりと息を吐く。これを３回繰り返す。回を重ねるごとに、背中の息の入るところをさらに見つける。

②

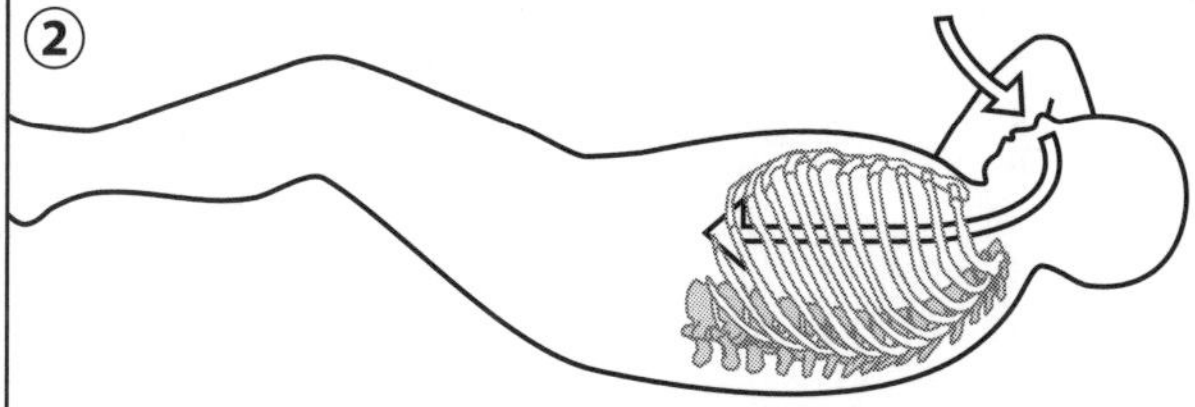

肋骨の一番上から息を入れていく。十分に入ったら２番目､3番目､４番目､十分に息を入れながら下へ､下へと、ダラーッとしたまま肋骨の一番下まで吸い入れていく。

③

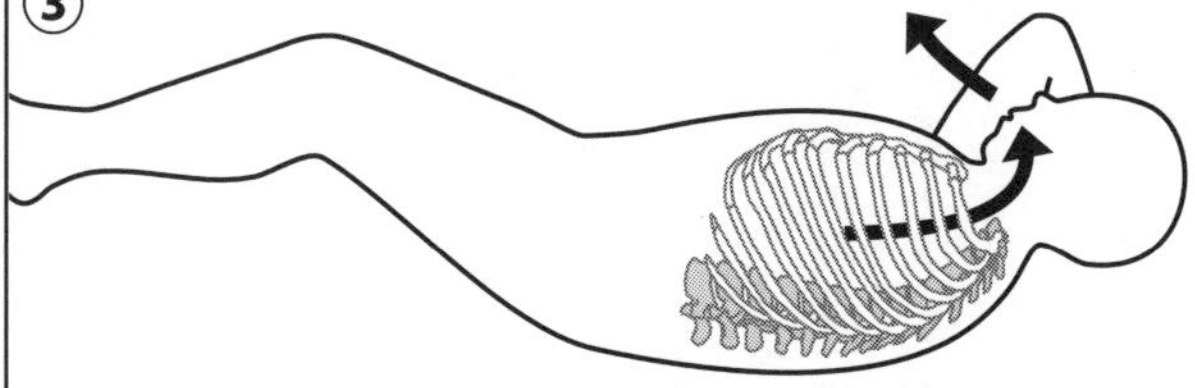

肋骨の一番下まで到達しなくても、これ以上は息が吸えない状態まで息を吸ったら、そこでゆったりと息を吐く。最後は仰臥位で「腰モゾ」「背モゾ」を行う。※上限は３回までとする。

く感じられるかもしれませんが、無理は禁物です。1回の吸息で一番下まで行くことが目的ではありません。あせらず、一段一段ていねいに、どの段も入れ残しのないように吸っていきます。

一番下まで行かれるようになっても、上限は3回までです。余裕で一番下まで行かれるようになったら、腰椎から仙骨までも、同じように息を吸い入れていきます。

本講は、組織分化の形態もひとつのテーマになっています。「内入息」特有のパーツがどんどん分かれて広がっていく分割拡大には、モゾモゾと身体を動かして解きほぐす揺動緩解《ようどうかんかい》による気持ちよさとは異なる妙味があります。

横臥位で右側を下にするのは、心臓への圧迫を避けるためですが、集中的にトレーニングをする場合は、1セット（3呼吸）ごとに左右を変えるとよいでしょう。その場合でも、左を下にする頻度は少なくします。長時間同じ姿勢を取ることは避けてください。身体への負担を避けるためにも、そしてメリハリを効かせたトレーニングをするためにも1セットは3呼吸までです。そして、最後には「内入息」による分割拡大が促されるように、「腰モゾ」「背モゾ」を行ってください。

「内入息」に転換できると、息が入れば入るほど気持ちよさが深まるので、いつまでも吸息による真の休息を続けていたくなります。特に大椎から胸椎上部は、首が据わるころから拘束が始まる部分で、私は「拘束背芯《こうそくはいしん》」と呼んでいます。赤ん坊に「拘束背芯」はありません。赤ん坊は腹式呼吸だと言われますが、それは誤解です。うつ伏せや横寝をして眠っている赤ん坊を観察すると、プワーッと縦にも、背方向にも広がり、まさに全方向に呼吸をしていることが分かります。

しかし寝たままでいるわけにはいきません。直立姿勢で全方向均等呼吸をすることがいかに難しいかを身をもって感じることが、今回の課題です。

●「裏日本旅行呼吸法　座位鍛錬法」

坐骨で立つ。センターが楽に気持ちよく立ち上がる。玉芯、舌路、鼻吸主口呼息で胸・脇・背中・腹・腰にゆったりと、めいっぱい息を吸い入れ、ゆったりと息を吐く。

いつも行っている「ベース0」です。座位で、胸・脇・背中・腹・腰がどのように使われているかを観察します。横臥を行ったあとの「ベース0」に変化はあったでしょうか。

「坐骨で立つ、センターが楽に気持ちよく立ち上がる」

裏日本旅行呼吸法　座位鍛錬法

①	②
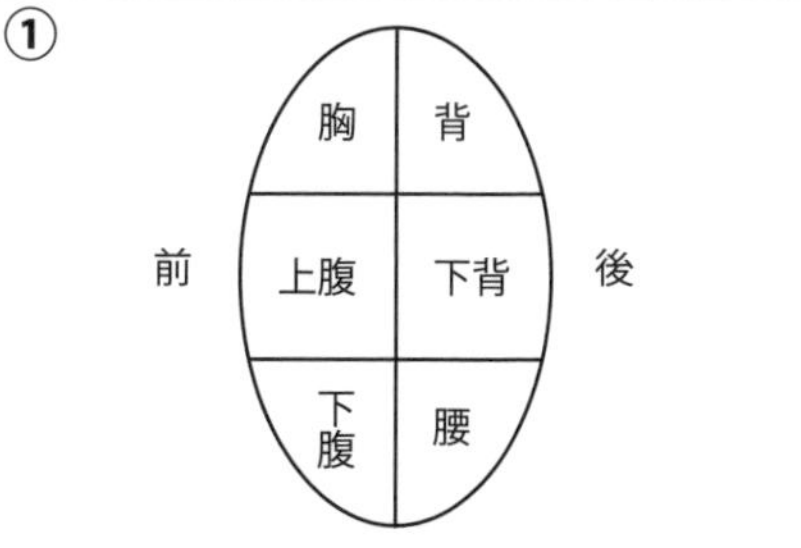 体幹部を横から見た時のモデル図	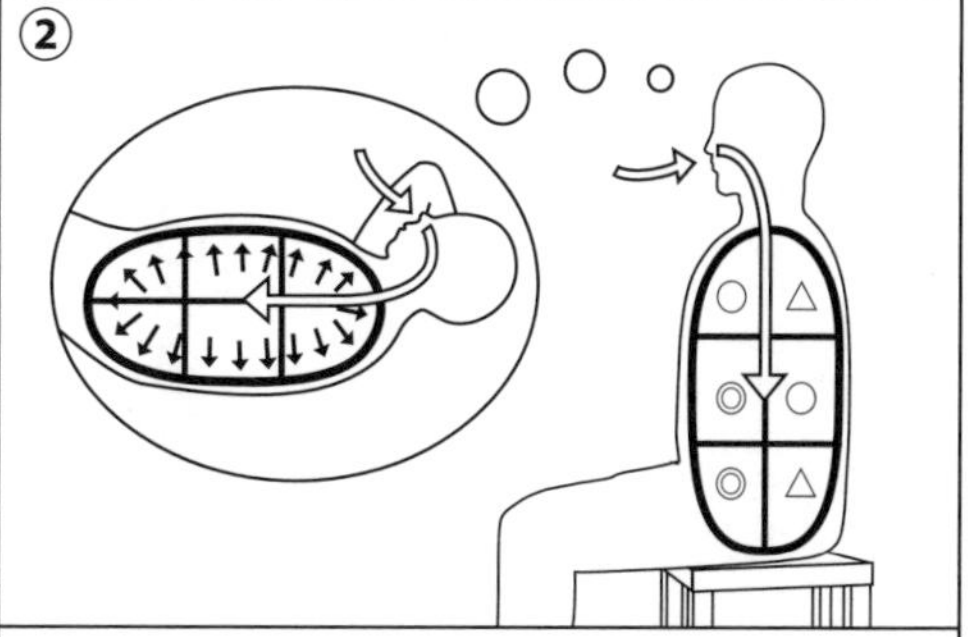
体幹部を胸・背・上腹・下背・下腹・腰と６つに分ける。胸は鎖骨の下から胸骨の下端までの高さ、背は胸の真裏、上腹は胸骨の下端からヘソまでの高さ、下背は上腹の真裏、下腹はヘソから恥骨結合までの高さ、腰は下腹の真裏。脇（体側）は脇におく。	そして６箇所各部について、横臥位、座位におけるパフォーマンスを比較する。横臥位より座位の方が広がる、広がりやすくなったという場合は◎、横臥位と座位が同じくらいであれば○、座位の方が広がらない、広がりにくい場合は△。座位の全方向均等呼吸が、裏日本呼吸法のトレーニングを始める前と比べて広がりにくくなったという場合は ×。

が本物になっていくのは、これからです。

まず、体幹部を胸・背・上腹・下背・下腹・腰と6つに分けます。胸は鎖骨の下から胸骨の下端までの高さ、背は胸の真裏、上腹は胸骨の下端からヘソまでの高さ、下背は上腹の真裏、下腹はヘソから恥骨結合までの高さ、腰は下腹の真裏です。脇（体側）は脇においておきます。

そして6箇所各部について、横臥位と座位におけるパフォーマンスを比較します。横臥位より座位の方が広がる、広がりやすくなったという場合は◎、横臥位と座位が同じくらいであれば○、座位の方が広がらない、広がりにくい場合は△です。

身体を起こした方が難しいわけですから、△が普通です。○でもかなりの健闘です。◎はまず初級ではあり得ないほどのパフォーマンスです。トレーニングの質を高めて、総合的に○が増えていくようにします。

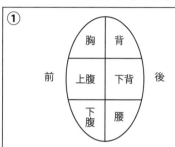

座位の全方向均等軸呼吸が、裏日本呼吸法のトレーニングを始める前と比べて広がりにくくなったという場合は×です。取り組み方に問題があったということですので、見直しが必要です。

さて、リードでは「胸・脇・背中・腹・腰」と順番に言わざるを得ませんが、立位でセンターを中心に一斉に広がることを課題とします。6割目まで吸っても、7割目まで吸っても、筒は太くなりながらも筒の形状は保ったまま、胸・脇・背中・腹・腰が一斉に広がります。

先ほど、最終的には腰まで広げていくとお話ししましたが、私は立位でも、腹も腰も均等に広がります。普通の人は、このように分割拡大していったら立てないのではないかと思われるかもしれませんが、危なげにどうにかこうにか立っているどころか、ますますセンターが屹立します。だからこそ「あり得ない」と思われるほどの高度なパフォーマンスが可能になるのです。

4 呼吸の達人の必須要件

本書で学ばれている方に、ぜひとももうひとつだけ、トレーニングに加えていただきたいメソッド「脳幹《のうかん》モゾ」を紹介します。

背もたれのしっかりした、安定した椅子あるいはソファなどを使います。背もたれがグラグラするような椅子や、キャスター付きの椅子は使えません。

後頭部と首の境目に「盆《ぼん》の窪《くぼ》」と呼ばれるくぼみがあります。まず、後頭部に手を当てて、盆の窪を丁寧に確認します。そしてお尻を前にずらしていき、座る位置を調整しながら正確に盆の窪を背もたれの上に乗せます。正確に乗せられれば、乗せただけで気持ちがよいと思います。

脳疲労が溜まっている人ほど痛いはずです。その場合は、タオルを首の下に敷くか、ソファのような厚みのある背もたれに、首全体を預けます。盆の窪は、小脳や脳幹が非常に近いので、この姿勢を取ることで、刺激が伝わりやすくなります。

頭と首の重さを背もたれに預けるようにしてダラーッと一呼吸します。そして「モゾモゾ」とつぶやきながら、わずかに1センチくらいの幅で、首を左右にゆっくりと動かします。非常にデリケートな部分ですから、大きく、激しく動かすと首の骨や筋肉を痛めます。自分の状態をよく感じながら、気持ちのよい範囲で行ってください。これは、バスタブの縁でもできます。ただし、気持ちがよいあまりに湯あたりするほど長時間したり、そのまま寝てしまったりしないように、1分以内で止めるなど、気をつけてください。

「脳幹モゾ」

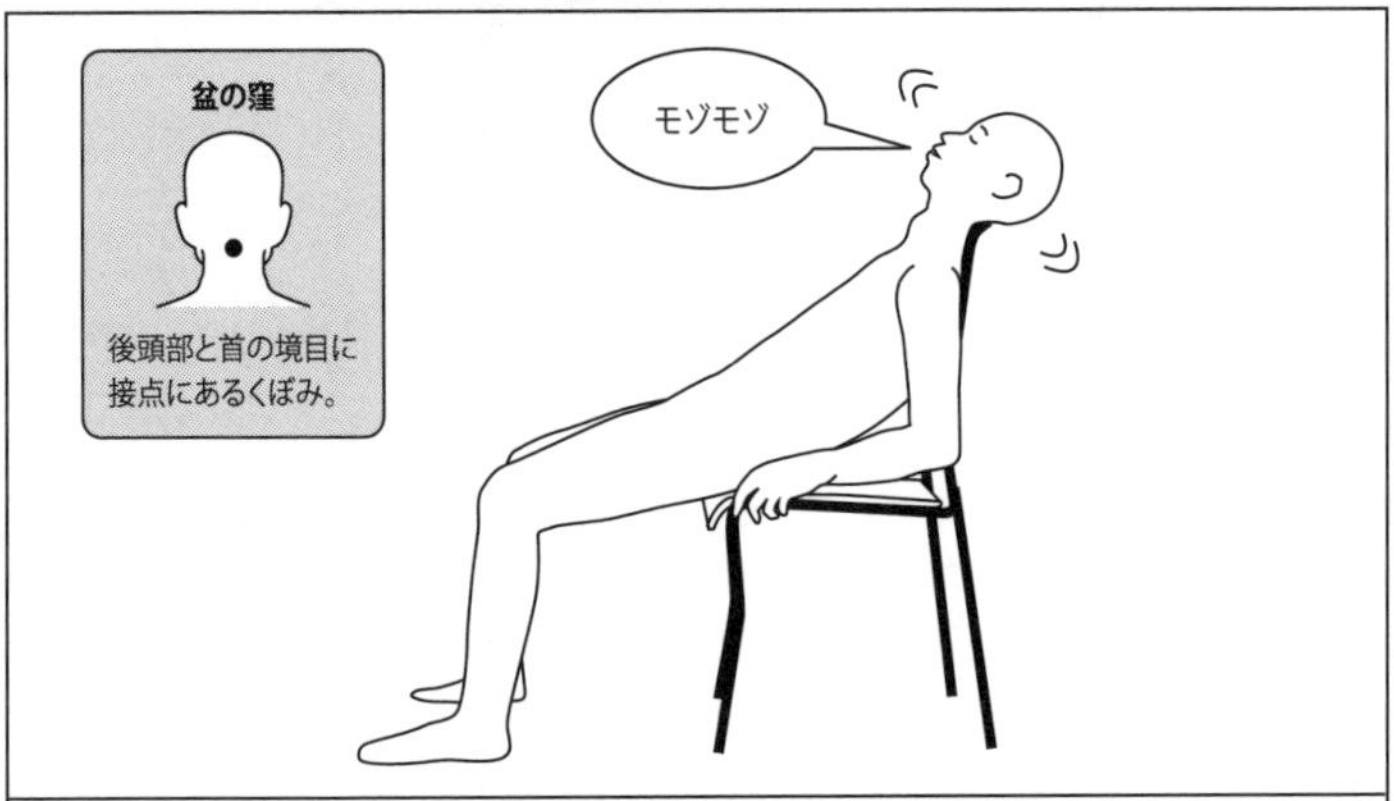

背もたれのしっかりした、安定した椅子あるいはソファなどを使う。

後頭部に手を当てて、盆の窪を確認する。そしてお尻を前後にずらして、座る位置を調整しながら盆の窪を背もたれの上に正確に乗せる。頭と首の重さを背もたれに預けるようにしてダラーッと一呼吸する。そして「モゾモゾ」とつぶやきながら、わずかに１センチくらいの幅で、首を左右にゆっくりと動かす。非常にデリケートな部分で、大きく、激しく動かすと首を痛める恐れがあるので、自分の状態をよく感じながら、気持ちのよい範囲で行うこと。

5　上達しつづけるために

今でこそ「脳疲労」という言葉をよく見聞きするようになりましたが、「脳疲労」という概念は、私が専門的につくった概念です。

この超ローコスト・超ハイリターン、体操ともいえない体操でありながら、たいそう効果のある「脳幹モゾ」で脳疲労が解消されると、やがて「あり得ないくらい今日は冴えている」という状態が訪れます。実は、そのときのパフォーマンスこそが、本来誰にとっても基準となるべき能力なのです。「今日の自分はどうかしている」と思えるほどのハイパフォーマンスがいくらでも再現できるようになると、あり得ないこともあり得ないことではなくなります。つまりベースラインそのものが上がるので、ピークパフォーマンスも上がり、天井知らずに上達を続けることができるのです。

コストをかけることを厭《いと》わない方は「脳幹モゾ」が十分に効いた自覚のある時に、再び座位鍛錬法を行い、パフォーマンスを確認してみるのもよいでしょう。

「なぜ呼吸をするのか」と問う人はいません。しかし、「なぜ呼吸法をするのか」という問いは、つねに存在します。呼吸法は、呼吸を改善したいという思いがあって取り組むものですから、上達を阻む要因を取り除くことも、研究開発者としての私の疎《おろそ》かにできない使命のひとつです。

この「脳幹モゾ」メソッドを知ってはいたけれども、これまであまり実践していなかった人は、ぜひ今日から毎日、呼吸法のトレーニングに加えてください。

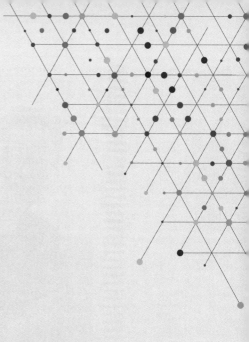

特別座談会

Part 2

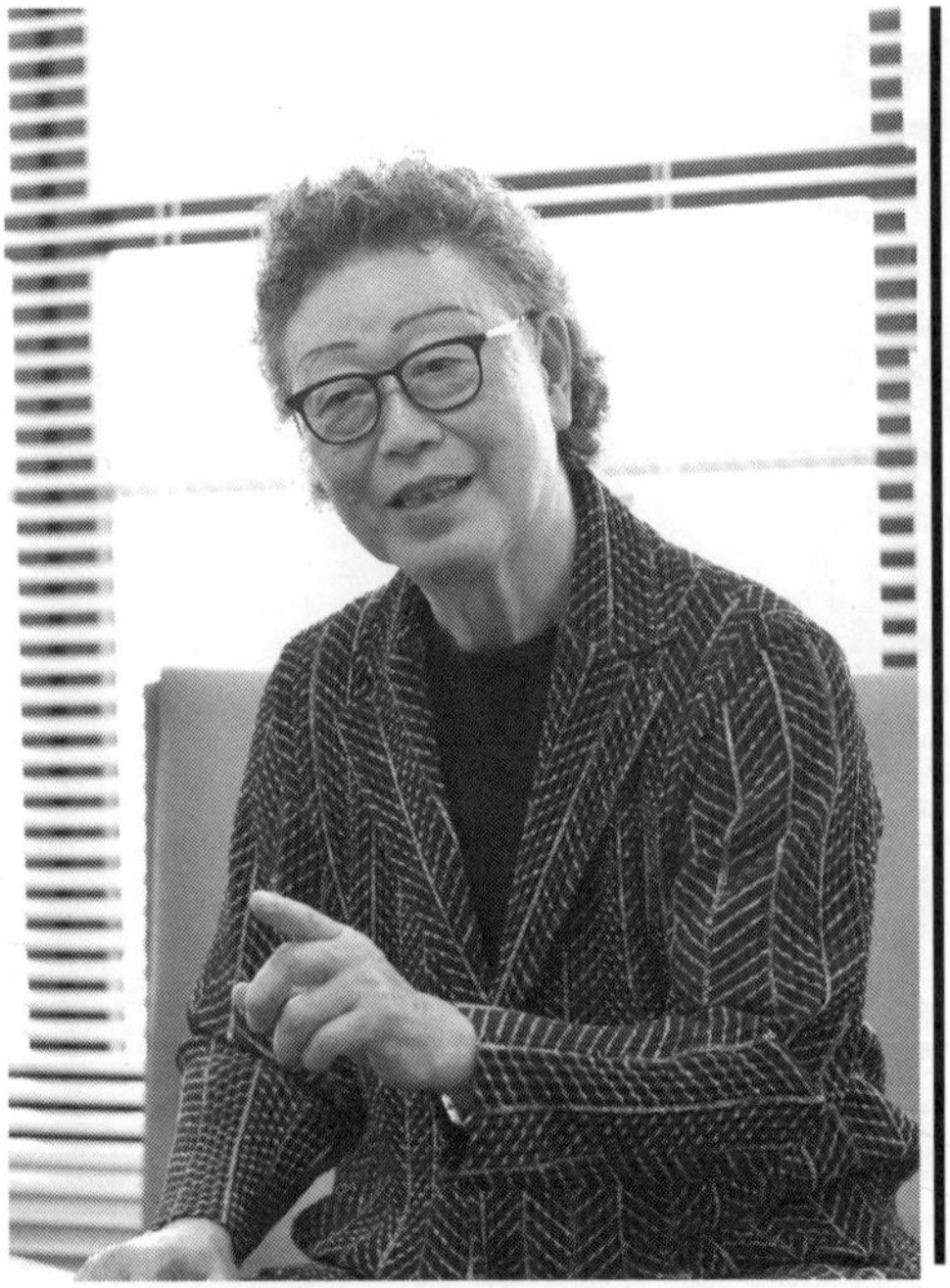

著者

1　実際の講座で取り組んでわかったこと

今日は『呼吸五輪書』（以下「本書」）で総合呼吸法を学ぶ読者のために、座談会Part1（195～203ページ参照）と同様、皆さんが上級徹習会《じょうきゅうてつしゅうかい》（略称「上徹《じょうてつ》」）で何年も取り組んできてわかってきたことを中心に話を進められれば、と思っています。たくさんあるメソッドの中で、君たちが日頃取り組んでいるものや、仕事や家庭などで呼吸法がこんなふうに役立っています、といった話を聞かせてください。

徳田　本書の内容は、今の自分にこそ役に立つと思っています。仮に、第一・第二教程を中級まで終えて、初めて第三教程に進んだころの自分が読んだとして、きちんと読み取れるかどうかは疑問です。ピアースを習い始めのころは、「とりあえず背骨とセンターを維持し続けて座っていく」という程度の理解でしたから。それでも僕の場合は、師範がいつも目の前にいて、ズルズルッと椎骨の間が開いていくのを目の当たりにしているので、これはできるはずだと思いながら取り組んでいました。

河本　私の場合、刺通緩解《しつうかんかい》を始める前の立位に比べ、刺通緩解後の坐骨で立ったときの方が背骨が縮んでいる、とい

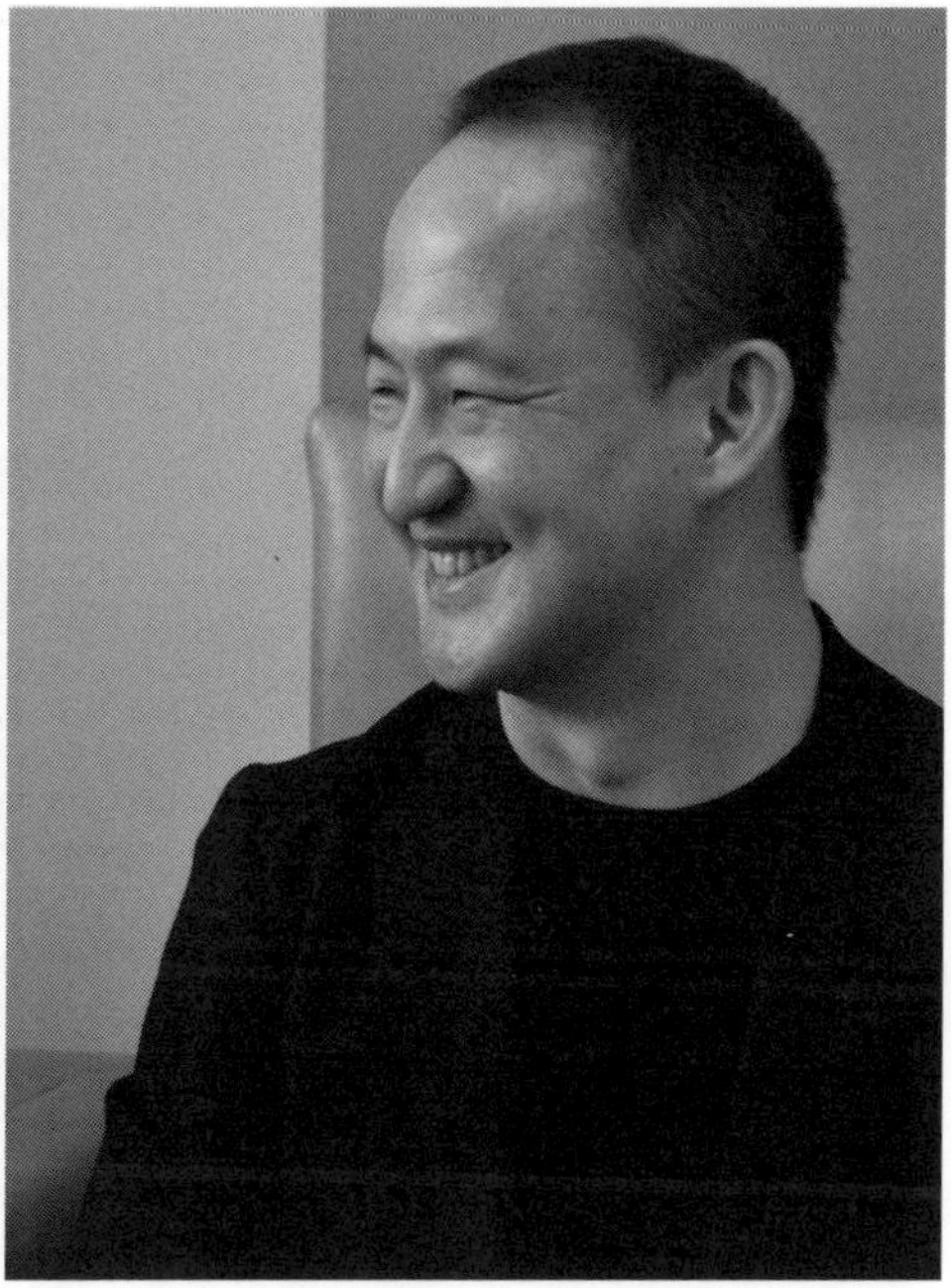

河本一郎《こうもといちろう》さん

う状態が長く続きました。本書の内容を忠実に行うことができれば、それをしない場合に比べて、椎間板の縮まる幅は確実に少なくなると思います。

長谷川　私は、入門前に高岡先生のいろいろな書籍を読んでいて、「読んだだけではわからない！」と思って入門しました。自分なりにやっていたころは、どれくらいできているのか、ということすらも自分のイメージになってしまい、本だけで学ぶことに限界を感じていたのです。

徳田　そうなんです。特にピアースは、あの二人組によるチェックなくして上達は難しいと思います。主観とのズレを毎回指摘してもらうことで、ピアース自体の能力はもちろん、自分の自己観察能力も養われるからです。

長谷川　私たちの上達ぶりに合わせてご指導いただけるのが、実際の講座の良いところだと思います。

2　ピアースをなぜ第三教程の最初にもってきたのか

高岡　ここで第三教程の最初にピアースを位置づけた経緯を二つ、お話ししておきます。

まず、総合呼吸法の体系の根幹に据えている論理構造は、人類の呼吸法だということです。そこにつながってきたも

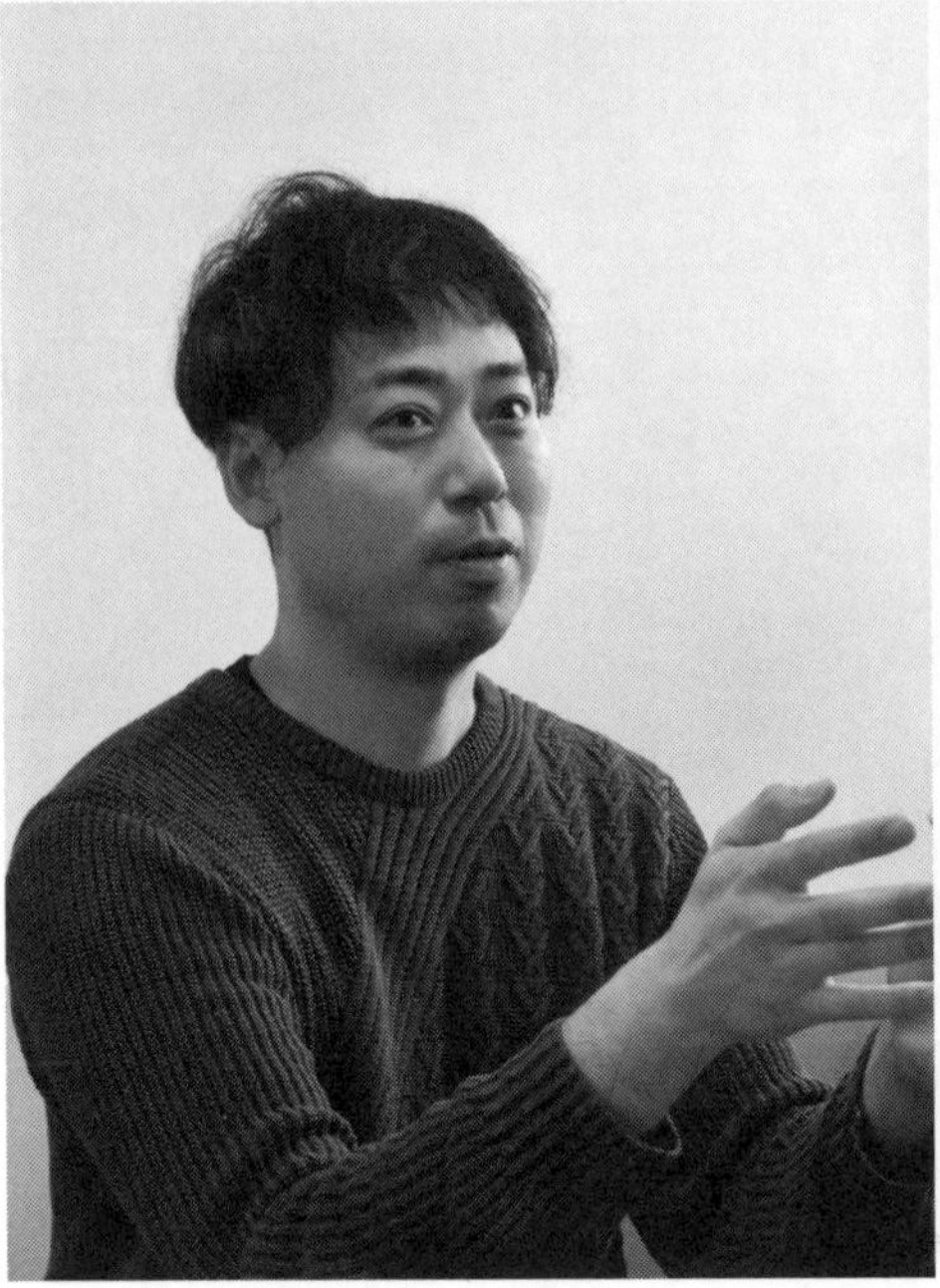

徳田進也《とくだしんや》さん

のが、四足動物や魚類の呼吸の運動構造です。脊椎動物の基本的な運動構造は、魚類の時代に完成しているのです。そして運動の進化という観点から、これが人間の理想的な呼吸法となるであろうという確信を持ちながら総合呼吸法を作ってきたわけですが、人間としての究極の呼吸法に到達するには、どうしても刺通緩解法が必要という結論に至ったのです。

　したがって刺通緩解法には、数ある術技の一つとして、直接的な効果を狙う以上の意味があり、それは何かというと、身体意識が幻想やイメージではない「実体《じったい》把捉《はそく》」を伴ったものとなっていくために必要なプロセスを学ぶための手法である、ということです。

　もう一つは「軸周呼吸《じくしゅうこきゅう》」という呼吸の運動構造についてです。全方向均等軸構造《ぜんほうこうきんとうじくこうぞう》の呼吸法は、初級の第一教程第1講座からの根本かつ共通課題なのですが、その中でも上徹の「軸周呼吸」は、「軸呼吸」の代表的な鍛錬法です。総合呼吸法では、どのメソッドもセンターの形成を促す要素を含んでいますが、「軸呼吸」のための本格的な軸の形成となると、刺通緩解を使わないと極めて困難なのです。そこで、第三教程の頭に刺通緩解法を入れたわけです。

　上徹もかれこれ10何年、刺通緩解だけはずっと続けてき

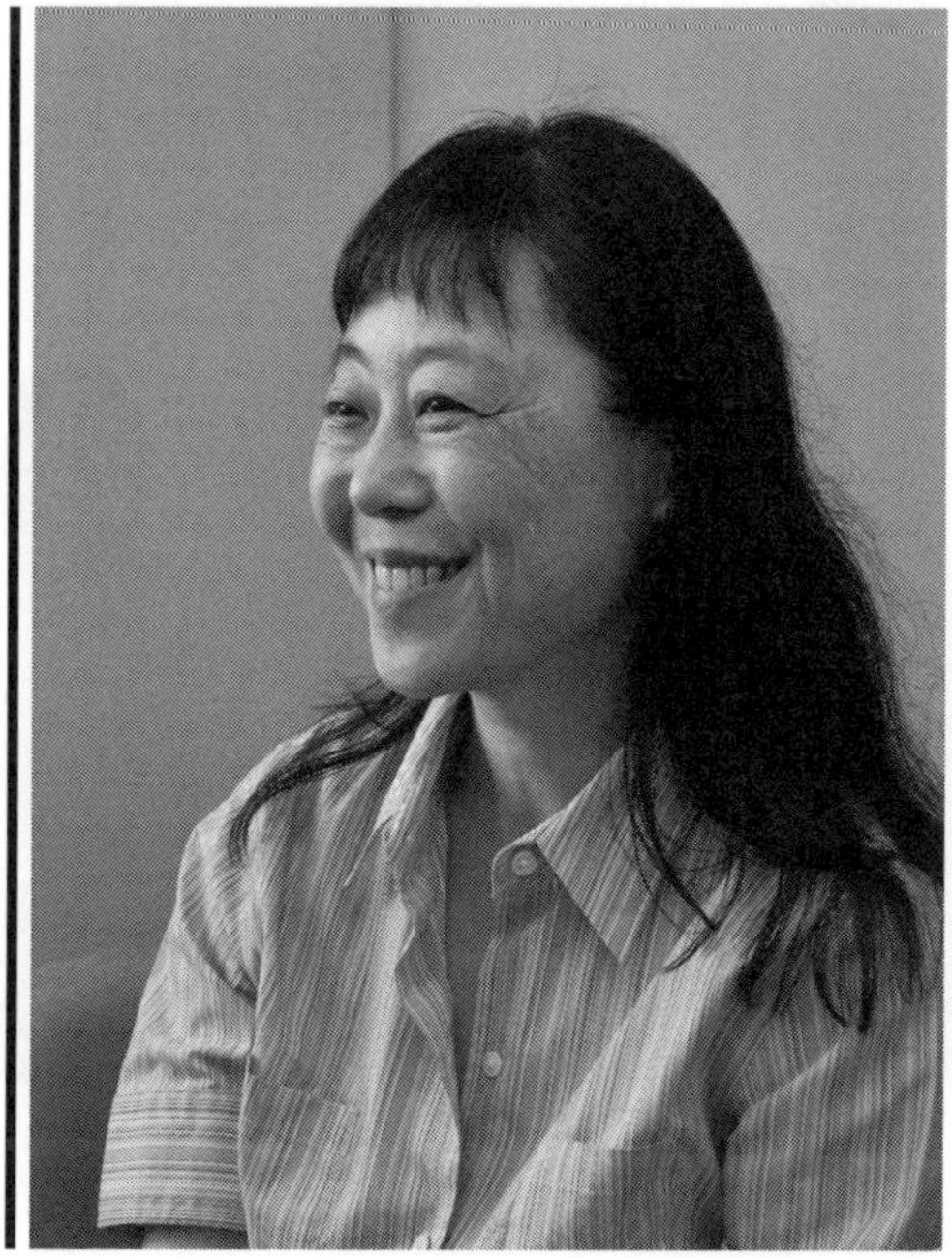

長谷川《はせがわ》尚美《なおみ》さん

て、「実体把捉感」からさらに「実体把捉」へと進化してきました。つまり、自分の背骨を前から手で触ることはできないのですが、椎骨一つひとつの境目まで、精巧な骨格模型を手で触るように感じ取れるようになってきたわけです。

徳田　ピアースをしてから軸周揺解法《じくしゅうようかいほう》をすると、センターは屹立したまま、背骨も含めた周りが前後左右に動くので、背骨とセンターはあきらかに違うことがわかります。

河本　「実体把捉感」を伴わないセンター周りのゆる、軸周揺解法は、自分の癖と幻想によってつくられたイメージで出来上がったものなんですよね。

高岡　全方向均等呼吸法は、そもそも全方向均等軸呼吸法です。センターも、全方向均等呼吸も、総合呼吸法の根幹をなすものだから、第一教程第1講座「基礎呼吸法・ベース」で真っ先に教えているのです。つまり総合呼吸法を学ぶ人は、事の第一歩から全ての過程において「はたして自分の軸はどうなっているのか？」という設問に出会い続けることになるわけです。これは人類史上の他の呼吸法には、まったく見られない体系です。

長谷川　上徹で本格的にピアースに取り組むようになってから、ベースが本当に大事だと思えるようになりました。今はごく自然にピアースから、坐骨モゾ、軸周揺解法をし

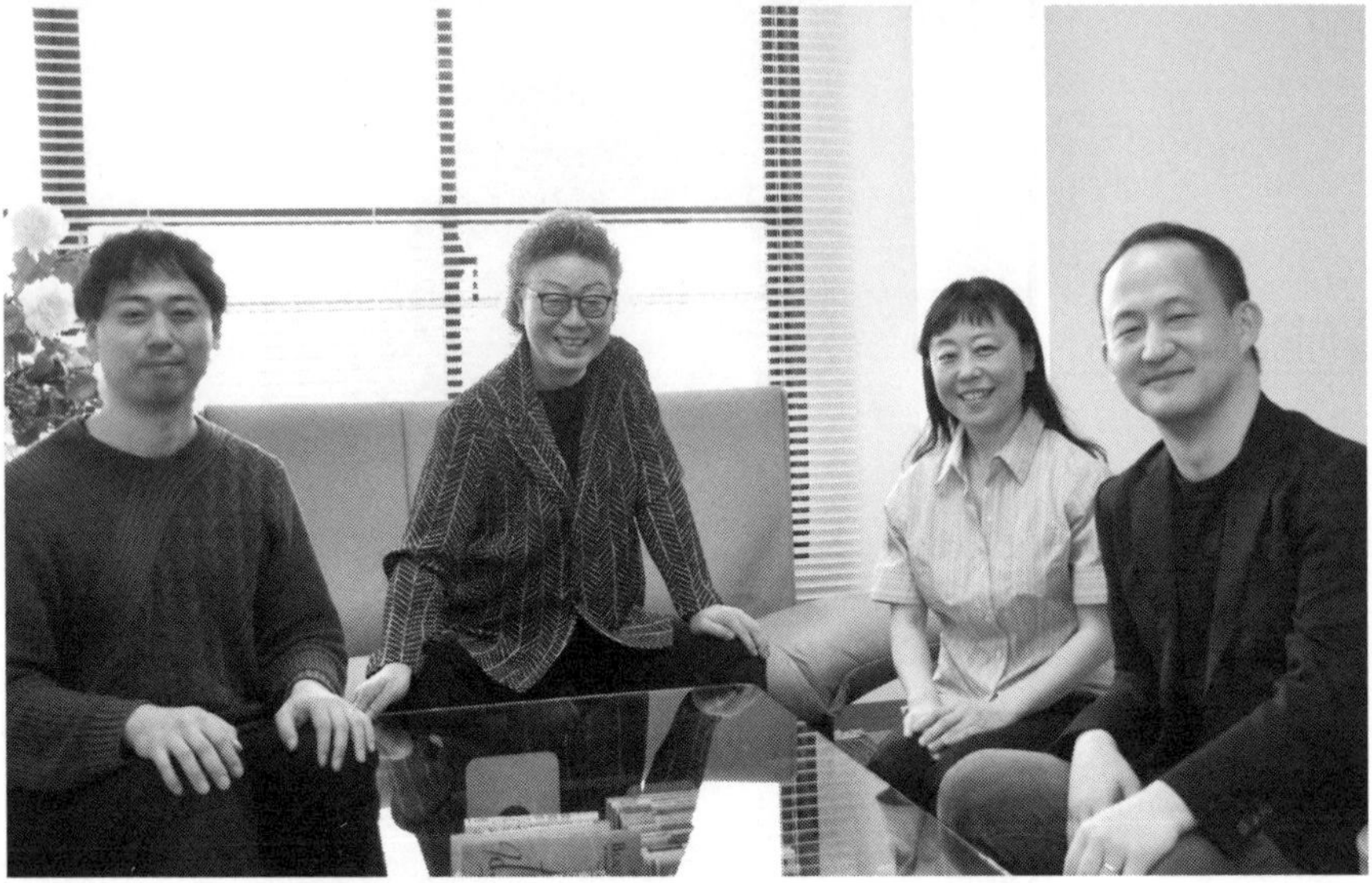

てからベースを行いますが、そこまでにどれだけいい状態になっていられるかが勝負ですね。

徳田　ピアースで背骨の前にセンターが通ると、そのセンターを中心に全方向に均等に呼吸ができていることがハッキリと感じられます。だから背骨付近で均等呼吸を妨げているのを感じたら、少し前に戻って軸周揺解法をするというように、そのプロセスを通じてどんどん深く快適になっていくので、モチベーションも高まるんです。

3　呼吸法の可能性

高岡　世界には歴史上数え切れないほどの呼吸法がありますが、総合呼吸法ほど軸＝センターの論理構造に重きを置き、かつ深い内容を持つものは、私が知る限り、他には一つもありません。一方で、軸＝センターを真っ向から否定する呼吸法もない。それはどういうことかというと、そこがブラックボックスになっていて、呼吸法を唱導する人の多くが最重要事を見落としていることに、気づいていないのです。だからその呼吸法で成功できるのは、もともと軸の才能に優れた人に限られてくるのです。

私はそれらを十分に考慮した上で、呼吸法の体系を作りあげていますから、第三教程のはじめにピアースを置き、最後は「裏日本呼吸法・リア」で締めくくりました。裏日本呼吸法は、軸を中心原理とした全方向均等軸呼吸の最たるものです。身体運動が高度になればなるほど、軸呼吸が要求されるのです。

河本　「精神力強化呼吸法・ストレングス」で習った「タイム」ですが、知識も必要だとおっしゃられていたことが、深く納得できました。教養が大事だということに異を唱える人はいないと思いますが、下手をすると、雑学が増えただけになってしまうことも往々にしてあると思います。

知識が教養、つまり血肉となるためには、呼吸法でいうならば、広い意味でのセンターと、タイムで鍛える精神力が鍵になると思います。おかげさまでタイムを勉強や仕事に活用するようになりました。

高岡　タイムでは、自分自身の1分、1時間、1ヶ月、1年、一生を一呼吸で感じられるように呼吸することから始めます。河本君はそれを会社、さらにはビジネスといった抽象的な空間にまで広げたわけですが、何より仕事に関する具体的な知識が豊富だからできることですよね。国の、人類の、地球の、宇宙の一生と、より長い時間、空間の意識を広げていくには、それ相応の知識が必要といったのはそういう意味なのです。真に教養のある人は、何か問題が生じたときに、単なる思いつきではなく、直観的に大局的な視点で解決の糸口を発見するものだからです。

潜在意識の中で呼吸意識が、事象と時間を一体にした関係性として重層化していったものを「時間意識」と呼ぶのですが、時間意識が発達してくると、例えばダ・ヴィンチや北斎や家康や宮本武蔵が、「いつもそばにいる」と思えるくらい身近な存在となります。生きとし生ける、生々しい存在として、僕らと同じように呼吸をして、それまでの歴史の影響を受けながら現実の真《ま》っ只中《ただなか》に生きつつ、未来に対し強力な働きかけをし得た人たちだったことがわかるのです。

呼吸意識で重層化した時間が持てるようになると、より豊かに人生を過ごすことができます。どんな小さな選択も、より大きなものとの関係性において行われることになるからです。そうした重層化した時間意識を培って欲しいという思いがあって、数ある「ストレングス」の中でも「タイム」を取り上げることにしたのです。

徳田　今、上徹では「運動制御呼吸法・モーション」から「肺膜呼吸法《はいまくこきゅうほう》・メンブラン」につなげていく取り組みをしていますが、面白いのは、自分の身体を含めた広い空間の中で、身体の中の呼吸がより細かく感じられるようになったことです。

高岡　空間的な意味においても呼吸意識は重要だということがわかるでしょう。身体も広がったり狭まったりするし、息も入ったり出たり、無限の空間とつながることができるんですよ。

徳田　その状態で自分の呼吸を観察すると、軸の周りにある組織、骨や筋肉とか内臓というレベルよりもっと細かい組織が、それぞれの位置するところから同時に広がっていくのが感じられて、「全方向均等軸呼吸って、こういうことなんだ」と思ったんです。

高岡　そこに到達してもらいたくて指導しているんです。全方向均等軸呼吸はビッグバンのようなものだと思ってください。宇宙空間に存在する物質すべてが互いに遠ざかっていくように、身体の細かいパーツすべてが互いに遠ざかっていく。組織分化が進むほど、より細かいパーツは、宇宙という身体に広がっていく。宇宙空間の物質すべてが遠ざかっていくところはまさに理想の呼吸と一緒です。そして呼吸も宇宙もすべてのパーツが再び近づいてくるわけです。

4　小さなことに喜びを感じられるように

河本　日常において、妻と喧嘩をすることがあるんです。それもあってタイムを実践しているのですが、長い時間の中で妻と自分との関係を見つめ直してみると、喧嘩が別の観点から見えるようになって、仲直りをするアイディアがわいてくるんです。

高岡　一呼吸で自分の1分、1時間から始めて一生を感じ、他の誰かの一生、そして国の一生、人類の一生、宇宙の一生を感じていくと、小さいと思われることも、大きなものとの関係の中で重層的にとらえられるから、精神的な深く豊かな強さが培われるんですよ。

夫婦の緊迫関係も歴史的に見れば「いやあ、小さい話だな」とも思えますが、「今、ここで懸案となっていることが、彼女（彼）にはこんなふうに見えているのか」ということがわかるのは、本人にとっては良い発見でしょう。そして、その発見は人生において決して小さなことではないのです。

総合呼吸法で正しくトレーニングを積み重ねていけば、誰でも一見小さいと思われることにもいくらでも喜びが感じられる、ということをぜひ知っていただければ嬉しく思います。

第5章

空の巻

呼吸の〝頂上〟4つの呼吸法

1 全身体内溶緩通軸呼吸法《ぜんしんたいないようかんつうじくこきゅうほう》

第一段階

この「空の巻」で紹介する最初のメソッドは、頂上的呼吸法へ向かうための第一階梯、「息ゆる」と「一面手法《いちめんしゅほう》」を統合的に深化させ地芯～天芯《てんしん》を通軸する「全身体内溶緩通軸呼吸法」です。

それでは早速はじめていきましょう。

まず椅子を用意して、そこに「坐骨で立つ」という意識で座ります。そして呼吸法「ベース」のなかの「自然呼吸法」に概ね準じて行なってください。

そして第三教程第16講座「インターナル」所収の「息ハートロトロ体操」「息スーハートロトロ体操」を各々3巡ずつ、充分に溶解が深まるように行います。

第二段階

ここから第二段階に入っていきます。

まず美しいシルバーの地芯を想像してください。美しいシルバーの地芯上空6000キロです。

そこで椅子に座って、「坐骨モゾ」をやってください（47ページを参照）。座面からわずか5ミリの高さまでの坐骨を意識します。それ以上の高さまでは決して意識しないでください。

親指と人差し指で5ミリの間隔を確認してみましょう。非常に狭い間隔です。その指を座面付近まで持っていきます。そこで座面から5ミリの高さを想像するのです。そしてその坐骨を、前後、左右、斜めに動かし、あるいは縦＝上下の方向への動きも加えながら、坐骨の位置を探していきます。探して、探して、探していきます。この作業を精妙に行なうことが重要です。

すでにお分かりになっているとおり、「全身体内溶緩通軸呼吸法」は、このように精妙かつ組織的、計画的に戦うようにできているのです。自分の脳と身体に存在している、出来上がっている、いわゆる身体を、あるいは脳を呼吸法の観点から見たときに拘束してやまない、癖、悪しき習慣、禅でいえば「後来習態《こらいしゅうたい》」（生まれてから今日まで知らず知らずに身についた癖）といったものと向かい合って、それを一気に解消・改善していく方法が、この「全身体内溶緩通軸呼吸法」になっているわけです。それをさらに深めていくのに、「坐骨モゾ」は高度に行なわなければならないのです。

ただし、下から上に積み上げていくことはここでは行いません。その代わりに、両手を前に出してください。「坐骨モゾ」をさりげなくしながら、手と手を摺《す》り合わせて、「気持ちよく」「気持ちよく」とまず手のひら同士を摺り合わせます。右手と左手がクロスするように摺り合わせるのがポイントです。

左手が下の場合は、右手を上にしてクロスさせます。そして摺り合わせて、少し楕円に回転するような動きも入れてかまいません。

気持ちよく、気持ちよく摺り合わせて、本当にいい気持ちになるようにやりましょう。気持ちよく摺り合わせて、解きほぐれてきたら、右手と左手の上下をひっくり返します。

今度は右手が下、左手が上で摺り合わせ、「気持ちよく」「気持ちよく」。「気持ちよく」ですから、もっと気持ちよく、もっと気持ちよく、もっと気持ちよくという意味で、試行錯誤しながら、もっともっと気持ちよくなるように、気持ちよくなるように工夫してみましょう。

「もっとこの辺も擦《さす》った方がいいかな」「もっとこの角度がいいかな」と、擦るディテールやニュアンスを工夫して擦っていってください。

それが、「全身体内溶緩通軸呼吸法」での、体幹の内側からのあの試行錯誤活動を十分に含んだ、探索活動によってパンパンになっていく、そしてとろける、とろける、とろける呼息運動になっていったわけです。

この手と手を摺り合わせる、いわゆる擦緩運動《さっかんうんどう》も、体幹内での呼吸法による運動を助けるのが目的で、もっともっと高度なこと、探索、そして機能化も活動が進むように手助けするのですから、当然、その手助けはもっともっと深くならないと、手助けにならないわけです。

次は、左手の甲を右手の手のひらで擦りましょう。これも斜めにクロスさせて、前述のように楕円形の動きを入れたりしてもＯＫです。

気持ちよく、気持ちよく。手の甲を手のひらで擦るときは、いろいろな擦り方があり得ます。それらの中から、さまざまな擦り方を工夫して、もっと、もっと、もっと、気持ちよく、

左手の甲を右手の手のひらで擦る

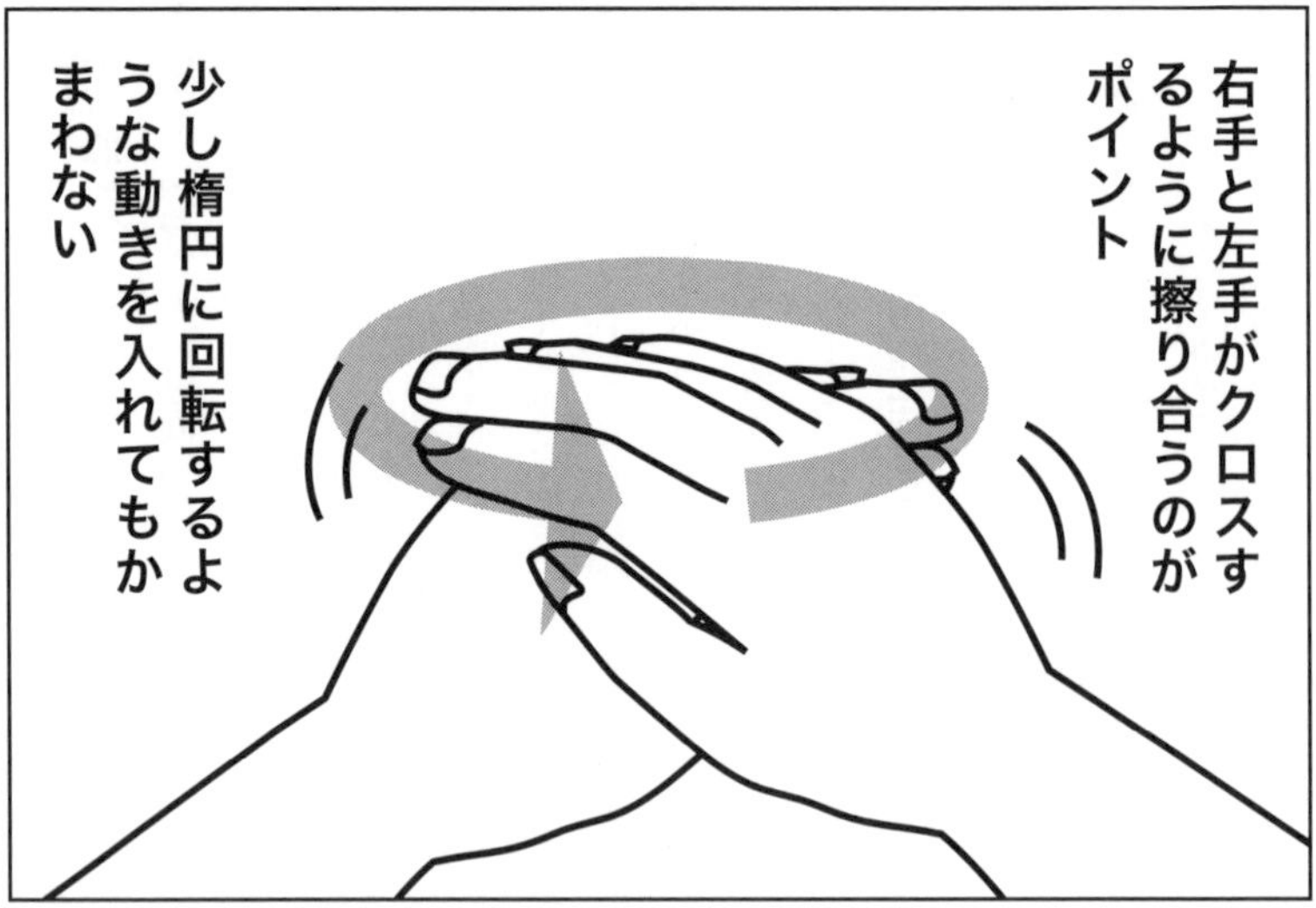
右手と左手がクロスするように擦り合うのがポイント
少し楕円に回転するような動きを入れてもかまわない

©2021 Hideo Takaoka 運動科学総合研究所

気持ちよくなるようにやってみてください。ディテール、ニュアンスも工夫して、本当にゆるゆる・トロトロにゆるんで、気持ちよさが深まるようにやっていきましょう。

　気持ちよさが深まってきたら、今度は右手を下にして、右手の甲を左側の手のひらで擦っていきます。同じように、気持ちよく、気持ちよく。もっと、もっと、もっと、もっと気持ちよくなるように、気持ちよくなるように、気持ちよくなるように、擦ってください。

　ゆるゆる・トロトロになって、気持ちよさが深まってくるように擦ります。

　どうでしょう。手を摺り合わせる時に、「坐骨モゾ」をさりげなく続けてくださいといいましたが、続けてくださいましたでしょうか？

　これを続けるのと続けないのとでは、手の擦緩運動の効果が、一桁違ってしまうのです。手の摺り合わせに一所懸命になってしまったがゆえに、「坐骨モゾ」の運動が止まってしまうと、じつは手同士の擦緩運動の深まりが、あっという間に止まってきてしまうのです。まったく止まってしまうとはいいませんが、その深まりの度合いが、あっという間に一桁下がってしまうのです。一桁下がるというのは大変な違いです。それが「坐骨モゾ」の運動をさりげなく続けていると補償されるのです。人間の脳と身体はそのようにできているのです。

なぜそうなるかというと、人間の祖先が魚類だったからです。魚類が擦緩運動を、そして身体をクネクネさせる揺動緩《ようどうかん》解運動《かいうんどう》は、何を中心にして行っていたのか。魚類の身体運動の研究を進めていった結果、魚類の揺動緩解運動の中心は、人間でいえば仙骨に当たる部分だというのが明らかになりました。

仙骨の部分の揺動緩解運動は、魚類でいえば波動運動で、人間でいえば波動運動を含めたもっと多次元的な揺動緩解運動ということになります。その仙骨を中心とした、全身の波動運動を中心にした揺動緩解運動によって、じつは擦緩運動が起きているのが魚類の身体運動だったわけです。

魚類は手で自分の身体を擦ることはできません。しかし水によって擦緩運動を行なっていたのです。水は魚類にとって非常に質量の大きい、まさに粘りのある、粘性のある物質なのです。その水に全身を擦られ続けることによって、人間が上手にマッサージ師に擦ってもらったときのように、極上の気持ちよさを手に入れていたのです。こうしたことが魚類の研究と、人間の身体の研究によって解明され、両者に一致するメカニズムの存在を証明することができたわけです。だから、手を摺り合わせるときも、さりげなく「坐骨モゾ」をやり続けることを忘れないでください。

さて、今度は一面手法を使います。

両手の手のひらから指を、ピターッと一枚にして、両手で合掌するように合わせてください。そしてその間に「一面」を想像します。その面はちょうど自分のトップ・センター＝中央軸の真ん前です。そこにできている「面」ですから、昔の言葉で「正中面」あるいは「正面」といいます。

その「面」を両手の間に描いてください。ピターッとその面と手のひらが一致している状態です。その「面」は広がって、自分のセンターを通りながら、背骨を真っ二つに割って、裏側の世界まで広がっていきます。前方に数十センチ、または数メートル程度でもいいので広げていってください。上方へは頭より高く、下方へは地面より深く広げます。

ここから先は、「さりげなく」でけっこうです。さりげなくもその「面」の先端は、美しいシルバーの地芯に到達していてもいいわけです。上方も「さりげなく」、深刻に考えてはいけませんが、どんどんどん天芯にまで広がっていきます。自分の真上に存在すると想像する星空の星まで届い

一面手法で一面をつくる

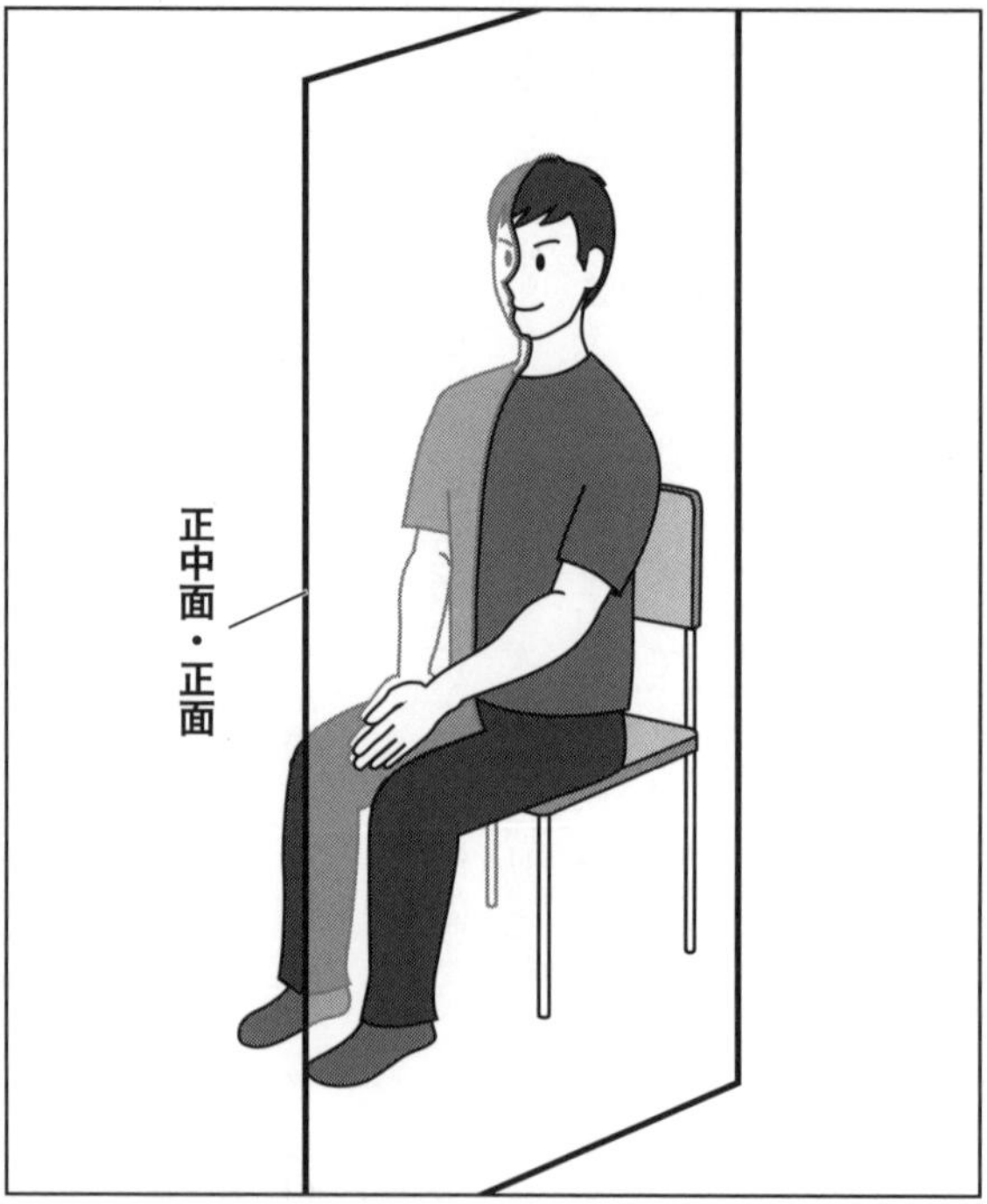

右手を離して左手一面をつくる

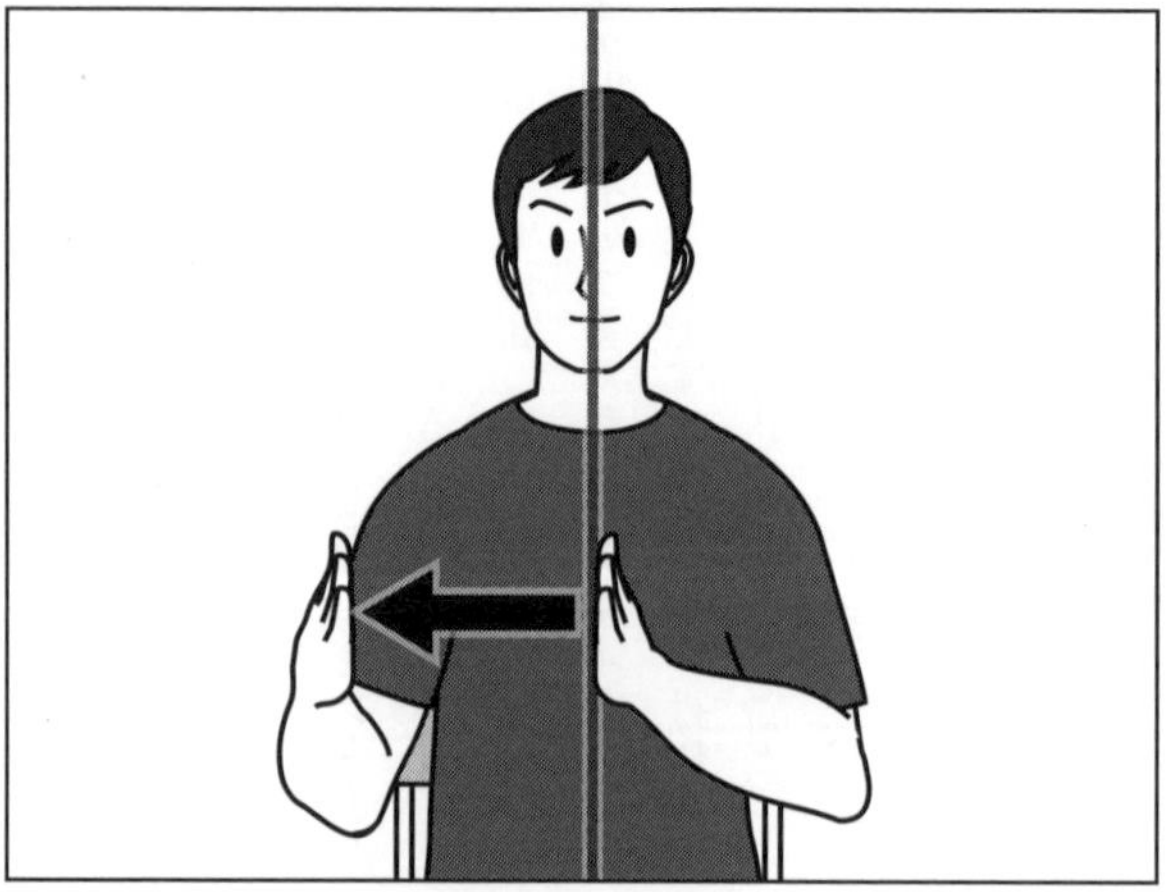

たっていいのです。そのぐらい気楽に考えてやってみてください。

そしてその「面」を残したまま、右手を右に30センチ程度離して、左手と一所に残っている「面」を感じるようにします。

これを左手と一緒に成立している一面で「左手一面」といいます。「左一面」ともいいます。この「左手一面」を味わったら、そこに右手が吸い寄せられるように、ピタッと吸い付きます。このとき必ず「ピタッ」と声に出していいましょう。その意識を持って行うと、手が合わさったとき、格段に気持ちよくなれます。

吸い付いたら今度は「右一面」、右手に譲り渡してください。左手は30センチ程度、左横に離れます。

左手からみると、いままで自分のものだった面が右手に譲り渡されて、「ああ〜、右手一面になっている」といった感じになります。そしてこれは、さりげなくも自分のセンターを貫いて、背骨を真っ二つに割って、裏側の世界にまでつながっています。

前方へも数メートル。下は美しいシルバーの地芯。上は天芯までさりげなく広がっています。

こうしていると、左手も右手に吸い付きたくなってきます。この吸い付きたくなる感じが肝心です。

さあ、左手は吸い寄せられるように右手にピタッと吸い付きます。このとき必ず「ピタッ」と言ってください。

吸い付いたら右手は左手に「面」を譲り渡して、「左手一面」になります。右手はまた30センチ右に離れます。

右手で「左手一面」を感じてみましょう。

「なんかいいよね〜」「うん、いいな〜」「素晴らしい」……。この「素晴らしい」という感動が生まれることが大事です。

そこにまた右手がスッと吸い寄せられるように、そう、吸い寄せられたくなってしまうのです。そしてピタッと吸い付きます。これで「左右一面」、両方の手による「一面」です。「合手一面《ごうしゅいちめん》」ともいいます。

そして「右手一面」。右手に「面」を残して、左手が再び離れます。

左手からみると、「うわ〜いいな〜、右手一面」「いいよ、この一面は」「素晴らしいな〜」と感動してみてください。

「素晴らしい」とつぶやきながら、「ピタッ」といって吸い寄せられるように、左手が右手一面にピタッと吸い付きます。

これをさらに数往復繰り返してください。そしてときどき、「う〜ん、この一番下は６０００キロ下の美しいシルバーの

両手を上下に動かす

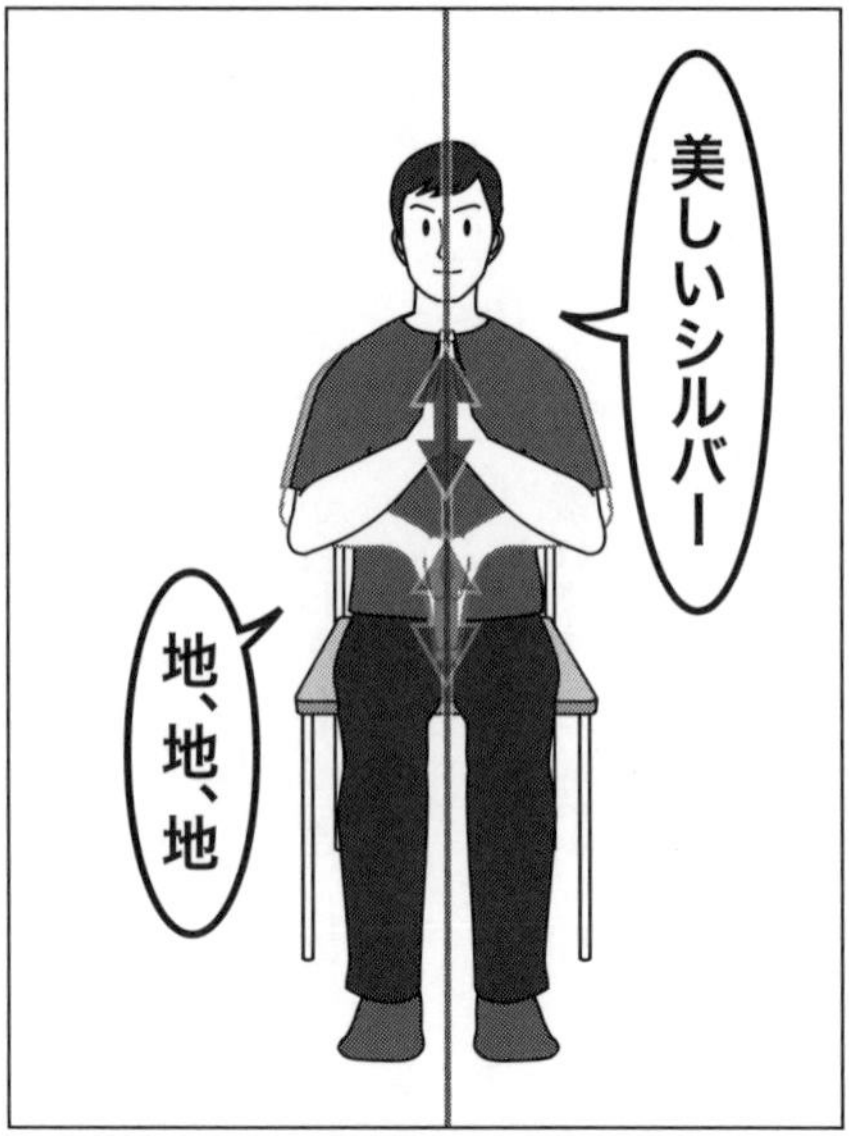

©2021 Hideo Takaoka 運動科学総合研究所

地芯だよね」とつぶやきながら、また「うん。上は美しいシルバーの天芯だ」と意識しながら、繰り返しやってみましょう。

何往復かやったら、もうひとつワークがあります。

「左右手一面」あるいは「合手一面」になって、両手を上下に動かしてください。つまりこの「合手一面」を上下に動かすということです。そのストロークは、2~3センチから長くても6~7センチで、無理のないようにやってください。

さりげなくも、その一番下方のセンターは、美しいシルバーの地芯についています。その地芯に突き刺すように通すわけです。これを「突通《とつつう》」といいます。

地芯のことを「地」、「地」「地」「地」「地」といいながら、「美しいシルバー」「美しいシルバー」「美しいシルバー」「美しいシルバー」と何度もつぶやいてください。そして、その手を膝から前腿にかけての上に置きます。

このとき脛骨の中心を通った一線の真下は、まさに美しいシルバーの地芯です。さりげなくも脛骨の中心、軸を意識して、それが左右互いに垂直かつ平行に、側面から見ても垂直かつ平行になるように置いてください。

さりげなくこの状態がキープできるようにしましょう。あまりガチガチに考える必要はありません。あまりガチガチに考えると、かえって上手くいかなくなってしまいます。

第三段階

続いて第三段階です。第三段階は、第一段階でなさったことを、そっくりここで繰り返してください。

そのとき、手がそれぞれの脚と、膝から前腿の上にあって、その手が多少離れても、動いても、かまいません。もっと股関節に近いところまで手が動いてきても、あるいはときどき腿の真上からちょっと外側に外れて落ちるよう感じになっても問題ありません。

概ね、さりげなくも各脚の膝から前腿の上あたりに、なんとなく手があればけっこうです。

その自由度の中心は各脚の膝から前腿あたりの上になります。ここが非常に重要です。

そしてこの第三段階では大事な注意があります。

第一段階で行った、各部の呼吸法を思い出してください。最初は「息ハートロトロ体操」「息スーハートロトロ体操」を用いて全体幹内に自由に息を吸い入れて、パンパンになるところを見つけて、そこにとろけるように、とろけるようにと呼吸法をかけるものでした。これが全体というひとつの部分になります。その次に、胸、腹……と順々に各部分をやっていくわけですが、それぞれの前に少し、さりげなくも「坐骨モゾ」を入れてください。そのときに「美しいシルバーの地芯上空6000キロ」という言葉を必ずつぶやき入れてください。美しいシルバーの地芯上空6000キロで、坐骨をモゾモゾ、モゾモゾとさりげなく、座面から5ミリの高さの範囲で、立体感を得られるようにやります。

また「一面手」をつくって、「合手一面」で美しいシルバーの地芯をさりげなく突通します。

さらにここでひと工夫。「左手一面」を残しておいて、その面を右手の一面手法で滑りながら、顔の前あたりまで上げていきましょう。そうしながら、さりげなく天芯を突通するようにするのがポイントです。天芯、つまり自分の真上の星々です。それをさりげなく突通するように、2〜3センチ（長くても6〜7センチ）のストロークで数往復します。そうしたら、「左手一面手」に沿ってピターとするように右手を降ろします。

降ろしてきて、右手が「左一面手」に触れたら、触れたまま「右手一面手」に「面」を譲り渡して、今度は「右手一面」を

左手一面を残しながら右手を上下に動かす

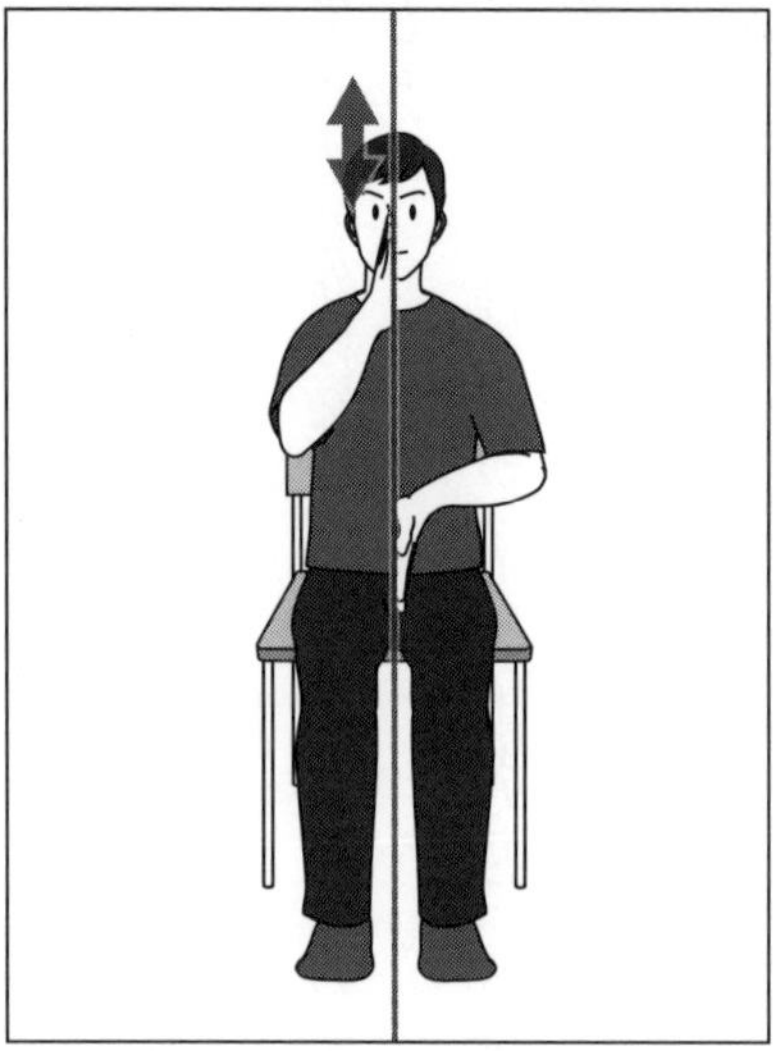

©2021 Hideo Takaoka 運動科学総合研究所

残したまま、「右手一面」に沿って、「左手一面手」が擦りながら上がっていきます。その「左手一面手」が顔の前まできたら、さりげなくも美しいシルバーの天芯を想像しながらそれを突通します。これはある意味、気楽になることが大事です。その気楽さを適切な言葉で言うと、「さりげなく」になるわけです。

これも数回(3〜4回から7〜8回)行います。数回行なったら、左手を「右手一面」のところまで降ろしてきます。

これらを最低一往復はやりましょう。もう少しやりたいという人は、2往復、3往復やっていただいてもかまいません。

ここまでやってから、ひとつずつ、まずは全体幹からやっていき、次に各部分を行なっていきます。そして各部分をやるごとに、いまのワークを入れてください。

けっこう手間がかかるように思われるかもしれませんが、じつは大変深く、組織的、計画的に各部の体内溶緩呼吸法と見事に助け合い、連動するようにできているので、いや増しにどんどん各部の呼吸法が深まり、浸透し、高機能化していきます。さらにセンターの形成と協力しながら、助け合いながら、地芯・天芯とつながって、この全身体内溶緩通軸呼吸法がいよいよ本格的なものに育っていくことになります。

2 銀《ぎん》河《が》細《さい》胞《ぼう》呼《こ》吸《きゅう》法《ほう》

頂上的呼吸法へ向かう第二階梯です。

まず座位にて、美しいシルバーの地芯上空6000キロに坐骨で立ちます。そして美しいシルバーの地芯上空6000キロで、坐骨が舞い踊ります。

はじめは座面の上で、坐骨を解きほぐすように動かしてください。坐骨がその形をはっきり、くっきり感じさせるように動かして、座面から5ミリ程度の高さまでの坐骨の形を感じ取りましょう。

揺動緩解運動《ようどうかんかいうんどう》を使って、擬態語で言えば、モゾモゾと動かします。二つの坐骨の形を三次元に、座面から5ミリまでの高さの形をはっきり、くっきり感じとれるよう、動かし方に工夫を加えながらモゾモゾ・モゾモゾと、解きほぐれるように、解きほぐれるように動かしてください。そして坐骨の形がおおよそ三次元に感じられてきたら、美しいシルバーの地芯を想像して、美しいシルバーの地芯上空6000キロに坐骨で立つ。坐骨で立ちながら、二つの坐骨が美しいシルバーの地芯上空6000キロで舞い踊るように動かしましょう。その舞い踊りが、気持ちよく、くまなく、深く、きめ細やかに、染み渡るよい舞い踊りになっていくようにします。

美しいシルバーの地芯上空6000キロでの坐骨の舞い踊りが、さらに気持ちよく、くまなく、深～く、きめ細やかに、染み渡るよい舞い踊りになってくると、美しいシルバーの地芯も、気持ちよく、くまなく、深～く、きめ細やかに、染み渡るよい地芯になってきます。

美しいシルバーの地芯の気持ちよさを味わいながら、さらに二つの坐骨が美しいシルバーの地芯上空6000キロで気持ちよく、くまなく、深く、きめ細やかに、染み渡るよい舞い踊りになってくるように、二つの坐骨で舞い踊り、舞い踊り、舞い踊り、進めましょう。

美しいシルバーの地芯が、二つの坐骨の気持ちよく、くまなく、深～く、きめ細やかに、染み渡るよい舞い踊りによっ

坐骨がシルバーの地芯上空6,000キロで舞い踊るように細かく動かす

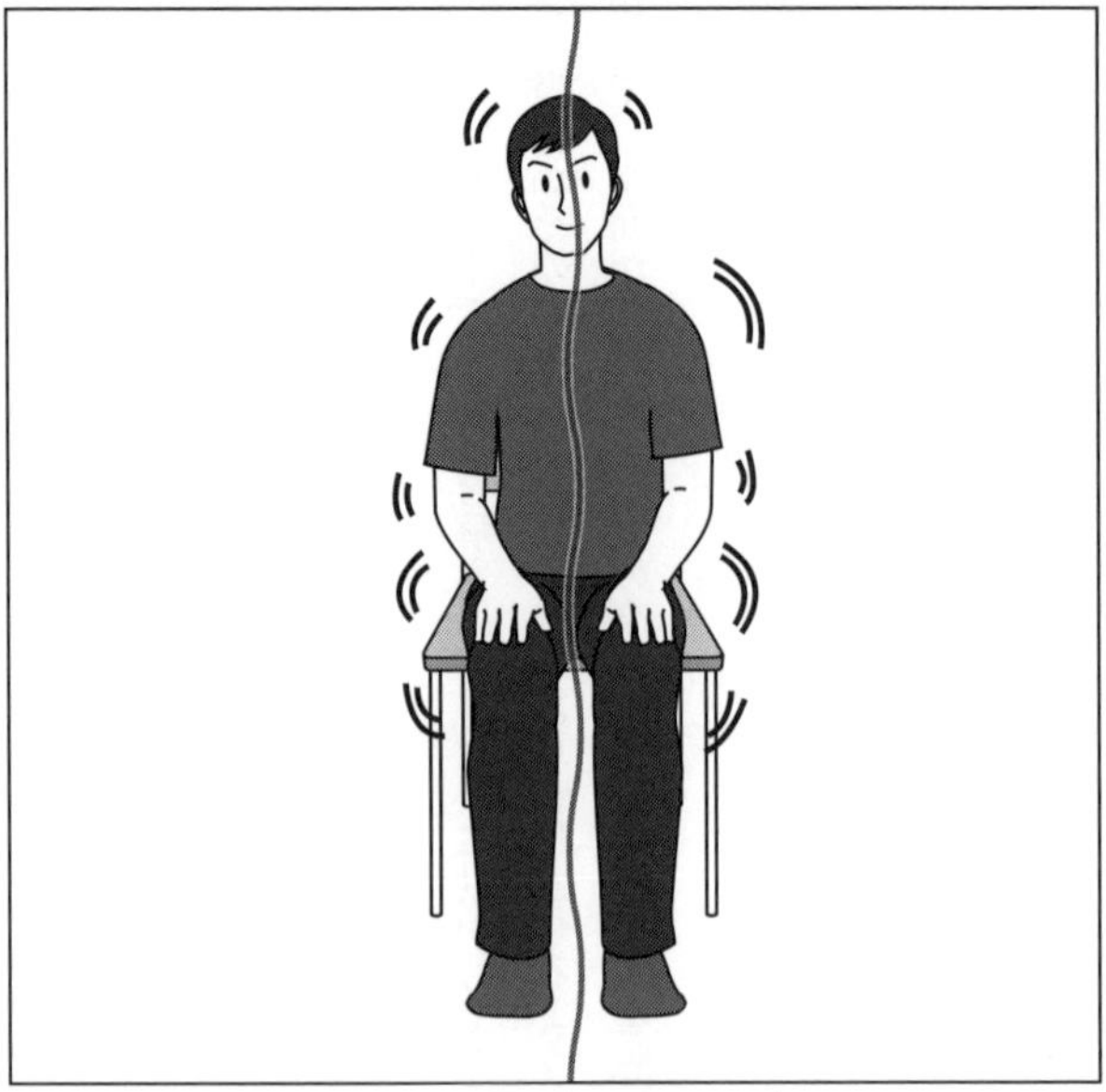

©2021 Hideo Takaoka 運動科学総合研究所

て、さらに気持ちよく、くまなく、深〜く、きめ細やかに、染み渡るよい地芯になってくると、自分の全身がゆれてきます。気持ちよく、くまなく、自分の全身体が深く、きめ細やかに染み渡るよいゆれになってきます。

自分の全身体の揺れが、さらに気持ちよく、くまなく、深〜く、きめ細やかに染み渡るよい揺れになってくると、全身60兆の細胞が気持ちよく、くまなく、深〜く、きめ細やかに、染み渡るよい揺れになってきます。そして全身60兆の細胞たちが、さらに気持ちよく、くまなく、深〜く、きめ細やかに、染み渡るよい揺れになってくると、天の川銀河の星々が、気持ちよく、くまなく、深〜く、美しく、きめ細やかに、輝き揺れるようになります。

天の川銀河の星々が、気持ちよく、くまなく、深〜く、美しく、きめ細やかに、輝き揺れてくると、全身60兆の細胞たちがさらにさらに気持ちよく、くまなく、深〜く、美しく、きめ細やかに、輝き揺れる、輝き揺れる……。

全身60兆の細胞たちの「微ゆる」が気持ちよく、くまなく、深〜く、美しく、きめ細やかに、輝き揺れる「ゆる」になってくると、天の川銀河の星々がさらにさらに、気持ちよく、くまなく、深〜く、美しく、きめ細やかに、輝き揺れます。

そして天の川銀河の星々が、気持ちよく、くまなく、深〜く、美しく、きめ細やかに、さらに輝き、揺れてくると、自分の全身体の呼吸が気持ちよく、くまなく、深〜く、きめ細やかに、染み渡る、輝き染み渡るよい呼吸になってきます。

自分の全身体の呼吸が気持ちよく、くまなく、深〜く、きめ細やかに、染み渡る、輝き染み渡るよい呼吸になってくると、全身60兆の細胞たちの呼吸も、気持ちよく、くまなく、深〜く、きめ細やかに、輝き染み渡るよい呼吸になってきます。

さあ、自分の呼吸を深〜く、深〜く、深〜く、深〜く、味わいましょう。

気持ちよく、気持ちよく、くまなく、くまなく、深〜く、深〜く、きめ細やかに、きめ細やかに、輝き、輝き、染み渡る、染み渡る、よい呼吸を味わいましょう。そして自分の呼吸が、さらにさらに気持ちよく、くまなく、深〜く、きめ細やかに染み渡る、染み渡る、輝き、輝き、染み渡る、染み渡るよい呼吸になってくると、全身60兆の細胞たちの呼吸も気持ちよく、くまなく、深〜く、きめ細やかに、輝き染み渡るよい呼吸になってきます。

全身60兆のすべての細胞たちが余すところなく、ひとつも残らず気持ちよく、くまなく、深〜く、きめ細やかに、輝き染み渡るよい呼吸になってきます。

全身60兆のすべての細胞たちの呼吸が、さらにさらに気持ちよく、くまなく、深〜く、深〜く、きめ細やかに、きめ細やかに、染み渡る、染み渡る、輝き、輝き、染み渡る、染み渡るよい呼吸になってくると、天の川銀河の星々の呼吸も、気持ちよく、くまなく、深〜く、きめ細やかに、輝き、染み渡る、よい呼吸になってきます。

天の川銀河の星々の、美しくも輝ける星々の呼吸と、全身60兆の細胞たちの美しくも輝ける呼吸が、気持ちよく、気持ちよく、深〜く、深〜く、きめ細やかに、きめ細やかに、染み渡る、染み渡る、よい呼吸となって自分の全身の呼吸と一体となるように、一体となるように、気持ちよく、深〜く、くまなく、深〜く、きめ細やかに、きめ細やかに、染み渡る、染み渡る、輝ける、輝ける、染み渡る、染み渡るよい呼吸になってくる。

自分の全身の呼吸が、さらにさらに気持ちよく、気持ちよく、くまなく、くまなく、深〜く、深〜く、きめ細やかに、きめ細やかに、染み渡る、染み渡る、輝ける、輝ける、染み渡る、染み渡るよい呼吸になってくると、天の川銀河の星々の呼吸も、さらにさらに気持ちよく、気持ちよく、深〜く、深~く、くまなく、くまなく、きめ細やかに、きめ細やかに、輝ける、輝ける、染み渡る、染み渡るよい呼吸になってきます。

天の川銀河の呼吸が、さらにさらに、気持ちよく、気持ちよく、くまなく、くまなく、深~く、深~く、きめ細やかに、きめ細やかに、輝ける、輝ける、染み渡る、染み渡る、よい呼吸になってくると、全身60兆の細胞たちの呼吸も、さらにさらに気持ちよく、気持ちよく、くまなく、くまなく、深~く、深~く、きめ細やかに、きめ細やかに、輝ける、輝ける、染み渡る、染み渡る、よい呼吸になってきます。

自分の全身の呼吸と、全身60兆の細胞たちの呼吸と、美しくも天空に輝ける、輝ける、清らかに、清らかに、輝ける天の川銀河の星々の呼吸が、一体となり、一体となり、さらにさらに、気持ちよく、気持ちよく、くまなく、くまなく、深~く、深~く、きめ細やかに、きめ細やかに、染み渡る、染み渡る、輝き染み渡る、輝き染み渡る、よい呼吸になってきます。

3 亜《あ》呼《こ》吸《きゅう》空《くう》間《かん》呼《こ》吸《きゅう》法《ほう》（略称「亜空間呼吸法」）

環境センター法（座位）

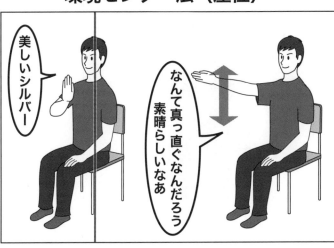

頂上的呼吸法へ向かう第三階梯です。

座位にて美しいシルバーの地芯上空６０００キロで、坐骨で立ちます。

美しいシルバーの地芯上空６０００キロで、坐骨で舞い踊る、舞い踊る、気持ちよく、気持ちよく、くまなく、深～く、きめ細やかに、きめ細やかに、舞い踊る、舞い踊る。

そして、きめ細やかに、染み渡る、染み渡る、よい舞い踊りになってくるように、美しいシルバーの地芯上空６０００キロで、舞い踊る、舞い踊る、舞い踊る、舞い踊る。

気持ちよく、くまなく、深く、きめ細やかに、染み渡るよい舞い踊りになるように、舞い踊る、舞い踊る、舞い踊る、舞い踊ります。

次に、周囲を見渡し、上下に真っ直ぐ通る一本のライン＝「環境センター」を見つけて、右手を伸ばして「なんて素晴らしく真っ直ぐなんだろう」とつぶやきながら、感動をもってなぞります。

「なんて素晴らしく真っ直ぐなんだろう」「私も欲しいな」

坐骨で地芯を垂直に踏みつける

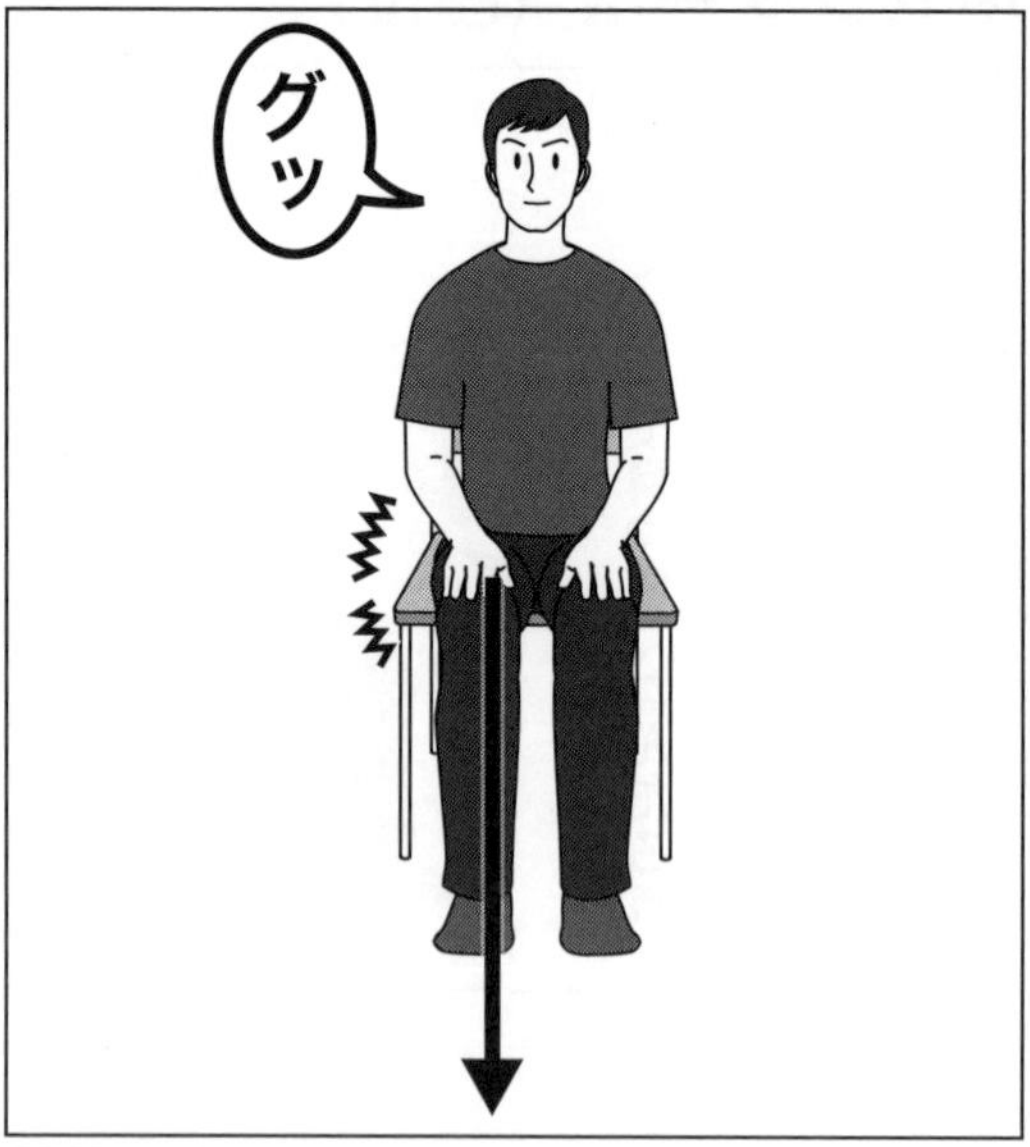

ということで、「環境センター」をなぞりながら、自分の背中の前に移しとります。そして、美しいシルバー、美しいシルバー、と繰り返し、繰り返しなぞります。

頭の上から足下、さらにはそれを通り過ぎて、美しいシルバーの地芯上空６０００キロで、坐骨で立つ、坐骨で立つとつぶやきながら、さりげなくも美しいシルバーの地芯にまで、手によるなぞりが届くように、届くように、さりげなく、さりげなくやってみてください。

上空に対しても、さりげなく、さりげなく、天芯へと至るように、上空に美しくも輝ける自分の星が存在するかのように、さりげなく、さりげなく、美しいシルバーのセンターをなぞっていきます。

さらに坐骨で、美しいシルバーの地芯上空６０００キロで舞い踊ります。そこで左右ひとつずつの坐骨で、美しいシルバーの地芯を「グッ」と言いながら、垂直に踏みつけるようにします。「グッ」、「グッ」、「グッ」、「グッ」、「グッ」と繰り返してください。

自分から完全な真垂直下にある美しいシルバーの地芯上空６０００キロで、坐骨で舞い踊る感覚で、美しいシルバーの地芯を真垂直に、「グッ」、「グッ」、「グッ」、「グッ」、「グッ」、

「グッ」、「グッ」、と踏みつけてください。そして少しずつ、ゆっくりとしたリズム感を持って、「グッ」と踏みつけると、「ホワッ」と跳ね上がるような感覚を掴んでいきましょう。

踏みつけたら「ホワッ」と返ってくる、「グッ」と踏みつけたら「ホワッ」と返ってくる、「グッ」と踏みつけたら「ホワッ」と返ってくる。

「グッ」「ホワッ」、「グッ」「ホワッ」とつぶやきながら、背骨が一個ずつ、一個ずつ下から積み重なって、調度積み木を左、右、左、右と左右から積み重ねていくように、「グッ」「ホワッ」と積み重ねる。「グッ」「ホワッ」、これで二個目。「グッ」「ホワッ」、三個目。「グッ」「ホワッ」、四個目。「グッ」「ホワッ」、五個目。「グッ」「ホワッ」、六個目。「グッ」「ホワッ」、七個目。「グッ」「ホワッ」、八個目。「グッ」「ホワッ」、九個目。「グッ」「ホワッ」、十個目。「グッ」「ホワッ」、十一個目。「グッ」「ホワッ」、十二個目。「グッ」「ホワッ」、十三個目。「グッ」「ホワッ」、十四個目。「グッ」「ホワッ」、十五個目。「グッ」「ホワッ」、十六個目。「グッ」「ホワッ」、十七個目。「グッ」「ホワッ」、十八個目。「グッ」「ホワッ」、十九個目。「グッ」「ホワッ」、二十個目。「グッ」「ホワッ」、二十一個目。「グッ」「ホワッ」、二十二個目。「グッ」「ホワッ」、二十三個目。「グッ」「ホワッ」、二十四個目。「グッ」「ホワッ」、二十五個目。「グッ」「ホワッ」、二十六個目。「グッ」「ホワッ」、二十七個目。「グッ」「ホワッ」、二十八個目。「グッ」「ホワッ」、二十九個目。「グッ」「ホワッ」、三十個目。「グッ」「ホワッ」、三十一個目。「グッ」「ホワッ」、三十二個目。

さあ、このあたりになってくると、積み上がった積み木が頭の中を突き抜けて、頭よりも高い位置まで積み木が積み上がっていることでしょう。これらを楽しく、気持ちよく、楽しく、楽しく行ってください。

これにより皆さんの背骨はセンターと連動しながら、極めて稼働的で、躍動的で、しなやかに、そして自由度を持って動ける状態になっています。

ここで立ち上がります。美しいシルバーの地芯上空6000キロで立つのです。すぐ後ろに、椅子があることを確認しておきましょう。

美しいシルバーの地芯から、美しいシルバーのセンターが立ち上がってきます。立ち上がってきた美しいシルバーのセンターは、玉芯を軽く気持ちよくプスッと突き抜けていくと同時に、体幹を少し落としていきます（動きは212ページの刺《し》通緩解《つうかんかい》を参照のこと)。

　少しずつ体幹が前に傾いていくように、重心が落ちながら体幹が少しずつ傾いていく動作を使いながら、ブスッと美しいシルバーのセンターが玉芯を突き抜けて、仙骨の中央に当たります。そこで「ズブリ」という擬態語を発しながら、ズズズズと仙骨上端を通って、腰椎の五番を気持ちよく突き上げてくれます。

　突き上げることによって、仙骨と腰椎の五番の間が開きます。美しいシルバーのセンターによって開かれるわけです。大変気持ちよく、ズズズズと開かれていきます。

　このとき仙骨と腰椎の五番の間が開いた分だけ、重心が落ち、体幹がわずかに前傾します。このような操作感覚で行なっていきましょう。

　腰椎の五番と四番にも、同じようにズズズズッ…とセンターが突き上げるように、突き刺さってきます。それにより、ズズズズッ…と腰椎の五番と四番の間の椎間板が開いてきます。ここでも美しいシルバーのセンターによって開かれるのです。気持ちよく、気持ちよく……。

　さらにズズズズッ…と腰椎の四番と三番が開かれていきます。開かれた分だけ、重心が落ち、わずかに前傾が進みます。

　このような操作感覚で、さらにズズズズッ…と腰椎の三番から二番も開きます。美しいシルバーのセンターで、椎間板が次々に開いていき、三番から二番、二番から一番へと椎間板が開いていきます。そして二番から一番、一番から胸椎の十二番がズズズズッ…と、気持ちよく、椎間板が開きます。さらに胸椎の十二番から十一番もズズズズッ…と椎間板が開いていく。美しいシルバーのセンターによって、開かれる、開かれる。気持ちよく、気持ちよく。

　このように十一番から十番、十番から九番もズズズズッ…と、美しいシルバーのセンターで開く。九番から八番、八番から七番もズズズズッ…と。七番から六番、六番から五番もズズズズッ…と美しいシルバーのセンターで開いていきます。

　五番から四番、四番から三番もズズズズッ…と美しいシルバーのセンターで。三番から二番、二番から一番、胸椎の一番から頸椎の七番もズズズズ、ズブリと美しいシルバーのセンターで開きます。頸椎の七番から六番、六番から五番もズズズズ、ズブリ。五番から四番、四番から三番へと椎間板が開く分だけ重心が下がり、わずかに前傾度が進んでいきます。そして美しいシルバーのセンターで、三番から二番、二番から一番へと、センターが立ち上がりピアース(突き破る、貫く)が進んで、そのまま気持ちよく脳の中を通って、天玉へと抜けて、その先は気持ちよくも、気持ちよくも、自分の真垂直、上空に輝ける自分の星、天芯へとさりげなく到達し抜け通るような気持ちで行ってください。

ここで椅子に腰掛けましょう。

再び坐骨で立ちます。その立っている坐骨は、つねに美しいシルバーの地芯上空6000キロで舞い踊っている状態になるよう、さりげなくもいつも努力してください。

さあ、ここからは「軸周揺解法《じくしゅうようかいほう》」です。

美しいシルバーのセンターと背骨の直前を、左右どちらかの手でなぞります。

美しいシルバー、美しいシルバーです。美しいシルバーが背骨直前に感じられるでしょうか？　感じられたら、その美しいシルバーはさりげなくも美しいシルバーの地芯まで届いているようなつもりで手でなぞります。

上空はさりげなくも天空の天芯に届いているようなつもりで行います。

ここで大事なことは、「あくまでもさりげなく」です。「ふと気がつくとやっている」ぐらいの感覚が大事です。まなじりを決して一所懸命意識張ってやると、すべてのことが上手くいかなくなってくるので要注意です。顕在意識を使いすぎると、逆に潜在意識は働かなくなってくるのです。身体意識も身体そのものも拘束、硬縮してしまいます。意識しすぎると、「なんとなく来たかな」と思った、美しいシルバーの地芯上空6000キロがなくなってしまうのです。残っているのは、単なるイメージの記憶、視覚意識に過ぎません……。

したがって、この「さりげなく」いくところが重要なのです。

そして、美しいシルバーのセンターに向かって裏側から、つまり背骨です。背骨をゆるゆる・トロトロ・ぐにゃぐにゃにし、「椎骨と椎骨の間の椎間板がひとつずつ開いて、自由度を増して、動ける状態になっているはずだよな〜」と思ってください。

「なっているはずだよな〜」と思わないことには、とてもではありませんが、やれたものではないのです。やる気にすらなれませんし、やるイメージも湧いてこないからです。

というわけで、背骨が自由度を持って動けると思ってください。

そうしたら上の方から背骨が前後に波打つように動かし、前後系の波動揺解法をかけていきます。

おおよそのイメージでいえば、椎骨2〜3個分にひとつの波がかかるような感じでやるといいでしょう。

頭蓋骨の中には背骨はありませんが、脳の中にも背骨の延長が通っているような軽い気持ちで、「ゆるむように・ゆる

軸周揺解法

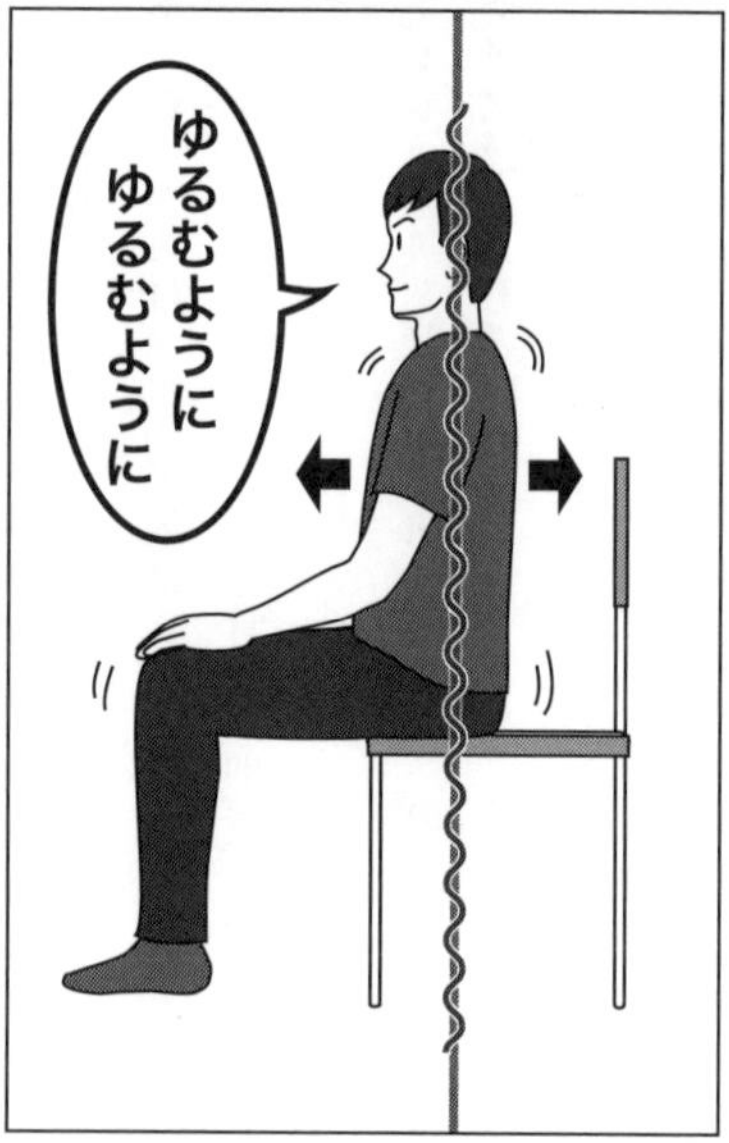

©2021 Hideo Takaoka 運動科学総合研究所

むように」とつぶやきながら、前後方向の波動が、立ち上がっている美しいシルバーのセンターに、ちょん、ちょん、ちょんと触れるようにやっていきます。

非常に高度な身体意識と身体の操作法になりますが、上から下まで同じようにやっていってください。

これらは細かい波動揺解法になります。

上から下まで。腰椎から尾骨までいったら、次は尾骨・腰椎から上へ向かって戻るようにやっていきます。

「椎間板が開いたのだから、背骨が自由自在にゆるんでいるはず」「いや、ゆるめるんだよ。ゆるんでこうやって動けるんだよ」という気持ちになることが肝心です。

上まで到達したら、今度は前から攻めていきましょう。

背骨の前端に美しいシルバーのセンターが立ち上がって通っています。その前方側には、背骨のような骨は見当たりませんが、センターの前から前後の波動揺解をかけていき、波頭が美しいシルバーのセンターに、ちょん、ちょん、ちょんと当たっていくようにやっていきます。

これも上から下に向かって、だんだん波動をかけていき、「ゆるむように、ゆるむように」、「ゆる、ゆる、ゆる、ゆる、ゆる」とやっていきます。じっくり丁寧に時間をかけてやってみてください。その波動が尾骨まで到達したら、今度は尾骨から上へ向かって波動をかけていきます。

　これも椎骨2〜3個分のセンターに、ひとつの波動が触れるようにしながら、上の方までやっていきます。

トレーニングとしては、これを三往復程度やるのを目安にするといいでしょう。


　さあ、呼吸法に入っていきます。

まず、再び美しいシルバーのセンターを擦ってください。その美しいシルバーのセンター周りに息が出て行く、出て行く、出て行く。

　センター周りに出て行くということは、センターから一斉に、全方向へのベクトルを持って、外側に向かって出て行くということです。こういう操作意識でやるわけです。

　息を出したら、今度はセンター周りに息が入ってくる、入ってくる、入ってくる、入ってくる……。

　次は美しいシルバーのセンター周りに、息が出て行く、出て行く、出て行く。

　再び美しいシルバーのセンター周りに、息が入ってくる、入ってくる、入ってくる。

　今度は整息しながら、手で美しいシルバーのセンターをなぞりましょう。

　美しいシルバーのセンター、美しいシルバーのセンター、美しいシルバーのセンター。


　実際にやってみるとお分かりになったと思いますが、このセンターを中心にして、息が出て行くときには、背骨がどんどん前へ向かって、センターにどんどん寄ってくるという身体の動きをしていきます。

　体側も内から寄ってくる。前面の肋骨からお腹も内から寄ってきます。体幹全体がセンターに向かって内から絞れて細くなっていくのです。しかし、この絞れて細くなるのは、あくまで「ゆるむように・ゆるむように」そして「気持ちよく・気持ちよく」「深〜く、深〜く」なのです。

　一方、センター周りに息が「入ってくる、入ってくる、入ってくる」ときは、美しいシルバーのセンターを中心に、背骨は内からどんどん後ろに向かって、後退、後退、後退していきます。でも同時に身体の前面、胸からお腹は、内から前へ、前へ、前へとどんどん出て行くわけです。

　背骨が後ろに向かって後退するとしても、それは前に身体をかがめるような、背中や腰が丸まるような動きとはまったく違います。この場合、胸やお腹が前方に出ていくと同時に、左右真横に向かっても広がっていきます。もう少し細かくいえば、斜め45度方向にも広がっていきます。それを一周方向やると、前後左右斜めで八方向になりますが、そうではなく、理想的には全方向、まさに美しいシルバーのセンター周りに息が出て行く、息が入ってくる、という操作言語で、身体意識、呼吸意識、そして身体操作というものが行われる、これが「軸周呼吸法」です。

さあ、ゆるむように、ゆるむように、気持ちよく、気持ちよく、やっていきましょう。

美しいシルバーのセンターをなぞって、なぞって。

その美しいシルバーの地芯上空6000キロです。

その美しいシルバーの地芯上空6000キロで、坐骨が舞い踊る、舞い踊る、舞い踊る。つねに坐骨が舞い踊っているような状態でやります。美しいシルバーの地芯に手助けしてもらいながら、坐骨が舞い踊っているような意識と身体でないと、どうやったってできるものではありません。それがこのあとの「亜空間呼吸」へと広がっていきます。

美しいシルバーの地芯上空6000キロで、美しいシルバーのセンター周りに息が出て行く、出て行く、出て行く。全身が気持ちよく、内から深く、絞れてくる。細くなっていく、細くなっていく、細くなっていく……。センター周りに向かって内からどんどん細くなっていきます。そして再び美しいシルバーのセンター周りに、息が入ってくる、入ってくる、入ってくる。

気持ちよく、深〜く、きめ細やかに息が入ってきます。染み渡るように入ってきます。

そうしたらまた美しいシルバーのセンター周りに息が出て行く、出て行く、出て行く。

気持ちよく、深〜く、きめ細やかに、染み渡るように、内から絞れてくる、絞れてくる、絞れてくる。

これでラストです。美しいシルバーのセンター周りに、息が入ってくる、入ってくる、入ってくる。気持ちよく、深〜く、きめ細やかに、染み渡るように入ってくる。

さあ、次は「作動呼吸」です。

美しいシルバーの地芯上空6000キロで、坐骨をつねに、さりげなく舞い踊らせる感じにしながら、手と手を気持ちよく、気持ちよく、よ〜く摺り合わせてください。ゆる体操でいう「手スリ」です。気持ちよく、気持ちよく、念入りにやってください。

片方の手のひらで、もう一方の手の甲側を擦るように、指と指の間を擦り合わせるように、手首を回し擦るように、といったことを繰り返して、よ〜く気持ちよく解きほぐれるように進めてください。

十分に擦ったら、「手首プラ」です。

両手首を「プラプラ・プラプラ」とつぶやきながら、三次元に振りながら、気持ちよく、ダラ〜としながら、よ〜く解きほぐれるようにやっていきます。解きほぐれるように、解きほぐれるように、解きほぐれるようにプラプラさせます。

◉「手スリ」と「手首プラ」のやり方

●手スリ

ほかの体操の前に行うと、身体のパーツへの擦り効果が一段と高まる。

① 両足は軽く開く。

② 手から手首を「気持ちよく」と言いながら、左右の手を交互に使ってやさしく擦る。身体を自然にゆらしながら行うとゆるみやすくなる。

●手首プラ

手首のあおり運動（パタパタ）と前腕の回軸運動（クルクル）を組み合わせることで、高度な手と腕の動きが実現できる。

① 「プラプラ」とつぶやきながら、ゆっくりと手首をプラプラさせて、肩や身体の奥までゆるんでいく気持ちよさを味わう。指の力を抜くのがポイント。

※「手スリ」と「手首プラ」を合わせると「手首スリプラ」になる。

続いては、前腕から肘周りを擦ります。

右手の手のひらで、左の肘から前腕の上側を擦ってください。気持ちよく、気持ちよく、解きほぐれるように、解きほぐれるように擦りましょう。そして肩甲骨をモゾモゾと動かしながら、左右の肩甲骨を肋骨から剥がすようにして、左の肘関節から前腕の外側を右手で擦ります。

このとき、とくに右の肩甲骨を十分に前に持ってくる必要があり、これを「前立甲《まえりっこう》」といいます。前腕から肘の外側を気持ちよく、気持ちよく、解きほぐれるように、解きほぐれるように、よ〜く擦ってください。

前腕から肘の外側が解きほぐれてきたら、今度は肘の内側と前腕の内側を擦ります。ここも気持ちよく、気持ちよく、解きほぐれるように、解きほぐれるように擦ります。さらに手のひらが上を向くようにして、肘の下から前腕の下側が解きほぐれるように、解きほぐれるように、気持ちよく、よ〜く擦ります。つまり、上側、外側、内側、下側と、四方向から擦るということです。

同じことを今度は、反対の手（右手の肘から前腕）でも行ってください。このときも、また再び肩甲骨をモゾモゾ・モゾモゾとよく動かして、肋骨から剥《は》がれるように、剥がれるようにやるのがポイントです。

次は上腕です。

上腕も同じように、まず右手で左の上腕の上側、そして外側、内側、下側の順で、四方向からよく擦って、気持ちよく、解きほぐれるように、解きほぐれるように行ってください。左の上腕が済んだら、右の上腕も同じようにやっていきます。

続いて肩まわりです。左の肩まわりを右手で肩関節を中心に擦り、その擦る範囲を徐々に広げながら、できるだけ肩関節の裏側にも手が届くように、肩甲骨を十分に肋骨から剥がして（右の肩甲骨の「前立甲」）行なってください。そのときには、擦られる側の左の肩甲骨も「前立甲」させると、より上手にできます。

左の肩まわりを十分に擦ったら、右の肩まわりも同じように、広く擦っていきましょう。

最後は肩甲骨の「揺緩溶解法《ようかんようかいほう》」です。

これは文字通り、揺すり、ゆるめて、とろけるように解きほぐす運動で、いわゆる「ハイテク肩甲モゾ」というものです。

肩甲骨と背骨の間の筋肉が、ゆるゆる・トロトロにとろけるように、とろけるように、ゆるゆる・トロトロにとろけるように、とろけるように、少し固いところはモゾモゾと動かして解きほぐし、さらに液体のようにとろけるように、ゆるゆる・トロトロにとろけるように、とろけるように、行ってください。そして肩甲骨と肋骨の間、ここの隙間がどんどん開いて、ゆるゆる・トロトロになるように、ゆるゆる・トロトロになるように、よ〜く揺すり、ゆるめ、とろけるようにほぐしていきます。ゆるゆる・トロトロです。

もう一箇所、肩関節の裏側から下にかけて。肩甲骨から見ると、肩甲骨の両外側です。この部分は複雑な筋肉が集まっている場所なので、モゾモゾ、モゾモゾとよく解きほぐして、ゆるゆる・トロトロになるように、よ〜く「揺緩溶解法」をかけてください。

肩甲骨の揺緩溶解法（ハイテク肩甲モゾ）

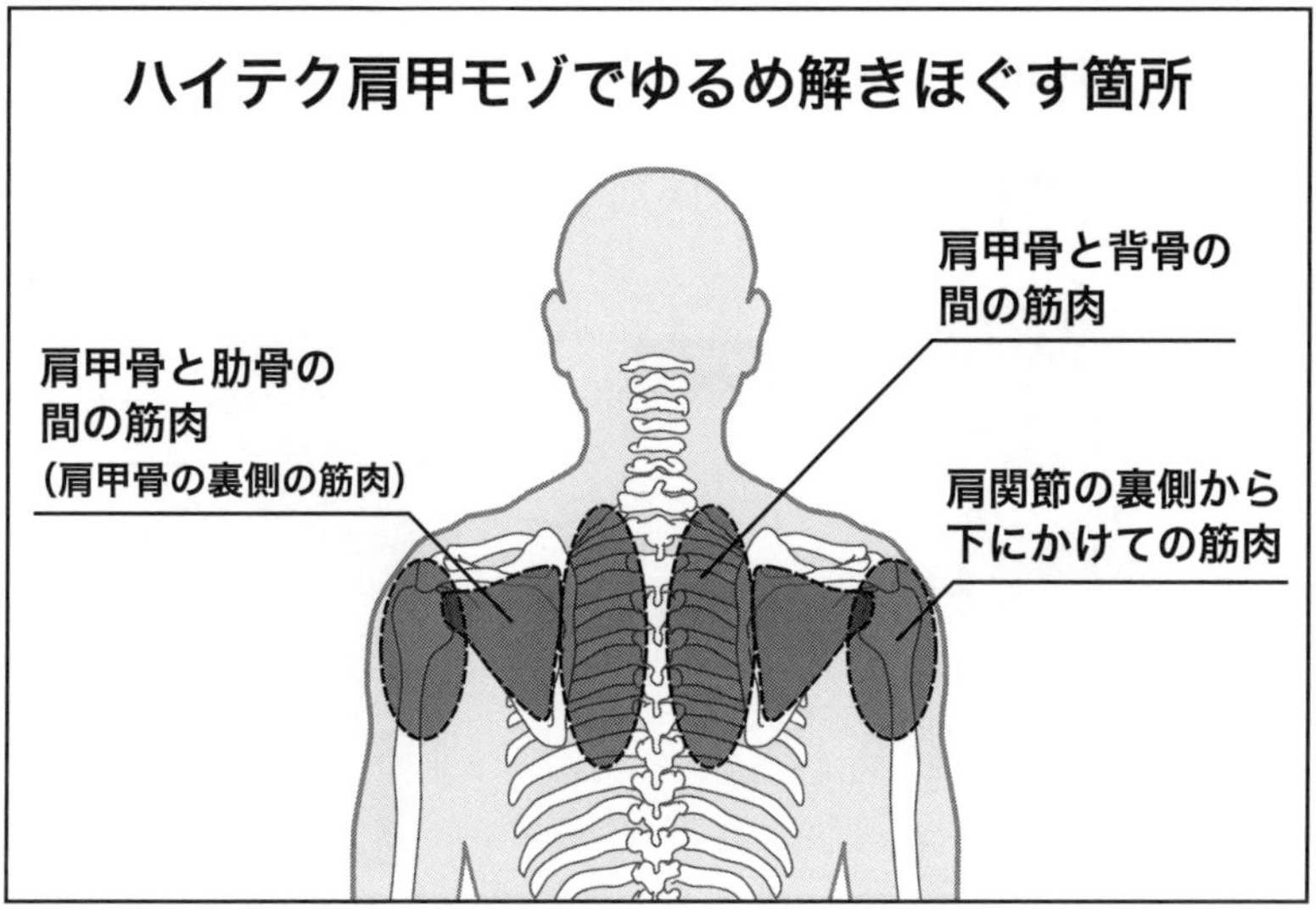
ハイテク肩甲モゾでゆるめ解きほぐす箇所
肩甲骨と背骨の間の筋肉
肩甲骨と肋骨の間の筋肉（肩甲骨の裏側の筋肉）
肩関節の裏側から下にかけての筋肉

©2021 Hideo Takaoka 運動科学総合研究所

ゆるゆる・トロトロ、ゆるゆる・トロトロです。

ここからは、美しいシルバーの地芯上空６０００キロで、坐骨がさりげなく舞い踊るように動かします。目立って動かす必要はありません。さらに美しいシルバーのセンターを、なぞっていきましょう。「美しいシルバー、美しいシルバー」とつぶやきながら、さりげなく美しいシルバーの地芯まで届くように。同時にさりげなく美しいシルバーのセンターがどんどん延びて、天芯まで届くようになぞります。

そして軸周呼吸法の高度な応用版を使っていきます。まずは作動呼吸です。手から前腕、肘、上腕、肩まわりまで、その外側、外面を使って吸引《きゅういん》します。その外面で外側にある空気を吸い込むように、だんだんだんだん手を広げていきましょう。吸い込むように、吸い込むように広げていきます。

「吸引」呼吸法です（86ページを参照）。

さあ、手から肩まわりまでの外面を使って、そこから息を吸い込んでいくように、吸い込んでいくように、手を広げていきます。

軸周呼吸の高度な応用版

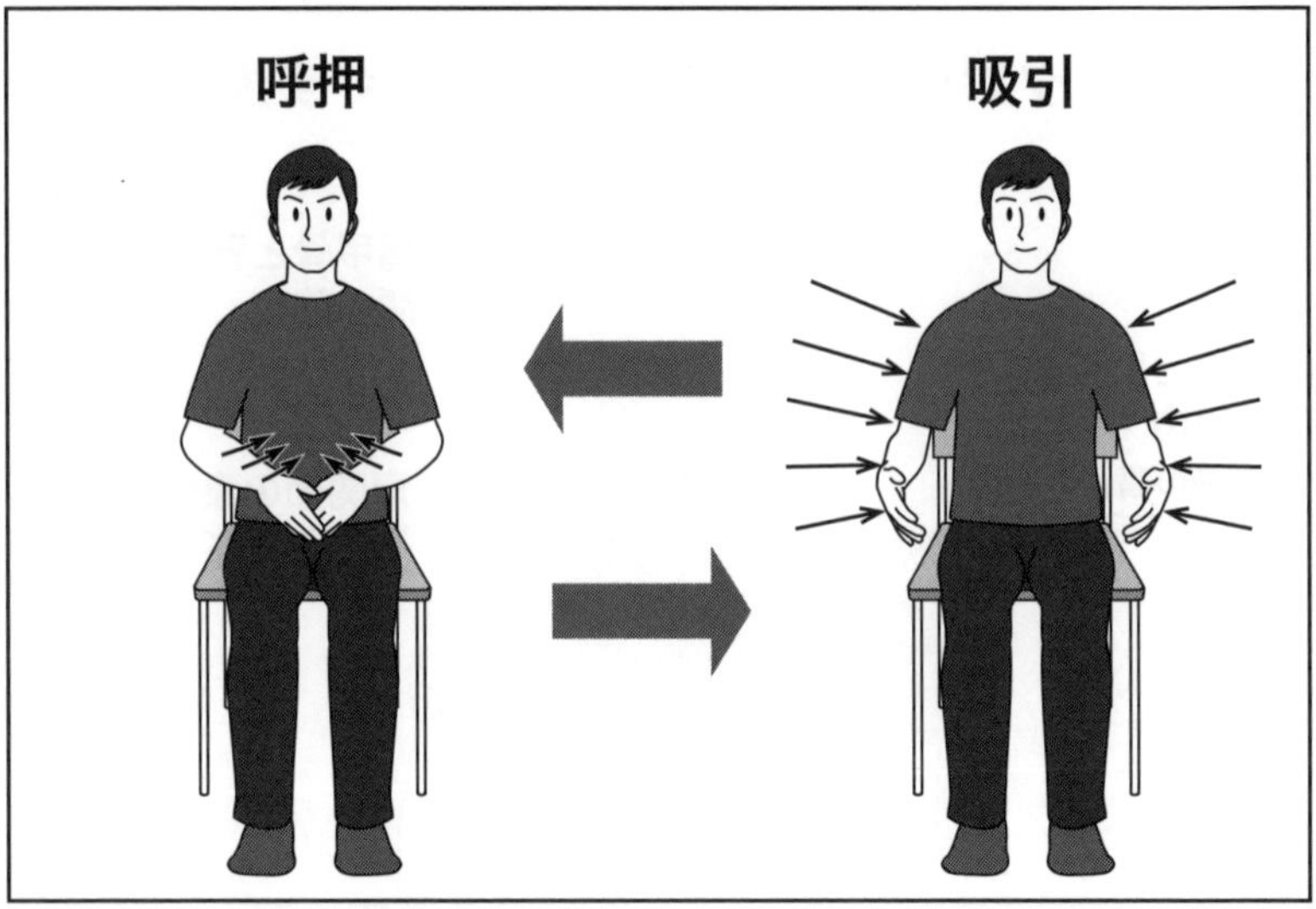

©2021 Hideo Takaoka 運動科学総合研究所

吸息をしきったら、今度は呼息（呼押《こおう》）です。

呼息では、手から肩まわりの内側、つまり手のひら、前腕、肘、上腕の内側に加え、肩関節の前面、さらに大胸筋などがある胸部も使うことになります。これらの手から肩まわりの内側で、息を吐くようにしながら、手がだんだんすぼまっていきます。手が内側に絞れてくるわけです。そこで美しいシルバーのセンターを意識してください。

もう一度繰り返していきましょう。

吸引しながら、手から肩まわりの外側、外面で息を吸うように、吸うように、吸うようにしながら、手を広げていきます。その息が、美しいシルバーのセンター周りまで届くようにしていきます。

じつはそこで、「美しいシルバーのセンター周りで息を吸う」という、あの「軸周呼吸法《じくしゅうこきゅうほう》」とつながるのです。

「なるほど」と納得していただいたところで、今度は息を吐きながら、手から肩まわりの内側、つまり胸まで使って「呼押」していきます。息を吐きながら、履きながら、肩まわりを含む腕がだんだん、だんだん内側に絞れてくるように、絞れてくるように、やっていきます。そのときに、美しいシルバーのセンター周りに、息が出て行くのです。

もう一度、美しいシルバーのセンター周りに息が入ってくる、入ってくる、入ってくる……。手から肩まわりの外面で、吸引、吸引、吸引です。周りの空間を吸い込むように、吸い込むように、吸い込むように、息が入っていきます。

美しいシルバーのセンター周りに息が入ってくる、入ってくる、入ってくる。

そして「呼押」です。

美しいシルバーのセンター周りに息が出て行く、出て行く、出て行く。

「呼押」で、美しいシルバーのセンターに向かって、手から肩まわりの内側、内面で息を「呼押」していくのです。「呼押」で息がず～っとセンター周りにどんどん寄っていきます。でも、そのとき身体はセンター周りに向かって、内側に絞られてくるので、さりげなくも息は出て行っているのです。これが「軸周呼吸法」の特異なところです。

内側に絞れていく、絞れていく、絞れていく……。何かが入ってくるような感じがするはずなのに、息は出て行っている！　バイオメカニックに考えても明らかです。

そしてそこに「作動呼吸」を絡み合わせます。

「作動呼吸」によって、腕が絞れてくる、「呼押」してくるわけです。息を吐いていく、吐いていく、吐いていく。内側に、つまりセンターに向かって吐いていく。

「そうしたら息は入っていくのでは」と思うかもしれませんが、じつは息は出て行っているのです。これこそが、まさに「呼吸意識」というものなのです。

「作動呼吸」による「吸引」、「呼押」、そして「吸率《きゅうそつ》」「呼《こ》射《しゃ》」といったものは、実体の呼吸と呼吸意識の運動がピタリと一致する場合とまったく一致しない場合があるのです。それが一致しない呼吸ほど、高度な作動呼吸になるわけです。

何かの講演の際、自分の目の前に大勢の聴衆が座っています。その聴衆に向かってしゃべるということは、間違いなく息が呼息で出ています。でも、その呼吸をそのまま呼押でやったら、聴衆側は非常に圧迫感を受けることになるでしょう。そこで上手い講演者ほど、呼押しながら、呼吸意識としては聴衆に向かって息を吐いて押しているのではなく、吸息しているように息を使ってスピーチしているのです。実体としての息は吐いているわけですが、呼吸意識は吸息を使っているのです。

このようなことが「亜空間呼吸法」では当然のごとく起きてきます。

それでは「軸周呼吸法」と「作動呼吸法」が合体した「亜

空間呼吸法」のクライマックスに入っていきましょう。

さあ、美しいシルバーの地芯上空6000キロで、美しいシルバーのセンターをなぞってください。さりげなく6000キロ下の地芯に、さりげなくはるかに高いところにある銀河の星々のひとつである天芯まで届くようになぞります。そして「作動呼吸法」と「軸周呼吸法」を一体に使いながら、息が出て行く、出て行く、出て行く。呼押しながら出て行く、出て行く……。

次は吸引です。手から肩まわりの外面を背中の裏側まで使って、吸引、吸引、吸引、吸引。美しいシルバーのセンター周りに、息が入ってくる、入ってくる、入ってくる。

今度は内面を使って呼押です。美しいシルバーのセンター周りに息が出て行く、出て行く、出て行く。気持ちよく、気持ちよく、深〜く、きめ細やかに、染み渡る、染み渡るように息を吐きます。

再び吸引です。美しいシルバーのセンター周りに息が入ってくる、入ってくる、入ってくる。美しいシルバーのセンター周りに、気持ちよく、気持ちよく、深〜く、きめ細やかに、息を吸います。

呼押も美しいシルバーのセンター周りに息が出て行く、出て行く、出て行く。


今度は吸引。自分を中心にした直径1メートルの範囲を気持ちよく吸引する、気持ちよく吸引する、気持ちよく吸引する。

そして気持ちよく呼押する、気持ちよく呼押する、気持ちよく呼押する。

次は自分を中心にした直径10メートルのところまで気持ちよく吸引する、気持ちよく吸引する、気持ちよく吸引する。さりげなく、さりげなく行うのがコツです。深刻に一所懸命考えながらやってはいけません。さりげなく吸引です。気持ちよく、気持ちよく、美しいシルバーのセンター周りに息が入ってくる、入ってくる、入ってくる。

呼押も直径10メートルほどの範囲から、美しいシルバーのセンター周りに息が出て行く、出て行く、気持ちよく、気持ちよく出て行く。ということは、さりげなくも直径10メートルを越えるようなところまで、息が出ていっているということになります。

この吸引と呼押を2〜3回繰り返してください。

あくまで「気持ちよく」が基本ですが、他に「深〜く」とか「きめ細やかに」「染み渡る」といった、ちょうど自分にいい感じが味わえるな、こうした操作言語を選んで入れていくのもいいでしょう。

「深〜く」がピッタリくるなら、深〜く吸引して、深〜く呼押して、言葉も「深〜く、美しいシルバーのセンター周りに、息が入ってくる、入ってくる、入ってくる」「深〜く、美しいシルバーのセンター周りに息が出て行く、出て行く、出て行く」とつぶやいて使ってもいいのです。

このように言葉も上手に選びながら、吸引と呼押を２〜３回繰り返してください。

２〜３回繰り返したら、美しいシルバーの地芯上空６０００キロで、美しいシルバーのセンターをなぞりながら、美しいシルバーのセンター周りに、自分を中心に直径１００メートルぐらいの空間から息が入ってくる、入ってくる、気持ちよく、気持ちよく入ってくる。吸引、吸引、吸引です。美しいシルバーのセンター周りに息が入ってくる、入ってくる、気持ちよく、気持ちよく入ってくる。

自分を中心にした直径１００メートルぐらいの円の外側から、さりげなく美しいシルバーのセンター周りに、息が出て行く、出て行く、気持ちよく、気持ちよく出て行く。気持ちよく、深〜く、きめ細やかに、染み渡るように出て行く、出て行く。

さあ、お次は直径1キロです。さりげなく美しいシルバーのセンター周りに息が入ってくる、入ってくる、気持ちよく、気持ちよく入ってくる。呼押も美しいシルバーのセンター周りに、息が出て行く、出て行く、気持ちよく、気持ちよく出て行く。

これも、「気持ちよく」とか「深〜く」とか「きめ細やかに」「染み渡る」といった、自分がいい感覚でできる言葉を選んで、さりげなく、ざっくり1キロの範囲で、２〜３回、吸引と呼押を繰り返してみましょう。

それができたら、直径10キロに挑戦です。

美しいシルバーのセンター周りに、息が入ってくる、入ってくる、気持ちよく、気持ちよく入ってくる。作動呼吸としては、吸引、吸引、吸引です。

呼押も、美しいシルバーのセンター周りに息が出て行く。呼押、呼押、呼押。息が出て行く、出て行く、気持ちよく、気持ちよく出て行く。そして美しいシルバーのセンター周りに、再び息が入ってくる、入ってくる、気持ちよく、気持ちよく入ってくる。吸引です。呼押も美しいシルバーのセンター周りに、息が出て行く、出て行く、気持ちよく、気持ちよく出て行く。

直径１００キロでもやってみましょう。

ご自身の住んでいるところによっても違うでしょうが、ところによっては県を跨《また》いで、場所によっては二つの県を越えるようなところもあるかもしれません。

美しいシルバーのセンター周りに、息が入ってくる、入ってくる、気持ちよく、気持ちよく入ってくる。吸引です。

呼押も美しいシルバーのセンター周りに、息が出て行く、出て行く、出て行く。気持ちよく、気持ちよく、深〜く、深〜く、きめ細やかに染み渡る、染み渡る、染み渡る。

まだまだいきます。次は直径１０００キロです。日本列島の約3分の1の距離です。

息が気持ちよく、気持ちよく、入ってくる。美しいシルバーのセンター周りに、息が入ってくる。吸引です。深々と、深々と、気持ちよく、きめ細やかに染み渡る、染み渡る、染み渡る。

呼押も美しいシルバーのセンター周りに、息が出て行く、出て行く、出て行く。気持ちよく、深く、きめ細やかに染み渡る、染み渡る、染み渡る。

せっかくですから、北海道の宗谷岬《そうやみさき》から九州鹿児島の佐多岬《さたみさき》までが、おおよそすっぽり入るほどの直径２０００キロの呼吸法にもチャレンジしてみましょう。

美しいシルバーのセンター周りに、吸引で息が気持ちよく、気持ちよく、深〜く、深〜く、きめ細やかに染み渡る、染み渡るように息が入ってきます。

呼押も美しいシルバーのセンター周りに、息が出て行く、出て行く、出て行く。気持ちよく、気持ちよく、深〜く、深〜く、きめ細やかに染み渡る、染み渡る、染み渡る。

どんどんよい呼吸になってきました。

そしていよいよ、全地球規模の呼吸です。直径1万キロのスケールでやりましょう。青々とした美しい全地球です。

美しいシルバーのセンター周りを中心に、吸引で息が入ってくる、入ってくる、入ってくる。気持ちよく、気持ちよく、深〜く、深〜く、きめ細やかに、きめ細やかに、染み渡る、染み渡る吸引です。センター周りに息が入ってきます。

呼押も気持ちよく、気持ちよく、深〜く、深〜く、美しいシルバーのセンター周りに息が出て行く、出て行く、出て行く。きめ細やかに染み渡る、染み渡る、よい呼吸です。

もう一度、同じ吸引と呼押を繰り返します。

さらに先に進みます。

月の衛星軌道全体までを含めた地球圏の範囲で、吸引です。

美しいシルバーのセンター周りを中心に、吸引で息が入ってくる、入ってくる、入ってくる。

気持ちよく、気持ちよく、深〜く、深〜く、きめ細やかに、きめ細やかに、染み渡る、染み渡る……。

美しいシルバーのセンター周りに息が出て行く、出て行く。

気持ちよく、気持ちよく、深〜く、深〜く、きめ細やかに、

きめ細やかに、染み渡る、染み渡る、染み渡る。

次は太陽系の範囲でやります。全太陽系の規模で吸引です。美しいシルバーのセンター周りに、息が入ってくる、入ってくる。気持ちよく、気持ちよく、深〜く、深〜く、きめ細やかに、きめ細やかに、染み渡る、染み渡る、よい呼吸になってくる……。

美しいシルバーのセンター周りに呼押です。息が出て行く、出て行く。気持ちよく、気持ちよく、深〜く、深〜く、きめ細やかに、きめ細やかに、染み渡る、染み渡る、よい呼吸です。


そして天の川銀河です。

天の川銀河全体、すべての規模で、あ〜、なんとも輝ける、美しくも輝ける天の川銀河の星々の、清浄なる清らかな美しくも輝ける天の川銀河の星々、その全星々のスケールで吸引です。気持ちよく、気持ちよく、美しいシルバーのセンター周りに、息が入ってくる、入ってくる、入ってくる。気持ちよく、気持ちよく、深〜く、深〜く、きめ細やかに、きめ細やかに、染み渡る、染み渡る。

続いて、美しいシルバーのセンター周りに呼押です。息が出て行く、出て行く。気持ちよく、気持ちよく、深〜く、深〜く、深〜く、センター周りに息が出て行く。きめ細やかに、きめ細やかに、染み渡る、染み渡る、染み渡る。

再び、全天の川銀河、美しくも輝ける天の川銀河の星々の規模で吸引です。美しいシルバーのセンター周りに、息が入ってくる、入ってくる、入ってくる。美しいシルバーのセンター周りに、気持ちよく、気持ちよく、深〜く、深〜く、きめ細やかに、きめ細やかに、染み渡る、染み渡る、染み渡る、染み渡る、染み渡る。

呼押も、美しくも輝ける天の川銀河の呼押です。美しいシルバーのセンター周りに、息が出て行く、出て行く。気持ちよく、気持ちよく、気持ちよく、きめ細やかに、きめ細やかに、深〜く、深〜く、染み渡る、染み渡る、よい呼吸になっていきます。

もう一度、天の川銀河の吸引です。美しいシルバーのセンター周りに息が入ってくる、入ってくる、入ってくる。気持ちよく、気持ちよく、深〜く、深〜く、きめ細やかに、きめ細やかに、染み渡る、染み渡る、染み渡る、染み渡る。よい息が入ってくる、入ってくる、入ってくる。

そして、天の川銀河の呼押です。気持ちよく、気持ちよく、美しいシルバーのセンター周り息が出て行く。深〜く、深〜く、きめ細やかに、きめ細やかに、染み渡る、染み渡る、染み渡る、染み渡る、素晴らしい天の川銀河の吸引・呼押です。

4 銀《ぎん》河《が》宇《う》宙《ちゅう》周《しゅう》回《かい》通《つう》軸《じく》呼《こ》吸《きゅう》法《ほう》

美しいシルバーのセンター周りに、「軸周呼吸《じくしゅうこきゅう》」です。

これまで「空の巻」で、さまざまな前提となる座法等の基盤トレーニングを紹介してきました。

第一階梯、全身体内溶緩通軸呼吸法。その中から、第三段階の「一面手法上下法」を思い出してください。

例えば「左一面手」の状態で、右手を顔の前まで上げて、右手の「一面手」で天芯をさりげなく突通する、あのワークです。それを加えた形で、全身体内溶緩通軸呼吸法の第二段階で紹介した方法をやるようにしてください。丁寧にやることが大事です。

この「銀河宇宙周回通軸呼吸法」は、あくまでもその前提になる「空の巻」の一階梯目になる全身体内溶緩通軸呼吸法、二階梯目の銀河細胞呼吸法、そして三階梯目の亜空間呼吸法に充分に取り組んでいただいてから、行う呼吸法となっております。

それでは全身体内溶緩通軸呼吸法の第二段階を、基盤トレーニングとして、しっかりやり込んでいただいたところで、「銀河宇宙周回通軸呼吸法」に入っていきます。

まず、天の川銀河の中心に、いま自分は坐骨で立っていると思ってください。天の川銀河の中心です。

亜空間呼吸法の最終段階で、軸周呼吸法と作動呼吸法を連動して、天の川銀河の広さで吸引、そして呼押を行いました。あの経験が、ちょうどここにつながるのです。

さあ、さりげなく天の川銀河の中心に坐骨で立ちます。直径10万光年の天の川銀河の中心にさりげなく坐骨で立つ……。天の川銀河、10万光年の中心を上下に貫く銀河軸が、さりげなく自分の背骨の前を通る、トップ・センター＝中央軸に重なります。自分のセンター＝軸が、天の川銀河の軸＝銀河軸と一致し、一体となり、天の川銀河の軸か自分のセンター＝軸か未分となり、天の川銀河の軸が自分のセンターとなり、自分のセンターが天の川銀河の軸となっていきます。

天の川銀河の軸の頂点「上銀芯《じょうぎんしん》」、そして天の川銀河の軸の下端「下銀芯《かぎんしん》」をさりげなくも意識して、自分自身を中心に上下一万五千光年、さりげなくもその壮大な空間を楽しみましょう。

上に七千五百光年、下に七千五百光年「上銀芯」「下銀芯」間の一万五千光年の壮大な空間をさりげなく楽しむ、楽しむ。無上に美しいシルバーのセンター、無上に美しいシルバーのセンターを楽しむ。

そしてそのセンターを中心にさりげなく広がる、半径五万光年、直径十万光年の天の川銀河の壮大な空間を楽しむ、楽しむ、楽しむ、楽しむ、楽しむ、楽しむ。

「上銀芯」からさりげなくも、吸息をしつつ降りてきて、自分の仙骨上端にある「腰玉《ようぎょく》」と、銀河の中心が一致したもの、「銀河宇宙芯」に、呼息しつつ息を収めていきます。

収めるときに息を、この「銀河宇宙芯」に吐〜く、さりげなく吐きつつ、収めます。ゆったりと、ゆったりと息を吐きつつ、「銀河宇宙芯」、自分の身でいえば「腰玉」にさりげなく息を収める、収める。

次に息を吸いながら、吸息しつつ、さりげなく銀河軸を下り、下り、下り、下り、下銀芯に到達する、到達する、到達する。

息を吐きながら、さりげなく下銀芯から左回りに天の川銀河の全周囲を周回しつつ上って、ゆったりとゆったりと一周回したところで、上銀芯に到達する〜。

上銀芯に到達したら、息を吸いながら吸息しつつ、さりげなくも銀河軸を下りつつ、下りつつ、下りつつ、下りつつ、銀河宇宙芯へと到達し、銀河宇宙芯に息を吐きつつ、吐きつつ、吐きつつ、収める、収める、収める、収める。ゆったりとゆったりと、さりげなくも銀河宇宙芯に息を収めます。

一巡目を一ヶ月以上やり込んで一呼息で一周回に一分をかけられるようになったら、二巡目に行きましょう。

息を吸いつつさりげなくも銀河軸を下り、下り、下り、息を吸いながら、吸いながら、下り、下り、下り、下り、息を吸いながら、下り、下り、下り、下銀芯に到達する、到達する、到達する。

到達した下銀芯から、さりげなくも息を吐きながら、呼息しつつ左回りに天の川銀河の全周囲を二周回します。このとき、呼息する息は一回です。一回の呼息で二周回しながら上って、上銀芯に到達します。

ゆったりとゆったりと、呼息を一回しながら、二周回を楽しみつつ、上銀芯に到達する、到達する。

そして息を吸いつつ、銀河軸を下る、下る、下る。銀河軸を下りつつ、息を吸いつつ、下りつつ、吸いつつ、下りつつ、さりげなくも銀河宇宙芯へと到達する。

銀河宇宙芯に息を吐き、吐きつつ、吐きつつ、収める、収める、収める、収める。さりげなくも銀河宇宙芯に息をゆったりとゆったりと、収め、収め、収めていきます。


二巡目を、三ヶ月以上やり込んで一呼息で二周回に二分をかけられるようになったら、三巡目です。

息を吸いつつさりげなくも銀河軸を下る、下る、下る。銀河軸を下りつつ、下りつつ、息を吸いつつ、吸いつつ、ゆったりとゆったりと銀河軸を下って、下銀芯へと到達する、到達する、到達する。

下銀芯から左回りに天の川銀河の全周囲を、一呼息で三周回しつつ、ゆったりとゆったりと上銀芯へと息を吐きながら、吐きながら、上銀芯と到達する、到達する。

上銀芯へと到達したら、銀河軸を下りつつ、下りつつ、息を吸いながら、吸いながら、吸いながら、下りつつ、下りつつ、吸いながら、吸いながら、吸いながら、ゆったりとゆったりと、ゆったりとゆったりと、息を吸いながら、吸いながら、銀河宇宙芯へと到達する、到達する、到達する。

到達したところで、息を吐きつつ、吐きつつ、吐く、吐く、吐く、吐きつつ、吐きつつ、さりげなくも銀河宇宙芯に、息を収める、収める、収める、収める、収めます。


三巡目を半年以上やり込んで一呼息で三周回に三分をかけられるようになったら、四巡目です。

息を吸いつつ、吸いつつ、吸いつつ、さりげなくも銀河軸を下りつつ、下りつつ、下りつつ、下りつつ、下りつつ、吸いつつ、吸いつつ、ゆったりとゆったりと、下銀芯へと到達する、到達する、到達する。

下銀芯から天の川銀河の全周囲を、息を呼息しつつ、一呼息で左回りで、四周回しつつ、四周回しつつ、四周回しつつ、四周回しつつ、ゆったりとゆったりと、ゆったりとゆったりと、ゆったりとゆったりと、上銀芯へと上っていく、上っていく、上っていく。さりげなくも上っていく。

息を吐きつつ、吐きつつ、ゆったりとゆったりと、四周回して、上銀芯へと到達する、到達する、到達する。

そして上銀芯から銀河軸を、息を吸いつつ、吸いつつ、下る、下る、下る。吸いつつ、吸いつつ、下りつつ、下りつつ、下りつつ、ゆったりとゆったりと、息を吸いつつ、下りつつ、吸いつつ、吸いつつ、吸いつつ、銀河宇宙芯へと到達する、到達する、到達する。さりげなくも到達する。

銀河宇宙芯に息を吐きつつ、吐きつつ、吐きつつ、ゆったたりと息を吐きながら、吐きながら、吐きながら、息を収める、収める、収める。ゆったりとゆったりと、息を吐きながら、吐きながら、吐きつつ、吐きつつ、収める、収める、収める。

四巡目を一年以上やり込んで一呼息で四周回に四分をかけられるようになったら、五巡目です。

銀河軸を、息を吸いつつ、吸いつつ、吸いつつ、下りつつ、下りつつ、下りつつ、下りつつ、下りつつ、下銀芯へと下りつつ、下りつつ、下りつつ、下りつつ、ゆったりとゆったりと、下りつつ、下りつつ、下りつつ、息を吸いつつ、吸いつつ、吸いつつ、下銀芯へと到達する、到達する、到達する。さりげなくも到達する。

下銀芯へと到達したら、天の川銀河全周囲を左回りで、ゆったりとゆったりと、ゆったりとゆったりと、一呼息で五周回をしながら、五周回をしながら、五周回をしながら、五周回をしながら、しながら、しながら、上に上り、上り、上り、上銀芯へと、上銀芯へと、ゆったりとゆったりと、ゆったりとゆったりと、到達する、到達する、到達する。さりげなくも到達する。

そして銀河軸を、息を吸いつつ、吸いつつ、吸いつつ、下りつつ、下りつつ、下りつつ、ゆったりとゆったりと、下りつつ、下りつつ、下りつつ、下りつつ、吸いつつ、吸いつつ、吸いつつ、吸いながら、吸いながら、吸いながら、銀河宇宙芯へと到達する、到達する、到達する。さりげなくも到達する。

銀河宇宙芯に、息を吐きつつ、吐きつつ、吐きつつ、吐きつつ、息を収めつつ、収めつつ、収めつつ、吐きつつ、吐きつつ、吐きつつ、吐きつつ、ゆったりとゆったりと、息を吐きながら、吐きながら、吐きながら、息を収める、収める、収める、収める、収めます。さりげなくも収める。

五巡目を二年以上やり込んで一呼息で五周回に五分をかけられるようになったら、六巡目です。

銀河軸を、息を吸いつつ、吸いつつ、吸いつつ、下りつつ、下りつつ、下りつつ、ゆったりとゆったりと、ゆったりとゆったりと、下りつつ、下りつつ、下りつつ、下りつつ、銀河軸を下りつつ、下りつつ、下りつつ、息を吸いつつ、吸いつつ、吸いつつ、吸いながら、吸いながら、吸いながら、下銀芯へと到達する、到達する、到達する……。

天の川銀河全周囲を、一呼息でゆったりとゆったりと、ゆったりとゆったりと、左回りで、左回りで、六周回する、六周回する、六周回をしつつ、六周回をしつつ、六周回をしつつ、六周回をしつつ、上に上る、上る、上る。息を吐きながら、吐きながら、ゆったりとゆったりと、ゆったりとゆったりと、吐きながら、上銀芯へと到達する、到達する、到達する、到達する……。

銀河軸を下りつつ、下りつつ、下りつつ、息を吸いつつ、吸いつつ、ゆったりとゆったりと、ゆったりとゆったりと、息を吸いながら、吸いながら、吸いながら、吸いながら、ゆったりとゆったりと、吸いながら、吸いながら、吸いながら、吸いながら、吸いながら、吸いながら、銀河宇宙芯へと到達する、到達する、到達する……。

息を銀河宇宙芯に、吐きつつ、吐きつつ、吐きつつ、吐きつつ、ゆったりとゆったりと、ゆったりとゆったりと、吐きつつ、吐きつつ、吐きつつ、銀河宇宙芯に、息を収める、収める、収める、ゆったりとゆったりと、息を吐きつつ、吐きつつ、吐きつつ、収める、収める、収める、収める、収める、収める、収める、収めます……。

※各巡目の月・年数は一応の目安です。巡目を上っていくためには必然的に一呼吸時間が長くなる「呼吸深長（化）」が不可欠になってきます。慌てずに取り組むこと自体に壮大なゆったりした意識を持つことが大事です。ちなみに六巡目ができるためには、一呼吸の呼息だけで六分をかけられることが必要になるということになります。

この「呼吸深長（化）」については、「あとがき」の締め括りのところ（331ページを参照）で詳しく触れていますので、そちらを参考にしていただきながらトレーニングを進めてください。

あとがき

「全方向均等軸呼吸法《ぜんほうこうきんとうじくこきゅうほう》」という技術の中には実に多くの部分、ファクターに当たる下位技術が含まれています。その一つに「腹腰呼吸法」という技術があります。60歳代までは、話の通じにくい聴衆の多い講演・講習会などで、理想の呼吸法について紹介する際にしばしば聴衆から希望者3～4人に登場してもらい、一度に2人ほどに私の下腹と腰裏に左右の手掌で同時に挟むように触れてもらった状態で「腹腰呼吸」を行ってみせたものです。すると手掌で触れた皆さんが必ず「ギャーッ」「エーッ」「ナナナンダーッ？？？」と叫ぶのです。何でだと思われますか。

まず大前提になる一つの事実に出会うからです。それはヘソから下の下腹部が巨大なマシュマロ以上に柔らかく、その柔らかなバスケットボールくらいの物体が大きく深く凹んだり膨らんだりをくり返す事実です。よほど腹式、丹田式などの呼吸法を鍛錬した経験者でも、私の下腹の運動に出会うと一様にぶったまげるのです。全員が「海のような深さだ」「いやっ、海より深い」と。

で実は、本当の驚きはその先にあるのです。それが、左手で下腹を触っていた人の場合の右手です。実は、腰が下腹と全く同じく巨大なマシュマロ以上に柔らかく、大きく深く凹んだり膨らんだりをくり返すからです。下腹の運動だけでも「エーッ」「ギャーッ」に十分なのです。「あり得ないんだけど、下腹なら骨がないんだからまだ考えられないこともない……が、腰だよね、腰！？？？」と全員が？？？だらけになってしまうのです。それが「ナナナンダーッ」の絶叫になるのです。

もちろん「全方向均等軸呼吸」ですから、スパーッと天地を通貫するまっすぐ屹立したセンターを挟んで一斉に下腹と腰が膨らんだり凹んだりをくり返すのです。腰は骨盤という大きな骨とそこに立ち上がる腰椎という大きな背骨とそれらをつなぐ強大な筋群で、常に地球の重力による前方への頭・両腕を含む体幹の転倒を防ぐために、ガチガチに固まっているのが当然の事実なはずです。「骨がない！？」「人体で一番固い部分のはずなのに？！」「何で立ってられるんだろう？？？」「……？？？」となってしまうのは、全く無理のないことなのです。

で、それに続いて「腹腰が共に海より深い身体ってどんな感じなんですか?」と尋ねられることがあるのですが、「それはそれはどこまでもどこまでも楽チンで深く深く気持ち良いんです」「そう無限に深く、気持ち良いという概念を超えた透明な気持ち良さです」「水だけでできている地球がそのまま入っている感じといったら一番近いです」と、そうお答えするのが常なんです。

で実は、このことははじめに申した通り多くの部分、ファクターの一つにしか過ぎないのです。実は同じ現象は、仙骨部分だけでなく5個の腰椎、そして12個の胸椎部分でも、その椎骨一個一個についても全て起きていることなのです。体幹を構成する全ての背骨がフワフワのトロトロ状態にあって、呼吸によって海より深く凹んだり膨らんだりと「透明な気持ち良さ」で運動するのです。胸椎一番という体幹最上部の背骨は第一肋骨とつながっていますが、その胸椎一番と肋骨一番のリング(状構造)が、呼吸と共にフワフワトロトロに凹んだり膨らんだり、海より深く透明な気持ち良さで運動するのです。

そう、そして全てを通貫して屹立するのが、シルバー色のセンターです。これは必ず美しいシルバー色が最高最善です。この海より深い「全方向均等軸呼吸」の世界こそ、武蔵が『五輪書』地の巻「水を本となるなり」、水の巻「心を広く直にして心を真中におきて」と教え示した世界そのものであろう、と私は考えているのです。

皆さんは、オリンピックの器械体操の鉄棒で金メダルを取る演技者の最終演技、最高難度の降り技からの着地がドンピシャリ決まった瞬間に、頭で考えなくとも直感的に「きっと地球の中心が無意識に捉えられてるんだろうな」と感じられているのではないでしょうか。1ミリもブレずに真にドンピシャリ決まった瞬間に限っての話です。

実は、胸椎一番~仙骨・尾骨の全脊椎がフワフワトロトロに海のような深さで「全方向均等」に呼吸運動をするには、そのセンターが地球の中心である「地芯」を鉄棒の最高難度の着地以上にドンピシャリに捉え切り、その地芯から立ち上がり屹立し天空まで通貫することが、必要なのです。

そして実は、この「地芯」をピタリと捉え立ち上がる美しいシルバーのセンターが屹立する身体意識は、メジャースポーツのトップ・オブ・トップ・オブ・トップアスリートの絶頂時のパフォーマンス、最高レベルのノーベル賞学者が研究上最高のヒラメキを得る過程や最難関の課題を解決する過程、真に優れた人格と能力を併せ持った政治家が国の存亡をかけたリーダーシップを発揮し国民と他国民を同時に救う過程で、いずれも必ずその本質的能力（本質力）の根幹として、働いているものでもあるのです。

昔日の本物の武人が同時に本物の政治家を担っていた時代、彼らが本格的な呼吸の鍛錬によって得ようとしたことは、単なる武術の技の精度を上げ政治上の交渉力を高めるなどのこと以上に、地球の中心「地芯」を捉え切り、立ち上がるセンターを何層もの巨大柱として星空にまで通貫し、一国の領土と国民ばかりか関係する全ての国々と人々をも包む強靭で繊細な亜呼吸空間《あこきゅうくうかん》を展開し、人類の歴史にわたる壮大で清廉な亜呼吸時間を展開し、自らの深く豊穣な呼吸に納めることだったはずです。

センターが深く高く、亜呼吸空間が微細で広大に、体幹内が海よりも深くなるには、必ず一回の呼吸が深く時間が長くなるという「呼吸深長（化）」という現象が伴います。そしてこの「呼吸深長」と一日に呼吸法ベース相当の呼吸法を行ってよい上限には「六十倍法則」があります。一呼吸に一分の人は六十分まで、二分の人は二時間まで……、六時間以上やるには一呼吸に六分以上の呼吸深長が必要になる、ということです。この法則は〝過呼吸症〟を防ぐものでもありますので遵守してください。

呼吸法はあらゆる人類文化の中で、最も地味極まる行為です。しかるに、だからこそ人類の本質力を磨く最善、最高、最豊穣の柱の一つになり得るのです。

２０２１年11月

高岡英夫

「総合呼吸法」の実践的な取り組み方について

＊総合呼吸法の取り組みは大きく３つに分けて考えることができます。

1〈レッスン〉

呼吸法トレーニング専用の時間枠をつくり、本書のページに沿って教程講座を一つまた一つと、各方法を正確を求めて何度も何度もくり返し、正確なやり方の積み重ねにより明確な効果が得られるまで、1講座に一ヶ月、一教程6講座に半年、三教程18講座に一年半をかける。これを一巡とし、さらに本格的に呼吸法を希究する意思のある方は約10年をかけ六巡しつつ、「空の巻」四法の呼吸法にも取り組む。修行的王道の取り組み方。

2〈プラクティス〉

日常生活・仕事・何らかの専門種目をより快適に、より疲労なく、より優秀に、より強靭に遂行するために有効な呼吸法を選択し、あらかじめ使える程度まで〈レッスン〉の中で別枠を設けトレーニングしておき、生活・仕事・専門種目を各々遂行する過程で、事前・最中・事後など必要に応じて必要な時間、必要な回数、必要な深さで行い、トータルに良いパフォーマンス・成果を上げる。実践以上に実戦的な取り組み方。

3〈コミュート〉

通勤・通学に鉄道・バスなどを使う場合はその車中で、また〈レッスン〉〈プラクティス〉である程度やり方に慣れている呼吸法に限り会議や授業やＴＶ・映像鑑賞中に、また入浴中のバスタブや就寝起床時の布団やベッド上で、各々適切な方法を選んで行う。ある期間にわたって各々の〈コミュート〉場面・機会に何をやるか決めておくと、迷うことなく効率的に努力と時間を活かせる。鉄道・バス車中や就寝起床時の寝具上は意外なほど集中できるのでとてもお薦め。一方、車や機械などの運転中は絶対厳禁。また会議や授業中に行うのは必ず司会者・発言者・教師の話を聴きながら呼吸法ができる、という場合に限る。

4〈ルーティン〉

比較的初心の段階から毎日の決まりきった習慣として続けやすい方法を選択し、毎日決まった時間に欠かさず行う取り組み方。自分流の偏った選択・やり方になりがちなので、時々〈レッスン〉の観点・正確さで洗い直すと良い。〈ルーティン〉にお薦めの方法としてはベースを必修として、息ゆる、リカバリー、スリープ、インターナルなど。

著者プロフィール

高岡英夫（たかおか ひでお）

運動科学者、高度能力学者、「ゆる（緩解＝ルースニング）」開発者。運動科学総合研究所所長、NPO 法人日本ゆる協会理事長。東京大学卒業後、同大学院教育学研究科を修了。東大大学院時代に西洋科学と東洋哲学を統合した「運動科学」を創始し、人間の高度能力と身体意識の研究にたずさわる。オリンピック選手、企業経営者、芸術家などを指導しながら、年齢・性別を問わず幅広い人々の身体・脳機能を高める「ゆる体操」「スーパーウォーク歩道」をはじめ「身体意識開発法」「総合呼吸法」「身体能力開発法」など多くの「高度運動科学トレーニング」を開発。多くの人々に支持されている。東日本大震災後は復興支援のため、ゆる体操プロジェクトを指揮し、自らも被災地で指導に取り組む。

著書は、『「身体意識」から観る天才学』（BABジャパン）、『スーパーウォーク歩道』（ベースボール・マガジン社）、『背骨が通れば、パフォーマンスが上がる!』（カンゼン）、『サッカー球軸トレーニング』（世界文化社）、『究極の身体』（講談社）など、100冊を超える。また「高度運動科学トレーニング動画サイト」（https://douga.undoukagakusouken.co.jp/）を主宰、自ら実演指導を行っている。

※総合呼吸法を指導するには、運動科学総合研究所の認定する指導資格が必要です。

◎運動科学総合研究所　〒113-0033　東京都文京区本郷3-23-14　ショウエイビル10F
TEL03-3817-0390　FAX03-3817-7724　http://www.undoukagakusouken.co.jp

装幀：谷中 英之
本文デザイン：中島 啓子
ライティング協力：藤田 竜太
企画・編集・イラスト協力：谷田部 尊将
本文イラスト：運動科学総合研究所

高岡英夫の「総合呼吸法」
呼吸五輪書　**呼吸の達人を目指せ！**

2021 年 12 月 10 日　初版第 1 刷発行

著　　者　高岡 英夫
発 行 者　東口 敏郎
発 行 所　株式会社ＢＡＢジャパン
〒 151-0073 東京都渋谷区笹塚 1-30-11 ４・５F
TEL　03-3469-0135　　FAX　03-3469-0162
URL　http://www.bab.co.jp/
E-mail　shop@bab.co.jp
郵便振替 00140-7-116767
印刷・製本　中央精版印刷株式会社

ISBN978-4-8142-0437-3　C2075

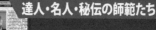

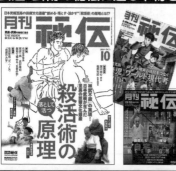

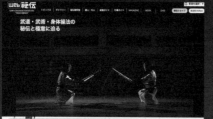

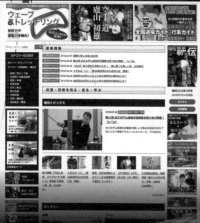

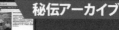

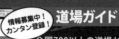

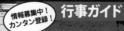